介入治疗与护理

（第 3 版）

肖书萍　陈冬萍　熊　斌　主编

中国协和医科大学出版社

图书在版编目（CIP）数据

介入治疗与护理／肖书萍，陈冬萍，熊斌主编. —3 版. —北京：中国协和医科大学出版社，2016.10

ISBN 978-7-5679-0646-4

Ⅰ. ①介… Ⅱ. ①肖… ②陈… ③熊… Ⅲ. ①介入性治疗 ②介入性治疗-护理学 Ⅳ. ①R459.9 ②R473

中国版本图书馆 CIP 数据核字（2016）第 229659 号

介入治疗与护理

主　　编：肖书萍　陈冬萍　熊　斌
责任编辑：吴桂梅

出版发行：**中国协和医科大学出版社**
　　　　　（北京市东城区东单三条 9 号　邮编 100730　电话 010-65260431）
网　　址：www. pumcp. com
经　　销：新华书店总店北京发行所
印　　刷：北京捷迅佳彩印刷有限公司

开　　本：710×1000　　1/16
印　　张：37.5
字　　数：680 千字
版　　次：2016 年 10 月第 3 版
印　　次：2024 年 1 月第 4 次印刷
定　　价：75.00 元

ISBN 978-7-5679-0646-4

（凡购本书，如有缺页、倒页、脱页及其他质量问题，由本社发行部调换）

主　编　肖书萍　陈冬萍　熊　斌
副主编　周国锋　张建初
主　审　郑传胜　冯敢生
编　者（按姓氏笔画排序）

王　勇	华中科技大学附属协和医院
冯敢生	华中科技大学附属协和医院
刘小明	华中科技大学附属协和医院
刘云娥	中国人民解放军火箭军总医院
杨丽芹	华中科技大学附属协和医院
吕　阳	华中科技大学附属协和医院
李　玲	华中科技大学附属协和医院
李静萍	华中科技大学附属协和医院
李小芳	华中科技大学附属协和医院
李　慧	华中科技大学附属协和医院
刘　婷	华中科技大学附属协和医院
宋丽娜	郑州大学附属第一医院
宋松林	华中科技大学附属协和医院
张建初	华中科技大学附属协和医院
张华珍	华中科技大学附属协和医院
张秀一	湖北省随州市中心医院
张小洺	华中科技大学附属协和医院
杨　明	华中科技大学附属协和医院
陈冬萍	华中科技大学附属协和医院
肖书萍	华中科技大学附属协和医院
赵　洁	华中科技大学附属协和医院
周国锋	华中科技大学附属协和医院
武　婷	解放军第一六一医院
郑传胜	华中科技大学附属协和医院
郑雪芬	深圳市人民医院
郭苗苗	华中科技大学附属协和医院

钱　坤　华中科技大学附属协和医院

唐晓艳　解放军第一六一医院

梁惠民　华中科技大学附属协和医院

董祥军　华中科技大学附属协和医院

熊　斌　华中科技大学附属协和医院

熊　付　华中科技大学附属协和医院

潘　峰　华中科技大学附属协和医院

内 容 简 介

　　《介入治疗与护理》详细介绍各种疾病介入治疗的现状与进展、介入手术室和介入病房的护理管理及规范、介入治疗中的护理安全管理、各种介入治疗技术方法和护理配合，并全面系统地讲述了介入治疗围手术期病人的临床护理方法、各种介入治疗疾病的并发症的观察、介入科常见危急重症的观察和护理以及人文关怀在病房管理中的具体实施方法。

　　本书内容新颖、全面、通俗易懂，对于从事介入临床护理人员具有很强的指导性和实用性，可作为护理人员的继续教育教材，对于刚刚从事介入专业的医务人员、特别是对从事介入科管理工作的护理人员尤其具有参考价值。

序　言

随着介入放射学的快速发展，介入放射科已成为我国三甲医院不可或缺的临床科室，甚至已普及至有条件的县级医院。临床兄弟科室今天亦同样认识到，介入治疗手段在某些危急症病人的抢救中起着不可替代的作用，如大咯血和外伤性出血的止血治疗、不同原因致急性消化道出血、各种医源性出血的止血治疗等。从全国第一届介入放射学年会只有几十人的与会者到今天的介入放射学年会参加者达 6000 人之多，这亦从另一个侧面说明了我国介入放射学的发展和壮大。本书编者是这一发展过程的见证者和参与者。

在介入放射学如此快速发展的今天，介入手术室和介入专科病房的规范化管理、介入治疗围手术期的护理质量直接关系到介入治疗的临床效果和介入放射学的声誉。介入放射新的治疗方法不断涌现，已对介入科专业护理人员提出了更高的职业素质要求。《介入治疗与护理》第 3 版保留了常规介入治疗的护理知识，增添了近十年来新出现的介入治疗技术护理知识和特点，并对介入技术作了简明扼要的介绍。需特别提及的是《介入治疗与护理》第 3 版编入了有关介入手术室和介入病房的规范化管理内容，以及针对特殊情况的紧急预案，并从实用角度描述了有关介入手术室和介入病房常用的各种护理措施，其间还融入了对病人的人文关怀的具体实施方法。编者根据自己的临床护理经验对各种介入治疗后可能出现的并发症的早期观察和处理作了详细描述，这对于提高临床治疗效果和介入治疗声誉至关重要。

本书的编者肖书萍女士是华中科技大学附属协和医院介入专科病房独立护理单元的开创者，在介入护理领域已具有近二十年的工作经验。十年前由她撰写的《介入治疗与护理》第 1 版是我国介入护理领域第一部填补空白的专著，对当时的介入护理工作起到了很好的临床指导示范作用，出版后广受好评。2010 年，由她主编的《介入治疗与护理》第 2 版面世。今天，介入放射学的快速发展使编者意识到介入专科手术室和专科病房的规范化管理是关系到介入治疗效果和声誉的大事，新出现的介入治疗技术亦对介入护理从业人员提出了更迫切的继续教育需求，而对可能出现的介入治疗后并发症的观察和早期发现更是直接关系到治疗效果和病人的安危。此外，针对介入病人病种的多样性和心理变化特点，编者基于自己多年的经验提出了介入病人人文关怀的特点与方法。如此等等正是本书第三次再版的原因。

介入放射学是一门年轻而充满活力的临床学科。如何建立一套科学、规范、合理的诊疗体系，培养一支扎实、过硬、稳定的专业医护队伍，将学科纳入可持续发展的快车道是我们每一位介入放射工作者共同面临的课题。加强从业后的继续教育是行之有效的手段。新版《介入治疗与护理》的面世，将为我们提供一个很好的学习素材，相信会对我国基层介入放射专业的医务人员和临床兄弟科室有很好的借鉴意义。

冯敢生

2016 年 5 月

前　言

中国介入放射学始于 20 世纪 70 年代后期。经过中国介入放射科医生几代人的不懈努力，目前在很多介入治疗应用和研究方面已达到了国际先进水平，有些方面还处于国际领先。随着介入放射学的发展成熟，介入治疗已成为一些疾病的首选治疗措施，从事介入专业的护理人员也在临床实践中不断学习和进步，逐渐向专科化、规范化发展。华中科技大学同济医学院附属协和医院介入放射科是中国最早开展介入治疗临床与科研的少数单位之一，在国内率先建立了介入诊疗的专科病房，积累了大量的介入放射学科研成果和临床工作经验。同时，介入手术室和专科病房规模不断完善和扩大，从事介入专业的护理队伍不断壮大，专科护理水平日渐成熟。我们于 2005 年 2 月编写并出版了《介入治疗与护理》一书，受到同行的肯定和鼓励，也收到了中肯的意见和建议，遂于 2010 年 10 月修改出版了第 2 版。

弹指一挥间 6 年过去了，介入放射学在中国如火如荼地快速发展，取得的成绩也不断得到其他临床学科的认可。现在不仅在大型医院有介入手术室和介入专科病房，有条件的县级医院也在组建介入手术室和介入病房。作为中国介入放射学的参与者，我们深感介入手术室和专科病房必须向规范化、专科化的方向才能持续地良好发展。故经过反复酝酿，现对《介入治疗与护理》第 2 版进行改版。在原书的基础上，第 3 版加入了介入手术室和介入病房的规范化管理的内容；同时，增加了近年来新开展的介入治疗项目新成果和临床护理的新经验。全书着眼于临床，融入最新的介入治疗的护理理念，力求将最实用的方法传递给读者，将我们积累的临床工作经验和研究成果供同行们分享，携手解决工作中的难点和困难，为我国介入放射护理学的发展尽绵薄之力。

本书共十五章，系统介绍了介入治疗和护理的发展、介入护理人员的要求、介入人员的放射性防护、介入手术室的护理工作、介入手术室的管理、介入手术中常用药物、介入病房的护理质量与安全管理、介入科病人的心理护理、疼痛护理及各种疾病的介入治疗、围手术期和出院指导等连续性的护理工作。

本书具备以下特点：①专业内容与时俱进，如对介入护理安全问题的探讨、肝癌放射免疫治疗、分子靶向药物治疗、射频消融结合臭氧溶核术治疗椎间盘突出、氩氦刀冷冻消融治疗肝癌等；②专科知识全面、实用，对各种疾病的介入治疗现状、适应证、禁忌证、护理措施及健康教育进行了系统描述，重点讲解了如何对介入术后病人相关并发症进行预见性的分析和处理对策，对从事介入临床工作的护理人员有积极的指导意义；③护理理念新颖，突出人文关怀，如在每项护理工作中注重病人的心理护理和健康宣教等。

本书适用于从事介入专业护理人员阅读，也可作为广大护理人员的继续教育教材和介入专业进修医生和医学生的学习参考书。

本书在编写过程中，承蒙中国著名放射学家、介入放射学开拓者冯敢生教授的大力支持和悉心指导；衷心感谢华中科技大学附属协和医院介入放射科主任郑传胜教授的鼎力帮助和指导；衷心感谢华中科技大学附属协和医院介入放射科梁惠民副教授、周国锋副教授和熊斌副教授为本书的问世提供了无私的协助，本书部分图片为他们多年的心血和成果；感谢华中科技大学附属协和医院疼痛科张小洺主任的指导；感谢华中科技大学附属协和医院呼吸科张建初教授的协助和指导；感谢多年从事介入临床护理工作的同行专家解放军 161 医院心内科武婷护士长、北京火箭军总医院神经介入科刘云娥护士长、深圳市人民医院介入科郑雪芬护士长、郑州大学附属第一医院介入科宋丽娜护士长、随州市中心医院介入科张秀一护士长等的大力协助；感谢华中科技大学附属协和医院介入放射科王勇、宋松林、董祥军、潘峰、熊付、钱坤等医生、刘小明技师、李玲、杨丽芹、郭苗苗、李慧、李小芳、李静萍、张华珍等护士为本书的资料的收集和整理给予了全力帮助。在此向各位老师和同仁致以诚挚的谢意！

由于时间仓促，编者水平有限，难免存在瑕疵与不足，敬请读者谅解，并恳切地希望给予批评和指正！

肖书萍

2016 年 5 月于武汉

目 录

第一章　绪　　论

第一节　介入放射学的历史与发展

介入放射学（interventional radiology）一词始于 20 世纪 60 年代。1967年美国学者 Margulis 把在 X 线监视下引导治疗器械至病变处进行非外科手术治疗，称为"侵入性诊断放射学"。1976 年 Wallace 首先使用"介入放射学"这一术语称谓这门崭新的学科，以后逐渐为医学界所接受。它是以影像诊断为基础，在医学影像设备监视导向下，经过微小的切口，利用穿刺针、导管和其他介入器械达到诊断或治疗目的的医疗手段的总称。早期由于导向设备、介入器械和材料等的限制，该学科曾一度发展缓慢。20 世纪 70 年代以来，尤其是近十年，随着超声（USG）、计算机断层成像（CT）、磁共振成像（MRI）和数字减影血管造影（DSA）等影像导向设备的不断更新，介入器械和材料日益完善，这门新兴学科得到了飞速发展；其对疾病诊断和治疗的范围越来越广泛，几乎涉及人体各部位的组织器官。介入放射学涉及材料学、生物物理学、解剖学、组织学、细胞生物学、分子生物学、病理学、药物学和临床各学科，是一门多学科交叉、融合的边缘学科。介入放射学对疾病诊疗实现少（微）创化、闭合化和数字化，使其成为与内科、外科并列的三大医学技术之一。

一、介入放射学发展简史

1895 年 Haschek 首次在截肢体上作动脉造影尝试。

1896 年 Morton 开始作尸体动脉造影的研究。由于当时没有在活体上使用的造影剂，这类研究一直徘徊在尸体上，直到 1910 年 Franck 和 Alwens 才成功地将造影剂注射到活狗及活兔的动脉内。1923 年，血管造影才应用于人类。而栓塞治疗则始于 1904 年 Dawbam 将凡士林和蜡制成的栓子注入颈外动脉，进行肿瘤手术切除前栓塞。

1923 年，德国的 Berberich 经皮穿刺将溴化锶水溶液注入人体血管内造影成功。同年，法国的 Sicard 和 Forestier 用含碘罂子油作静脉注射造影也获得成功。

1924 年美国的 Brooks 用 50%的碘化钠成功地做了第一例动脉造影。

1927 年 Moniz 用直接穿刺法做颈动脉造影获得成功。继之 Nuvoli 经前胸穿刺做胸主动脉造影，随后又经后胸壁和左心室穿刺做心血管造影，虽取得一定的成功，但因为危险性大而未能推广。尔后 Cactellanos、Robb、Steinberg 等先后采用了经前臂注射造影剂做心脏和大血管造影的所谓"血管造影术"并得到推广。但因当时的造影剂浓度低，成功率仅有 75%左右。

1928 年 Dos Santos 采用长针经皮腰部穿刺作腹主动脉造影成功，将血管造影技术又向前推进了一步，而且至今仍有人在沿用。同年 Forsmann 从自己的上臂静脉将导尿管插入右心房，首创了心导管造影术，并因此荣膺诺贝尔奖。

1930 年 Bamey Brooka 在手术中用肌肉栓塞颈内动脉海绵窦瘘成功。

1941 年，Farinas 采用股动脉切开插管作腹主动脉造影，但合并症较多。

1951 年，Peirce 通过套管做经皮置管术。同年，Bierman 用手术暴露颈动脉和肱动脉的方法做选择性内脏动脉置管造影术，并作为化疗药物推注的途径。直到 1953 年 Seldinger 首创了经皮股动脉穿刺、钢丝引导插管的动、静脉造影法，由于此法操作简便，容易掌握，对病人损伤小，不需结扎修补血管，因而很快被广泛应用。3 年后，Oedman、Morino、Tillnader 等改进了导管头的弯度，开创了腹腔内脏动脉选择性插管造影术的先河。

1964 年，Dotter 经导管作肢体动脉造影时，意外地将导管插过了狭窄的动脉，使狭窄的血管得到了扩张，改善了肢体的血液循环，取得了治疗效果。在这种启示下，他利用同轴导管开创了经皮血管成形技术。

1965 年，Sano 用导管法成功地栓塞了先天性动-静脉畸形。

1967 年，Porstman 采用经腹股沟、两支针穿刺、插入特制的导管进行栓塞的方法，栓塞未闭的动脉导管，取得了令人惊叹的成功。同年，Baum 和 Nusbaum 经导管灌注血管加压素治疗消化道出血取得成功，接着又开展了血管栓塞术治疗出血。

1968 年 Newtont 用栓塞血管的方法治疗脊柱血管瘤获得满意效果。

1974 年 Gruntzig 发明了双腔带囊导管用以做腔内血管成形术，较之 Dotter 的同轴导管又先进了一步。3 年后他又用这种导管成功地为一例病人在清醒状态下做了冠状动脉成形术。

1983 年，Dotter 和 Cragg 分别报道了用镍钛合金丝制成热记忆合金内支架的实验结果，标志着内支架的系统研究进入了一个新纪元。

1984 年，Mass 报道了使用金属不锈钢圈制成的自扩式双螺旋形内支架。

1985 年，Wright 和 Palmaz 分别报道了用不锈钢丝制成的自扩式 Z 型内支架和由不锈钢丝编织成的球囊扩张式网状管形内支架，次年改进为一种超薄壁无缝钢管式内支架。

1987 年以后，Sigwart、Rousseau、Strecker 和 Robkin 等相继报道了一些新的内支架。随着内支架材料、形态、投递技术的研究，其种类不断增多，应用范围越来越广。

1988 年，Richter 等成功地实现了经颈静脉肝内门体静脉分流术（transjugular intrahepatic portosystemic stent-shunt，简称 TIPSS 术）治疗严重门脉高压的临床应用。

1991 年，Parodi 首次用直形内支架行腔内隔绝术治疗腹主动脉瘤获得成功。

二、介入放射学的应用和国内外现状

介入放射学作为一门年轻的学科，近年来随着材料、工艺及生物技术的发展，在许多临床领域取得了巨大的进步，使临床诊断及治疗技术更趋于微创、快速、安全及有效。其应用范围遍及各个临床学科，使许多以前临床认为难以处理的病变得以明确诊断并得到有效的治疗，尤其在心、脑血管、外周血管、肿瘤等领域取得了飞速的进展，许多先进的治疗方法逐步应用于临床。

（一）介入放射学分类

介入放射学发展至今，已逐渐分为不同亚学科。

1. 按系统分类　可分为介入心脏学（interventional cardioloy）；神经介入放射学（interventional neuroradiligy）；胃肠介入放射学（interventional gastroeintestinal radiology）等。

2. 按目的分类　分为诊断性介入放射技术；治疗性介入放射技术。

3. 按操作方式分类　可分为血管内介入治疗；非血管介入治疗。

（二）介入放射学应用

目前，在临床上多采用血管性介入和非血管性介入的大致分类法。

1. 血管介入技术　血管介入技术是采用 Seldinger 技术经皮穿刺血管，沿血管路将导管选择性地插入靶血管，实施介入诊疗的一种技术。

（1）Seldinger 穿刺法：Seldinger 穿刺法是 1953 年 Seldinger 首先采用的经皮穿刺血管插管技术，取代了以前直接穿刺血管造影或切开暴露血管插管造影的方法。该穿刺插管方法操作简便、安全、合并症少，很快得到广泛应用。

Seldinger 穿刺法的基本操作是：以带针芯的穿刺针经皮肤、皮下组织穿透血管前、后壁，退出针芯，缓慢向后退针鞘，退至有血液从穿刺针尾端喷出（静脉血是缓慢溢出）时，即插入导丝，退出穿刺针，再沿导丝插入导管，并将导管插至靶血管，进行造影或介入治疗。

（2）改良 Seldinger 穿刺法：1974 年，Driscoll 对 Seldinger 穿刺法进行了改良。他以不带针芯的穿刺针直接经皮穿刺血管，当针尖穿透血管前壁，进入血管腔；当有血液从针尾喷出时，即停止进针，不再穿透血管后壁，然后插入导丝、导管。改良穿刺法因不穿破血管后壁，发生血肿等合并症的机会就更少，所以被愈来愈多的人采用。

（3）早期的血管介入技术采用普通 X 线导向设备，20 世纪 80 年代以来随着 DSA 的应用及导管技术和栓塞材料的不断更新，该项技术得到快速发展。常用的技术有：①诊断性动、静脉造影术；②各部位的局部溶栓和血栓摘除术；③心血管腔内异物取出术；④出血性血管畸形、动脉瘤、静脉曲张的栓塞术；⑤肿瘤的化学性栓塞术；⑥导管灌注技术；⑦血管成形术及改良术（动脉粥样斑块旋切术、激光血管成形术和血管内支架成形术）；⑧经皮心脏瓣膜成形术（如经皮二尖瓣球囊成形术）；⑨经皮穿刺建立血管间分流道（如经皮经肝门-腔静脉分流术）。

2. 非血管介入技术　非血管介入技术包括影像技术导引的经皮穿刺活检和介入性治疗。早在 20 世纪 80 年代就有经皮穿刺活检的报道，但却局限于表浅部位病变，采用的是盲穿法。随着 X 线透视技术的发展，尤其是 70 年代以来 USG、X-CT、MRI 等影像设备在临床上的应用，非血管介入技术得到长足的发展。

（1）临床常用技术有：①胆道、泌尿道引流及内支架置入术；②食管狭窄扩张及内支架置入术；③鼻泪管内支架置入术；④肺、纵隔、胸膜介入技术；⑤骨、关节、骨骼肌介入技术；⑥经皮椎间盘切除术；⑦经皮脓肿引流技术；⑧经皮肿瘤介入治疗技术；⑨功能性神经核团治疗性毁损术。

（2）尽管非血管介入技术几乎已能对人体各部位的组织器官实施活检和介入治疗，如颅脑、脊髓、周围神经、甲状腺、肺、纵隔、胸膜、乳腺、肝、胰、脾、肾上腺、肾、前列腺、骨骼、骨骼肌和淋巴结等；但目前临床上对该技术仍处于认识不足阶段，有待进一步提高和开发。

（3）从操作角度来看，与血管介入技术有一条血管通路规范导管行径相比，非血管介入技术则相对较为困难。其原因可能有：①穿刺涉及介入路径和病灶邻近区域的多种组织器官，易造成医源性损伤；②病变部位和位置多样性导致介入路径复杂、多变。

（4）无论血管性还是非血管性介入手术都符合以下特征：微创、可重复、准确定位、疗效高、见效快、并发症少，病人恢复快。

（三）介入放射学在中国发展与现状

中国介入放射学的发展具有起步晚、发展快的特点。学界一般认为是从 1979 年林贵教授发表《选择性血管造影诊断原发性肝癌》开始，并于 1981 年由贺能树与吴恩惠两位教授最早地对介入放射学进行了系统的介绍。随后，20 世纪 90 年代初，卫生部颁发《关于把一部分有条件开展介入放射学的放射科改为临床科室的通知》，以及随后三部委联合召开的"中国介入医学战略问题研讨会"上将介入放射学、介入超声学、神经介入放射学、心血管介入放射学正式统称为"介入医学"，并将"介入医学"与内科、外科并列称为临床医学三大技术之一，这进一步促进了中国介入放射学的发展。在学科结构上，中国的介入放射科部分设有正规的介入病房，从工作的内容上看肿瘤介入较血管介入开展更为广泛。

20 世纪 90 年代末以来，中国介入放射学逐渐进入成熟期阶段，众多医院均建立起由介入医师独立管理的病区，是否拥有介入科也一直作为三级甲等医院考评的重要指标。除此之外，一些发达地区的地县级医院，乃至乡镇医院也积极创造条件，开展介入放射诊疗技术。进入 21 世纪以来，介入放射学会及全国各地区专家学者不断努力，通过举办学术交流会议、举办介入讲学班、著书立说等多种形式，使得我国介入放射学发展呈现新格局，凡是国际先进的介入诊疗技术均已在国内开展。同时，姜卫剑教授及其团队开展的基底动脉内支架技术、滕皋军教授及其团队研发的粒子支架，以及其他介入专家学者首创的介入手术和应用技术，目前已经具有国际领先水平，使得中国介入放射学发展呈现新的飞跃。但是，介入放射学在各地区、各医院之间的开展状况并不平衡，仪器设备和专业人员的技术素质参差不齐，一些适宜介入放射治疗的病种未得到合理治疗，中国介入放射学的发展空间仍很大。为此，从事介入放射工作的医务人员在自身专业素质的完善和提高的同时，也要解放思想，紧跟国际先进介入诊疗技术，加大宣传，让更多的病人从介入放射学中获益，努力打造微创介入这一新学科。

（四）从国际上看，介入放射学已达到了一个相对稳定的高水平阶段

据估计，美国过去 10~20 年来约 30% 原本需外科手术治疗的病变或疾病，现为微创或少创的介入治疗所取代。当前，颈动脉内支架置放术，已逐步取代内膜剥脱术；经皮腔内带膜支架（stent graft）腔内隔绝术，已成为主动脉瘤或夹层治疗的首选技术；而肝动脉栓塞、化疗术则公认为不能手术肝癌的首选治疗手段；PTA、支架植入术已成为各类血管狭窄的主要治疗手段；气管支架和胃肠道支架的应用解决了部分临床难题。尽管支架植入后有再狭窄的可能性，但介入技术仍不失为现阶段临床处理相关病症的最佳选择，许多技术已成为临床日常处理的必要手段。

介入技术可以实现机体内器官和组织水平的靶向性，在此基础上与新兴的基因治疗、干细胞治疗等治疗方法结合可以更大程度地实现细胞水平和分子水平的靶向性治疗。介入放射学以其微创、准确和安全的特点显现出旺盛的生命力和广阔的发展空间。

（郑传胜　周国锋）

第二节　介入放射科护理工作任务和护士素质

一、中国介入治疗护理的发展现状及特点

（一）中国介入治疗护理的发展现状

中国介入放射学研究和应用始于 20 世纪 70 年代后期。随着介入诊疗器械的不断改进和创新、介入诊疗手段的不断完善和扩充、介入医生手术操作的不断规范和提高，介入放射学的临床应用日益广泛和深入，诊疗效果日益确切和提高，深受临床医生和病人的信赖和欢迎，逐渐成为一门独立的临床专业学科。介入治疗护理工作也随之产生和发展起来。

介入医学涉及众多的医学学科，对从业人员提出了很高的要求。护理学在自身的不断发展中与介入医学密切结合，形成了自己的特色。目前中国的介入护理工作由介入手术室护理和介入治疗临床护理工作两部分组成。介入手术室工作围绕介入手术而开展，由专职护士承担。介入治疗临床护理初期是由接受介入治疗的病人分散在相应科室的护理人员承担，护理工作处于不断摸索阶段，缺乏专业性和系统性。自卫生部医政司 1990 年4 月发出《关于将具备一定条件的放射科改为临床科室的通知》以来，一部分有条件的大医院，相继开设了介入放射科病房，使介入治疗的临床护理逐渐向专业化、系统化、规范化发展，介入护理也逐渐向专科化发展，有利于病人合理治疗和系统观察，使介入治疗更好地发挥其优势作用。随着从事介入护理专业人员的不断增加，各省市先后成立了介入护理专业学组。在 2014年 6 月长沙举办的第十一届中国介入放射学学术大会上，中华医学会放射学分会介入学组第一届介入护理专业委员会正式成立，会上由主任委员、湖南省人民医院秦月兰副院长主持召开了第一次委员会议，确定了委员会今后的工作目标和方向主要是制订全国性的介入护理指南规范、推进介入护理的高等教育。这些组织的成立不仅为从事介入放射的护理人员提供了学习和交流的平台，更预示着中国的介入护理将进入一个规范化发展的时代！

（二）目前我国介入护理有以下特点

1. 介入护理知识涉及面广 由于介入放射学的应用范围涉及多个临床学科，同时还在不断地变化和发展，因此在工作中护理人员除了需要不断学习和熟悉本专科的知识外，还需学习和掌握心理护理、肿瘤护理、疼痛护理、用药护理、专科检查护理、康复护理、急救护理等多种护理知识。

2. 术前准备专业性强 病人术前要做双侧腹股沟区备皮及碘过敏试验、各种介入器械的准备、选配及消毒工作以及对放射线的防护用具的检查和保养，这些器械的准备工作不同于外科手术器械的准备。

3. 术中护理全面细致 有各种介入器械的配置、用药的护理（包括镇痛药、降压药、解痉药、化疗药等），介入手术中危急情况的抢救护理、介入治疗潜在副反应的观察和防治措施的建立以及对医护人员和病人放射线的防护等。

4. 术后护理内容多、护理技术专业性强 包括穿刺点和穿刺侧肢体护理、术后副反应和并发症的观察和护理、各种管道护理、病人和家属的健康教育、肿瘤病人护理、康复护理等，这些都要求护士在对介入治疗的技术和相关知识有较深的了解和掌握的基础上才能完成，也使介入护理形成了自己的专业特点。

5. 在介入护理过程应以人为本，随处体现对病人的人文关怀尤为重要，作为一门新兴学科，大多数病人对介入治疗过程不了解，术前往往有焦虑和恐惧心理，因此护士应在术前作好病人的心理护理，向病人讲解介入治疗的优点，治疗方法及疗效等，解除病人的紧张心理。

6. 介入治疗急危症病人多，如各种大出血、无尿等临床急症病人、介入病房收治的主动脉夹层病人、各种晚期肿瘤病人，病情都很危急。要求护士在工作中必须观察细致、反应迅速、处理得当，以保证病人及时的救治和护理。

二、介入科护理工作任务

1. 实施介入手术室的护理管理和各种介入诊疗手术的术中配合。

2. 研究和实施介入治疗病人的整体护理方法，促进病人康复，提高生活质量。

3. 探索介入病房的科学管理和护理人员培训模式，促进介入病房良性发展。

4. 广泛宣传介入治疗的方法、健康教育知识，促进介入放射学的普及和发展。

5. 探索和总结介入护理知识，不断提高理论和实践水平，更好的服务临床。

三、介入科护士应具备的素质

护士素质是指从事护理专业的护士应具备的基本条件，即护士所应具备的特有的职业素质，对职业的态度和职业行为规范；它是通过不断培养、教育、自我修养和锻炼而获得的一系列思想品质、文化科学知识、业务能力、心理品质等内在因素的综合。护士素质的好坏直接对病人的治疗和康复起重要作用。介入科护士应具备的基本素质是：

（一）思想素质

1. 热爱护理工作，具有崇高的职业奉献精神　护理工作是高尚的，同时也是十分艰辛的。每时每刻，包括节假日，都有大量的护士坚守在自己的工作岗位上，用自己的辛勤劳动，帮助病人解决病痛，使其尽快恢复健康，这是护理工作的重要特点。尤其是介入手术室的专职护士在较长时间内连续或间断地受到超剂量电离辐射，可造成皮肤、性腺、骨髓等组织辐射生物效应。因此，护士只有具备崇高的职业奉献精神，才能忠诚于护理专业，热爱介入护理工作，才能自觉、自愿、竭尽全力地为病人解除痛苦，设身处地地为病人着想。

2. 具有高度的责任心　护理人员的职责是治病救人。如果护士在工作中疏忽大意，差错不断，不但会增加病人的痛苦，甚至会导致病人生命危险。因此，每位护士都应具有敬业精神，对工作有高度的责任心，全心全意为病人服务。

（二）身心素质

1. 护理工作既包括体力劳动，又包括脑力劳动，还要值夜班，生活没规律。目前介入科病房收治的肝癌病人多，很多人有病毒性肝炎史，护士有被传染的可能。介入手术室的工作具有急诊病人多、节奏快、效率高的特点，护士在工作中面对超剂量电离辐射和身着沉重的防护衣、防护颈套，经常处于高度紧张和心理、身体疲劳状态。因此良好的心理、身体素质是保证介入护理工作顺利进行的前提。工作特点决定介入科护士必须有开朗的性格、坚强的意志、健康的体魄和雷厉风行的工作作风，才能胜任紧张、繁重的介入护理工作。

2. 介入治疗是医护合作的工作，也是集体智慧的结晶。介入术前的病人准备；介入术中准确传递所需的药品、器械、密切观察病人生命体征变化、危重病人的抢救；术后病人的并发症观察处理、病人健康教育等，都需具备高度团队合作意识，才能保证介入治疗顺利地完成。因此，团队合作意识是介入科护士必备的心理素质。

3. 介入科护士对病人应有高度的同情心，主动关怀体贴病人。介入科收治的肿瘤病人多，有持续、重复进行治疗的特点，病人心理负担重。护士在护理过程中要根据各人所处的情况、病情特点、文化程度选择最适宜的方式来同情、关心病人，让病人信任自己，使其更好地配合完成各项治疗和护理工作，服从工作人员的管理，安心地接受治疗，提高介入治疗的疗效。

（三）业务素质

1. 全面的理论基础和娴熟的操作技术　介入放射学不仅涉及全身各系统、器官，还涉及影像、内、外、妇、儿多学科专业。介入科护士必须熟悉多专业的医疗、护理知识和操作技能，这是介入科护士应具备的综合素质之一。

2. 敏锐的观察应变能力　介入科急危病人多，病情变化快，护士应有敏锐的观察及应变能力，及时发现病情变化，并采取有效抢救措施，保证病人的生命安全。

3. 良好的沟通能力　护理工作是与人打交道的工作，工作中不仅要面对医生、病人、家属，还要经常与医院后勤人员沟通使病区工作能正常运转。因此，护士应具有良好的沟通能力，以利于病房的管理和工作的开展。护患沟通分为语言沟通和非语言沟通，语言沟通包括书面交流和口头交流。介入科护士应熟练掌握多种沟通形式，面向病人、家属、社会进行健康教育，宣传介入治疗的方法，扩大学科的影响，促进病人恢复健康，提高生活质量。

4. 组织管理能力　组织管理能力是指为了有效地实现目标，运用各种方法，把各种力量合理地组织和有效地协调起来的能力。介入手术室、介入病房每天都有大量的工作任务要求护士在一定的时间内完成，护士必须在工作中不断学习总结管理经验，作出合理的安排将工作完成，并确保病人治疗顺利进行，使病人安全、满意，医疗设备运转良好，各项医疗质量达标。

5. 科研教学能力　介入放射学是一门科学性很强的专业，且在不断地更新和发展中，护理人员应不断学习新知识、新技术来充实自己，在工作中不断地研究、探索、总结经验，提高业务能力，改进护理工作，为病人提供优质全面的服务，使病人早日康复。

（肖书萍）

第三节　介入治疗工作中的放射性防护

放射线技术的应用，一方面提高了诊断治疗率，另一方面由此产生的电离辐射会给医护人员造成机体损伤，如白细胞减少、不良生育结果、放射病、致癌、致畸等。我国早在 1960 年就制定了《放射性工作卫生防护规定》。放射性疾病是指因电离辐射引起的一组全身或局部性疾病。常见的放射性疾病有外照射急性放射病、外照射亚急性放射病、外照射慢性放射病、内照射慢性放射病、内照射放射病、放射复合伤、器官组织放射损伤、电离辐射诱发的恶性肿瘤、电离辐射远后效应等。介入科医护人员是在 X 线监视下进行操作的，由此导致身体各部位会受到不同程度的剂量照射，且操作过程复杂、时间长，受照剂量远大于一般的诊断 X 线检查。随着介入放射学的发展，介入诊疗中工作人员的辐射剂量和放射防护问题越来越受到各方面的关注。为了保障工作人员和病人的健康与安全，促进介入放射事业的健康发展，必须充分重视介入放射的辐射防护，预防放射性疾病的发生。从事放射介入的医护人员必须加强自我防护意识，深入了解 X 射线的危害性，掌握防护原则和具体防护措施。

一、辐射损伤

辐射是一定量的电离辐射作用于机体后，受照机体所产生的病理反应。

1. 辐射损伤机制　X 线照射生物体时，与机体细胞、组织、体液等物质相互作用，引起物质的原子或分子电离，因而可以直接破坏机体内某些大分子结构，如使蛋白分子链断裂、核糖核酸或脱氧核糖核酸断裂、破坏一些对物质代谢有重要意义的酶等，甚至可直接损伤细胞结构。另外射线可以通过电离机体内广泛存在的水分子，形成一些自由基，通过这些自由基的间接作用来损伤机体。辐射损伤的发病机制和其他疾病一样，致病因子作用于机体之后，除引起分子水平、细胞水平的变化以外，还可产生一系列的继发作用，最终导致器官水平的障碍乃至整体水平的变化，在临床上便可出现放射损伤的体征和症状。对人体细胞的损伤只限于个体本身，可引起躯体效应。对生殖细胞的损伤，则影响受照个体的后代而产生遗传效应。单个或小量细胞受到辐射损伤（主要是染色体畸变、基因突变等）可出现随机性效应。辐射使大量细胞受到破坏后即可导致非随机性效应。在辐射损伤的发展过程中，机体的应答反应则进一步起着主要作用：首先取决于神经系统的作用，特别是高级神经活动；其次是取决于体液的调节作用。由此可知，高等动物的疾病不能仅仅归结于那些简单的或孤立的细胞中所产生的过程，它包含着十分复杂的过程。

2. 慢性小剂量照射的生物效应　根据国际放射防护委员会的建议，辐射的生物效应可分为随机效应和非随机效应。随机效应是指发生的概率（而非严重程度）与剂量的大小有关的效应。对于这种效应不存在剂量的阈值，任何微小的剂量也可引起效应，只是发生的概率极其微小而已。在辐射防护所涉及的剂量范围内，遗传效应和致癌效应为随机效应。非随机效应的严重程度则随着剂量的变化而改变，对于这种效应可能存在着剂量的阈值。它是某些特殊组织所独有的躯体性效应，例如眼晶体的白内障、皮肤的良性损伤、骨髓内细胞的减少（从而引起造血障碍）和性细胞的损伤（可引起生育能力的损害）等。

二、血管造影室 X 线辐射防护原则

1. 实践正当性　当决定为病人实施介入治疗时，首先要权衡该项治疗给病人带来的利益和危害，只有利益大于危害时才是正当的。

2. 辐射防护最优化　对介入放射工作所采取的防护措施，要做到使受照剂量降到可以合理做到的尽量低的水平。

3. 个人剂量限值　应该按最优化的原则将年受照射剂量降至可以合理达到的最低水平。

4. 医生与病人防护兼顾　在进行介入治疗时，医生和病人都要受到射线的照射，因此既要考虑介入医生的防护，也不能忽视对病人的防护工作。

5. 固有防护为主和个人防护为辅　固有防护包括 X 射线机本身的防护性能以及与其配套的介入防护装置，这也是主要的防护措施。个人防护是指由介入医护人员可以穿戴的个人防护用品。二者结合方可达到较为理想的防护效果。

三、防护措施

（一）一般性防护

1. X 线机的固有防护　X 线机的固有安全防护性能是 X 线防护的最重要环节。球管管套、遮光器应不漏射线，窗口装有铝滤过板。有用线束进入病人皮肤处的空气照射量率应小于 6R/min。特别是用床上球管透视时，X 线球管及其附件如有辐射线泄漏，工作人员及病人将受到直接辐射。

2. 时间防护　是指减少受照时间。工作人员熟练操作，减少曝光次数与时间，降低透视脉冲频率，可以有效地减少辐射剂量。但在实际工作中，在满足诊断治疗需要的条件下此方法受到严重限制。

3. 距离防护　是指增大与辐射源之间的距离。但介入工作的性质决定了操作人员无法远离病人和操作床，与 X 射线源的距离较近。因此采用距离防护的意义不大，在进行介入手术时焦皮距不能<35cm，以减少病人受照部位的皮肤照射量。

4. 屏蔽防护　在辐射源与人体之间加入可以隔离电离辐射的物质，把电离辐射屏蔽起来。介入放射工作属于近台工作，单靠时间和距离防护是有一定限度的，所以屏蔽防护是主要的防护措施。

5. 其他防护　采用高频发生器的床下管缩小照射野面积，增大球管与病人的距离，缩短增强器与病人的距离等方法均可减少辐射剂量。这些措施已得到广泛认可。

6. 适宜的机房面积和良好的通风措施　机房设置足够的空间，可减少散射线的影响，通风换气，最好设有机械通风，保持每天换气 4~6 次。设置负离子发生器，调节正负离子平衡。定期对机房内外进行 X 线监测，对医务人员进行监测。

（二）工作人员防护

1. 建立培训和资格制度，对进行介入操作的人员进行技术培训，并考核通过后方可上岗。工作人员应执行防护规章制度，穿铅衣、戴铅围领和防护眼镜。随时调整遮线器，尽量缩小照射野，严禁工作人员身体任何部位进入照射野。

2. 建立个人职业健康档案。工作人员应佩戴射线剂量检测器，每月报告 1 次个人接触的辐射剂量，介入工作人员每年接触的定量不应超过 5%，为了限制 X 线辐射剂量，根据介入手术室设备和防护条件，可适当限制术者的手术次数。

3. 定期进行防护检查，工作人员每月检查血常规 1 次，每年系统体检 1 次。

4. 适当增加营养，增加室外活动，避免过于劳累。合理排班，严格休假管理。

（三）病人防护

降低受检者受照射剂量是病人防护的关键，如工作人员技术熟练，选用合适合理的曝光模式，尽可能使用低的管电压、管电流和小照射野的面积，合理使用遮光装置和滤线器、采用屏蔽防护以及体位防护、用铅制品遮盖非照射野（特别应保护生殖器及胎儿）等以减少病人射线辐射量。

（四）介入防护设备及个人用品的维护

1. 保持防护设备的清洁，防护设备或用品上的污渍应及时用清水或肥皂水进行擦洗，并用 75% 的酒精消毒。

2. 定期检测并记录防护设备及个人用品防护效果，发现不合格应及时更换（表 1-1）。

表 1-1　介入手术室铅衣、铅裤、铅帽、铅围脖维护记录单

编号	颜色、样式	清洁消毒				备注
		第一周 （　月　日）	第二周 （　月　日）	第三周 （　月　日）	第四周 （　月　日）	
		责任人签名	责任人签名	责任人签名	责任人签名	
检测结果						

介入手术室铅衣、铅裤、铅帽、铅围脖月维护记录单

责任人签名
时间

3. 铅衣应挂在专门的铅衣架上，不宜长时间折叠放置，以免防护材料折断而降低防护效果。

4. 铅眼镜出现"起雾"现象，用凡士林擦拭镜片可避免。

四、介入放射工作人员保健

（一）介入放射工作人员健康要求

1. 正常的呼吸、循环、消化、免疫、泌尿生殖系统以及正常的皮肤黏膜毛发、物质代谢功能等。

2. 正常的造血功能，如红系、粒系、巨核细胞系等，均在正常范围内。

例如外周血：

男：血红蛋白 $120\sim160g/L$，红细胞数 $(4.0\sim5.5)\times10^{12}/L$；

女：血红蛋白 $110\sim150g/L$，红细胞数 $(3.5\sim5.0)\times10^{12}/L$；

就业前：白细胞总数 $(4.5\sim10)\times10^9/L$，血小板数 $(110\sim300)\times10^9/L$；

就业后：白细胞总数 $(4.0\sim11.0)\times10^9/L$，血小板数 $(90\sim300)\times10^9/L$。

3. 正常的神经系统功能、精神状态和稳定的情绪。

4. 正常的视觉、听觉、嗅觉和触觉，以及正常的语言表达和书写能力。

5. 外周血淋巴细胞染色体畸变率和微核率正常。

6. 精液常规检查正常。

（二）健康管理

1. 准备参加放射工作的人员必须进行体检，不合格者不得从事放射工作。

2. 定期体检。受照射剂量接近年最大允许剂量水平者，每年体检 1 次；低于年最大允许剂量的 30% 者，每 2~3 年体检 1 次。有特殊不适者应及时体检。

（三）定期体检项目

1. 内科检查　心、肝、脾、肺脏，询问自觉症状如头晕、乏力、记忆力减退、食欲欠佳、牙龈出血等。

2. 实验室检查红细胞、白细胞总数、血红蛋白、血小板计数；染色体畸变；外周血淋巴细胞微核测定。

3. 皮肤检查　皮肤干燥、粗糙状况及甲纵脊、带状色甲、角化过度、皲裂、疣状突出物状况。

4. 眼晶状体检查。

（四）营养保健

1. 补充质优量足的蛋白质，以抵抗射线对蛋白质的破坏。可使机体处于蛋白质营养的良好状态，从而及时补充了损害的蛋白质，增强了机体对射线的抵抗力。

2. 补充富含维生素的食物，尤其是维生素 B_1、B_2、维生素 A 和维生素 C，如此，可以抵抗射线对体内酶系统的破坏，稳定酶系统的功能。同时，当射线损伤造血系统而发生贫血时，维生素 B_{12} 和叶酸的供给也是十分重要的。

3. 压缩食物中的脂肪含量，提高脂肪中不饱和脂肪酸的比例。应以植物油为主，适当限制动物油。同时，常吃海带、紫菜等含碘丰富的食物，以保护甲状腺功能。

4. 多食有防护效果的食物 如蛋、乳类、肝、瘦肉、大豆及制品、卷心菜、胡萝卜、海带、紫菜、柑橘及茶叶、香菇等食物。

5. 饮食合理烹调，符合营养原则。

（肖书萍）

参 考 文 献

[1] 刘玉清. 介入放射学：回顾·展望·对策 [J]. 中华放射学杂志，2002，36（12）：1061-1062.

[2] 董永华，林贵. 关于我国介入放射学发展现状的调查报告 [J]. 中华放射学杂志，1993，27（5）：343-345.

[3] 郭启勇. 介入放射学 [M]. 第2版. 北京：人民卫生出版社，2005.

[4] 张丽红. 介入性治疗护士应具备的综合素质 [J]. 中国社区医师：医学专业，2008，10（18）：154-155.

[5] 胡德英，田莳. 血管外科护理学 [M]. 北京：中国协和医科大学出版社，2008.

[6] 余建明. 实用医学影像技术 [M]. 北京：人民卫生出版社，2015.

[7] 王金龙，凌锋，等. 介入辐射防护设备及其维护 [J]. 放射学实践，2004，19（1）：72-73.

[8] 唐孟俭，覃志英，等. 介入放射学的辐射防护 [J]. 职业与健康，2015，31（15）：2150.

第二章 介入手术室的管理

第一节 介入手术室布局

介入治疗是指在医学影像设备的监控导向下，经皮或经腔插入各种介入器械进行各种微创性诊断及治疗的技术。介入手术是有创性操作，因此介入手术室的整体布局除了要符合手术室的无菌要求外，还要有适合医学影像设备工作的环境。

一、介入手术室的选址

介入手术室的选址既要方便病人的检查和治疗，又要考虑周围环境的安全。一般可设在建筑物底层的一端或单独设置，并要靠近各临床科室。

二、介入手术室的整体布局

介入手术室的合理布局的原则是符合功能流程、洁污分开的要求，严格按照《医院洁净手术部建筑技术规范》及医院感染的管理要求区分限制区（洁净区）、半限制区（半污染区）与非限制区（污染区），且污染区应远离洁净区。各区域之间以门或画线区分，分界清楚，标志明显。

限制区包括手术间、无菌物品储存间。

半限制区包括办公室、库房、更衣室、控制室、洗手间、敷料器械准备间。

非限制区包括候诊室、污物处理间。

非限制区应设在入口处，与限制区、半限制区有门隔离。没有病人检查治疗时，此门可以锁闭。工作人员及进修生学生不得随便进入限制区和半限制区，以利于介入手术室的无菌及管理。更衣室设在非限制区，男女分设，更衣后可直接进入限制区和半限制区。卫生间设在更衣室内，远离机房、控制室、计算机室，有利于保持机房的湿度在正常范围内。

三、各主要功能间的配置

1. 造影机房的室内布局及主要配备 为了减少 X 线散射线对手术人员

的影响，造影机房应宽敞，面积为 $50\sim60m^2$。足够大的空间面积，不但有利于操作和病人进出，还可以降低室内 X 线散射量。机房内仅放置必备的设备，如血管造影诊断床、手术器械台、壁柜（内放无菌器械包）、急救车（放置急救药品、物品）、氧气、吸引器、心电血氧监护仪、吊式无影灯、吊式铅屏、高压注射器、温湿度计等。

2. 洗手间　专供手术者洗手用，设在两个机房之间，手术者洗手后直接进入机房。洗手间装备有洗手池、冷热感应水龙头或脚踏开关、电子钟、无菌干手纸或感应吹干机。

3. 无菌物品库房　应设在紧靠机房的限制区内，各种导管、导丝及介入治疗用的诸多器材按有效期顺序放置在柜内，保持清洁干燥整齐，使之规范化，并由专人负责保管，便于检查，物账相符。室内装有紫外线灯管，定期消毒。库房保持温度 $22\sim25{}^{\circ}\!C$；湿度 $40\%\sim60\%$，每日由专人记录，必要时进行除湿、调温处理。

4. 污物处理间　设在污染区，用于复用的医疗器械初步处理和使用过的一次医用耗材暂时存放。

5. 计算机机房　必须保持低温干燥，除维修人员外，其他人员不得入内。

6. 控制室　控制室与机房仅一墙之隔，墙中间装有铅玻璃，便于控制室人员与手术者的配合。控制室内装有系统控制台，室内配有温湿度计。

四、室内各部分的设计要求

1. 墙壁　应防辐射、隔音、光滑、易清洁、不散发或吸附尘粒、抗化学消毒剂腐蚀。颜色以淡蓝色、淡绿色为宜。墙角呈弧形，便于清洗。电源插座、开关、观片灯、药品柜应嵌入墙内。

2. 地面　介入室设有专用地沟电缆，应采用密实、光滑、耐磨、耐清洗、耐腐蚀的材料建造，一般为水磨石、大理石材料制成。

3. 门　应宽大、两面开启、具有防辐射功能、无门槛，便于平车出进。

4. 走廊　宽度应不少于 2.5m，便于平车运送及避免来往人员碰撞。

（肖书萍）

第二节　介入手术室感染管理

医院感染是病人入院时既不存在、也不处于潜伏期，而在医院内发生的感染，包括在医院内获得而于出院后发病的感染。它是一个世界性问题，已经引起了各国医学界的普遍重视。医院感染的预防涉及医院各个部门，贯穿于医院工作的各个环节。介入手术室是医院感染管理的一个重要部门，担负着治疗病人和抢救危重病人的任务。介入手术同外科手术一样，需要有严格的无菌技术操作和消毒隔离管理，而介入手术人员大部分为放射科及内科医生，他们多数未经严格的外科无菌技术操作训练。而且，介入放射治疗在国内起步较晚，其人员、物品、消毒隔离等管理还未形成像外科手术室那样完整的管理体系。因此，为了控制手术感染，应建立一套健全的介入手术室科学管理制度和管理系统，以确保手术的安全，防止感染发生。

一、手术感染病原体的来源

1. 手术室工作人员　手术室工作人员是医院感染的重要传染源。手术人员的手因刷手及消毒不彻底而携带的暂住菌、呼出的飞沫、脱落的皮肤鳞屑均为重要菌源。

2. 病人自身　手术部位邻近的感染灶所带有的细菌污染了术者的手套、无菌器械等。

3. 手术室空气　空气污染是手术中外源性细菌定植的重要来源。

4. 医疗器械　使用已过期的一次性医疗器械、潮湿的无菌包，以及化学灭菌剂有效浓度不达标或已被污染。

二、手术感染的危险因素

手术感染的发生，受多种危险因素的影响，可分为四类：

1. 参与手术的医生、护士、技术人员无菌观念不强，术中未遵守无菌原则导致物品器械污染。

2. 手术操作时间越长，感染率越高。

3. 老年人生理功能减退，婴幼儿免疫功能尚未成熟，易发生感染。

4. 恶性肿瘤、糖尿病等病人免疫力低易发生感染。

三、控制感染的对策

结合介入手术室工作性质和特点应从以下几个方面管理，切实做到控制病原体的来源、切断传播途径、保护易感人群，以达到控制手术感染的目的。

（一）建立健全医院与介入手术室感染管理组织

1. 介入手术室成立感染管理小组，小组成员由科主任、1 名医生、护士长和 1 名护士组成。

2. 组织本科室预防、控制医院感染知识的培训。

3. 对医院感染病例及感染环节进行监测，采取有效措施，降低本科室医院感染发病率；发现有医院感染流行趋势时，及时报告医院感染管理科，并积极协助调查。

4. 感染兼职监控护士每月定期进行医院感染环境卫生学监测。监测指标包括空气微生物、物体表面微生物、医务人员手、消毒液、医疗器材等的微生物培养。每月对检测结果认真分析，找出问题，及时采取改进措施。

5. 督促本科室人员执行无菌操作技术、消毒隔离制度和手卫生规范。

6. 督促本科医师提高选用抗菌药物前相关标本的送检率，根据细菌培养和药敏试验结果和抗菌药物的特点、临床疗效、细菌耐药、不良反应等，按照抗菌药物非限制使用、限制使用、特殊使用三类分级管理原则，合理使用抗菌药物。

7. 督促本科医师在科室发生医院散发感染病例应及时填写《医院感染报告卡》。科室发生感染流行趋势、感染暴发、特殊病原体或新发病原体时，立即向科主任及医院感染管理科报告，并积极配合医院感染管理科做好调查和采取控制措施。

8. 做好本科室医务人员职业暴露与职业防护，及时填报本科室医务人员职业暴露报告卡、登记表及职业暴露后处理。做好本科室医务人员职业暴露与职业防护，及时填报本科室医务人员职业暴露报告卡、登记表及职业暴露后处理。

9. 做好对保洁员、陪护、进修生、实习生的培训和医院感染管理。

（二）建立健全规章制度并严格落实

根据中华人民共和国卫生行业标准卫生部 2012 年 4 月 5 日发布的《医疗机构消毒技术规范》（WS/T367-2012）制定了一套介入手术室规章制度（工作制度、参观制度、消毒隔离制度、无菌操作规范、洗手制度等）。加强制度的落实是控制感染的关键，要求全体医务人员熟练掌握，并定期进行考核，以达到感染预防规范化和管理制度化。

（三）学习医院感染知识，提高预防感染的意识

定期组织医护人员学习医院感染的专业知识，请医院感染专家对全体医护人员进行医院感染相关法律法规、医院感染管理相关工作规范和标准的培训。在全面普及医院感染知识的同时，加强对监控人员的业务培训工作，定期送护士长、监测员外出学习新的医院感染知识。训练与提高护士的业务水平与无菌观念，使其认识到手术室无菌质量管理的重要性。

（四）手术室空气控制感染对策

1. 介入手术室的环境类别为Ⅱ类，细菌含量标准空气为≤4.0CFU/15min·直径9cm平皿。层流式空气净化是介入手术室最理想的空气消毒方法，若无此条件也可采用循环风紫外线空气消毒器进行空气消毒，此种消毒器由高强度紫外线灯和过滤系统组成，可以有效地滤除空气中的尘埃，并可将进入消毒器的空气中的微生物杀死，消毒环境中臭氧浓度低于0.2mg/m³，对人安全，可在有人的房间内进行消毒，尤其适用于术中消毒。

2. 手术室内物品摆放整齐，保持清洁无灰尘、无血迹，术前应将术中所需物品尽量准备齐全，手术开始后尽量减少手术间人员走动，避免灰尘悬浮。每周清洁空调过滤板一次，每月做空气培养一次，菌落数应控制≤4.0CFU/15min·直径9cm平皿以下。

（五）手术物品控制感染对策

1. 使用后的手术器械的清洗、消毒、灭菌及灭菌后的存放，均应严格按照卫生部颁布的《医疗机构消毒技术规范》要求进行操作。

2. 所有需要消毒或灭菌后重复使用的诊疗器械、器具和物品，包括外来医疗器械，由医院消毒中心集中管理，进行回收、集中清洗、消毒、灭菌和供应。所有手术器械、物品原则上能用压力蒸气灭菌，首选压力蒸气灭菌，无菌手术包、器械包放于专用无菌柜内，防止潮湿与污染，标签置于明显处，按灭菌有效期先后顺序放置及使用，专人管理，每天定期检查。

3. 无菌包在使用前，应严格核对包布外的指示胶带与放于包中心的指示卡变色是否均匀一致，是否达到灭菌要求。

4. 对于不耐高温、不耐湿的物品首选环氧乙烷灭菌，此类器械、导管应充分消毒、洗刷，并用高压水枪冲洗干净，细腔导管用气枪吹干管腔内的水分，选用环氧乙烷气体易于穿透的材料妥善包装，用化学指示剂和生物指示剂对灭菌效果进行严格监测。

5. 物体表面平均菌落数≤5.0CFU/cm²。高度危险性医疗器材应无菌；中度危险性医疗器材的菌落总数应≤20CFU/件（CFU/g 或 CFU/100cm²），不得检出致病性微生物；低度危险性医疗器材的菌落总数应≤200CFU/件（CFU/g 或 CFU/100cm²），不得检出致病性微生物。

（六）手术人员手的控制感染对策

1. 外科手消毒是控制介入手术感染的重要措施。应根据卫生部《医疗机构消毒技术规范》中的规定制定统一的刷手程序，并严格执行。

2. 护士负责进修、实习人员的刷手带教，及时纠正手术人员不正确的刷手习惯。

3. 定期对医护人员进行手卫生知识培训及考核，每月监测医护人员手指带菌情况，使其菌落数控制在 5CFU/cm^2 以下。

（七）术中无菌操作管理

无菌技术是介入手术室感染控制中的关键环节。

1. 手术人员发现或被指出违反无菌技术操作规程时，必须马上纠正。

2. 病人术前 1 天应沐浴更衣，对介入手术可能的穿刺部位（如双侧腹股沟区）要反复清洗干净，并保持清洁。术前不要常规去除手术切口及其周围的毛发；确需去除时，宜手术当日剪毛，不应剃毛。

3. 术者脐平面以下区域为有菌区，手和器械不可放到该平面以下。

4. 传递器械时，手臂不可抬得过高，也不可在术者背后传递器械。

5. 术中用过的手术器械要及时擦净血迹，以减少细菌繁殖，及时更换擦拭器械的纱垫。

6. 对无菌手术台上方的影像增强器和铅屏风均应罩以无菌机套，摄片定位时手术区加铺无菌单，严防无菌区污染。

7. 手术人员交换位置时，应离开手术床背靠背交换；手术人员暂离机房时应注意保持手套、手术衣的无菌，一旦污染，立即更换。

8. 长期植入人体的支架、弹簧圈、聚乙烯醇、明胶海绵、引流管，应在使用前再打开包装，避免长时间暴露在空气中被细菌污染。手术人员接触植入物，进行植入操作时要更换手套，并清洗手套上的滑石粉，安放过程中防止植入物被污染。

9. 严格限制手术室内人员数，参观者通过摄像系统观看手术。

（八）感染手术的管理

1. 介入手术室应设感染性手术间，无条件时应遵循先做无菌手术，后做感染手术的原则。

2. 隔离病人手术通知单上应注明感染情况，对于 HBsAg 阳性、HIV 阳性或其他传染病者，做好登记，手术中尽可能用一次性用品。

3. 对于气性坏疽病人介入手术应采取以下措施：

（1）伤口：3%过氧化氢溶液冲洗。

（2）诊疗器械：应先消毒，后清洗，再灭菌。用 1000～2000mg/L 含氯消毒剂浸泡 30～45 分钟，有明显污染时用 5000～10000mg/L 含氯消毒剂浸泡大于等于 60 分钟。

（3）物体、环境表面：用 1000mg/L 含氯消毒剂擦拭。

（4）终末消毒：3%过氧化氢按照 $20ml/m^3$ 气容胶喷雾。湿度要求 70%~90%，密闭 24 小时。

（5）织物：床单、被子、衣物等，专包密封，标识清晰，压力蒸气灭菌后再清洗。

4. 感染性手术术毕地面、墙壁（2~2.5m 高度）、物体表面、手术床、灯等用含氯消毒液喷洒或擦拭，一次性导管浸泡消毒后毁形，所有医疗废物用双层黄色医用垃圾袋密闭包装后送医用垃圾站统一焚烧处理，途中绝对密封，严防污物外溢，术后手术器械双消毒后送供应室灭菌。

（九）一次性使用医疗用品的管理，应采用一次性使用医疗用品可以有效地控制医源性感染。

1. 一次性使用无菌医疗用品必须应当严格审查生产企业和经营企业的《医疗器械生产企业许可证》、《医疗器械经营企业许可证》或《医疗器械产品注册证》。由医院器械部门统一集中采购，使用科室不得自行购入。

2. 使用前应核对产品名称、型号规格、制造厂名、无菌有效期等，如有过期、破损、不配套、字迹模糊不清等均不可使用。

3. 由专人负责建立登记账册，记录生产厂家，供货单位，产品名称，数量、规格、单价、产品批号、消毒或灭菌日期、失效期、出厂日期、卫生许可证号，供需双方经办人姓名等。

4. 一次性使用无菌医疗用品应专柜存放，距应距地面高度 20~25cm，离墙 5~10cm，距天花板 50cm，柜内清洁干燥。库房保持温度 22~25℃；湿度 40%~60%，每日进行空气消毒，必要时进行除湿、调温处理，并记录。

5. 一次性使用介入耗材使用后，均需要登记在册，包括病人信息（病区、床号、姓名、住院号）、耗材信息（品名、规格、数量）及执行护士的签名。必须进行消毒毁形，并按规定进行无害化处理，禁止重复使用和回流市场。

6. 使用时若发生热源反应、感染或其他异常情况，必须及时留取样本送检，按规定详细记录，报告医院感染管理科，药剂科和仪器科。

7. 医院发现不合格产品或质量可疑产品时，应立即停止使用，并及时报告当地药品监督管理部门，不得自行做退换货处理。

8. 医院感染管理科应履行对一次性使用介入耗材的采购、管理和回收处理的监督检查职责。

（十）接送病人的平车应定期消毒，车轮应每次清洁，车上物品保持清洁。接送隔离病人的平车应专车专用，用后严格消毒。

（十一）定期监测化学消毒剂的浓度，定期更换消毒液，确保有效消毒浓度。

1. 灭菌剂、皮肤黏膜消毒剂应使用符合《中华人民共和国药典》的纯化水或无菌水配制，其他消毒剂的配制用水应符合 GB5749 要求。

2. 使用中消毒液的有效浓度应符合使用要求；连续使用的消毒液每天使用前应进行有效浓度的监测。

3. 灭菌用消毒液的菌落总数应为 0CFU/ml；皮肤黏膜消毒液的菌落总数应符合相应标准要求；其他使用中消毒液的菌落总数应≤100CFU/ml，不得检出致病性微生物。

（十二）介入手术后医疗废物管理

执行 2003 年 6 月 4 日中华人民共和国国务院令第 380 号《医疗废物管理条例》和 2003 年 8 月 14 日医疗卫生机构医疗废物管理办法（卫生部令第 36 号）。

1. 医疗废物按照类别分置于专用容器内，不得与生活垃圾混放；科室及时做好医疗废物的封口、交接、登记工作；运送人员按照规定的时间和路线运送到暂时贮存地点，禁止转让、买卖医疗废物。

2. 对于介入手术后一般性废弃物（如一次性无菌物品的包装袋等），若未被体液、血液污染，置入黑色垃圾袋中，做一般性处理。

3. 对于需要终末处理的医疗废弃物

（1）医疗卫生机构和医疗废物集中处置单位，应当对医疗废物进行登记，登记内容应当包括医疗废物的来源、种类、重量或者数量、交接时间、处置方法、最终去向以及经办人签名等项目。登记资料至少保存 3 年。

（2）不具备集中处置医疗废物条件的农村，医疗卫生机构应当按照县级人民政府卫生行政主管部门、环境保护行政主管部门的要求，自行就地处置其产生的医疗废物。自行处置医疗废物的，应当符合下列基本要求：①使用后的一次性医疗器具和容易致人损伤的医疗废物，应当消毒并作毁形处理；②能够焚烧的，应当及时焚烧；③不能焚烧的，消毒后集中填埋。

（3）对于锐利器械废弃物，如一次性注射针头、动脉穿刺针、手术刀片、玻璃类锐利废弃物，放入利器盒。放置时利器盒不能超过容量的 2/3。每日由专人收集按医疗废弃物进行统一终末处理。

（肖书萍）

第三节　介入手术主要设备

为了保证介入手术的顺利进行，介入手术室内应具备心血管造影机、高压注射器、移动式超声仪、CT 等设备。

一、数字减影血管造影设备

自 20 世纪 80 年代数字减影血管造影（digital substraction angiography，DSA）技术应用以来，人们逐渐从过去的连续透视、随机点片、快速换片机、胶片电影等繁琐、复杂的成像手段中摆脱出来，而运用现今的数字透视、数字电影、DSA 等先进技术，使血管造影室从单一的放射科诊断室逐步走向设备完善的、管理严格的介入手术室。

（一）DSA 血管造影机

现代 DSA 血管造影机（图 2-1）是介入手术不可缺的设备，它通常由 X 线系统及计算机系统组成。

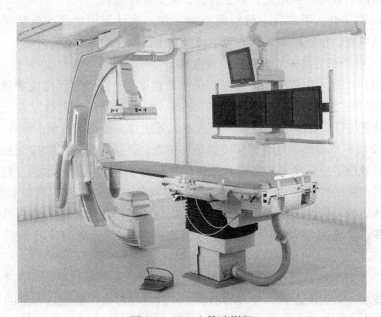

图 2-1　DSA 血管造影机

1. X 线系统的特点 高质量的图像质量必须有高性能的 X 线机，才能使病人得到准确、彻底的治疗，因此高性能的 X 线机必须具备以下特点：

（1）大功率：在进行介入手术时，必须进行反复、多次的连续曝光，这就要求 X 线机短时间内多次曝光，能长时间连续摄影，X 线控制精度高，具有脉冲透视功能，透视和电影摄影时有稳定的自动曝光装置，从而获得满意的 X 线影像。现多采用 1200mA 以上、150kV 的 X 线机。

（2）X 线球管的容量大，焦点小：为了得到满意的心血管造影图像，在满足容量的条件下，X 线管的焦点越小，半影小、影像锐利度越高；但是焦点过小时，最大输出能力下降，X 线管功率受到限制。因此，应根据不同选择适宜的 X 线管或选择多焦点 X 线管。比较理想的是选择 3 焦点的 X 线管（一般微焦点 0.3mm、小焦点 0.6mm、大焦点 1.0~1.2mm）。

（3）高压发生器发出的电压要平稳：为保证每幅图像质量一致，除各照射参数一致外，还要保证具有较高的恒定的 kV 值。

（4）曝光的时间短：心血管造影要求在 1 秒以内连续多次到几十次曝光，每次曝光时间很短。尽管使用极短时间的脉冲 X 线，但由于需要使用大管电流并进行较长时间摄影，因此需要使用大功率 X 线管。

（5）大热容量 X 线管：电影摄影时，X 线管负荷包括摄影和透视两种工作状态产生的负荷，属于反复蓄积的混合负荷，因此需要使用大热容量 X 线管。DSA 摄影时，由于需要重复和长时间曝光，最大阳极热容量必须要达到 1MHu 以上，现今一般要求不小于 1.5MHu，新一代球管可达 2.3MHu。

2. X 线系统主要包括 X 线球管、图像探测器、高压发生器、控制台、机架，导管床等。

（1）X 线球管：主要是产生 X 线的地方，必须具备大功率（50~150kW），高热容量，小焦点（0.3~1.2mm）的旋转 X 线球管，才能产生高千伏、短脉冲的 X 线，能获得每秒 50 帧上的优质图像。

（2）光栅及滤过板：控制光栅可以限制 X 线的照射野以减少散射线，而过滤板可有效消除软射线，提高 X 线质量。两者都可以限制低能量 X 线的产生，减少灰雾形成，同时降低医患双方的辐射剂量。

（3）高压发生器：为保证输出电压的稳定，目前均采用逆变器方式的 X 线高压发生装置，其工作原理是：将 50Hz 的工频电流经整流、滤波后变换为恒定直流电；用逆变器将直流电变换为几十 kHz（现有 200kHz 的）的高频交流电；将高频交流电送至高压变压器初级，在次级感应出成一定比例的高压交流电，经高压整流和倍压变成直流高压，通过高压电缆施加到 X 线管两端。高频交流电频率越高则高压脉动率越小，X 线有效能量越高。

（4）图像探测器：DSA 设备中所使用的图像获取探测器目前主要有影像增强+TV 摄像机和平板探测器两种，后者即将完全取代前者。影像增强与 TV 摄像成像链主要由影像增强器、TV 摄像机及光学显示系统组成，其作用是将 X 线转换成电视信号。

（5）平板探测器：目前在 DSA 设备中所使用的数字平板探测器主要是非晶硒平板探测器（a-Se FPD）和非晶硅平板探测器（a-Si FPD），目前以非晶硅数字平板探测器多见。

（6）X 线控制台：它能控制 X 线机的开关、焦点大小的选择及调节各种技术参数。

（7）机架：机架的作用是固定 X 线管组件、探测器，满足各种投射角度。特点是多轴、等中心、移动速度快并稳定、多种投射角度预设存取。机架种类或形式比较多，主要有落地式、悬吊式、双向式、一体化式四种。

（8）导管床：导管床的作用主要是 X 线透视、摄影时承载被检者以及医师进行手术的手术台。导管床主要有通用导管床、步进式导管床、可倾斜导管床、手术室多用途导管床四种。

（9）高分辨监视器：一般操作室及控制室各 1~2 台，用于对获取图像及处理图像的监视，现今多采用液晶显示器（LCD）。通常医用液晶显示器尺寸为 14 寸、15 寸、17 寸、19 寸、21 寸、23 寸等。

3. 计算机系统

（1）计算机控制台：控制及协调造影各步骤的完成，并能调取各种数字技术的应用、数字图像的调整及后期处理。

（2）计算机：它是将电视摄像机获取的模拟信号转化为数字信号，经过高速运算，放大调整而获得高质量的数字图像，并完成对数字图像的处理、存储、重放及传输。这是数字图像的优势所在。

（3）模/数转换器（D/A）：它是将电视摄像机获取的模拟信号转化为二进制数字并通过计算机中央处理器对其进行运算处理，来获得数字信号。可进行无损耗的放大后处理、传输及储存。

（4）数/模转换器（A/D）：它是将处理后的数字信号再转换成模拟信号，以不同灰阶点阵组成供诊断用的视频影像。

（5）中央处理器（CPU）：它是整个设备的核心，其作用是处理系统中数字的逻辑运算，并发出指令进行各个程序的运算。高性能的 DSA 系统有处理速度很快的 CPU。

（6）存储器（硬盘）：它是用来存储 DSA 系统的程序和数据的。一般分为主存储器和辅存储器。当主存储器不够或出现故障时，辅存储器则进行补充和替换，以完成正常工作。

（7）键盘：它是操作人员与机器联系的桥梁。通过它，操作人员可将病人的一般资料输入计算机，并通过它调用各种程序及对图像进行处理。

4. 常用 DSA 成像方式

（1）静脉 DSA：凡经静脉注射对比剂行 DSA 检查，称为静脉 DSA。此法又分为两种，即显示静脉本身的造影和经静脉注射对比剂显示动脉的造影。前者为静脉 DSA，后者为间接法动脉 DSA。

（2）动脉 DSA：动脉 DSA 应用广泛，对比剂直接注入兴趣区动脉或近兴趣区动脉处，对比剂稀释较轻微，对比剂团块不需要长时间的传输与涂布，使用对比剂浓度低，并在注射参数上有许多灵活。同时影像重叠少，成像质量高，成像时受病人的影响小，辐射剂量也低。

（3）动态 DSA：在成像过程中，球管、人体和探测器在规律的运动情况下，获得 DSA 图像的方式，称之为动态 DSA。常见的有旋转 DSA、步进式 DSA、C 臂锥形束 CT 和 3D 介入导航技术。

（4）脉冲减影：脉冲方式为每秒进行数帧摄影，采用间隙 X 线脉冲曝光，持续时间在几毫秒到几百毫秒之间，得到一系列连续的减影图像。脉冲方式以一连串单一曝光为特点，射线剂量强，所获得的图像质量比较好，是一种普遍采用的方式。

（5）心电图触发脉冲减影：心电图触发 X 线脉冲与固定频率工作方式不同，它与大血管的搏动节律相匹配，以保证系列中所有的图像与其节律同相位，释放曝光的时间点是变化的，以便掌握最小的心血管运动时机。此方法用于心脏和冠脉的 DSA 检查。

5. DSA 图像处理与后处理　DSA 图像处理包括窗口技术、再蒙片、像素移位、图像的合成或积分、匹配滤过与递推滤过、对数放大与线性放大、补偿滤过、界标与感兴趣处理等。

（1）再蒙片：再蒙片是重新确定 Mask 像，是对病人自主运动造成减影对错位的后处理方式。通过观察造影的系列图像，在原始的图像中任选一帧图像作为蒙片与其他图像相减以形成理想的减影图像。

（2）像素移位：像素移位是通过计算机内推法消除移动伪影的技术。主要用于消除病人位移引起的减影像中的匹配不良。

（3）图像的合成或积分：在 DSA 检查的序列曝光中，可采集十几帧或几十帧的影像检查的序列曝光中，可采集十几帧或几十帧的影像，而作为减影的仅为其中的一对或几对。若将多帧 Mask 像积分，并作一个负数加权，若含对比剂的帧幅积分，并作一个正数加权，将经积分或加权后的影像进行减影，则可得到积分后的减影像，经减影后得到的一副低噪声减影像。

（4）补偿滤过：补偿滤过是在 X 线管与病人之间放置的附加衰减材料，在视野内选择性的衰减特定的幅度。DSA 检查过程中，为达到理想的减影效果，必须调整成像部位的 X 线衰减范围与 DSA 系统的动态范围相吻合，以免产生饱和状伪影。

（5）界标与感兴趣区的处理：界标技术主要是为 DSA 的减影图像提供一个解剖学标志，对病变区域血管准确的解剖定位，为疾病诊断或外科手术作参考。感兴趣区处理有多样，主要有动态感兴趣区域处理等。

（6）图像后处理：图像后处理包括三维重组技术、最大密度投影技术、容积再现技术、仿真内镜技术、图像融合、伪彩技术、3D 手术导航技术等。

（二）高压注射器

高压注射器（图 2-2）的应用可以保证在较短的时间内按一定的压力、流率将所需的造影剂集中注入病人的心血管内，高浓度地充盈受检查部位，以摄取对比度较高的影像。造影过程中，高压注射器能与 X 线机曝光

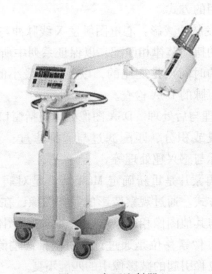

图 2-2　高压注射器

相匹配,从而提高摄影的准确性和成功率。现代高压器多由微机控制,它具有小型化、控制精度高、运行稳定、操作智能化等优点。

1. 高压注射器的主要结构和功能

(1)多轴运动注射头:它将一定浓度的造影剂抽吸入注射筒(一次性),由微机检测出筒内造影剂的总量,并将其加热至体温,其多轴系统可配合导管头的位置作方向运动,以保证造影的顺利进行。

(2)控制台:它是高压注射器的中枢,所有的注射参数及程序由其控制。

(3)移动支架:其方法可有天顶悬吊式、导管床站立式及落地式三种。可根据使用者习惯及房间结构来选择其一。通常落地式较为方便实用。

2. 注射参数　要想获得满意的造影图像则必须根据导管头所在的位置、导管的直径、病变大小和血流运行时间来选择合适的参数。其常用的参数有:

(1)延迟时间:根据病变需要,控制造影剂注入体内的时机,可分为曝光延时和注射延时两种方式。

(2)每次注射剂量:即每一次造影时所注入的造影剂量,不可与总量相混。一般以毫升(ml)为单位。

(3)注射流率:注射流率是指单位时间内注入导管的造影剂量,通常以 ml/s 来表示。每次设定的注射流率为实质注射流率的上限值,即实际注射量不一定达到设定值,但可限制其流率进一步提高,起到保护作用。

(4)注射压力:注射压力是指造影剂以某种特定的流速到达血管时单位面积所需的压力。每次设定的注射压力为上限值,可起到一定的保护作用,通常以 PSI(每平方英寸磅)来表示。

(三)质量保证体系

DSA 系统是大型精密仪器,对其保养、使用及管理的好坏将直接影响检查结果及治疗的效果。

1. 影响 DSA 图像质量的因素　DSA 图像质量的影响因素可发生在 DSA 成像链的全过程,如设备结构、成像方式、操作技术、造影方法和病人本身等方面。

(1)X 线部分:包括机器的容量,摄影条件的选用,焦点的选择曝光率的大小等。

(2)机械部分:导管床与球管在图像采集过程中的配合情况。

(3)高压注射器的性能及与造影相的配合情况。

（4）图像的采集速度、数字化转换中信号的丢失程度。

（5）图像采集质量：包括影像增强器及电视摄影机性能，图像存储装置（如磁盘、磁带、录像机）及多幅照相机，激光照相机的性能，或者干式打印机的性能等。

（6）后处理的性能：如蒙片重建、像素移位等。

（7）检查方式的选择：如采用数字电影或数字减影等。

（8）病人在造影过程中的配合情况：如嘱病人屏气等。

（9）医务人员的操作情况：如导管的选择、导管是否插到靶器官等。

2. 大型仪器设备及器械的管理　只有建立严格的规章制度，才能保证设备的安全运行。

（1）每年定期由检修公司对设备进行测试及保养。

（2）机房环境应常年保持温度在 20~25℃，相对湿度为 40%~70%，在南方梅雨季节应抽湿处理，以保持房间干燥。

（3）每月定期由工作人员对设备进行清洁维护、保养，特别是影像增强器及高压注射器。

（4）每天应对机房及设备进行紫外线照射、消毒，以防止感染。

（5）开机时应检查设备是否处于最佳运行状态。

（6）严格按设备操作规程进行操作。

3. DSA 检查中 X 线辐射的防护　随着社会进步及环保意识的增强人们对 X 线辐射防护越来越重视，因而在 DSA 检查中，应将 X 线辐射控制在最小范围内，以防止事故的发生。

（1）定期由环境监测站对机房内外进行 X 线监测并对医务人员进行剂量监测。

（2）医务人员应严格穿戴好防护衣。

（3）机房内应安装相应的防护设备。

（4）检查时应尽量缩短照射时间，缩小照射范围，减少曝光次数。

二、CT 导向下介入手术

CT 介入放射技术是经皮非血管介入技术，包括 CT 导向下经皮穿刺活检和介入性治疗。我国 1985 年应用此新技术于临床工作。CT 可用于全身各系统介入技术的导引，凡透视、超声不能导引的部位均可用 CT 导引。CT 扫描分辨率高，对比度好，可清晰显示病变大小、外形、位置以及病变与周围结构的空间关系。

CT 导引技术可精确的确定进针点、角度和深度，避免损伤血管、神经和病变相邻的重要结构，提高介入技术的精确度和安全系数。CT导向下介入治疗技术涉及全身各系统的多种疾病，例如脓肿与血肿的抽吸引流、囊肿的硬化剂治疗、椎间盘突出的损毁治疗、恶性肿瘤的^{125}I粒子组织间植入治疗、恶性肿瘤的氩氦刀治疗、恶性肿瘤的射频消融治疗、癌性疼痛的神经节阻滞治疗等。CT引导下经皮穿刺技术因其方便、安全、快速、微创等优点，越来越多地受到临床医师的青睐，甚至成为部分疾病的首选治疗方案。

（一）CT的发展简史

1972年第一台CT机诞生，当时仅用于颅脑检查；1974年制成全身CT机，检查范围扩大到胸、腹、脊柱及四肢。

第一代CT机采取旋转/平移方式进行扫描和收集信息，只有1~2个探测器，所采数据少，所需时间长，图像质量差。

第二代CT机将X线束改为扇形，探测器增至30个，扩大了扫描范围，增加了采集数据，图像质量有所提高。

第三代CT机的探测器激增至300~800个，并与相对的X线管只作旋转运动，扫描时间在5秒以内，伪影大为减少，图像质量明显提高。

第四代CT机探测器增加到1000~2400个，并环状排列而固定不动，只有X线管围绕病人旋转，即旋转（固定）式，扫描速度快，图像质量高。

第五代CT机将扫描时间缩短到50毫秒，解决了心脏扫描。它是由一个电子枪产生的电子束射向一个环形钨靶，环形排列的探测器收集信息。电子束CT尤其是对搏动的心脏可以很好地成像。

（二）目前常用CT设备

由于常规CT和电子束CT使用的局限性限制了它的应用，已逐渐被淘汰。目前使用较广泛是下面两种CT。

1. 传统螺旋CT　传统螺旋CT是目前广泛应有的CT，按探测器分64排、128排、320排等。

2. 双源CT　双源CT装配有两个球管和对应的两个探测器系统，两组采集系统呈90°安装在机架上。双源CT同时使用了两个射线源和两个探测器系统，所以相对于传统螺旋CT来说能更快地采集图像。

（三）CT导向下的介入手术

用于介入导向的设备，一般螺旋CT机（图2-3）型即完全可以胜任。多层螺旋CT扫描一次能完成多层扫描，可较完美地显示穿刺针的部位以及减少X线的曝射量，具有更高的使用价值。最新的实时CT透视扫描机可连续曝光，已开始运用于穿刺活检和介入治疗。该机具有专门的 X 线滤过装置，可减少 50%X 线曝光剂量。

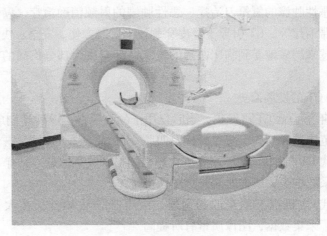

图 2-3　螺旋 CT 机

1. 适应证

（1）病变诊断：CT 导向穿刺活检已广泛应用于颅脑、脊髓、甲状腺、胸部（包括肺、纵隔和胸壁）、腹部（包括肝、胆、胰、肾、肾上腺和腹部淋巴结）、盆腔、肌肉和骨骼等。如：①肺部孤立性或多发性结节病灶的定性诊断；②纵隔肿瘤良、恶性的鉴别；③胸膜或胸壁肿块，定性困难者；④肿瘤治疗前取得细胞学、组织学诊断，作为治疗依据。

（2）病变治疗：CT 导向介入治疗具有定位准确、创伤小、疗效高、见效快、并发症少以及可重复性强等特点。目前主要用于：①肿瘤、脓肿、囊肿的介入治疗；②经皮腹腔神经丛阻滞术；③椎间盘突出症以及骨关节病变的介入性治疗；④颅内血肿抽吸术等。上述治疗方法都是通过 CT 导向下穿刺后注射一些治疗药物或进行手术操作来实现。

2. 禁忌证

（1）临床有严重出血倾向者。

（2）一般情况差，不能耐受穿刺者。

（3）血管性病变，如动静脉畸形、动脉瘤等。

（4）病人不能保持安定或无法控制咳嗽。

（四）CT 介入手术准备

1. 术前医生准备

（1）全面了解病人基本情况和病情，仔细分析影像学资料和临床表现，明确介入的目的，选择介入的方法。

（2）与病人充分沟通告知手术过程和注意事项，争取病人术中配合，消除病人紧张情绪。

（3）术前签订相应手术协议及知情同意书。

（4）影像扫描一般范围要包含病灶整体，要选择合适的扫描条件，如尽量低 KV、低 mA，扫描间隔和层厚要适当。确定进针点及进针方向角度，对进针点进行标记；CT 扫描，确定标记位置准确无误。

2. 术前技师准备

（1）认真核对病人检查申请单的基本资料，主要包括病人姓名、性别、年龄和 CT 检查号等一般情况，确认检查病人无误。

（2）阅读现病史、主要症状、体征、既往史，实验室和其他影像学检查结果和资料，临床诊断、检查部位和目的等。如发现填写不清楚时，应与临床医生联系了解清楚后再行检查。

（3）根据临床要求的检查部位和目的制定扫描计划，向病人解释检查过程，取得病人合作，并告知病人出现异常情况时如何通过对讲系统与操作人员联系。

（4）摆位时对非检查部位的重要器官如甲状腺和性腺用专用防护用品遮盖，尤其应注意对儿童和女性病人性腺区的保护，减少不必要的辐射。

（5）确保 CT 机运转正常，模拟扫描无伪影。

3. 术前护士准备

（1）操作间内消毒条件须满足手术室标准，检查所需设备、器材是否能正常使用。

（2）备齐术中用药器材：如利多卡因、消毒生理盐水、无水酒精、溶血素、尿激酶、明胶海绵、甲醛等以及用于处理并发症的药品；手术器材如经皮穿刺针、导丝、导管、扩张器、定位器等准备齐全。

（3）备齐各种记录文书。

4. 术前病人准备

（1）做好术前检查如胸部拍片、血常规检查、凝血四项检查、肝肾功能检查、心电图检查等。

（2）除去检查部位的高密度物品，头部、颈部、胸部及四肢检查前尽量除去检查部位的金属物品。

（3）根据检查治疗部位使病人摆放一个合适的体位，这有利于病人长时间固定不动，有利于穿刺操作，有利于避开重要器官。

（4）原则上所有病人均应空腹手术，因为术中紧张情绪和麻醉用药可能诱发病人恶心、呕吐，影响手术操作。

（5）建立静脉通道，必要时使用术前用药，如镇静剂、止痛剂、解痉药等。

（6）婴幼儿应在睡眠状态下进行检查，必要时需要镇静剂。

（7）服用二甲双胍的被检者需在临床医生指导下停药两天。

（8）输液量较多、手术时间长时病人应导尿。

（五）CT介入要点

1. 术前

（1）通常需要进行增强扫描。

（2）增强扫描常规要进行多期扫描，以清晰显示动静脉血管和病灶；有些病灶必要时还需延迟扫描，以进一步了解病灶范围和血供情况。

（3）扫描条件层厚<10mm，层间距5mm或者10mm。

（4）扫描方式螺旋扫描或序列扫描。

（5）对CT机型无特殊要求。多排螺旋CT成像速度快，可以进行三维重建，更有利于操作。

2. 术中

（1）为穿刺的需要，通常要反复对照增强扫描图像或MRI、彩超等资料，以确定血管等重要结构。

（2）要进行常规全病灶扫描，设计穿刺层面位置、层面数、进针路线、进针角度、进针深度。

（3）扫描条件层厚5mm或10mm，层间距5mm。管电压100~120kV，管电流200~250mA。建议采用低剂量扫描方式，以减少病人辐射。

（4）扫描方式提倡用序列扫描方式而不用螺旋扫描（螺旋扫描不利于观察针尖），连续扫描。

（5）手术过程中通过CT图像随时监测有无发生并发症（如出血、气胸、血胸、肿瘤破裂等）。

（6）为观察针尖的确切位置，可连续扫描1~3层。

（7）对于胸腹部等需要屏气的部位，在穿刺或者扫描过程中要训练病人保持同一呼吸时相。

（8）建议使用Pinpoint系统和CT断层基准仪引导穿刺。

3. 术后

（1）反复对照增强图像或者 MRI、彩超等资料。

（2）要进行常规全病灶扫描。

（3）扫描条件层厚 5mm 或 10mm，层间距 5mm。管电压 100~120kV，管电流 200~250mA。建议采用低剂量扫描方式，以减少病人辐射。

（4）扫描方式螺旋扫描或序列扫描。

（5）手术后通过 CT 图像继续观察有无并发症或者并发症的演变（如出血、气胸、血胸、肿瘤破裂等）。

（六）CT 介入质量控制

1. 质量控制的内容　　根据欧共体工作文件（EUR16262.1997.4），CT图像质量控制的内容包括：

（1）诊断学标准：包括解剖学影像标准和物理学影像标准。解剖学影像标准满足临床要求，以解剖特征的显示程度来表述，分为"可见""显示"和"清晰显示"。物理学影像标准是通过测试进行客观评价，它依赖于 CT 设备的技术性能和所选的技术参数。

（2）成像技术条件：包括层厚、层距、视野、曝光参数、重建算法、窗技术、检查体积、机架角度等。

（3）临床及相关的性能参数：包括病人准备、检查方法、成像观察条件、激光照相等。

（4）病人辐射剂量标准：CT 是一种辐射剂量较高的影像检查设备，在不影响图像质量及诊断要求的前提下，应尽量降低辐射剂量。

2. 质量控制的措施

（1）提高空间分辨率：采用高空间频率算法、大矩阵、小像素值、小焦点和增加原始数据量的采集可以提高空间分辨力。另外，采用薄层面可提高 Z 轴空间分辨力。

（2）增加密度分辨力：探测器的效率越高、X 线剂量越大，密度分辨力越高。

（3）降低噪声：X 线光子能量增加了三倍，噪声可减小一半；软组织重建算法的密度分辨力高；层厚越薄噪声越大。

（4）消除伪影：减少因被检者因素造成的运动伪影，避免因设备因素和扫描条件不当造成的伪影。

（5）减少部分容积效应：对较小的病灶尽量采用薄层扫描。

三、超声导向下介入手术

作为穿刺定位的方法，有其独特的优越性：使用方便、实时显像、对人体无辐射。特别是对于胸、腹腔积液或脓肿、腹部实质性脏器及胸膜病变、乳腺及其他体表病变的穿刺定位，有良好的监视能力。但是超声易受骨质、气体的干扰，且对操作者技术要求高，断层成像导致脏器整体观差。

四、磁共振导向下介入手术

没有放射损伤，观察范围大，但是由于设备普及率不高，专用无磁性介入器材开发程度有限，现在在临床尚未普遍开展，但是具有广阔的前景。

（肖书萍　刘小明　郭苗苗）

第四节　介入手术常用器械管理

介入手术室是医院重要的诊疗场所之一，工作涉及面广。随着介入医学的发展，各种新手术和微创手术的不断开展，介入手术中的器材使用量越来越大，品种越来越多，价格也越来越昂贵，器材的规格、品项、结构越来越复杂。因此介入手术中使用的器械、耗材必须采用科学的管理方法，为病人提供安全合格产品，同时为科室和医院成本核算、成本分析提供可追溯资料。

介入手术室内应设专门的库房存放手术器材。为确保介入手术器材产品在库存期间质量稳定，应严格按照国家相关库房管理制度进行管理。

一、介入手术室库房（二级库房）管理

1. 库房设施　库房要配备相应的防火、防潮、防虫、防盗等设施，如货架、灭火器、温湿度计等。库房必须有足够空间，满足存储条件。"三不靠"原则：产品存放不靠顶，不靠墙，不靠地。

2. 指定专职库管员负责管理，一般由护士长或专职护士承担。

3. 各种耗材、器械的存放要求进行分类和定位摆放。

4. 库房负责人在入库时必须仔细核对材料的有效期限、灭菌期限、包装情况、质地情况等，确保库存材料的完好无损。

5. 将库房材料的品种按名称做好醒目的标记，以方便手术时取用。

6. 每天对库存材料进行盘点核对，根据实际使用情况向医工科中心库房申请补充相应材料，做到财物相符。

7. 对出入库情况和相关使用人员，做好相关记录。

8. 材料的使用应严格按照"先进先出"的原则，以防过期现象发生，并做好一次性使用无菌医用耗材及植介入类医疗器械的使用登记。

9. 每月对库存材料进行核对，并结合月材料消耗情况，做出相应调整，确保手术的正常进行，并使库存数量最低，材料流动最快，不得积压。

10. 库房不许存放私人物品；非工作人员未经允许不能进入。

11. 做好库房的安全保卫工作，防火、防水、防盗。

12. 库管人员不得向外泄露材料的库存情况。

二、介入手术耗材信息化管理

（一）建立介入手术室二级库房耗材计算机管理系统

该系统是医院针对介入手术中使用的耗材通过录入产品条码（或二维码）对耗材的入库、使用登记、查询、计费等多项功能设计的电子化管理软件，便于管理人员操作和查询。

（二）系统的主要功能

1. 入库　招标进入医院的耗材；介入科库管人员根据耗材常规使用情况制定库存基数、最低库存量，当达到最低库存量报警时通过管理系统进行向医院器械科请购，由器械科通知采购进行订货，厂商送货到器械科库房，再由介入科库管员领取验收，录入（扫）每件物品的条码（或二维码）入库。

2. 出库　手术护士记录耗材数，交医生审核后，由库管员在手术计费系统扫条码（或二维码）出库。

3. 每月盘点　通过计算机每日记录使用后的耗材经审核后，生成每月出入库明细表，可盘点入库数与出库数有无出入，供库管员及时查找原因；根据耗材盘点月报表可管控每月科室成本核算、耗材使用量，便于科室控制成本和医院财务管理。

4. 查询　计算机详细记录病人所用耗材的具体信息，可随时调取和查询病人信息和所用耗材的信息，实现可追溯管理，为医疗纠纷提供法律依据，可减少医疗纠纷的发生。

三、介入手术中常用器械

（一）血管性介入治疗的基本器械

血管介入治疗所用的器械种类繁多，最基本的有导管鞘组、导丝、导管和辅件四大类。护士只有熟练掌握这些器械的结构、特性和规格才能得心应手地配合医生的治疗。

1. 导管鞘组 导管鞘组包括穿刺针、扩张器、短导丝、外鞘管（图2-4）。首先利用穿刺针穿刺血管，将短导丝通过针芯或穿刺针外套管引入血管内，根据情况采用或不采用扩张器扩张穿刺点后，将导管外鞘管沿导丝送入血管，从而建立一人工通道，有利于引导导管或其他血管内器具顺利进入血管内，从而避免对血管及周围组织的损伤，同时也便于导管的交换。通过导管鞘交换导管可以减少导丝交换的操作，特别当导管内发生凝血阻塞时，能直接拔出导管，更换新导管。

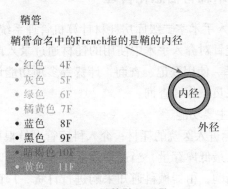

鞘管

鞘管命名中的French指的是鞘的内径

- 红色　4F
- 灰色　5F
- 绿色　6F
- 橘黄色 7F
- 蓝色　8F
- 黑色　9F
- 暗褐色 10F
- 黄色　11F

图 2-4　导管鞘组型号

导管鞘组有不同型号（图 2-4），以适合不同粗细的导管。鞘管的直径编号特指其内径，这与导管的直径编号有所不同，例如：5F 的导管鞘，可以通过 5F 及以下的各种导管，这一点需要特别注意。一般导管鞘管长 7~13cm（其他长度的还包括 25cm、70cm 及 90cm 等）；扩张管长 13~20cm，导丝长 30~50cm；穿刺针分薄壁穿刺针和两部件套管针（又称 Seldinger 穿刺针）。

（1）穿刺针（图 2-5）：本章仅介绍经皮血管造影穿刺针。它是行血管造影的基础，利用它可以打开皮肤与血管的通道，其作用是将导丝引入血管，是介入治疗最基本的器械。

1）种类和结构：穿刺针分薄壁穿刺针和两部件套管针。薄壁穿刺针由两部分组成：前端由不锈钢制成，针端锐利呈斜面，针柄部分可有不同的基板，便于术者持握进行穿刺，通常用于小动脉（如桡动脉）穿刺。两部件套管（鞘）针由外套管和针芯组成，套管（鞘）有金属的，也有塑料制成，针芯由不锈钢制成，通常用于大动脉（如股动脉）穿刺。三部件套管（鞘）针由塑料外鞘和不锈钢套管针组成，套管针包括金属的套管和钝头针芯，针芯的外径与针管内径要相匹配。该种穿刺部件一般用于特殊部位穿刺，如胆道等（三种穿刺针结构如下图所示）。

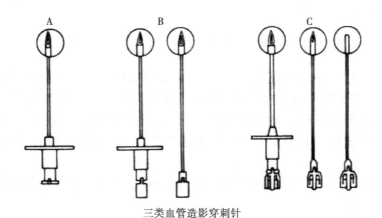

三类血管造影穿刺针

A. 一部件针　B. 两部件针　C. 三部件针

图 2-5　穿刺针

2）规格：不论使用何种穿刺针，必须选择合适的规格，其长度以 cm 表示，成人以 7cm 为宜，儿童以 4cm 为宜。穿刺针的粗细以 G（GAUGE）表示，如 18G 或 20G。码数越大，管径越细（表 2-1）。

表 2-1　薄壁穿刺针的内外径

内径号	外 径			
（gauge）	in	mm	in	mm
15	0.059	1.50	0.072	1.83
16	0.052	1.32	0.064	1.63
17	0.064	1.16	0.056	1.42
18	0.042	1.06	0.048	1.22
19	0.031	0.78	0.040	1.02
20	0.025	0.64	0.036	0.91

内径号	外 径			
（gauge）	in	mm	in	mm
21	0.022	0.56	0.032	0.82
22	0.018	0.45	0.028	0.71
23	0.015	0.38	0.024	0.61

（2）扩张管：扩张管外形略似缩小了的直导管，较硬，不能弯曲成形。远端较尖锐，当导丝通过穿刺针进入血管后，即在导丝上套入扩张管，将此处皮肤至血管的通道略为扩张，以利导管的进入及操作。此管多系聚四氟乙烯（teflon）制造，大小亦以 F 表示，使用时应与导管匹配使用。

（3）短导丝：导管鞘组内导丝长 30~50cm，主要起将导管外鞘管引入血管的作用。

（4）外鞘管：导管鞘组内的外鞘管是一种管壁非常薄的聚四氟乙烯管状套鞘。穿刺时，外鞘管套于扩张管上沿导丝进入血管后，拔出导丝或扩张管将外鞘管留在血管内，作为导管进出或更换的通道，可减少对血管的损伤，也便于操作。外鞘管有两种类型：一类是仅在薄壁管套尾端安装一个尾座，结构简单，但血液容易渗入导管与鞘壁之间凝结。另一类是防漏外鞘套，即在管鞘的尾座接头处装有一片有裂隙的橡皮，插入导管时，橡皮紧贴鞘壁，不妨碍导管进出，而导管退出后，橡皮片可封闭接头，不使血液漏出。此外，在接头的侧壁另外连接一个塑料管及开关，可经此管注入肝素盐水，防止导管鞘壁间隙凝血，也可防止换管时血液在导管鞘内凝固。

2. 导管　导管是血管造影的关键器材。导管应具有适宜的硬度、弹性、柔软性和扭力，管壁应光滑。导管材料应无毒，无抗原性，具有不透X 线性能。常用的导管材料有聚乙烯、聚氯乙烯、聚四氟乙烯等。导管尾端标识清晰，必须与导丝、导管鞘等相匹配，与血管形态相适应（图2-6）。

对于介入人体的导管，具有良好的生物相容性是非常重要的，它关系到治疗的成败。导管材料的性能会影响人体对插入导管的反应，如凝血性能、细菌吸附性能以及由插入导管而带来的机体损伤等。为了解决这一问题，需对导管材料进行表面处理，以达到良好生物相容性的目的。

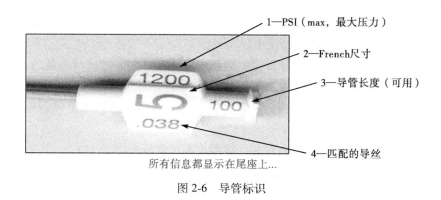

1—PSI（max，最大压力）

2—French尺寸

3—导管长度（可用）

4—匹配的导丝

所有信息都显示在尾座上...

图 2-6 导管标识

（1）导管结构：导管的结构由细管和尾座两部分组成（图 2-7）。用作选择性插管，在细管壁内衬有细金属丝网的厚壁导管，可以显著提高导管的扭控性能，操控性佳、不易打结，亦称强扭力导管或网络导管，缺点是该导管硬度较大。为了改善这些缺点，现代工艺已经可以将过去较粗的支撑用金属丝改良为十分薄的编制层结构。采用该类高精度加工制作的导管，又称为编织导管，多用于神经介入微导管的制作。这类导管细管具有十分优异的柔顺性、通过性及抗折性，不易断裂，十分适合用于脑血管介入治疗使用。

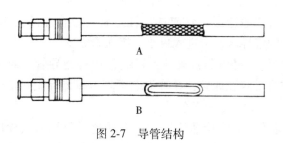

A

B

图 2-7 导管结构

注：A. 网络导管　B. 均质导管。

部分用作心脏、主动脉造影的导管不含细金属丝网，称为均质导管。该类导管柔顺性佳，不易损伤血管，缺点是支持力及扭控性差。但随着导管工艺及有机材质的提高，该类导管也可以具有良好的扭控性。最后还有一类特别的导管制作工艺，称为编织导管，多用于神经介入微导管的制作。这类导管细管采用有机材料编织而成，内壁可衬有或不衬有金属丝网。该类导管均具有十分优异的柔顺性、通过性及抗折性，不易断裂，十分适合用于脑血管介入治疗使用。

（2）导管表面处理：导管用于血管内操作时，良好的抗凝血能力、通过性及抗菌性非常重要，因此不同的导管都会针对其表面进行特殊处理，比如：①抗凝血涂层（a）肝素固化（b）蛋白覆盖；②抗细菌吸附涂层；③表面润滑涂层。

（3）种类：导管的种类繁多，按用途来可划分为：

1）非选择造影导管：直型、单弯和猪尾型，多有侧孔，作主动脉、心房、心室造影。

2）选择性导管：旋转性导管带一个端孔，为选择性插管和特定分支造影而设计，远端头部有各种造型，利于各种解剖形态的分支血管的插管。按解剖部位分有：

头颈动脉导管：如 VER（椎动脉管）、Simmons 导管用于主动脉分支血管、Headhunter（猎人头导管）用于侧支动脉的直接插管、DAV（多用途导管）用于脑动脉选择性插管，也可用于颈动脉及其分支动脉插管。

冠状动脉导管：如 Judkins 导管、Amplatz 导管。

内脏动静脉导管：如 Cobra 导管（眼镜蛇导管）用于主动脉弓部以下各血管；Yashiro 导管，用于迂曲的肝动脉等。

3）超选择性造影导管：预成形超选择性导管，如 RH（肝管）、RLG（胃左导管）等；共轴超选择性导管（外导管、内导管、导丝），包括各种微导管。可通过普通造影导管或选择性导管，导管外径在 3F 以内，内腔可通过相匹配的细导丝，可进入更小一级血管分支。

4）漂浮导管：材质非常柔软，可制作成普通导管，或头端可外接可解脱球囊，或自带双腔球囊，导管尖端可随血流漂浮至靶部位。可用于血流动力学监测、AVM 或 AVF 的治疗。

5）灌注导管：为溶栓灌注设计，可通过导丝插入血栓内部。造影过程需要短时间内注射大量造影剂，灌注导管具有高压力（>1000psi）、高流量（>25ml/s）、多侧孔的特点（图2-8）。

6）导引导管：主要起支撑作用。导引导管为薄壁大腔的导管，前端常塑成各种形状。它经导管鞘进入血管后，在体外与血管间构成一通道，可以插入另一导管，或导入金属支架、球囊导管，或导入栓塞剂等作介入处理。

7）测量导管：为精确测量血管而设计。由于放大率和血管扭曲，从

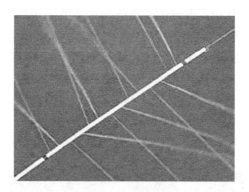

图 2-8　灌注导管

体外测量血管并不精确。

　　对于选择器械规格来说，精确测量血管尺寸非常重要，如胸主动脉瘤选择支架前的测量（图 2-9）。

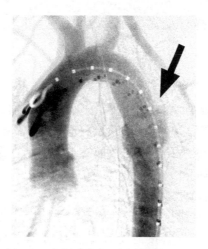

图 2-9　胸主动脉瘤选择支架前的测量

　　8）球囊导管（图 2-10）：球囊导管由导管茎和球囊两部分组成，并分为完全孤立的两条腔道。一个腔道与普通造影导管一样，可通过导丝以引导球囊导管或注入造影剂，另一腔道则位于导管的外周，并于远端的球囊相通，通过此腔注入稀释的造影剂，使球囊膨胀。根据球囊的膨胀特性，该类导管分为顺应性球囊导管和非顺应性球囊导管。顺应性球囊无固定直径，随注入球囊液体量不断增大，压强小，主要用于封堵血管所用，不适宜用于扩张狭窄血管；非顺应性球囊有一固定直径及标准压强，膨胀后的球囊呈圆柱形，压强大，主要用于扩张狭窄血管。球囊的两端部位或中点部位一般装有金属环，能在透视下清楚显示球囊的位置。每一种球囊都具有各自的使用压强、容量、直径等指标，手术医师需根据使用环境具体选择。

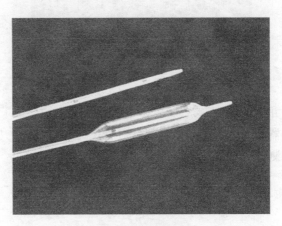

图 2-10　球囊导管

　　（4）形状：导管尖端的形状十分复杂。根据外形，常用的有直头导管，单弯导管、双弯导管、反弯导管、反祥导管及螺旋导管（图 2-11）等。同一形状的导管又按照不同需要而有弧度大小、管尖长短的差别。导管的尖端除了形状不同外，开孔也有端孔、侧孔和端侧孔之别，以适应不同部位的造影和引流需要。

　　（5）规格：血管造影导管管径一般采用法制标准（French gauge）1F＝0.335mm 或 0.013in。导管按需要有 2～14F 不等。成人常用 5F、6F 或 7F 的导管，儿童常用 3F、4F 或 5F 的导管。长度有 60～150cm 不等。

　　3. 导丝（图 2-12）

　　（1）导丝的作用

　　1）引导并支持导管通过皮下组织，经穿刺孔进入血管。

　　2）引导导管通过迂曲、硬化的血管。

　　3）加强导管的硬度，利于操纵导管。

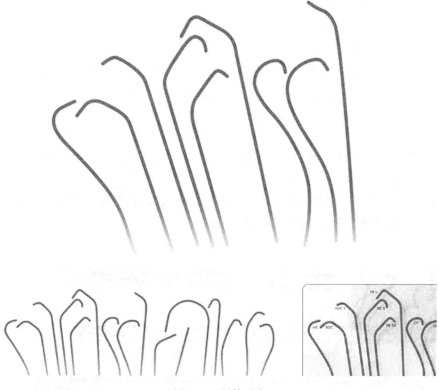

图 2-11　导管形态

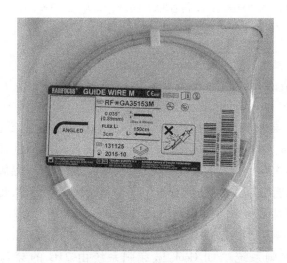

图 2-12　超滑泥鳅导丝用于引导导管或同轴交换导管

4）作交换导管用。

5）头端柔软可减少导管对血管的损害。

6）开通部分腔道。

（2）种类：按材料分为金属导丝和超滑亲水导丝。金属导丝由内芯和外弹簧套管构成（图 2-13）。内芯为不锈钢丝，外弹簧套管由不锈钢丝绕制成为弹簧状线圈管。导丝表面涂有肝素膜，以增强导丝表面的光滑度，减少摩擦系数。超滑亲水导丝，导丝面为一层超滑的亲水性材料，导丝内无钢圈，仅为一根金属丝，在导管内滑动时摩擦系数极低，头端几乎不会损伤血管，可做选择性插管用。按硬度，导丝又可分为软导丝（floppy）、硬导丝（stiff）和超硬导丝（ultra-stiff），其中，以软导丝最为常用，硬导丝和超硬导丝多为支撑或同轴交换使用。

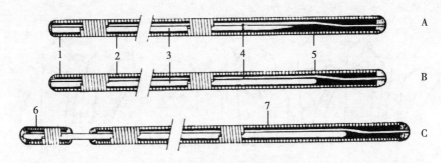

图 2-13   导丝结构

注：A. 内芯缩细型导丝；B. 内芯截断型导丝；C. 可动芯导丝。1. 近端；2. 钢丝圈；3. 加强导丝芯；4. 导丝芯；5. 远端；6. 导丝把手；7. 导丝主体。

（3）规格：导丝粗细用英寸（in）表示，直径主要包括：0.035、0.038、0.014、0.018in。成人血管造影一般用 0.035in 或 0.038in 导丝，正好与 5~7F 导管相配。导丝长度因用途而异，长度主要包括：30cm、150cm、190cm、260cm、300cm。对于导丝长度及粗细的选择，需综合考虑所用导管的内腔、导管的长度及同轴交换的需求，部分品牌的导丝尾端可根据情况自行加以或去除延长段（如 docking wire），极大提高了手术医师的操作便利性。

（二）特殊穿刺系统

1. 微创穿刺系统   如 Cook 微穿刺系统由 21G 的穿刺针、0.018in 40cm 长的导丝和 4Fr10cm 长的扩张管组成，用于儿童或较细血管穿刺。

2. 定向穿刺针 如 Rups-100 针（COOK 经颈静脉肝内穿刺套件）：包括 0.038/62.5cm 套管针针芯、5.0F 导管、14G/51.5cm 加强套管、10.0F/40cm 导入器（导引鞘）、12.0F 扩张器（图 2-14），用于经皮经颈肝静脉-门静脉穿刺。

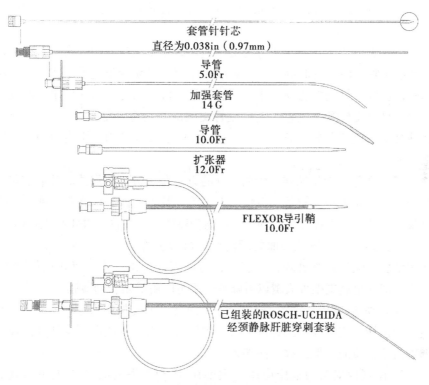

套管针针芯
直径为0.038in（0.97mm）

导管
5.0Fr

加强套管
14 G

导管
10.0Fr

扩张器
12.0Fr

FLEXOR导引鞘
10.0Fr

已组装的ROSCH-UCHIDA
经颈静脉肝脏穿刺套装

图 2-14 经颈静脉肝内穿刺套件

（三）支架

支架是指支撑狭窄的管道或管腔以使之保持通畅的假体，目前多为医用不锈钢丝编织而成或镍钛合金管激光镌刻而成的网状结构。已广泛应用于血管及非血管性狭窄的介入治疗。

随着支撑器材的不断开发，支架的种类、结构不断更新，从最初的血管支架发展到非血管支架，前者用于治疗经皮腔内球囊成形术（PTA）治疗后效果欠佳者或用于预防 PTA 术后血管再狭窄者；后者被用于食管、胆道、尿道等腔道狭窄的治疗。

1. 材料与种类 因为支架用于体内，所以要求支架必须具备无毒、理化性能稳定、具有能适应腔道弯曲的柔顺性，其中血管支架还要求具备一定的抗凝特性，具备足够的支撑力防止管腔再狭窄，而且要求操作简单并能准确置入到靶部位，防止滑脱移位等。目前用的血管支架绝大多数是金属材料制成，这是由于金属支架在体积很小时径向扩张力相对较高且不透X线，能满足透视观察及准确定位的要求；表面积小，并能维持结构的长期完整性。

（1）血管支架按照材质分为金属钽、医用不锈钢及镍钛合金等。金属支架应用临床治疗后取得了令人瞩目的疗效，但易导致血栓形成，再狭窄率高，造成血管壁损伤等。针对以上不足，目前已经研制开发出覆膜支架及生物材料支架等。理想的金属血管支架应与血管功能的修复时间一致，镁基合金和铁基合金可降解，且具有较好的血管支撑力，可有效地减少支架再狭窄。

（2）血管支架按照在血管内展开的方式分可分为自展式和球囊扩张式两种。前者如 Z 型支架及网眼状的支架等，其可在血管内自行扩张。后者自身无弹性，依靠球囊扩张到一定径值而贴附于血管内，并维持该径值。

（3）血管支架按照表面处理情况分可分为裸露型、涂层型和覆膜型。裸露型表面仅作抛光处理；涂层型在金属表面涂以肝素、氧化钛等物质；覆膜型即在金属支架外表覆以可降解或不可降解的聚合物薄膜。

（4）血管支架按照功能分可分为单纯支撑型支架和治疗型支架，治疗型支架包括在支架外表涂有特殊治疗作用的药物涂层或利用支架外的覆膜携带治疗物质的支架或放射性支架。

2. 血管内支架的临床应用 主要用于 PTA 失败或 PTA 效果不满意的病例，是 PTA 治疗的辅助设备。临床上用血管支架治疗髂动脉、股动脉、肾动脉及大静脉的狭窄与闭塞性疾病，见图 2-15、图 2-16、图 2-

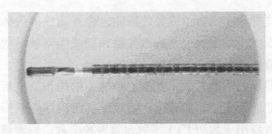

图 2-15 球囊扩张型支架示意图，支架附在球囊上

17、图 2-18。

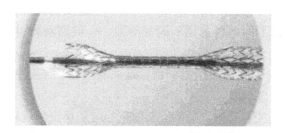

图 2-16 球囊部分扩张，支架随之张开

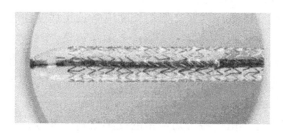

图 2-17 球囊完全扩张，支架完全张开

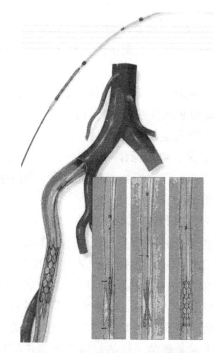

图 2-18 动脉支架成形术示意图

3. 选用原则

（1）根据病变部位：由于支架的材料、制造工艺、扩张动力及递送系统不同，应根据不同部位选用不同的支架。一般髂动脉可植入 Wallstent、Palmaz 等钛镍合金支架。

（2）根据病变血管的迂曲程度：迂曲者应选用柔顺性好的支架，如 Wallstent。

（3）根据病变血管的直径：支架的直径应是病变邻近正常动脉直径的 1~1.5 倍，是病变邻近正常静脉直径的 1.4~1.5 倍，这样可使支架既有足够的张力维持血管腔的通畅，又防止其移位。

（4）根据病变的顺应性：支架的长度应略长于病变血管，否则易形成早期再狭窄。

（5）根据病变血管的顺应性：当顺应性小时，在支架直径、长度不变的前提下，可选用粗丝、支杆多，支杆间弯曲角度大的以及二联以上的支架，以保证足够的支撑力。

（6）支架选择：由于各公司经销的支架材料、型号、规格不同，选用时一定要参阅说明书，根据病变需要选择。

（四）栓塞材料

1. 定义　在介入手术中，将某种物质通过导管引入血管内，并使之阻塞以达到血流减慢或完全闭塞，从而实现治疗的目的，这类物质称为栓塞剂或栓塞物。

2. 栓塞剂的特性　随着介入放射的不断发展，国内外对栓塞剂的研究都很重视，理想的栓塞剂必须具备如下特性：

（1）必须无毒，无严重生物反应。

（2）能在 X 线下显影，以利操作时观察。

（3）可制成多种规格，以适应各类粗细血管，容易通过导管注入。

（4）制造方便、价格便宜。

（5）不在体内分解，以免进入体内循环。

（6）能包含某种药物按时释放，起化疗栓塞作用。

3. 栓塞剂分类、选择及应用　基于介入导管技术联合栓塞剂的使用，进行不完全或完全血流阻断，可以理想地用于治疗多种疾病，包括：动脉破裂、良恶性肿瘤、血管异常交通、血管畸形等。尽管这些疾病病理基础不尽相同，但这类疾病所涉及的主要病变均与血管相关，所以针对这些病变行介入栓塞治疗的手术基础是一样的。通常乏血供的病变一般无法通过介入导管技术得到有效治疗。

术前对于病人临床疾病的判断及了解是非常重要的。这决定了术中针对病变是考虑行不完全性栓塞还是完全性栓塞；同时，对于栓塞后病人可能发生的并发症要有充分的认识。所以手术中对于栓塞材料的选择及栓塞强度的控制不仅取决于病人的基础病变，而且取决于病人耐受情况。制定栓塞手术计划中需要重点考虑一些具体问题（表2-2）。

表2-2 制定栓塞手术计划中需要重点考虑的问题

考虑内容	治疗计划
手术目的	减慢血流？完全栓塞？载药？器官功能去势？
栓塞部位	近端栓塞？远端栓塞？毛细血管栓塞？
输送方式	精确释放？血流导向栓塞？局域性栓塞？
输送系统	微导管？造影导管？直接针穿刺？
血管解剖	血管入路？主要供应动脉？周围代偿血管情况？
周围组织	异位栓塞风险？
栓塞材料	液体栓塞剂？颗粒栓塞剂？血管封堵装置？
栓塞程度	病人耐受如何？栓塞后并发症？

栓塞剂种类繁多，每种栓塞剂的物理特性、输送方式及耐久性都不尽相同，部分栓塞剂的特性汇总（表2-3）。

表2-3 部分栓塞剂的特性汇总

栓塞剂	物理特性	耐久性	适用血管大小	释放方式
弹簧圈	固体；阻断血流	永久	大；中；小	经导管推送或注射，部分为可控解脱型
血管塞	固体；阻断血流	永久	大；中	经导管推送，可控解脱
PVA 颗粒	固体；阻断血流	永久	小	注射
明胶海绵颗粒或明胶海绵条	固体；阻断血流	4~6 周	中；小	注射或经导管推送
自体血栓	固体；阻断血流	4~7 天	中	注射

续　表

栓塞剂	物理特性	耐久性	适用血管大小	释放方式
胶和聚合物	液体转固体；阻断血流	永久	中；小	注射
碘油	液体；阻断血流	存在个体差异	小；毛细血管	注射
凝血酶	液体；诱发血栓	存在个体差异	大；中；小；毛细血管	注射
十二烷基硫酸钠和鱼肝油酸钠	液体；硬化剂	永久	中；小；毛细血管	注射
无水乙醇	液体；组织破坏	永久	大；中；小；毛细血管	注射

　　临床上栓塞剂的分类很多，最主要的是按其在体内是否吸收，将其分为可吸收性栓塞剂和不可吸收性栓塞剂。不可吸收的栓塞剂有时又被称为永久性栓塞剂。

　　（1）可吸收性栓塞剂

　　1）自体血凝块和自体组织：均取自于病人自身，具有易得、无菌、无抗原性、容易经导管注入、被栓塞的血管无急慢性炎症改变等优点。自体血凝块是一种短期的栓塞剂，可在 6～24 小时内被分解、消散和再吸收，从而被阻塞的血管出现再通，但通常要在 24～48 小时再通，这种不可预测性使血凝块目前较少被使用。

　　自体组织如肌肉、皮下组织等，其作用与自体血凝块大致相似，可栓塞颅内动静脉畸形。此类物质也可吸收，但为期很长，属长期栓塞剂。

　　2）明胶海绵（图 2-19）：是一种无毒、无抗原性的蛋白胶类物质，具有取材容易、使用方便、栓塞可靠、有优良的可缩性和遇水再膨胀性等优点，目前被临床广泛应用。它通常在栓塞后 7～21 天内被吸收，属中期栓塞剂，可制成不同直径大小的颗粒状及粉末状，多用于控制各种出血、肿瘤治疗与外科手术前处理等。

　　（2）不可吸收性栓塞剂

　　1）无水乙醇：又称无水酒精，是一种良好的血管内组织坏死剂，具有取材方便、操作简单、可通过很细的导管注入、有强烈的局部作用而无严重的全身反应等优点，因而被广泛应用。使用时可将非离子造影剂溶于

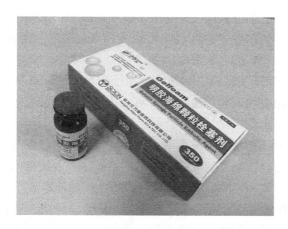

图 2-19　明胶海绵

无水乙醇中，以便注射时可以显影有利于监视血流方向，常用于晚期肿瘤的姑息性治疗、动静脉畸形、食管静脉曲张、精索静脉曲张等病变。

　　2）鱼肝油酸钠：是不饱和脂肪酸钠盐，呈弱碱性（pH 7.5）。该药可使小血管血流缓慢，还可使血管内皮细胞损伤并脱落，具有较强的溶血作用和诱导血小板聚集作用，因而使用时应与造影剂混合，在透视监视下进行。鱼肝油酸钠主要用于栓塞曲张静脉、血管瘤的治疗等。

　　3）碘油（图 2-20）：碘油为微黄色黏稠油状物，当它经肝动脉注射后

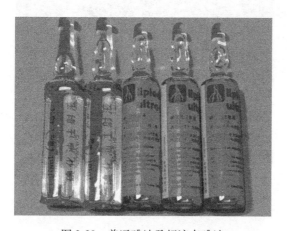

图 2-20　普通碘油及超液态碘油

能长期滞留于肝癌组织内，时间可达数月甚至1年以上，而在正常肝组织内数天后就消失。这一特性可使其用于各种抗癌药物的载体，使抗癌药物能以高浓度长时间贮存于肿瘤组织内缓慢释放，增强了药物的抗癌作用。临床上多用于肝肿瘤的栓塞治疗。

4）微球：微球、微粒、微囊均指直径在50~200μm大小的颗粒状栓塞剂，用于毛细血管或前小动脉的栓塞。其临床常用的有葡聚糖凝胶、丝裂霉素葡聚糖、顺铂微粒、真丝微粒、喜树碱微球等。

微球作为栓塞剂常有两种类型：一种是单纯微球，如葡聚糖凝胶；另一种是将抗肿瘤药物与其制成一定大小的小囊，进入肿瘤组织起到栓塞和释放抗癌药物的作用。临床上多用于肿瘤性疾病的栓塞治疗。

5）可脱离球囊：可脱离球囊构造特殊，价格昂贵，可通过特殊释放装置使其脱离导管，留置于栓塞部位，达到栓塞作用。其定位精确，大小可调以适应动脉瘤的大小。目前主要用于颅内海绵窦瘘、动脉瘤与肢体动静脉畸形等治疗。

6）不锈钢圈：系用不锈钢压制成弹簧状（图2-21），其尾部或四周常系有织带状物，如涤纶、羊毛与尼龙钢丝等，能永久地栓塞较大血管，且不透X线，便于长期随访。缺点是属于近端栓塞，易建立侧支循环，对插管技术难度要求高，且价格较贵。临床上多用于肿瘤的姑息治疗与止血，对动静脉瘘栓塞效果亦好。

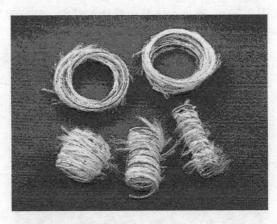

图2-21　弹簧圈

7）聚乙烯泡沫醇（简称PVA，图2-22）：是一种永久性栓塞剂。与明胶海绵相比，具有以下特点：①不被机体吸收，自身化学降解很慢，可造成血管的长期阻塞；生物相容性好，很少引起血管痉挛；②可压缩性和再膨胀性优于明胶海绵，利于较大口径血管，但摩擦系数大，易引起导管堵塞。

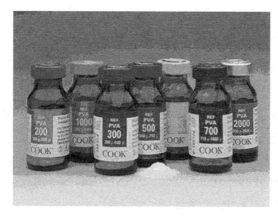

图2-22 聚乙烯醇（PVA）

（3）中药和其他栓塞剂

1）白芨：白芨由小分子物质组成，内含薜荔果多糖。将中药白芨制成很细的颗粒封装于安瓿内，使用时与造影剂相混合呈糊状从导管注入，用调节稠度的方法来控制要栓塞之不同大小的血管。

白芨具有粘合作用，可机械阻塞血管。其含有的薜荔，是一种广谱抗肿瘤成分，它还具有抑制革兰阳性菌的作用。目前主要用于肿瘤的栓塞治疗。

2）鸦胆子油：常制成鸦胆子油微囊，直径在27~125μm，为永久性栓塞剂。鸦胆子油对肿瘤有直接抑制作用，对骨髓造血功能有保护作用，亦有增强癌细胞周围免疫反应的趋势，含药物囊既有化疗又有栓塞作用。

3）其他：目前临床尚在实验、研究阶段的理化方法也可用于血管栓塞，如血管内电凝法，电磁栓塞及热栓塞等。

对于栓塞剂的选择必须依靠临床医生的手术经验、对于病人临床情况的了解及配套设施的可用性。下面是部分需要注意的栓塞原则（表2-4）。

表 2-4　部分需要注意的栓塞原则

1. 术前计划

2. 明确病理及解剖基础

3. 保持稳定、安全的导管定位

4. 尽量顺血流方向栓塞

5. 对于小血管尽量选择同轴微导管

6. 栓塞至术前预计栓塞终点

7. 尽量避免"再多来一点会更好"这种侥幸想法，因为常常会导致异位栓塞风险

8. 栓塞结束后造影复查，评估栓塞情况及周围代偿侧支循环情况

9. 根据栓塞情况，决定是否预防性使用抗生素（实质脏器栓塞导致梗死的建议预防性使用抗生素）

　　医生必须根据不同的临床情况，选择合适的栓塞剂及栓塞技术。下面是部分栓塞技术相应的栓塞剂选择（表 2-5）。

表 2-5　部分栓塞技术相应的栓塞剂选择

栓塞技术	栓塞剂选择
血管腔内闭塞	弹簧圈，血管塞，颗粒栓塞剂
化疗栓塞	碘油，药物洗脱微球
血管硬化	无水乙醇，鱼肝油酸钠
封闭血管破口	弹簧圈，血管塞

（五）辅件

1. 接头开关　把开关接在导管的接头上，需要时把开关打开，可注入液体或抽出导管内的回血。通常有二通、三通及多通道开关数种。一般以二通、三通为好。做大手术如冠状动脉造影时则用多通道管开关。

2. 连接管　连接管整个长度粗细一致，两头装有一公一母接头，方便导管与高压注射器的连接，以扩大操作空间，注意使用时应排除空气。

3. 高压注射器针筒　高压注射器针筒容量为 150ml，将造影剂抽进针筒内放入高压注射器卡槽，通过连接管与导管连通，设置适宜的参数进行注射造影。

4. 其他器械　包括 Y 阀、压力泵、加压输液袋、扭控器、压迫器、血管封堵器、取血管异物器械等。

以上介绍的穿刺针，导管，导丝等虽有各种不同的规格，但在造影检查或介入治疗时必须相互匹配，否则会造成检查偏差或出现并发症。一般常用的规格匹配见表 2-6。

表 2-6　常用穿刺针、导丝、导管匹配表

| 针号 | 穿刺针 | | 导丝 | | 导管 |
	外径	内径	外径	F	管外径
18 号	1.27 (0.050)	1.067 (0.042)	0.965 (0.038) 0.889 (0.035)	7F	2.35 (0.092)
19 号	1.067 (0.042)	0.787 (0.031)	0.711 (0.028) 0.635 (0.025)	6F	2.01 (0.079)
20 号	0.889 (0.035)	0.635 (0.025)	0.530 (0.021)	5F	1.68 (0.065)
21 号	0.813 (0.032)	0.559 (0.022)	(0.530) (0.021)	4F	1.34 (0.053)

注：表中数据，不带括弧者为"mm"，带括弧者为"in"。

（六）非血管性介入治疗的基本器械详见第三章中"非血管性介入治疗术中护理常规"一节。

（肖书萍　潘　峰　张迎春）

第五节　介入手术室管理制度

介入手术室是为病人提供介入诊断和治疗的场所，是医院的重要医技科室。出入介入手术室有病人、介入科医师、其他临床科医师、技术人员、护理人员、学生、卫生员等，人员流动量大。为保证工作有序，不但各项操作有规程，而且有一定的工作制度，才能使各种手术顺利完成。

一、介入手术室工作制度

1. 进入介入手术室的人员必须严格遵守手术室各项规章制度，服从安排，不得在室内谈笑及喧哗，按照规定路线出入。

2. 介入手术室门口应安排专人管理，负责拖鞋、手术衣、参观衣的发放，接待门诊病人，做好候诊室家属的工作。

3. 进入介入手术室的工作人员应更换手术室专用的衣、裤、鞋、帽，男女更衣室应设在非限制区，要求换清洁鞋后进入更衣室，更衣后方能进入半限制区。不得随意外出，特殊情况必须外出时应更换外出衣服和鞋子。

4. 严格控制进入手术室的人员数量，除参加手术有关人员外，其他人员未经许可不得擅自进入。

5. 严格控制手术室内人员的密度和流量，手术间内人数和人员流动必须保持最低限度，不得随意在各手术间交叉走动。

6. 手术时严肃认真，不得在手术间接听电话和从事与工作无关的事情。

7. 进入介入手术室工作人员应做好自身和病人的 X 线防护，认真贯彻执行放射性防护条例，定期监测所接受的 X 线剂量，定期体检。

二、介入手术室参观制度

1. 外院医生参观手术室，须提前与医务科联系，由医务科与手术室护士长、术者联系，同意后方可进入。

2. 进修医生、实习医生进入手术室必须手续齐全，经护士长批准方可入内。

3. 参观人员必须更换手术室专用衣、裤、鞋、帽，按照要求着装。

4. 每台手术参观人员不得超过两人。

5. 参观者必须遵守参观制度，参观指定的手术间，不得到其他手术间参观。

6. 保持室内清洁、安静，不得谈论与手术无关的事情，

7. 参观结束，将手术室专用衣、裤、鞋、帽放在指定地方。

8. 病人亲友或与手术无关人员谢绝参观。

三、介入手术室查对制度

1. 接病人时，检查病人所戴腕带上的科别、床号、姓名、性别、年龄、住院号、诊断是否与手术通知单一致。

2. 手术前护士、技术员和手术医生必须再次核对病人姓名、性别、住院号、诊断、手术部位、是否备皮、碘过敏试验结果、介入手术同意书签字情况、随带药品、胶片及术前用药等，要求准确无误。

3. 手术前、手术结束时清点台上纱布、缝针、导管、导丝及手术器械等用物，并认真详细做好记录，防止导管、导丝断裂或遗留在血管内。

4. 取血、输血前应核对病人姓名、床号、科别、性别、年龄、住院号、受血者及供血者的血型、交叉配血结果、采血日期、失效日期等，检查血袋有无破损，血浆有无浑浊，并经两人核对无误后方可输血。输血过程中要密切观察病人有无输血反应，如有反应立即报告手术医生作出处理，输血完毕，输血袋最少应保留 24 小时，以便于查对。

5. 清点药物时和使用药品前，要检查质量、标签、失效时间，如安瓿有裂缝或瓶口松动，则不得使用。给药前注意询问有无过敏史，给多种药物时要注意有无配伍禁忌。

6. 抢救时，口头医嘱护士要重复一遍方可执行。使用急救药及毒、麻药时必须经过两人核对。

7. 无菌物品使用前应检查包是否完整，有无漏气；包内灭菌指示卡是否变色达到无菌效果及灭菌日期是否在有效期内。

四、介入手术室设备、仪器管理制度

1. 介入手术室内的血管造影机、高压注射器及相配套的仪器设备应安排放射科技术员专人负责清洁、维护保养，并负责监测室内温度、湿度。

2. 各种抢救设备如氧气、吸引器、心电监护仪、除颤器、射频治疗仪等由护士负责清洁、维护保养。

3. 设备、仪器应放在避免振动、受潮及阳光直接暴晒和避免表面受尘土污染的通风干燥处。在连续使用过程中禁止在仪器上覆盖布类、搁放物品，以免仪器散热不良。

4. 设备、仪器使用过程中每天用无绒布或海绵蘸取适当清洁溶液对仪器表面进行擦拭，在擦拭过程中机壳内部不能进入任何液体，表面避免划痕。清洁剂的选择最好按厂家的规定使用。显示屏只能用干布擦拭。

5. 使用后的导联线路应用消毒液擦拭后，弯曲成圆圈扎起，妥善放置固定好，勿折叠受压以免导线折断。袖带应多备，型号齐全，做到专人专用。及时用 75% 的酒精清洁传感器探头上沾染的汗液、血迹等污垢。

6. 长期不用仪器，要拔掉电源插头，并将探头和按钮等部件放入附件盒内。设备、仪器上的触摸按钮不宜用硬物碰触。

7. 禁止不相关的人员随意调试仪器，不能折、拽机器传感器的传输导线。

8. 科室安排一名仪器维护人员，每月对仪器进行清洁和校正。对检查结果应记录并签名；每年请专业维护人员安排一次仪器学习及仪器维修。

五、介入手术室消毒隔离制度

1. 认真做好各项无菌技术操作。

2. 布局合理，限制区、半限制区明确分开。

3. 工作人员进入介入手术要更换衣服、换鞋、戴帽子、口罩、洗手。无关人员一律不准进入手术室。

4. 严格遵守《医务人员手卫生规范》标准预防措施。

5. 无菌器械、容器、敷料罐、持物钳、消毒液等要定期更换和灭菌，已用过和未用过物品应有明显标记，并予以严格分开放置。

6. 保持环境洁净　室内地面每天湿式拖地两次，有污染时立即用消毒液擦拭消毒，每日用 500mg/L 含氯消毒液擦拭操作台面两次，每周对环境进行一次彻底消毒。

7. 每日用动态消毒机进行空气消毒，消毒时间不少于 5 个小时。定期对空气、物体表面、医务人员手、消毒剂等进行微生物监测，监测结果存档备查。不达标时应按要求消毒后监测直到合格。

8. 严格执行卫生部有关一次性使用无菌医疗用品管理的相关规定，使用时须在有效期内、包装完整，做到定位存放，专人保管，一次性使用物品不得重复使用。

9. 当疑似传染性病人进行介入治疗时，应做好隔离措施，术后按传染病进行终末消毒。

10. 手术后的器械、物品按规定送供应室消毒处理后及时归位；地面、空气都须严格消毒；医疗垃圾按要求分类包装，由专人送医院指定地点处理。

11. 心电监护仪、吸痰器等设备使用后及时进行清洁和消毒处理。

12. 凡手术人员需临时外出时必须穿外出衣、外出鞋。

六、接送病人制度

1. 接送病人一律用平车，注意安全，防止坠床，危重病人应有医生陪同。

2. 接病人时，严格查对病人术前用药情况及所带药品、用物，不得携带贵重物品及金属饰品。嘱病人更换清洁病员服、排尽小便后，随车推入手术室。

3. 病人进入手术室后必须戴手术帽，送到指定手术间，病历、物品当面交清，严格交接手续。

4. 门诊病人由登记人员负责接待安排。

5. 手术后的病人由医生陪同送回病房，途中注意保持各管道通畅。到病房后详细交待病人术后注意事项，交清病历和输液情况，作好交接并签字。

七、进修生、实习生的管理制度

1. 对每批进入介入手术室的进修生、实习生做耐心、细致的讲解，规范各项无菌技术操作规程，强化无菌观念意识。

2. 严格遵守手术时间，准时到达手术间进行术前准备。

3. 保持手术室安静、整洁，工作认真负责。

4. 未经允许，不得随意搬弄手术室器械、设备及物品。

八、植（介）入类医疗器械使用管理制度

1. 植（介）入类医疗器械临床使用前，医生必须将病人病情、医疗措施、医疗风险、可供选择的植（介）入类医疗器械的种类、收费标准等告知病人或其家属，切实尊重病人根据自身状况的自主选择权，并让病人或其家属签署使用植（介）入类医疗器械的知情同意书。内容包括：病人的基本情况、产品名称、生产单位、植入医疗器械可能发生的风险以及可能产生的后果、应对措施、病人或其家属签字等。

2. 使用前科室应仔细核对产品名称、规格型号、有效期。血管内导管、支架等植入性或介入性医疗器械，手术医生应严格按照产品的设计和使用要求进行安装。

3. 医院是病人使用合法合格产品的责任主体。不得使用病人或其家属提供的医疗器械。提供给病人使用的医疗器械，应当由本院统一采购和管理，并纳入病人的整体医疗服务中。

4. 建立植（介）入类医疗器械用户登记制度。植（介）入类医疗器械临床使用后必须对使用情况进行登记，保证产品质量信息跟踪。使用记录包括：病人姓名、手术名称、病人病案号、住址、联系电话等；产品使用日期（手术日期）、品名、规格、型号、数量等。并保存使用记录。

5. 医院在使用植（介）入类医疗器械时发现不合格产品的，应立即停止使用，进行封存，并及时报告上级监管部门，不得擅自处理。对严重威胁生命健康的应实行召回制度。

6. 科室应建立随访制度，定期开展对使用者的随访，随访方式包括电

话随访、接受咨询、上门随诊、书信联系等；随访的内容包括了解病人出院后的治疗效果、病情变化和恢复情况，指导病人如何康复、何时回院复诊、病情变化后的处置意见等专业技术性指导。随访时间应根据病人病情和治疗需要而定，治疗用药副作用较大、病情复杂和危重的病人出院后应随时随访。一般需长期治疗的慢性病人或疾病恢复慢的病人出院 2~4 周内应随访一次，此后至少三个月随访一次。

7. 使用植（介）入类医疗器械时应按照产品的设计和使用要求进行安装。无相应资格的医疗工作者不得从事植（介）入类医疗器械安装工作。

8. 严禁重复使用植（介）入类医疗器械，使用过的植（介）入类医疗器械，应按照有关规定进行销毁，并记录产品的名称、数量，销毁的时间、方式、执行人员等。

9. 应建立医疗器械安全事件监测和报告制度，若发生因医疗器械或可能因医疗器械导致严重伤害事件或病人死亡的，应严格按照医疗器械安全事件报告程序执行。

第六节 介入手术室护理安全管理

护理安全是指在实施护理的过程中，病人不发生法律和法规允许范围以外的心理、机体结构或功能上的损害、障碍、缺陷或死亡。护理安全是护理管理的重点，手术室的安全管理是整个护理质量的重要组成部分。介入手术室是对病人实施检查、诊断、治疗并担负抢救工作的重要场所，由于涉及面广，病人多，上、下台节奏快，工作中稍有失误就会给医疗差错事故埋下隐患。另外，随着病人法律意识和维权观念的增强，对介入治疗中的护理安全管理的要求也在不断提高。因此，加强介入手术室病人安全管理，提高护理水平，防止在执行护理操作技术过程中出现差错、事故等问题，将有利于减少医疗纠纷。

一、介入手术室护理安全存在的问题

1. 护理质量管理体系不健全　介入放射是一门新兴的学科，介入手术室多参照医院外科手术室而建立。但介入手术有自己的特点，护理管理与外科手术室存在很大的差异，然而目前国内没有统一的管理规范，护理质量管理体系也不完善。有些护理管理人员疏于管理或能力有限，不能及时发现日常工作中存在的安全隐患，这些都是护理不安全的重要因素。

2. 护理人员缺乏专业培训和配置不合理　由于介入放射学科起步较晚，从事放射护理的人员多由临床其他科室抽调而来。她们未经专业培训，普遍存在对介入手术方法不了解、介入器械不熟悉、无菌观念不强等问题；而目前各医院的介入科手术室的管理归属、工作量、病人来源有很大的差异，导致介入手术室的护士工作职责、配置比例有没有明确的标准。有些医院为了节省成本，护士人员配置过少，而经常的急诊、超时手术，使护理人员感到疲劳、精力不集中，导致护士工作中易出现差错。

3. 护理人员不严格执行规章制度　有些护理人员安全意识淡薄，责任心不强，不自觉履行各项规章制度及操作规程，如未执行核对制度、无菌操作原则等，易导致用错药、术后感染等安全问题和医疗卫生纠纷。

4. 护送病人不当　介入手术术中、接送病人途中，未保护好病人，导致病人发生摔伤；由于方法不当，导致病人各种管道和引流管脱落，甚至出现坠床等不安全问题。

5. 手术准备不当　指手术仪器、药品、器械等准备不充分；护理人员专业知识缺失、医护间缺乏沟通、不了解手术过程和医生的特殊要求；工作不仔细导致手术物品准备不足、器械性能不佳或仪器使用不当都会直接影响到手术的顺利进行。

二、加强介入手术室安全管理方案

（一）健全和完善手术室安全管理制度和质量管理体系

1. 根据医疗机构护理质量评审标准建立以护理部领导的护理部主任、科护士长、护士长三级质量管理控制体系；科室建立以护士长、各级护士组成的护理质量控制小组，定期实施护理质量监控。加强护理质量的信息化管理，利用管理工具对质控结果进行分析总结，使护理质量持续改进。

2. 制定介入科护理人员资质要求、职责、工作标准、工作流程、护理质量管理标准等。

3. 规范介入手术室各种制度　如医院感染制度、手术护理交接记录、术前访视制度；铅衣清洁保养制度；设备仪器保养制度等。

4. 制定介入手术室各种突发事件应急预案　对跌倒、坠床、停电、停水、器械、设备故障等意外事件的预防、处理、上报等给予具体的规定。

5. 制定介入手术室急症病人处理应急预案。

6. 优化不合理的工作流程　对每月质量检查的各项指标应用质量管理工具，进行分析、总结，组织全科人员讨论，以找出原因、制定措施；每年修订质量控制标准，保证介入手术室护理质量的持续改进。

（二）加强介入护理人员专业培训和合理安排人力资源

1. 根据不同层级的护理人员制订合适的培训和发展计划，建立培训档案，从各方面提高新进护理人员的综合素质。

2. 制订相关的护理知识考核制度及方式，不定期地组织护士开展业务小讲座，经验交流；每年应选派几名业务骨干外出学习进修；邀请各设备、器械厂家技术指导员介绍其使用、注意事项；请医生讲解新开展手术配合要领等多种形式，以提高护士的理论及专业技能水平。

3. 学习医疗相关法律知识，工作依法行事，在维护病人权力的同时，学会用法律约束自己、保护自己，把法律作为工作责任、个人权利、义务，规避护理风险。

4. 根据工作量配置护理人员，弹性排班，减少护士因过度超时、超负荷工作而出现的护理事故。建立合理的绩效考核和劳务分配制度。

5. 规范介入科护士在职教育，建立介入专科护士培训机制，逐步实现介入护士专科化。

三、介入手术室安全管理措施

（一）防止病人、手术部位错误

1. 接病人时，检查病人所戴腕带上的科别、床号、姓名、性别、年龄、住院号、诊断是否与手术通知单一致。

2. 手术前护士、技师和手术医生必须再次核对病人姓名、性别、年龄、住院号、诊断、手术部位、是否备皮及碘过敏试验结果。

3. 脑、肺、肝、肾、子宫、下肢等部位的手术或造影，应在手术申请单上注明部位及左右侧。

4. 在手术开始前，手术者必须按照病历记载、X 线片等核对手术部位或左右侧。

（二）防止病人跌倒、坠床、碰伤等意外发生

1. 病人（特别是小儿）卧在手术台上等待手术或手术完毕等待送回病房时，护士应在旁照顾，防止坠床摔伤。

2. 对于意识不清或昏迷病人应用约束带加以固定，防止发生坠床。

3. 推送途中，将护栏竖起防止坠床，病人肢体不可外露出平车外，防止擦伤、撞伤。推车者应面对病人头部，便于观察病情。

4. 搬运病人时应先将平车固定好后再搬病人，搬运时动作轻巧、规范，妥善固定好各种管道和引流管，防止脱落。

5. 每天清洁并检查平车，注意车轮、车身、车架，各关节轴、护栏等

是否完好，如有安全隐患，及时修理。

6. 机房内无影灯、悬吊铅屏、诊断床，应定期检查其性能，各种零件、螺丝、开关等是否松解脱落，使用时是否运转正常，防止发生意外。

（三）防止因器械准备不足、产品质量问题造成意外

1. 根据手术通知单准备各种手术器械、导管、导丝、鞘等，并检查其性能是否良好。

2. 施行重大或特殊手术所需特殊导管及特殊器械，手术医生、护士应在手术前一日共同检查是否备齐、适用。

3. 应备有急用的抓捕器或手术器械包。

（四）防止错用药物

1. 科室备用药品指定专人管理，每月进行一次检查并记录。

2. 根据药物性质和贮存要求，采取冷藏、避光、通风、防虫、防盗管理措施。储存设备质量均符合规定，运行正常。

3. 效期药品先进先用、近期先用，对过期、不适用药品及时妥善处理，有控制措施和记录。

4. 高危药品应设置专门的存放区域和明显专用标识。标签上加高危药品字样或红色标记。

5. 防腐剂、外用药、消毒剂等药品与内服药、注射剂分区储存。

6. 药品名称、外观或外包装相似的药品分开放置，并作明确标示。

7. 对高浓度电解质、易混淆（听似、看似）的药品有严格的贮存要求，并严格执行麻醉药品、精神药品、放射性药品、医疗用毒性药品及药品类易制毒化学品等特殊管理药品的使用与管理规章制度。

8. 处方或用药医嘱在转抄和执行时有严格的核对程序，并由转抄和执行者签名确认。

（五）防止燃烧爆炸意外

1. 介入手术室内使用的各种电器、酒精灯等，要远离乙醚、氧气等，严禁使用明火，以防爆炸。

2. 氧气瓶口及压力表上不可涂油、近火、贴胶布或存放在高温地方。使用完毕应立即关好阀门。每个氧气瓶应保留至少 5 个气压。

（六）防异物遗留

1. 护士应与手术医生在手术前、手术结束时共同清点台上纱布、缝针、导管、导丝及手术器械等用物，并做好详细记录。

2. 保持手术区周围整洁，缝针使用后及时收回。

3. 使用前手术医生应用手感觉导管、导丝有无折痕及光滑度，以防导

管、导丝断裂或遗留在血管内。

4. 严格执行导管类器材一次性使用的原则。

5. 手术中特别是大手术、危重病人手术，手术护士不得中途换人进餐或从事其他工作。特殊情况确需换人时，交接人员应现场当面清点器械、辅料等物品的数目及完整性，清点无误，做好交接记录共同签全名，否则不得交接班。

6. 发生物品清点有误时，应立即寻找，不得关闭创口。

（七）防止输血错误

1. 取血、输血前应核对病人姓名、床号、科别、性别、年龄、住院号、受血者及供血者的血型、交叉配血结果、采血日期、失效日期等，检查血袋有无破损，血浆有无浑浊，并经两人核对无误后方可输血。

2. 输血过程中要密切观察病人有无输血反应，如有反应立即报告手术医生做出处理。

3. 输血完毕应保留血袋 24 小时，以备必要时送检。

（八）防止放射事故

1. X 线设备工作突然失灵，球管持续曝光，应立即切断电源，通知设备维修组，妥善安置病人。

2. X 线设备突然松脱，造成病人或工作人员伤亡，应立即停止检查，切断电源，将病人转移到安全位置，立即进行救治，并上报医务科，通知设备维修组。

3. 做好事故登记和上报工作。

（九）防止手术标本丢失

1. 术中取下的组织标本由护士妥善保管，并做好标记。

2. 手术完毕，将标本交给手术医生，由医生填好病理检查单后，贴上标签，放到指定的位置。

3. 手术标本和病理送检单应有专人送检，并和病理室工作人员当面交清，双方签字，防止丢失。

（十）防火

1. 手术室内标有醒目的标志禁止吸烟，禁用明火，并安装烟火报警装置。

2. 手术室内各通道应有消防通道的指示标识图，保证消防通道的畅通。

3. 保证消防设施的功能完整性，做到定位、定期检查并有记录。

4. 加强消防知识的学习，熟知手术室主要电闸开关位置，掌握消防设施的操作程序。

5. 使用各种电器设备时应严守操作规程，不得违章。

四、介入手术病人术中的安全管理

（一）再次对病人进行查对

手术前护士、技师和手术医生必须再次核对病人的科别、床号、姓名、性别、年龄、住院号、诊断、手术部位、是否备皮、碘过敏试验结果、介入手术同意书签字情况、随带药品、胶片及术前用药等，要求准确无误。

（二）心理支持

热情接待病人，态度和蔼，尽量减轻病人进入手术室后的陌生、无助感。介入手术一般在局麻下进行，术中病人意识清醒。主动与病人沟通，告知术中可能出现的感觉和简单的手术步骤，如高压注射造影剂时有温热感，化疗栓塞时可能出现的疼痛、恶心等反应，使病人有一定的心理准备。

（三）遵守保护性医疗制度，合理使用保护性语言

术中注意语言的艺术性和保密性，维护病人的尊严，不谈论与手术无关的话题。了解病人对病情的知晓程度，不在其面前随意议论病情，有关病情汇报要回避病人，以免对其造成不良影响。尤其是对于恶性肿瘤的病人，说话稍有不慎就会增加病人的心理压力和造成心理创伤。

（四）管理好手术间

介入手术绝大多数是在局麻状态下完成的，因此术中病人的心理护理和护理技术操作工作显得尤其重要。整个手术过程中病人神志清楚，既能听到金属器械的撞击声，也能看到显示器上的图像，甚至特别留意工作人员的谈话内容。鉴于此，护士一定要控制好手术间的环境，观察病人的心理动态。做到说话轻、走路轻、操作轻，以保持手术间的肃静，协助技师使 DSA 和高压注射器处于最佳状态。

（五）手术体位的安置

根据手术需要安置适当的手术体位，既要保证呼吸道通畅，又要充分暴露手术野，使病人舒适。介入手术体位绝大多数都是仰卧位。协助病人平躺于手术床上，头部垫软枕，双上肢自然放于身体两侧并用支架托起，双下肢分开并外展，防止手术床移动挤压四肢。对于躁动者给予约束带固定，以防其坠床。

（六）手术用物的准备

根据手术申请单所申请的手术方式准备相应的手术器械、药品、一次

性物品、仪器设备等，备好氧气、吸引装置，并检查其性能是否良好。另外准备常用的导管、导丝和因血管变异所需的特殊导管、导丝，在使用导管、导丝、鞘管前，仔细检查，避免损伤血管或断裂在血管内，保证手术顺利进行。保证手术台上无菌物品的灭菌质量，备有急用器械包，避免使用过期包或因缺少手术物品而延长手术时间。对于特殊手术或新开展的手术，应了解手术方法及手术医生的习惯，备齐手术用物。

（七）认真执行医嘱

术中用药严格执行"三查七对"制度，特殊药品用药前请手术医生核对安瓿上药物名称及剂量，并注意保留安瓿备查。执行口头医嘱时，必须复诵一遍无误后方可执行，并做好记录。

（八）密观监测病情变化

监测病人意识、生命体征的变化，每次造影后询问病人有无不适，并观察其面部皮肤有无潮红、丘疹，及时发现造影剂过敏反应，并通知医生给予相应处理。严密观察穿刺侧肢体体温及足背动脉搏动情况。如足背动脉搏动明显减弱甚至消失，或肢体麻木，则多为动脉痉挛或异位栓塞所致，应及时报告医生给予相应处理。

（九）严格执行无菌技术操作原则

规范无菌技术操作，制定操作规程。随时注意自己和他人有无违反无菌技术操作原则的行为，及时纠正。术中医、技、护人员加强协作配合，尽量缩短手术时间。

（十）穿刺插管过程中的常见并发症预防和处理

1. 常见并发症

（1）导管阻塞：在操作过程中没有及时用肝素盐水冲洗导管，导致导管内血栓形成，堵塞导管。

（2）导管扭结：在操作过程中或使用成祥技术时，操作不当有可能引起导管扭结。

（3）导管、导丝折断：在治疗过程中，导管或导丝被折断，断端脱落，造成血管内栓塞。

（4）血管痉挛：导管在血管内停留时间较长，导管、导丝损伤性刺激血管内皮细胞。

（5）穿刺部位血肿：穿刺针穿透血管前后壁，拔管后压迫不得法；多次损伤性动脉穿刺；肝素用量过大或病人凝血机制障碍。

（6）动脉内膜下通道：导管或导丝进入血管时把内膜掀起，注射造影剂压力过高，损伤并掀起内膜。

2. 为预防插管引起的上述并发症，除医生应提高操作技术水平外，护士在介入治疗前及器材的准备方面应注意以下几点：

（1）介入病人术前应常规检查出凝血时间，并遵医嘱注射术前用药。

（2）介入手术室护士在手术前根据病人的年龄、部位准备合适的导管、导丝等器材。检查导管、导丝的质量、规格、表面光滑度、有无折痕等。导管、导丝不能反复使用，不能使用过期导管，以免老化的导管引起断裂。按每500ml生理盐水内加入5000U肝素的比例配置肝素盐水，术中加强对病人的观察。

（3）随时注意手术的进程，及时准确地配好所需药物，防治血管痉挛。

（4）准备导管抓捕器、球囊等器材，以在补救时使用。

（十一）介入手术中根据手术部位为病人使用防护用具；对儿童进行放射性检查时，应充分评估潜在的利益与危险，对其敏感部位如性腺等部位适当进行保护。

（肖书萍 李 玲）

第七节 介入手术室护士的职业危害及防护

介入手术室工作繁重，节奏紧张，护士常常暴露于多种职业危害之中，严重威胁着其身心健康。这些职业危害主要来自于心理因素的危害、X射线的危害、化学性因素的危害和生物性因素的危害四个方面。因此，在护理工作中应充分认识到各种危害因素，提高自我保护意识。

一、心理因素的危害及预防

介入手术室护士常常在紧急情况下完成各种急诊手术，而且还要适应各种不同介入手术及介入医生的习惯和爱好。持续的紧张和刺激可导致一定的精神压力，会出现精神不稳定、心烦意乱。另外，由于工作期间长时间站立、无规律饮食，易引起胃十二指肠溃疡、下肢静脉曲张、腰椎、颈椎病等。

预防措施：

1. 正确认识介入手术室工作的特殊性，保持良好的心理状态。加强新业务、新技术的学习，不断提高自身的专科理论和专科技术水平，善于在新、难、大手术中找到乐趣。

2. 工作中运用节力原则，养成良好的操作姿势习惯，预防颈、腰椎不适。合理设计工作方法，提高工作效率。休息时尽量抬高下肢，以利于下肢静脉回流。保证睡眠，加强体育锻炼，注意疾病的早期预防和治疗。

3. 加强心理素质训练，保持良好的心态，工作之余采取听音乐、看喜剧、散步、找朋友聊天等方式放松心情、缓解压力；注意进行自我心理调节，医护之间互尊互学，团结协作，积极适应科室的职业环境，以好的心态善待每一天。

二、X 射线的危害及防护

介入手术室护士每天工作在 X 射线的环境中。众所周知，长期直接或间接受到 X 线照射，若达到一定累积量后就会引起白细胞降低、疲乏无力、头痛、头晕、记忆力减退等，严重时可引起内分泌紊乱和造血功能损害，甚至致癌。

预防措施：

1. 要充分认识射线对人体的长期影响及严重危害性，加强职业培训。

2. 合理安排班次，避免短期内大剂量集中接受 X 射线。严格执行操作规程，充分利用辅助防护设备。手术前应配戴好足够的防护如铅衣、铅帽、铅围脖、铅眼镜等，而且手术医生与机器之间应有活动铅玻璃屏风，减少不必要的过量照射。

3. 术前将各类手术器械、导管、导丝等物品准备齐全，放置到位。术中的护理配合工作尽量在非曝光时间内进行。

4. 尽量远离球管，无需护理配合时，两手尽量置于铅衣背后。

三、化学性因素的危害及预防

（一）环氧乙烷

介入手术室使用的一次性消毒无菌物品如口罩、帽子、导管、导丝等，大多数经环氧乙烷消毒灭菌。环氧乙烷是一种广谱、高效的气体杀菌消毒剂，在杀灭微生物的同时，被消毒灭菌物品上残留的环氧乙烷也会给人体带来一定程度的毒害（环氧乙烷本身的毒性、灭菌后二次生成物的毒性）。经常接触可以导致机体免疫力下降，损害肝、肾、血液系统，还能诱发细胞突变，有致敏、致畸、致癌作用。人体长期暴露于低浓度环氧乙烷时会产生神经衰弱综合征和自主神经功能紊乱。预防措施如下：

1. 避免环氧乙烷残留，灭菌后的物品必须彻底解析后才能使用。研究表明，环氧乙烷随温度升高，解析作用加快。产品上残留环氧乙烷量随放置时间延长而下降，14 天下降 99%，30 天下降 99.9%。因此，在领用经环氧乙烷消毒灭菌的物品时，要注意生产批号、消毒日期，如果日期很近，可将物品放置在高温、通风、干燥的环境，半个月后使用，使环氧乙烷对人体的毒性损害降低到最低程度。

2. 取出无菌物品时应戴手套。

（二）各种消毒剂

挥发性消毒剂如甲醛、戊二醛、含氯消毒剂等，广泛用于介入手术室器械、物品、空气及地面的消毒，长期接触这些化学制剂对人的皮肤、呼吸道、神经及消化系统有一定不良影响，甚至可以致癌。预防措施如下：

1. 加强介入手术室室内空气的流通，定时通风排除有害气体，保持空气新鲜。

2. 严格执行各项消毒操作规程，正确配制消毒剂。操作时应戴好口罩、帽子及手套，防止发生喷溅，注意眼睛、皮肤的防护。

3. 熏蒸消毒箱要密闭完好，浸泡器械的消毒液要随时盖上盖子。

（三）抗肿瘤药物

肿瘤介入手术中，都需用抗肿瘤药物进行肿瘤区域的动脉灌注。抗肿瘤药物在杀伤或抑制肿瘤细胞的同时也损害正常细胞，可引起胃肠道反应、脱发、骨髓抑制等。预防措施如下：

1. 掌握常用抗肿瘤药物的毒副作用，增强自我防护意识。

2. 配药前应戴好口罩、帽子及乳胶手套，避免直接接触。

3. 配药时注意压力和速度，应将稀释液沿瓶壁缓慢注入，以防粉末逸出形成有毒的气溶胶或气雾。有条件时可在抽气柜中配制抗肿瘤药物。

配完后将注射器、安瓿及药瓶置于专用袋中封闭处理。操作完毕应彻底清洗双手、前臂及脸。

（四）生物性因素的危害及预防

介入手术室护士在工作中每天都要接触病人的血液、体液、分泌物等，随时可能被刀片、针头等锐利器械刺伤，因此感染乙型肝炎病毒（HBV）、丙型肝炎病毒（HCV）、人类免疫缺陷病毒（HIV）等的概率增高。职业损伤是引起医护人员院内感染的重要途径。预防措施如下：

1. 术前做好自检，手部皮肤有破损时，暂不参加感染手术的手术配合。

2. 手术病人术前完善相关检查，感染情况应在手术申请单上注明，对乙肝表面抗原阳性或其他传染病要做好防护工作，严格终末消毒处理。

3. 严格执行手术操作规程。手术护士严谨操作，传递锐利器械给手术医生时，应将器械尾端向前传递，并做提醒，防止术中意外的刺伤。

4. 处理使用过的器械、物品一定要坚持戴口罩、手套，手套一旦破损要及时更换；处理锐利的刀、剪、针头禁止直接用手进行操作，避免割、刺伤；使用后的锐器应直接收入利器盒中按要求处理。

5. 出现意外针刺伤时，若戴着手套，应立即脱去手套，在伤口旁端轻轻挤压，尽可能挤出损伤处的血液，再用肥皂水和流动水反复冲洗，然后用75%酒精或0.5%碘伏进行消毒，并包扎伤口。及时报告护理部、保健科备案，依据病人携带病毒的不同给予相应的预防药物。同时做相关血清学检查，并随访6个月。

（肖书萍）

参 考 文 献

[1] 赵军辉，张志清. 临床介入治疗器材及材料的结构与性能简介 [J]. 中国医疗设备，2009，24（2）：54-55.

[2] 苟小清，代云芳，吴晓东. 优化手术室库房高值耗材管理流程 [J]. 中国医疗设备，2010，25（2）：66-67.

[3] 郭启勇. 介入放射学 [M]. 第2版. 北京：人民卫生出版社，2005.

[4] 张丽红. 介入性治疗护士应具备的综合素质 [J]. 中国社区医师：医学专业，2008，10（18）：154-155.

[5] 胡德英，田蒔. 血管外科护理学 [M]. 北京：中国协和医科大学出版社，2008.

[6] 王金龙，凌锋，等. 介入辐射防护设备及其维护 [J]. 放射学实践，2004，19（1）：72-73.

[7] 王艳，程东风. 介入放射工作的辐射防护问题探讨 [J]. 实用医技杂志，2004，11（12）：2554.

[8] 刘伟，乔建，等. 介入放射学工作者健康状况动态观察 [J]. 中国职业医学，2002，29（6）：51-52.

[9] 郑静怡，蔡丽容，严朝娴. CT导向下125I粒子植入治疗肺转移瘤的护理 [J]. 现代临床护理，2006，5（1）：20-21.

第三章 介入手术术中护理

介入手术不同于外科手术，除不合作的病人和儿童外，一般只做局部浸润麻醉，因此术中的护理工作显得尤其重要。手术过程中病人意识清醒，对周围环境非常敏感，可听见金属器械的撞击声，还会特别留意手术人员的谈话内容。护士应注意保持手术间安静，做到"五轻"，即说话轻、走路轻、开关门轻、拿放物品轻和操作轻。

第一节 血管性介入治疗术中护理常规

一、术前准备

（一）病人准备

1. 病人进入手术室后，护士要热情接待，主动与病人沟通，尽量减轻病人进入手术室后的陌生、无助感。

2. 根据检查治疗申请单，严格核对病人的姓名、科室、住院号、年龄、性别、治疗方式及部位，检查病历的碘过敏试验结果，查看穿刺部位是否备皮。嘱病人先排便，年老、体弱病人要陪同到洗手间。

3. 协助病人取下身上带金属的衣物、饰品，女病人脱下胸罩，并妥善保管。

4. 协助病人平躺于手术床上，头部垫软枕，双上肢自然放于身体两侧并用支架托起，双下肢分开并外展，不得随意翻身，以免坠床，并告知术中制动的重要性。

5. 妥善安置病人身上所带管道，并注意保暖。

6. 讲解术中可能会出现的感觉，如注射造影剂时，可有温热感，使病人有一定的心理准备，指导练习吸气屏气动作，便于手术配合。

7. 建立静脉通道 常规在病人不穿刺一侧的上肢行留置针穿刺，建立一条静脉通道。

8. 心电监护，动态监测并记录血压、心率、血氧饱和度、呼吸。

（二）药物准备

1. 肝素　在介入治疗过程中，导管内外与导丝表面可能有血凝块形成。为避免血凝块脱落造成血管栓塞，需要配制肝素盐水，当导管插入血管后，每隔 2~3 分钟向导管内推注肝素等渗盐水 3~5ml。肝素浓度为 5000U/500ml 生理盐水。

2. 利多卡因　1%利多卡因用作局部浸润麻醉，并可做血管痉挛的解痉药。

3. 非离子型造影剂　碘海醇、碘普罗胺注射液等。

4. 备齐各种抗过敏药物（地塞米松、异丙嗪等）、心血管急救药物（硝酸甘油、肾上腺素、异丙肾上腺素、多巴胺、阿托品等）、镇静剂（地西泮）、镇痛剂（曲马多、吗啡）。

（三）器械准备

1. 介入治疗前，护士要根据病人年龄、病变部位、治疗方式，准备相应型号的穿刺针、导管、导丝、血管鞘等常规器械，并应相互匹配，根据无菌操作原则依次放于治疗台上。

2. 铺无菌治疗台，目前为降低人力成本，防止交叉感染，介入手术室一般用一次性介入手术包。

一次性介入手术包：手术大单 360cm×160cm 一块、手术巾 60cm×50cm 一块、双洞巾 60cm×50cm、手术巾 60cm×50cm、手术巾 100cm×60cm、治疗碗 13.5cm×6.5cm、手术衣 2 件、纱布块 8~15 块、塑料杯 60ml 三个、一次性刷子 15cm 两把、一次性钳子 6 cm 一把、塑料盘 36cm×26cm×8.5cm 一只、手术中单 50cm×50cm、91cm×74cm 各一块、大包布 170cm×120cm 一块（图 3-1）。

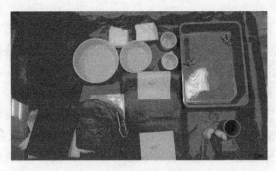

图 3-1　介入手术治疗台

3. 根据手术要求准备所需的器械和药物：如特殊导管、球囊、支架、化疗药等。

4. 连接好氧气、心电监护仪，微量泵、吸引器、麻醉机、除颤仪等急救设备完好备用。

二、手术方法

（一）皮肤准备包括备皮、消毒。

（二）穿刺点选择。股动脉最常用，腹股沟韧带下 2cm，股动脉搏动最强处。

（三）局部麻醉可用1%利多卡因5~8ml 皮下注射。

（四）穿刺插管

1. 穿刺

（1）Seldinger 穿刺技术：用带针芯的穿刺针经皮穿刺血管前后壁，退出针芯，缓慢向外拔针，见血喷出即引入导丝，退出针，通过导丝引入导管，将导管插入靶血管即退出导丝，进行造影。此技术简便、安全、操作容易、并发症少。

（2）Seldinger 改良法：采用无针芯的穿刺针，改变原双壁穿刺为单壁穿刺，当穿刺针穿过血管前壁，即可见血液喷出，引入导丝、导管，血管后壁不受损伤，成功率高，并发症少。此技术对小动脉穿刺更有利。

2. 基本插管技术

（1）非选择性插管术：动脉穿刺成功后，引入导丝、导管，将导管放在主动脉内，进行造影或治疗。

（2）选择性或超选择性插管技术：将导管插至某一脏器血管主干，如主动脉的第一级分支（肾动脉、腹腔动脉、肠系膜上下动脉等）称为选择性插管；导管插入主动脉二级分支以上则称超选择性插管。

1）导管伸展位插管法：适用向头侧分支或水平分支的血管。

2）导管屈曲位插管法：适用向足侧分支的血管。

3）导管更换法：在第一种导管插入第一级分支基础上，保留导丝，更换另一形状导管送入二级分支以上。

4）导丝引导法：导管插入靶血管开口不能深入，用长的导丝先送入远处血管分支内，然后推送导管沿导丝深入。

5）共轴导管法：较粗的外导管插入一级分支，较细的微导管通过外导管插入二级以上分支。

6）成袢法：一般用 Cobra 导管在髂动脉、肾动脉、肠系膜上动脉等打袢，形成一个三弯曲的袢，再超选择插入内脏动脉内。

（五）完成介入诊疗操作后，需做以下处理：

1. 拔出导管和鞘。

2. 压迫穿刺点 10~15 分钟，止血。

3. 注意观察穿刺点有无渗血，足背动脉搏动情况及穿刺侧下肢皮肤颜色、皮温有无变化。

三、护理

1. 备好器械台。

2. 协助手术医生完成手消毒、穿手术衣、戴无菌手套。

3. 用碘伏消毒剂消毒手术部位皮肤，并协助铺无菌单。

4. 严密监测病人生命体征及神志的变化，经常询问有无不适的感觉，并观察病人皮肤有无潮红、丘疹，及时发现不良反应并给予对症处理。

5. 保持病人各个管道的通畅，并注意保暖。

6. 随时根据医生的需要，及时准确地传递各种器械和药物。

7. 随时监督手术人员及参观者遵守无菌操作原则，术中物品有污染或疑为污染均应立即更换。

四、不良反应和并发症处理

1. 导丝或导管断裂　多由操作不当、产品质量而引起，备抓捕器，将残端取出。

2. 血管穿孔、内膜撕裂　可用球囊导管扩张止血，并行备血等外科手术准备。

3. 保留问题器材与生产厂家沟通，记录事件经过，上报相关管理部门。

（肖书萍　李　玲）

第二节　经皮腔内血管成形术中护理常规

经皮穿刺血管成形术（percutaneous transluhal angioplasty，PTA）系指采用球囊导管、支架等介入器材，利用球囊扩张或支架植入等手段，对各种原因所致的血管狭窄或闭塞性病变进行血管再通或维持血管通畅的技术。

一、经皮腔内球囊成形术（PTA）

系指采用球囊导管扩张术使狭窄或闭塞的血管再通。可用于动脉、静脉、移植血管或人造血管，已成为公认的血管阻塞性疾病首选治疗方法。

（一）PTA 的适应证和禁忌证

1. 适应证

（1）动脉粥样硬化及大动脉炎引起的血流动力学意义的血管狭窄或闭塞。

（2）血管搭桥术后所致的吻合口狭窄及有移植血管狭窄。

（3）血管肌纤维不良所致的局限性狭窄。

（4）肾动脉狭窄所致的继发性高血压。

（5）原发性下腔静脉膜性狭窄或节段性不完全梗阻者。

2. 禁忌证

（1）严重心律紊乱，心功能不全。

（2）肝、肾功能不全或凝血机制异常。

（3）病变部位有动脉瘤形成者。

（4）狭窄段有溃疡或钙化者。

（5）动脉长段的完全闭塞。

（6）大动脉炎活动期。

（二）手术步骤详见相关疾病章节。

（三）护理

1. 手术准备

（1）病人准备：同血管性介入治疗术；常规在病人不穿刺一侧的上肢建立静脉通道；行心电监护并记录。

（2）药物准备：除按血管性介入治疗术备齐各种药物外，另备低分子肝素、尿激酶。

2. 器械准备

（1）常规血管造影手术包一套。

（2）根据治疗需要准备相应的血管鞘、导丝、扩张管。血管鞘主要引导造影导管，球囊导管能顺利进入血管，便于灵活操作和交换不同型号球囊导管，避免穿刺部位的血管损伤和渗血。通常准备 5~14F 导管鞘，注意与拟选择的球囊导管型号相匹配。

（3）根据病变部位需要选择造影导管、导引导管。

（4）按病变部位和范围选择合适的球囊导管，一般球囊直径在 2~

25cm 之间。

（5）按病变部位准备三通、Y 阀、压力泵、加压输液袋等辅件。如使用 7F 以上血管鞘通常备血管缝合器。

（6）连接好氧气、心电监护仪及微量泵，同时吸引器、麻醉机、除颤仪等急救设备备用。

3. 术中护理　除按血管性介入治疗常规术中护理外，尚需做好以下护理：

（1）球囊到达狭窄部位进行扩张前，要准备 2000~5000U 肝素溶液给予医生经导管注入狭窄部位。

（2）扩张前后测量血压并记录。

（3）扩张前后测量狭窄段血管的压力变化，判定扩张效果。

（4）球囊扩张时，可能会出现扩张部位疼痛，但随着球囊萎陷，疼痛感会减轻或消失。经常询问病人有无不适，可根据医嘱给予镇痛剂。

（四）PTA 术中并发症处理

1. 远端栓塞　术中询问病人感受，重视病人主诉，血管扩张后可能会发生血栓脱落，出现远端栓塞，应根据情况立即进行尿激酶溶栓处理。

2. 球囊破裂　球囊过度膨胀可能导致球囊破裂，若此时球囊中有气体可能造成病变远端的气栓。每次球囊扩张之间需要用注射器吸尽其中的气体。

3. PTA 术后局部夹层　由于术者操作不当、导管过硬或过粗等原因损伤血管内膜导致动脉夹层，根据夹层部位及血管内膜撕裂程度决定是否需要进一步处理。

4. 血管痉挛　由于操作过程中导丝和导管刺激引起影响血管成形术的继续进行，在腘动脉、胫动脉常见，用罂粟碱等血管扩张剂后可以恢复。

5. 血管破裂　是最严重的并发症。对于有潜在破裂可能的病变血管如严重狭窄和钙化的动脉、过度迂曲的病变，手术时选用与覆膜支撑架规格相适应的血管鞘；选择与病变血管直径相适应的球囊导管，避免过度扩张导致血管破裂，同时准备与血管直径相适应的覆膜支架；扩张后通过狭窄病变的导丝不要立即撤出以保留通道，必要时行外科手术准备。

二、经皮腔内支架成形术（PTSA）

PTSA 是经皮穿刺用导丝、导管、球囊导管等介入器械使狭窄、闭塞的血管或腔道扩张成形后植入支架，使之扩张、再通的一种介入治疗技术。

（一）PTSA 的适应证和禁忌证

1. 适应证

（1）球囊扩张后仍有狭窄。

（2）动脉出现内膜分离，预防动脉瘤的形成。

（3）球囊扩张后，动脉粥样硬化斑块分离，阻塞管腔。

（4）再狭窄或再梗阻。

（5）血管溶栓后的梗阻。

2. 禁忌证

（1）病因不明的凝血障碍，无法采取有效治疗。

（2）功能性的阻塞。

（3）看不见内腔和远端的管腔。

（4）动脉新鲜、柔软的血栓或栓子。

（二）手术步骤详见相关疾病章节。

（三）护理

1. 同 PTA　根据病变部位备支架，注意选择的器械与支架相关相匹配。

2. 在病历上贴上支架条形码、填写高质耗材同意书，术前请病人签字认可、填写支架使用记录单，病人姓名及住院号、手术名称、住址、联系电话等；产品使用日期（手术日期）、品名、规格、型号、数量等；并保存使用记录。

（四）不良反应和并发症的预防和处理

PTA 加支架植入术治疗血管狭窄、闭塞的疗效优于 PTA 的疗效，但因此引起的并发症也是不容忽视的。局部血栓形成及内膜增生过多，使支架植入后发生早期的闭塞、再狭窄及阻塞等并发症，必须采取有效措施进行预防：

1. 抗凝治疗　操作中会损伤局部血管内膜，使局部血栓形成过多，从而引起早期闭塞，应进行充分的抗凝治疗。

（1）术前 1~3 天，口服阿司匹林 40mg，硫酸氢氯吡格雷片（波利维）75mg，每日 1~3 次。

（2）术中经导管注入肝素 50~60U/kg，操作时间超 2 小时再追加 2000~3000U 肝素。

（3）术后口服阿司匹林 40mg，波利维 75mg，每日 1~3 次，每日 3 次，维持 3~6 个月。

2. 支架的选择

（1）支架种类：应选用表面积小，对管壁损伤小的支架。

（2）避免在同一病变血管里放置多个支架，且避免毗邻支架过多重叠。

3. 提高操作水平　操作者应术前精心准备，术中仔细操作避免造成血管壁损伤，缩短操作时间。

4. 充分扩张　PTA 尽量充分扩张，减少残存狭窄。

5. 应用尿激酶　在闭塞性病变，可经导管向病变段注入尿激酶，使病变血管内腔软化再通，便于导丝插入和防止栓子脱落造成栓塞。

第三节　血管栓塞术中护理常规

血管栓塞术（transcatheter arterial embolization，TAE）是指将某种固体或液体物质通过导管选择性的注入某一血管使其栓塞，以达到治疗目的的一项介入治疗方法。

一、适应证和禁忌证

（一）适应证

1. 止血　如胃、肠、肝、脾、肾、盆腔、支气管出血的止血治疗。

2. 阻断肿瘤血供、抑制肿瘤生长　如肝癌、肺癌、子宫肌瘤等。

3. 治疗静脉曲张　如胃冠状静脉、精索静脉、卵巢静脉曲张等。

4. 脾功能亢进。

5. 外科手术前准备　将巨大的肿瘤血管栓塞 24~72 小时后再手术，可减少术中出血，产生肿瘤表面水肿，有利于肿瘤剥离，减少手术时间，防止肿瘤细胞在手术中扩散，如同时做抗癌药物灌注更有治疗作用。

（二）禁忌证

1. 心血管系统疾病，如血管硬化性高血压，血液系统疾病等。

2. 对造影剂过敏的病人。

3. 高龄体弱或恶病质病人。

二、手术方法

（一）栓塞原则

目前应用注入人体的栓塞剂均不可能再取出，一旦误栓，可能导致严重后果，因此栓塞时必须遵循以下原则：

1. 术者必须对栓塞剂有充分的了解，包括栓塞剂作用时间的长短、最大用量、使用方法及可能出现的意外情况。

2. 栓塞前对被栓堵脏器的血液循环有充分的了解，有无动静脉瘘、被栓动脉的粗细、需栓血管的范围及侧支循环情况等。

3. 充分了解被栓堵脏器的代偿能力及可能出现的并发症　如一侧肾动脉栓塞前了解对侧肾脏的功能，一部分肝栓塞其他部分肝的代偿能力等。

4. 每次注入栓塞剂前，必须观察导管的位置是否因造影、病人移动或上次栓塞剂注入时用力过猛，造成导管头反弹移位进入非靶血管内。

5. 注射栓塞剂时应按不同的栓塞剂使用适当压力。如明胶海绵离开导管时可能很平顺，也可能被突然射出，使注射器内的所有内容物迅速注入动脉内。突然射出的栓塞颗粒可能反流进入周围循环造成误栓。

6. 注射栓塞剂器械要严格与常规造影器械隔离，最好另用一只器械台，以免栓塞物混入造影用器械或注射器内，误入非靶血管，造成意外栓塞。

7. 严格掌握无菌原则，栓塞器械不得与任何非无菌物品接触，栓塞剂不得过早暴露于空间。

8. 一旦达到完全闭塞时，栓塞剂颗粒以不稳定的形式留在血管近端，此时如果造影，不能以栓塞前造影的压力造影，以免冲击栓塞剂。

9. 栓塞结束拔管前，应先将导管内栓塞剂抽回，以免在拔管时残留栓塞剂反流入主动脉，引起误栓塞。

10. 对栓塞部位应尽可能做到超选择插管，以求最小程度地损伤正常部位。

（二）栓塞方法

血管栓塞术的技术要点为将导管选择性插入靶血管，并以适当的速度注入适量栓塞剂，使靶血管达到不同程度的闭塞。根据不同的栓塞剂、栓塞目的、部位、程度和器官的血流动力学改变，其方法亦不同。

1. 低压流控法　是指导管插入靶动脉内，缓慢注入栓塞剂，使血流将其冲入血管末梢造成栓塞。由于多血供的恶性肿瘤区的高速血流可产生虹吸作用，栓塞剂往往优先进入肿瘤血管。注射过程需在透视监视下进行，注射压力不可过高，特别在血管栓塞即将完成时。过高的注射压力可造成栓塞剂反流而导致误栓。本方法适于颗粒性栓塞剂的注入。

2. 阻控法　是指将导管楔入靶动脉或用球囊阻塞导管，阻断靶动脉血流，然后再注入栓塞剂的方法。适于部分液态栓塞剂的释放。其主要作用为防止栓塞剂的反流和减少血液对液态栓塞剂的稀释，应该加以注意。过高的注射压力仍可造成栓塞剂反流和迫使潜在的侧支通路开放而引起误栓。

3. 定位法 是将导管送至靶动脉预备栓塞的部位，然后释放大型栓塞剂或医用胶使局部动脉阻塞。

4. 栓塞术的要点 为了达到真正栓塞的目的，虽然在操作方面各种栓塞剂的处理都有所不同，但其共同技术要点如下：

（1）栓塞分为病变的中心部位栓塞与供血血管栓塞两部分。栓塞时视需栓器官与病变性质而定。肿瘤与出血病灶需作中心栓塞或称病灶栓塞，以免供血血管栓塞（或称近端栓塞）后出现侧支循环。

（2）一个病灶有多个供血动脉者，应分别逐支予以栓塞，或可分次栓塞。有时为了可以继续灌注治疗，将其他血管栓塞后，可留一条血管作灌注治疗用。

（3）颗粒栓塞剂栓塞时不能用带侧孔导管，以免栓塞剂阻塞侧孔并使导管不通。

（4）当见到注入的造影剂流动缓慢或停滞时，表明栓塞已完成，过量注入栓塞剂可能反流，故应停止注入。为了栓塞彻底，有时可稍等片刻，待栓塞剂随血流进一步深入时，可以再注入一些栓塞剂，达到完全栓塞的目的。

（5）为了避免当栓塞剂突然注入血流时，大量液体冲入动脉内引起栓塞物反流，应用小注射器，内装 1~3ml 稀释的对比剂，注射栓塞颗粒。再者，小注射器能产生将栓塞颗粒注入导管所必需的压力。有时栓塞剂可能滞留，使其不可能再注入。这时不要用过分的压力，以免栓塞剂被突然射出或使导管破裂。可以插入导丝，推进栓塞物。

（6）栓塞中应注入少量栓塞剂，即用少量等渗盐水冲洗导管，并观察栓塞情况，不能连续注入栓塞剂。否则，一旦发现血流阻塞，导管内仍有栓塞剂残留，如再注入可能引起反流。

三、护理

（一）手术准备

1. 病人准备 同血管性介入治疗术。常规在病人不穿刺一侧的上肢行留置针穿刺，建立一条静脉通道（消化道出血病人一般建立一条以上静脉通道）。

2. 药物准备 除按血管性介入治疗术备齐各种药物外，另备

（1）栓塞剂：根据栓塞部位、病变性质的不同准备好栓塞剂，如明胶海绵、聚乙烯醇（PVA）、弹簧圈、无水乙醇、微球、碘油等。

（2）抗肿瘤药物：肿瘤栓塞病人，根据肿瘤组织细胞类型和肿瘤生长部位准备抗肿瘤药物，如环磷酰胺、5-氟尿嘧啶、丝裂霉素、平阳霉素、铂类药物等。

（3）止吐药物：如盐酸恩丹西酮、盐酸托烷司琼。

（4）出血病人根据病情备血。

3. 器械准备　除按血管性介入治疗术备齐各种器械外，必要时备微导管。

（二）术中护理

除按血管性介入治疗常规术中护理外，尚需做好以下护理：

1. 保持呼吸道通畅，呕吐、咯血时头偏向一侧，及时清除口腔内的呕吐物、血液，并注意保持手术台面的无菌。

2. 随时注意手术的进程，在导管插入病变供血动脉后要灌注或栓塞治疗前，及时地将所需药物配制好，配合医生将抗肿瘤药物通过导管注入病变部位的供血动脉内。行栓塞治疗时，及时碘油与抗肿瘤药物混合成乳剂或混悬剂，并准备明胶海绵以供双重栓塞时使用。

3. 为避免抗肿瘤药物引起呕吐，常规在注射抗肿瘤药物前注入止吐药物。

4. 肝癌栓塞后，病人可出现疼痛、胸闷、大汗淋漓等不适。应做好病人的心理护理，及时根据医嘱给予吸氧、肌注镇痛剂等对症处理。

四、不良反应和并发症的预防和处理

1. 异位栓塞　当操作者经验不足或栓塞血管有血管瘘时可发生异位栓塞，如肺栓塞、脑栓塞等。为防止并发症，在释放栓子时，采用顺血流方向的低压控制流量的灌注技术，避免栓子反流。必要时进行溶栓处理。

2. 疼痛　与栓塞剂、栓塞的程度和部位有关，使用镇痛剂量可减轻疼痛。

3. 感染　与术中物品污染、栓塞范围过大有关，因此术中应严格无菌操作，术后根据病人情况用抗生素以预防感染。

4. 栓塞后综合征　与肿瘤和组织坏死有关，可发生在血管栓塞术后的病例。主要表现为发热、局部疼痛，并伴随恶心、呕吐、腹胀、食欲下降等。应遵医嘱给予镇痛和对症处理。对于术后发热，如体温在38.5℃以下，考虑组织坏死吸收所致，只要病人可耐受，可不进行降温处理；体温在38.5℃以上，应考虑合并感染，遵医嘱进行抗感染、降温处理。

第四节　心血管内异物取出术中护理

经皮心血管腔内异物取出术（percutaneous cardiovascular foreign body extraction）是经皮穿刺股动、静脉（或利用原血管穿刺通道），根据不同异物的种类、大小、残留位置、血管直径等特征，采用圈套器、异物钳等介入器械进行异物抓取，并取出体外的一种介入技术。心血管腔内异物残留是介入诊断和治疗操作中的一种严重并发症，若不及时处理可导致心血管机械性损伤、穿孔、破裂、栓塞、血栓形成、心律失常和感染等，严重者可导致死亡。

一、适应证和禁忌证

（一）适应证

1. 血管内异物正在或即将对人体造成危害，可用介入手术取出的异物应具有：①X 线可视性；②柔顺性较好，无明显倒刺；③可捕获性较好；④未与血管壁融合。

2. 取出该血管内异物可能造成的副作用和风险要小于其继续留在体内对身体损害。

（二）禁忌证

禁忌证包括：①严重心律失常；②伴有赘生物的心内膜炎等；③穿破心血管壁的异物。此时仍以外科手术取出为宜。

二、手术方法

1. 术前常规透视或摄片明确异物的部位、大小、形状，以决定采用的器械、方法、入路。下面以 PICC 导管的脱落为例。

2. 常规准备　消毒铺巾；局麻后采用 Seldinger 技术穿刺右股静脉或双侧股静脉，插入 5F 血管鞘，根据 PICC 导管当时在心血管内的位置和形态决定介入治疗方法。若 PICC 导管的一端在上下腔静脉内，则直接引入鹅颈套圈，套取 PICC 导管的游离端，自血管鞘内拉出体外即可；若 PICC 导管进入心腔（图 3-2）和肺动脉内，则引入猪尾导管，钩取 PICC 导管并旋转，将 PICC 导管缠绕在猪尾导管上，拉出心腔到下腔静脉内，露出 PICC 导管的一个游离端，然后引入鹅颈套圈，自暴露的游离端套取 PICC 导管，解脱猪尾导管，将 PICC 导管小心拉入血管鞘，将其拖出体外（图 3-3）。

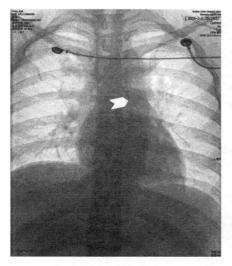
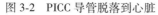

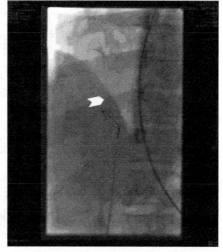

图 3-2　PICC 导管脱落到心脏　　　　图 3-3　鹅颈套圈套取 PICC 导管游离端

三、护理

（一）手术准备

1. 病人准备　同血管性介入治疗术。

2. 药物准备　同血管性介入治疗术。备地西泮 10mg。

3. 器械准备　一次性介入手术包 5F 血管鞘、0.035in 超滑导丝（150cm、260cm 各 1 根）、鹅颈套圈器（ev3Inc，美国，图 3-4）、5F Cobra 导管或猪尾导管、8~12F 长鞘等。

（二）术中护理

1. 心理护理　血管内异物残留发生后病人及其家属很恐惧。护士应安慰病人，使其稳定情绪，告知并发症及处理措施，争取其配合，同时做好抢救准备。恐慌及过度紧张导致病人缺乏安全感，护理人员必要时陪伴在其身边，消除其不安心理；必要时可通过药物来缓解病人紧张情绪，如肌内注射地西泮 10mg。

2. 当异物取出后要妥善保管并记录，术毕交病人和家属过目。

四、不良反应和并发症的预防和处理

1. 异物取出的并发症发生率较低，主要是血管穿孔、破裂。造成血管穿孔、破裂的原因包括异物与血管壁致密融合，强力回收造成血管壁撕裂；异物收入回收鞘或回撤至穿刺处之前，划伤血管壁。预防措施包括捕

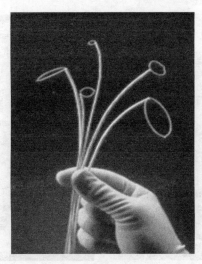

图 3-4   鹅颈圈套器

获异物后回撤过程中，应注意回拉的力度，同时适度旋转回收装置及异物，减轻损伤程度。

2. 如遇异物与血管壁致密融合的情况，应放弃取出，规避风险。

（肖书萍   熊   斌   熊   付   钱   坤）

第五节   下腔静脉滤器植入术中护理

下腔静脉滤器植入术（implantation of inferior vena cava filter）是预防肺栓塞的最有效措施。当下肢深静脉、盆腔静脉与髂静脉或下腔静脉血栓形成时，血栓脱落将通过右心房至右心室再至肺动脉，从而栓塞肺动脉。肺动脉栓塞致死已成为世界上继恶性肿瘤、心脑血管病之后的第三大死因，也是医院内突发死亡（猝死）的首位原因。

一、适应证和禁忌证

（一）适应证

1. 肺动脉栓塞或下腔静脉、髂股静脉血栓有下述情况之一者：禁忌抗凝治疗；出现抗凝治疗的并发症；抗凝治疗失败（足量抗凝治疗的同时仍复发肺栓塞及无法达到治疗剂量的抗凝）。

2. 肺动脉栓塞同时存在下肢深静脉血栓（deep vein thrombosis,

DVT）者。

3. 髂股静脉或下腔静脉有游离血栓或大量血栓。

4. 严重心肺疾病（肺心病合并肺动脉高压）合并 DVT 者。

5. 急性 DVT 欲行介入性溶栓和血栓清除者。

6. 严重创伤伴有或可能发生 DVT 者。

7. 临界性心肺功能储备伴有 DVT 者。

8. 慢性肺动脉高压伴有高凝状态者。

9. 高危险因素者，如长期制动、重症监护者。

10. 高龄病人长期卧床伴高凝血状态。

11. 感染所致下腔静脉内脓毒性血栓。

12. 对急性 DVT，血栓有望在住院期间彻底清除、溶解者，可使用临时性滤器。

（二）禁忌证

1. 下腔静脉直径过大或小，与滤器设计值不符。

2. 经股静脉途径植入时，双侧股静脉、髂静脉和下腔静脉内有血栓。

3. 经颈静脉途径植入时，颈内静脉、头臂静脉和上腔静脉内有血栓。

4. 孕妇（X 线辐射影响胎儿）。

5. 广泛或严重的肺栓塞，病情凶险，生命垂危者。

二、手术方法

（一）经股静脉法

1. 首先经健侧或病变较轻一侧股静脉穿刺，置猪尾巴导管于下腔静脉和髂静脉分叉上方，行下腔静脉造影，以便找到双肾静脉开口的位置，并标记清楚，如肾静脉开口位置显示不清，应用 Cobra 导管选择性插双肾静脉并标记清楚。

2. 导入交换导丝，沿导丝置入滤器输送外鞘管及扩张管，使鞘管头端达到肾静脉下方水平，拔出鞘管内芯及导丝。

3. 将预装好含有滤器的输送管沿鞘管送入，透视下将输送管送至肾静脉开口下方，再次确定滤器前端位于最低的肾静脉开口下方 0.5～2.0cm，后退鞘管，滤器逐渐露出鞘管外，直至滤器完全膨胀开（图 3-5、图 3-6、图 3-7）。

4. 鞘管退至滤器下方 3～4cm 出复查造影，证实滤器放置位置无误。

5. 拔出外鞘管，穿刺点加压包扎。

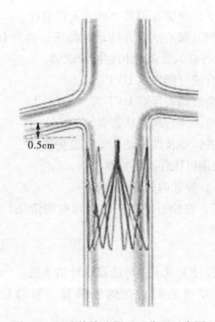

0.5cm

图 3-5 下腔静脉滤器置入位置示意图

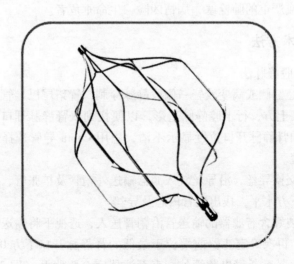

图 3-6 常见下腔静脉滤器打开后示意图

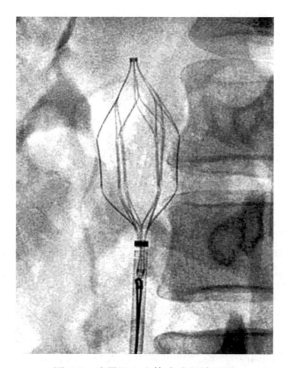

图 3-7　滤器置入人体成功释放后图

（二）经右侧颈内静脉法

此法适于双侧髂静脉血栓累及较广泛的病人。此法除穿刺途径不同于经股静脉法外，还要注意有的滤器有方向性，要注意输送导管内滤器的头尾方向，以免造成放置的方向错误。其余同经股静脉的方法相同。

三、护理

（一）手术准备

1. 病人准备　同血管性介入治疗术。

2. 药物准备　同血管性介入治疗术。备溶栓药（尿激酶）及急救药物等。

3. 器械准备

（1）一次性血管造影手术包一套。

（2）根据治疗需要准备相应的下腔静脉滤器、一次性介入手术包、5F

血管鞘、0.035in 超滑导丝、猪尾巴导管。

（3）滤器准备：因不同生产厂家和不同产品操作方法有所不同。①常用的进口品牌有德国 Braun 公司的临时性下腔静脉滤器（TEMPOFILTER Ⅱ）和永久性下腔静脉滤器（VenaTech Lp），均为锥形，最大直径为38 mm；临时性下腔静脉滤器，依靠连接杆固定于颈内静脉，适用于各类直径的下腔静脉，并且在下腔静脉内留置长达 6 周后还可以回收取出。②美国 COOK 公司生产的可取出下腔静脉滤器（Gunther Tulip Filter），释放后呈郁金香形，直径是 30mm，作为临时性滤器，置入后 12 周内用专用回收器回收，不取出则成永久性器。③国产永迪（沈阳）和先健（深圳）过滤器直径 30 mm。④美国 COOK 公司生产鸟巢滤器（Birdnest），直径为40 mm，由于操作技术复杂已基本退出市场。⑤下腔静脉直径为 13～30mm，平均为 20mm，置入下腔静脉滤器前必须先进行全程下腔静脉造影，测量滤器计划植入区下腔静脉直径，判断双侧肾静脉位置，并确定下腔静脉有无血栓，再选择合适直径的滤器，否则滤器无法牢靠固定于下腔静脉内，甚至滑脱全右心房。

（二）术中护理

1. 心理护理　病人对介入手术室陌生环境及仪器设备感到恐惧。护理人员应向病人简单介绍环境及身边的工作人员，以消除其紧张心理，并作好心理护理，使其更好地配合手术。

2. 协助病人取仰卧位体位，如颈内静脉法助其头偏向一侧，用帽子固定头发，避免手术区污染。

3. 协助医生消毒铺巾，当医生成功穿刺右侧股静脉，置导管于靶向血管成功后，先行下腔静脉造影，再植入滤器于右肾静脉下方 1cm 左右处。

4. 在为病人行下腔静脉造影及滤器植入时，应密切观察其生命体征、神志的变化，并询问病人有无不适。

四、不良反应和并发症的预防和处理

1. 滤器的移位和倾斜　滤器向足侧移位无临床意义。向头侧移位可致肾静脉血流受阻。滤器迁移至右心房、右心室、肺动脉可引起心律失常，肺动脉栓塞。可试用介入法将滤器取出，如无效需外科手术取出。滤器倾斜角过大可影响滤器效果。

2. 下腔静脉阻塞　术后根据病情给予抗凝治疗是预防血栓形成的有效方法，可采用经导管机械性血栓清除术。

3. 下腔静脉穿孔　腹主动脉搏动滤器支脚穿透血管壁，慢性下腔静脉壁穿孔一般不会引起大出血，常无需特殊处理。

4. 肺栓塞和肺栓塞复发　先行静脉造影或其他手段判断路径中有无血栓，如输送器通过困难或检出有明确血栓，可考虑由颈静脉入路。也可因滤器倾斜角过大，滤过效果不佳，除积极处理肺栓塞外，必要时考虑置入第 2 枚滤器。术毕回病房后，严密监测生命体征的变化，每 30~60 分钟巡视病房 1 次并做好记录。主动询问病人有无呼吸困难、胸痛、咳血、晕厥等症状。若病人出现上述症状应立即给予平卧、避免做深呼吸、咳嗽、剧烈翻动，同时给予高浓度氧气吸入，并紧急报告医生积极抢救。

5. 滤器变形　滤器变形若不影响下腔静脉血流或滤过效果，可不作特殊处理。

6. 穿刺点出血　延长压迫止血时间，可避免和减少穿刺点出血。

7. 穿刺静脉血栓形成　可做局部溶栓治疗使血栓去除。

（张秀一　肖书萍）

第六节　非血管性介入治疗术中护理常规

非血管性介入治疗是在医学影像设备的监导下对非血管部位作介入性诊治的方法。

一、治疗的方法

1. 活检术　抽吸或切割组织或腔内液体组织作细胞学、组织学或生化、免疫组化等检查或检验，如肝、肺等器官取组织做病理活检。

2. 引流术　将脓腔、积液排空，促使组织恢复新生，避免病变器官功能损害。

3. 成形术　因外伤、肿瘤、放射损伤或手术瘢痕等引起的狭窄腔道扩大，使之通畅，称为成形术。一般用球囊导管扩张，如食管狭窄的球囊导管扩张成形术。

4. 造瘘术　通常指对受阻的管腔建立与体外相通的瘘口，避免器官因梗阻造成严重功能损害。但它并不是正常通道，只能作暂时性或永久性姑息治疗手段，如胆道系统梗阻引起肝内胆管扩张、输尿管梗阻引起的肾积水等置管引流术。

5. 支架术　将支架转置于腔道的狭窄处使其扩张。如食管支架、胆道支架等。

6. 灭能术　通过穿刺针或导管注入无水酒精，使肿瘤、囊肿或增生组织破坏。如囊肿内囊液抽吸后注入无水酒精，使囊壁黏膜失活，不再分泌囊液，也称硬化术。

7. 再通术　因病变造成的管腔梗阻，通过物理机械方法使之再通。如子宫输卵管再通术。

8. 神经阻滞术　用药物封闭神经节或神经丛，用以止痛。如腹腔神经节阻滞，用于腹部肿瘤的止痛。

二、常用器械

（一）经皮活检针

有抽吸针、切割针和环钻针三类。抽吸针是一种直径较细的简单的斜面针，只能获得细胞学标本；切割针直径较粗，具有不同形状的针尖，能得到组织芯或组织块；环钻针主要用于骨活检。下面介绍一些常用的活检针。

1. Chiba 针　又称千叶针（图 3-8），针径 18~23G，壁薄，针体可弯曲，针尖斜面 75°角，针长 15~20cm。此针用于细胞抽吸活检。

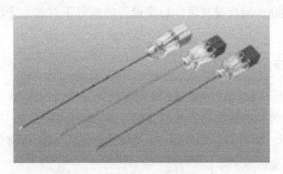

图 3-8　千叶针

2. Turer 针（图 3-9）　针径 16~22G，长 15~20cm，针尖斜面 45 度角，针口四周锐利，针芯头端尖锐，稍突出于套管，此针既可用于抽吸，也可用于切割取组织碎块。

3. Trucut 针　切割针，前端有一 20mm 槽沟，套管外径 1.57mm、2.1mm，针长 15cm 或 20cm，尾端有较长的塑料手柄。

4. Jamshidi 针　用于骨活检，针头呈斜面，针口锐利，切割组织，针径 11G、12G，常用于骨髓、海绵质骨等活检。

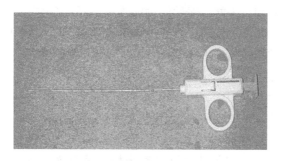

图 3-9　Turer 针

（二）经皮引流管（图 3-10）

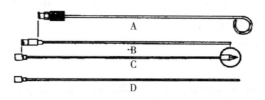

图 3-10　猪尾巴引流管

注：A. 引流管；B. 套针；C. 针芯；D. 支撑管。

1. 引流管分内引流管和外引流管，胆道还有内外引流管。

2. 外引流管有多种规格，根据引流脏器的不同，引流管的头端有猪尾形弯曲，"Z"形弯曲以及蘑菇形等，引流管一般都开有 14~32 个侧孔，管径有 5~14F 不等，多为不透 X 线的聚乙烯等材料制成。

3. 内引流管又称支撑导管，多用于输尿管的支撑，两端呈猪尾状弯曲，一端放置在肾盂内，另一端放置在膀胱内。

三、护理

（一）术前准备

1. 病人准备　病人进入手术室后，护士要热情接待，主动与病人沟通，尽量减少病人进入手术室后的陌生、无助感。根据检查治疗申请单严格核对病人的姓名、科室、住院号、年龄、性别、治疗方式及部位，检查病历的碘过敏试验结果，查看穿刺部位是否备皮。嘱病人先排便，年老、体弱病人要陪同到洗手间。然后协助病人采取适当的体位，妥善安置病人身上所带管道，并注意保暖。指导练习吸气屏气动作，便于手术配合。建立静脉通道，常规在病人不穿刺一侧的上肢建立一条静脉通道。

2. 药物准备

（1）0.9%生理盐水 500~1000ml。

（2）利多卡因 1%利多卡因用作局部浸润麻醉。

（3）非离子型造影剂 碘海醇、优维显等。

（4）备齐各种抗过敏药物（地塞米松、异丙嗪、肾上腺素等）、心血管急救药物（硝酸甘油、去甲肾上腺素、异丙肾上腺素、阿托品等）、地西泮、镇痛剂（曲马多、吗啡）、山莨菪碱等。

3. 器械准备

（1）根据非血管性介入治疗的不同方法，准备相应的器械。

（2）必要时连接氧气、心电监护仪，微量泵、吸引器、麻醉机、除颤仪等急救设备完好备用。

（二）术中护理

1. 备好器械台。

2. 协助手术医生完成手消毒、穿手术衣、戴无菌手套。

3. 用碘伏消毒剂消毒手术部位皮肤，并协助铺无菌单。

4. 严密监测病人生命体征及神志的变化，经常询问有无不适的感觉，并观察病人皮肤有无潮红，丘疹，及时发现不良反应并给予对症处理。

5. 保持病人各个管道的通畅，并注意保暖。

6. 随时根据医生的需要，及时准确地传递各种器械和药物。

7. 随时监督手术人员及参观者遵守无菌操作原则。

8. 穿刺活检的病人应术前准备好玻片、10%福尔马林固定液及标本瓶。

9. 非血管性介入治疗的病人，有部分为门诊病人，对门诊病人治疗结束后要留观 30~60 分钟，无不适方可离开医院。

第七节　经皮肝穿刺胆管引流术中护理

经皮肝穿胆道引流（percutaneous transhepatic cholangial drainage, PTCD 或 PTD）由于恶性（如胆管癌、胰头癌）或良性（如胆总管结石）

病变，引起肝外胆道梗阻，临床表现为全身皮肤及巩膜黄染、大便呈陶土色、皮肤瘙痒等症状。PTCD 可行胆道内或胆道外胆汁引流，从而缓解梗阻，减轻黄疸，为根治手术提供有利条件。行 PTCD 前需先做经皮肝穿胆管造影，确定胆管梗阻的部位、程度、范围与性质。PTCD 有内外引流之分，通过经皮肝穿胆道造影的穿刺针引入引导钢丝，而后拔出穿刺针，沿引导钢丝送进末段有多个侧孔的导管，导管在梗阻段上方的胆管内，其内口亦在该处，胆汁经导管外口连续引流，是为外引流；若导管通过梗阻区，留置于梗阻远端的胆管内或进入十二指肠，胆汁则沿导管侧孔流入梗阻下方的胆管或十二指肠，是为内引流（图 3-11）。

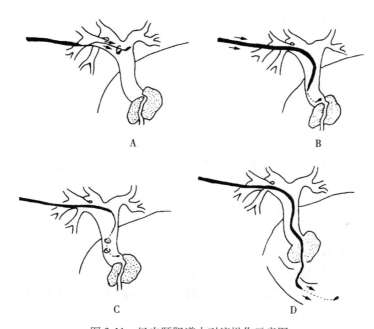

图 3-11　经皮肝胆道内引流操作示意图

注：A. 穿刺后送入导丝；B. 将导管沿导丝送至狭窄段前方；C. 操作导管、导丝，寻找狭窄段入口；D. 沿导丝将引流管送过狭窄段。

一、适应证和禁忌证

（一）适应证

1. 无法切除的恶性肿瘤所致的梗阻性黄疸。

2. 胆管梗阻导致的败血症。

3. 梗阻性黄疸外科手术前减压。

4. 其他治疗措施的辅助治疗。

（二）禁忌证

无绝对禁忌证，相对禁忌证是：

1. 凝血机制有严重障碍。

2. 严重的急性化脓性梗阻性胆管炎。

3. 肝、肾功能不全。

4. 病人年龄过大，全身条件差者应慎重。

二、手术步骤

详见相关疾病章节。

三、护理

（一）手术准备

1. 病人准备　除按非血管性介入治疗术准备外，还需向病人解释术中配合的重要性。进针时屏住呼吸快速进针，以免针尖划伤肝包膜；另一方面肝脏随呼吸运动而移动，会使穿刺路径偏离引导线；建立静脉通道；连接好氧气、心电监护仪，微量泵、吸引器、麻醉机、除颤仪等急救设备完好备用。

2. 药物准备　同非血管性介入治疗。备镇痛剂，如曲马多、吗啡等；备阿托品。

（二）器械准备

1. B超定位架一套。血管造影用消毒包一套。

2. COOK经皮导入套装　包括22G/15cm穿刺针、0.018in/60cm、导入器（图3-12）。

3. 0.035in亲水超滑导丝及0.035in的硬导丝各一根。

4. 扩张管　7F～10F扩张管各一根。

5. 血管鞘　4～5F的血管鞘一套。

6. 多用途导管　需做内外引流或放置胆道支架的病人需准备一根。

7. 引流管（图3-13、图3-14）或胆道支架　根据胆道造影的情况准备7～10F的胆道引流管，需放支撑架的准备合适的支架。

8. 球囊导管　放置支撑架先用球囊导管扩张狭窄的胆管。

（三）术中护理

1. 同非血管性介入治疗　协助病人取平卧位或俯卧位，防止坠床。

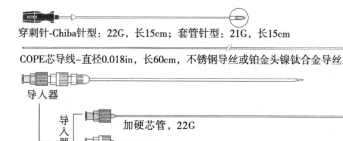

穿刺针-Chiba针型：22G，长15cm；套管针型：21G，长15cm

COPE芯导线–直径0.018in，长60cm，不锈钢导丝或铂金头镍钛合金导丝

导入器

导入器组成
- 加硬芯管，22G
- 导入器，4.0F，长20cm　　不透谢线标记环
- 导入鞘，6.0F，长18cm

图 3-12　COOK 经皮导入套装

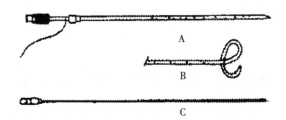

图 3-13　Ring 胆道外引流管

注：A. 套装后；B. 外引流管；C. 金属支撑管。

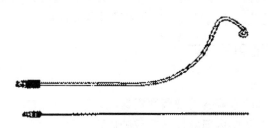

图 3-14　Ring 胆道内-外引流管

注：上：内-外引流管；下：金属支撑管。

2. 当穿刺胆管时，指导病人小幅度呼吸，帮助术者在皮肤处固定穿刺针，病人疼痛应进行安慰，并劝其不能移动身体，以免损伤肝组织。

3. 留置鞘管后，会有胆汁流出，护士可应用弯盘接住胆汁，以保持手术野清洁。

四、术中不良反应和并发症处理

1. 胆心反射（迷走神经反射）　是指胆道手术时由于牵扯胆囊，或探查胆道时所引起的心率减慢、血压下降，严重者可因反射性冠状动脉痉挛导致心肌缺血、心律失常甚至心跳骤停等现象，已处于休克或低血压状态下的病人更易发生，应立即停止操作，遵医嘱立即静脉快速推注阿托品 0.5~1mg；如 2 分钟内心率无好转时，可再增加阿托品 1~2mg，并大量快速补液，维持有效循环血量。必要时遵医嘱予多巴胺 100~200mg 加入 5% 葡萄糖溶液 250ml 内静脉滴注，直至血压稳定。

2. 疼痛　行梗阻胆管狭窄段球囊扩张时，病人可出现扩张部位剧烈疼痛，扩张前肌内注射吗啡 10mg。

（肖书萍）

第八节　经皮肺穿活检术中护理

经皮穿刺肺活检术（percutaneous lung biopsy）是在 X 线透视下定位，或在 B 超、CT 引导下，用细针刺入病变局部，抽取部分细胞或组织，再将这些病变细胞或组织进行病理学检查来明确诊断。瑞典学者于 20 世纪 60 年代采用双向影像增强器透视导向下细针穿刺，明显提高了活检成功率，降低了并发症的发生。此后，经皮肺穿活检随着影像导向技术、细针抽吸技术及细胞病理学的发展，逐渐发展并普及应用。

一、适应证和禁忌证

（一）适应证

1. 获取肺部感染病变的细菌性资料。

2. 性质待定的肺内孤立性结节或肿块。

3. 肺部浸润性病变。

4. 诊断原因不明的纵隔肿块。

5. 明确肺恶性肿瘤的组织学分型，为化疗、放疗或手术治疗提供依据。

6. 需确定肺部转移瘤性质者。

7. 一侧肺内有明确的恶性病变，而对侧肺内亦可见结节或肿块，性质尚难确定者。

（二）禁忌证

1. 出血、凝血机制异常及接受抗凝治疗者。

2. 严重心、肺功能障碍，如近期心肌梗死、心力衰竭、严重肺气肿、活动性肺结核、肺动脉高压者。

3. 近期内严重大咯血。

4. 疑血管病变，如血管瘤、动静脉瘘者。

5. 在定位导向设备下病灶显示不清者。

6. 病人不能合作，无法选择正确的体位和控制操作过程。

7. 合并肺内或胸腔化脓性病变者。

二、手术方法

穿刺点确定后，常规消毒铺巾、局麻后在 X 线下透视、B 超或 CT 引导下进行穿刺。

1. 细针抽吸活检的使用方法　当穿刺针垂直进入皮下后，嘱病人屏住呼吸，勿咳嗽，将穿刺针迅速刺过胸膜，在确定针尖位于病灶中央后，常有阻力感，拔除针芯，将活检针接上 10ml 注射器进行抽吸，见有血性物、组织液吸入注射器后，将针芯、注射器内抽吸物，直接涂片 12 张以上，送细胞室检查。

2. 非抽吸活检针活检，不需用注射器抽吸，仅用针在病灶内做提拉旋转运动，并让针留在病灶数分钟后拔针，用注射器推注针腔内的标本。

3. 切割针的使用方法　将针刺入肿块内，接上切割针，张开远端的切割缘，注射器成负压状态，切断病变组织，然后将针连同标本一起拔出，将所取组织置于消毒好的小块纸片上，用福尔马林固定送病理检查。穿刺完毕，压迫穿刺点片刻并覆盖无菌纱布。

三、护理

（一）手术准备

1. 病人准备　除常规非血管性介入治疗准备外，进行胸部 X 线或胸部 CT 检查，确定最佳穿刺部位。训练病人平静呼吸下屏气并要求气的幅度及状态保持相对一致，屏气时间在 10 秒以上。

2. 药品准备　同非血管性介入治疗准备。

3. 器械准备

（1）穿刺针的准备：根据病灶的部位、大小选择合适的穿刺针，尽可能在安全的情况下，获取较多的标本。大致分为以下几种：①抽吸针：特点为针细长，可采用 18～22G 针、日本产 22G 针或 9G 腰穿针，外径 0.7～0.9mm，长度以 12～15cm 较适用，属细胞学活检；②切割针：特点为针芯粗，如 BARD MC1816 活检枪（图3-15），可采取细胞学或组织学标本；③气钻活检针：因其对组织损伤大，产生并发症多，目前较少使用。主要用于胸壁骨骼病变。

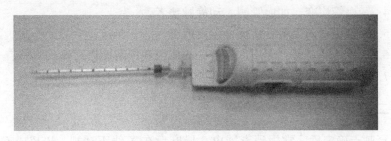

图 3-15　MaxCore 一次性枪（枪针一体）

（2）同轴定位针：用于直径<3cm 或定位困难的病灶，可以一次穿刺多点、多次、多方向取样，避免重复穿刺，减少肺内损伤，降低并发症。常用的是 BARD 公司的 16G×10cm 同轴活检针（图3-16）。

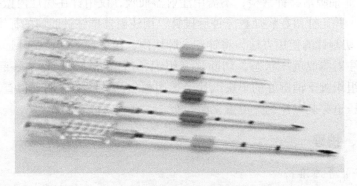

图 3-16　16G×10cm 同轴活检针

（3）其他：注射器、载玻片、消毒试管、标本瓶、细菌培养瓶、氧气、纱布等。

（二）术中护理

1. 同非血管性介入治疗术，给予氧气吸入。

2. 心理护理，并指导病人保持平静呼吸，肌肉放松，避免咳嗽和过度紧张。

3. 密切观察病情变化，如有剧烈胸痛、呼吸困难和刺激性咳嗽，应立即停止操作，使病人平卧，观察血压和心、肺情况。

四、并发症的观察及护理

（一）气胸

气胸是经皮肺穿活检最常见的并发症，尤其是伴有慢性阻塞性肺部疾病人。预防和护理措施包括：

1. 穿刺时，应选择肿块距胸壁最近的部位，尽量避开正常肺组织及多次穿过叶间胸膜。

2. 进退针过程中，应保持病人体位相对固定，嘱其屏住呼吸，勿咳嗽，迅速刺过或退出胸膜。

3. 术中、术后给予氧气吸入，具有促进气胸吸收的作用，可减少气胸的体积。

4. 穿刺后，病人取术侧朝下卧位，减少气体流向穿刺部位，从而降低气胸发生率。

5. 发生气胸后，应卧床休息，保持安静，给予氧气吸入。轻度气胸可自行吸收；中度可用注射器抽气；重度可放置胸腔闭式引流管。

（二）咯血

均为少量咯血，无需特殊处理可自行停止。

1. 向病人做好解释，消除顾虑。

2. 保持口腔清洁，可用生理盐水或漱口液漱口。

3. 卧床休息，减少活动，并给予清淡、易消化饮食。

（三）空气栓塞

空气栓塞是罕见而又最危险的并发症。穿刺后病人取坐位或直立时，突然出现意识不清、心律紊乱症状，应考虑空气栓塞。预防及护理措施：

1. 术中应取卧位，禁止取坐位或直立穿刺。

2. 病人在术中或术后应平静呼吸，不要咳嗽及打喷嚏。

3. 穿刺针刺入病灶，拔除针芯连接注射器时，应用酒精棉球堵住针座，连接速度要快，避免气体进入肺静脉。

4. 如发生空气栓塞，应立即取左侧卧位，头低脚高，并给予氧气吸入，静脉滴注激素或立即进入高压氧治疗。

（四）针道种植

经皮针刺肺活检后，肿瘤细胞沿针孔发生种植，是极为罕见的并发症。表现为局部皮下结节或包块。因为细针发生针道转移的可能性几乎不存在，细针穿刺是相当安全的，所以应避免使用粗针，减少并发症的发生。

第九节　输液港植入术术中护理

植入式静脉输液港（implantable venous access port）简称静脉港，是一种埋于皮下组织中的植入式可长期留置的中心静脉输液装置，于1983年正式在欧洲市场上推出，最初是为解决某些病人不宜植入长期中心静脉导管，而需要长期输液治疗的病人提供可靠的静脉通道。

一、适应证和禁忌证

（一）适应证

1. 需要长期或重复给药。

2. 需长期进行抽血，输注血液及血制品、营养药及抗生素等。

3. 造影剂推注。

4. 化疗药物输注。

（二）禁忌证

1. 曾出现或可疑设备相关感染、菌血症或脓毒症。

2. 病人体型太小，不适于容纳植入设备。

3. 病人已知或可疑对设备包装内的材料过敏。

4. 合并严重慢性阻塞性肺病。

5. 预期植入部位有放疗史。

6. 预期放置部位既往血栓形成或血管外科手术史。

7. 局部软组织因素影响设备的稳定性和（或）放置。

二、输液港植入方法

（一）输液港结构

BardPort 植入式输液港主要由两部分组成（图 3-17）。

1. 供穿刺用的输液座　三向瓣膜式硅胶导管无需肝素封管，堵管率低，更经久耐用，可在体内长期留置。

2. 放射显影的导管　高等级的医用硅胶材料，非常柔软，生物相容性极佳。无血管壁穿透伤；减少血管内皮损伤，降低静脉炎、血栓形成的危险；适宜长期留置，可在体内留置数年。

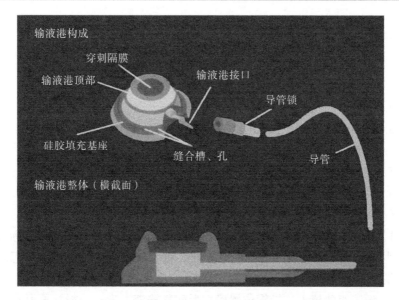

图 3-17 输液港

（二）蝶翼针（图 3-18）

经皮穿刺植入于人体的输液港。此针头经输液港穿刺隔垂直插入到注射座腔，药物或输液便可进行注射或连续点滴，经由导管末端流出进入中心静脉。

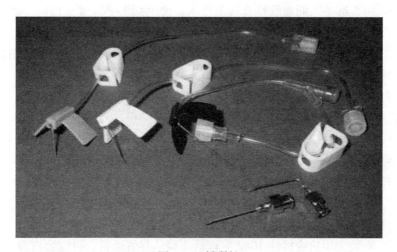

图 3-18 蝶翼针

三、输液港植入步骤

（一）手术入路

1. 颈内静脉入路。

2. 锁骨下静脉入路。

3. 肝静脉入路。

4. 手臂贵要静脉入路。

5. 腋静脉。

6. 股静脉。

（二）手术步骤

1. 导管植入　通常选颈内静脉或锁骨下静脉入路。可以按解剖标志或者超声引导经皮穿刺锁骨下或颈内静脉；将导管放入上腔静脉，理想的导管末端位置为上腔静脉和右心房交界处；

2. 输液座的植入　导管位置确立后建立输液港囊，一般在静脉通路牢固并确认导管尖处于合适位置后进行。在前胸壁锁骨下 2~3cm 单独做一切口，然后做一囊袋并将输液港放置于此，通常将输液港常与胸肌筋膜缝合在一起。导管通过皮下隧道后依靠导管锁与输液港相连。埋置输液座的皮下组织厚度以 0.5~1.5cm 为宜。

四、护理

（一）手术准备

1. 病人准备　同血管性介入治疗术。协助病人平卧或头偏向一侧，脱下上衣，消毒手术区域。

2. 药物准备　肝素盐水 1000ml，肝素 1 支；1% 利多卡因 20ml 用作局部浸润麻醉。

3. 器械准备　一次性介入手术包、输液港套装、附件（蝶翼针、微穿刺鞘）、缝线、透明贴；必要时备 150cm 导丝一根。

（二）术中护理

除按血管性介入治疗常规术中护理外，尚需做好以下护理：

1. 安装前测量、预冲（无损伤针）。

2. 插管前应用无菌生理盐水预冲导管和输液座，排出系统内的空气，防止空气栓塞。

3. 安装完毕后应推注 10ml 生理盐水确认导管通畅，再缝合皮囊。

4. 协助医生填写病人输液港的安装记录（包括目录号和货运号），输液港维护手册。

五、不良反应和并发症的预防和处理

（一）并发症

近期并发症常见气胸、气栓、纵隔血肿。预防关键在于医生在术中利用引导设备进行穿刺、仔细操作，注意排气。远期并发症导管破裂、血管栓塞、导管闭塞、导管移位、感染。术后规范化管理是预防和减少术后远期并发症的重要因素。

（二）伤口感染、导管相关性血液感染

导管相关性血液感染是指血管内插管的病人出现了菌血症，外周静脉采血做血液培养至少一次结果为阳性，且病人有感染症状，并除外导管因素以外的其他血液感染的途径。如果在血液感染发生前48小时内使用过中心静脉导管，则此次感染与导管相关。表现为局部红肿、发热等。处理：

1. 术中严格无菌操作。

2. 遵医嘱每日伤口换药、引流、抗菌药物治疗。

（三）纤维蛋白鞘的处理

纤维蛋白鞘是静脉留置导管后导管表面常见的一层膜状物，是导管功能障碍最常见的原因，也是导致血栓形成、继发感染、肺栓塞等一系列严重并发症的原因。为了预防纤维蛋白鞘的出现，可以增加冲洗导管的频率。如果无效，可以按医嘱，以尿激酶处理导管，溶解沉积于导管开口处的纤维蛋白。

血栓形成的表现及处理：表现为输液速度变慢肩部、颈部疼痛、同侧上肢水肿或疼痛、发热等。处理：

1. 消毒、使用无损伤针穿刺输液港。

2. 接20ml注射器，轻柔注入2ml尿激酶（5000U/ml）。注意儿童输液港用量酌情减少。

3. 保留15分钟。

4. 将输液港中的尿激酶和血块等抽回。

5. 若抽不到回血，重复灌注尿激酶。

6. 导管通畅后，使用20ml以上的澄清生理盐水以脉冲方式冲干净导管并正压封管。

（四）药物外渗

可能原因是蝶翼针固定松脱、蝶翼针过短无法进入到输液座、导管锁脱落、穿刺隔损坏导致外渗、导管破裂，病人出现痛、肿、血肿。处理如下：①重新固定；②选择合适长度的蝶翼针重新穿刺；③立即联系医生，进行处置；④须使用 10ml 以上注射器进行冲管，以避免产生过大的压力。

（五）Pinch-off 综合征（导管夹闭综合征，图 3-19）

原因是导管通过位于锁骨和第一肋骨间的锁骨下静脉，由于此空间角度过小，导管受到挤压，使上肢放下时或病人保持某种体位时输液不畅。处理：

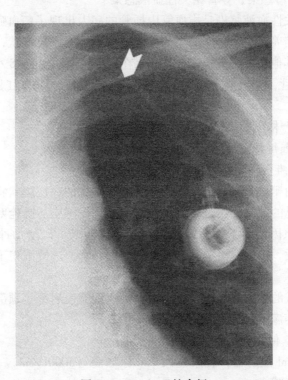

图 3-19　Pinch-off 综合征

1. 输液时抬臂。

2. 有导管断裂的潜在风险，当输液时发生肿、痛，拍片确定导管位置。

3. 如发生导管断裂（图 3-20），应立即进行介入手术取出。

（六）病人皮肤勾伤

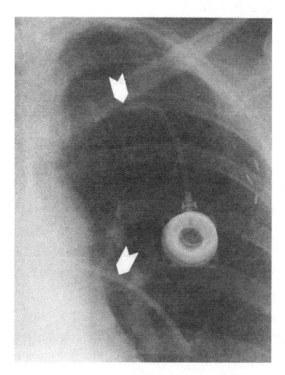

图 3-20　Pinch-off 综合征后导管断裂

可能原因是插入无损伤针时用力过大、无损伤针重复使用。处理：

1. 留意隔膜是否已遭破坏而引发输液外渗。

2. 严禁重复使用无损伤针。

（七）输液座完全阻塞

可能原因是：冲管不充分、未保持正压方式移除蝶翼针或无损针、每次输液前抽回血后，未用 20ml 生理盐水冲洗、未正确封管。处理：尿激酶 5000U/ml 灌注 20~30 分钟。

（八）导管脱落或断裂

原因可能与导管老化、放置位置、化疗药物种类和导管持续使用时间、护理方式不当有关。病人表现为肩部、颈部痛、可以冲管但不能抽回血、穿刺点处可见漏液。处理：立刻与主治医师联系安排将断裂的导管取出，并安抚病人情绪。

六、输液港使用和维护

（一）使用及维护流程

消毒注射部位→无损伤针穿刺输液港→抽回血→用10ml以上注射器脉冲式冲洗导管→静脉点滴→生理盐水/肝素冲管。

（二）维护物品准备

洞巾、小药杯、弯盘、碘伏、酒精、无菌棉签、无菌手套、透明贴膜、10ml以上注射器、输液港专用无损伤针、无菌胶带、肝素帽、肝素稀释液、生理盐水。

（三）维护步骤

1. 按触，确认注射座的位置，洗手，戴无菌手套→以镊子夹持酒精棉块，以注射座为中心，螺旋状消毒，直径10~12cm，同法以碘伏棉块消毒三次。

2. 10ml注射器抽吸10ml生理盐水，连接无损伤蝶翼针，排气。

3. 固定输液座，进针。

4. 回抽见回血，证实针位置无误。

5. 脉冲冲管后，夹闭延长管，安装肝素帽（或直接连接注射器、输液装置），行后续治疗。

6. 每天治疗结束后，常规脉冲冲管（有节律的推-停-推）、正压封管，使用透明贴膜固定穿刺部位。

（四）注意事项

1. 必须使用无损伤针穿刺输液港。

2. 冲洗导管、静脉注射给药时必须使用10ml以上的注射器，防止小注射器的压强过大，损伤导管、瓣膜或导管与注射座连接处。

3. 每次给药后都以标准方式冲洗导管。

4. 输血、输高黏滞性药物后应立即用脉冲手法冲洗导管后再接其他输液。

（肖书萍　熊　付）

参 考 文 献

［1］徐仲英，胡海波，等. 介入技术清除心血管腔内异物［J］. 中国循环杂志，2006，21（1）：45-48.

［2］肖亮，申景，等. 医源性血管内异物介入取出6例的初步经验［J］. 山西医药杂

志，2011，40（5）：432-434.

[3] 韩新巍. 介入治疗临床应用与研究进展［M］. 第 3 版. 郑州：郑州大学出版社，2012.

[4] 肖天林，徐细明，戈伟. 同轴穿刺技术对肺癌的诊断价值研究［J］. 实用癌症杂志，2015，30（5）753-755.

[5] Chernecky C. Satisfaction versus dissatisfaction with venous access devices in outpatient oncology：a pilot study［J］Oncol Nurs Forum，2001，28（10）：1613-1616.

[6] 胡德英，田莳. 血管外科护理学［M］. 北京：中国协和医科大学出版社，2008.

[7] Kurul S，Saip P，Aydin T. Totally implantable venus-access ports：local problems and extravasation injury［J］. Lancet Oncol，2002，3（11）：684-692.

[8] Babu R，Spicer RD. Implanted vascular access devices（ports）in children，complications and their prevention［J］. Pediatr Surg Int，2002，18（1）：50-3.

[9] 李海洋，黄金，高竹林. 完全植入式静脉输液港应用及护理进展［J］. 中华护理杂志，2012，47（10）：953-955.

第四章 介入手术室急救护理

介入手术治疗虽然是微创手术，但也存在一定的风险。手术中可能会出现一些危急情况，如低血容量性休克、过敏性休克、呼吸心跳骤停等。能否及时无误地救护直接关系到病人的安危和抢救的成败。因此，介入手术室护士应具备丰富的专科知识及临床经验，熟练掌握心电监护仪、除颤器等仪器的使用以及心肺复苏等急救技术；同时，介入手术室护士具备良好的心理素质，在抢救过程中能处于冷静敏捷状态，及时正确地观察、判断、处理各种情况，熟练配合医生进行抢救工作。

第一节 常备急救仪器

一、心脏除颤器

心脏除颤器又名电复律机（图4-1），是一种应用电击来抢救和治疗心律失常的一种医疗电子设备。它采用电脉冲对病人进行心脏转复、除颤，在极短促的时间内将高能直流电通过除颤的电极板对心脏放电，使整个心脏除极化，中断各种折返途径，消除各种异位兴奋，使病人恢复窦性心律。

（一）操作程序

1. 评估病人 了解病人病情，评估病人意识、大动脉搏动情况、心电图状况以及是否有室颤波。

2. 备齐用物，迅速将除颤器推至病人床边。

3. 接好电源（如已充好电，则可以不接电源）。

4. 将电极片连接监护导联线，按照标识要求将电极片贴于病人胸部正确位置。避开除颤部位及伤口（如病人已有心电监测，则此步骤可省略）。

5. 打开除颤器开关，将按钮调节至监护状态。观察病人心律情况。

6. 在除颤器电极板上均匀涂抹适量导电糊或者生理盐水纱布。

7. 选择非同步电复律方式。

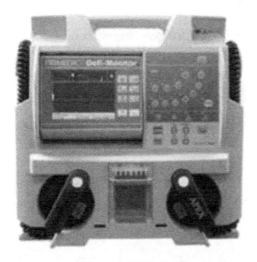

图 4-1　心脏除颤器

8. 正确选择除颤能量，按充电按钮充电。

9. 将电极板按照标识分别放于病人心尖部和心底部。电极板与病人皮肤紧密接触，压力适当。除颤前确定周围人员身体无直接或间接与病人接触。

10. 操作者双手拇指同时按压放电按钮电击除颤。

11. 观察病人心律情况，判断除颤是否成功。如未成功，可重复电除颤。

12. 记录心电图波形。

13. 为病人擦净胸部导电糊。整理床单位。

14. 清理用物。

（二）注意事项

1. 除颤器作为抢救设备，应始终保持良好性能，蓄电池充电充足，方能在紧急状态下随时能实施紧急电击除颤。

2. 除颤前确定病人除颤部位无潮湿、无敷料。如病人带有植入性起搏器，应注意避开起搏器部位至少 10cm。

3. 动作迅速、准确。操作者除颤电击时身体不能与病人接触，不能与金属类物品接触。

4. 使用完毕，应擦净电极板，清理导线，放置整齐。

二、微量注射泵（图4-2）

微量注射泵是电子度量液体输入血管速度的一种电子机械装置，其目的是按要求以恒定的速度输注定量的液体。

（一）操作程序

1. 评估病人病情及配合能力，评估微量注射泵功能：连接泵电源后按电源开关键，绿色指示灯亮。

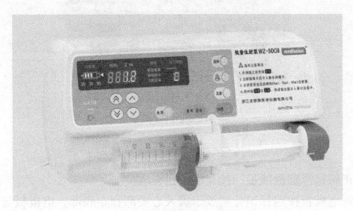

图4-2　微量注射泵

2. 根据医嘱准备药液，将装有药物的注射器与延长管相接，并排尽管内空气。松开微量泵旋钮，将注射器固定于凹槽内，然后将旋钮固定住，并将延长管的另一端与静脉通路连接。

3. 按数字设置键调节速度（遵照医嘱的要求）。

4. 按启动键后泵即开始工作（工作指示灯亮）。

5. 告知病人穿刺侧肢体勿剧烈活动，勿搬动输液泵和调节输注速度，保证用药安全。

（二）注意事项

1. 微量泵一般可以固定在输液架上，必须注意把固定螺丝旋紧防止摔坏。

2. 为了保证用药剂量准确，应在泵入速度设置准确后方可泵入药物，并在注射器上贴上标签，注明病人床号、姓名、药物名称、时间、日期等。

3. 严格遵守无菌操作，注射开始时应在注射器活塞上盖一块无菌纱布，防止药物污染。

4. 注意观察用药效果及不良反应，根据病情及时更换药物或改变注射速度。

5. 尽量缩短更换注射器所用时间，药物注射完毕前 3 分钟微量泵自动报警，此时应将其他药物准备好。

6. 电池用完时，应及时更换电池。如为蓄电池不可一次用空，应及时充电，保证电量充足。

7. 微量泵使用完毕应擦净可能滴在机器上的药液，放在固定的位置，避免受压。

三、心电监护仪（图 4-3）

心电监护仪是监测病人生命体征的重要工具之一，它为评估病情、治疗及护理提供重要的依据。

（一）操作程序

1. 检查监护仪是否处于功能状态及导联线是否连接正确。

2. 连接监护仪电源，打开主机开关。

3. 无创血压监测

（1）选择正确的部位，绑血压计袖带，将有标志的箭头指向肱动脉搏动处。

（2）设定测量间隔时间。

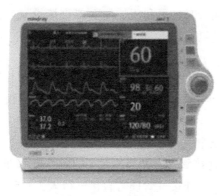

图 4-3　心电监护仪

（3）按测量键。

4. 心电监测

（1）暴露胸部，正确定位（必要时放置电极片处用75%酒精清洁）。

（2）将电极片连接心电导联线，贴在病人胸部正确位置上。

（3）选择P、QRS、T波显示较清晰的导联，调节波幅。

5. 监测SpO_2　将SpO_2传感器安放在病人身体的合适部位。红点照指甲，置于血压计袖带不同的肢体。

6. 根据病人情况，设定各项报警限，打开报警系统。

7. 调至主屏。监测异常心电图并记录。

（二）注意事项

1. 定期更换电极片安放位置，防止皮肤过敏和破溃。

2. 报警系统应始终保持打开，出现报警应及时正确处理。

3. 安放监护电极时，必须留出一定范围的心前区，以不影响在除颤时放置电极板。

4. 对需要频繁测量血压的病人应定时松解袖带片刻，以减少因频繁充气对肢体血液循环造成的影响和不适感，必要时应更换测量部位。

5. 定时更换SpO_2传感器位置，避免置于涂指甲油或患有灰指甲处，观察皮肤颜色温度。

四、简易人工呼吸气囊

呼吸气囊（图4-4）又称加压给氧气囊（AMBU），它是进行人工通气的简易工具。与口对口呼吸比较，供氧浓度高，且操作简便。尤其是病情危急，来不及气管插管时，可利用加压面罩直接给氧，使病人得到充分氧气供应，改善组织缺氧状态。

（一）操作程序

1. 检查呼吸气囊的性能。如有心跳者则按下面流程操作。

2. 协助病人采用去枕平卧位，评估呼吸道分泌物、异物，有无活动义齿。

3. 清除呼吸道异物及分泌物。

4. 将呼吸气囊连接氧气，调节流量8~10L/min（如为气管插管者，需取下呼吸气囊的面罩，连接气管插管直接进行人工呼吸）。

5. 开放气道方法

（1）仰头抬颏法（注意保护颈椎）：操作者一手置于病人前额，手掌向后下方施力，使头充分后仰，另一手示指、中指将颏部向前抬起，使耳

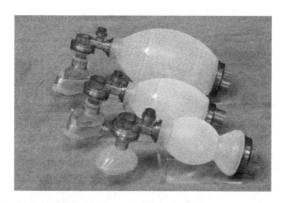

图 4-4　简易呼吸气囊

垂与下颌角连线与地面垂直。

（2）仰头抬颈法：操作者一手抬起病人颈部，另一手以小鱼际部位置于病人前额，使其头后仰，颈部上托。

（3）双上颌上提法：操作者双肘置病人头部两侧，双手示、中、无名指放在病人下颌角后方，向上或向后抬起。

6. 一手以"EC"法固定面罩，另一手挤压呼吸气囊。每次送气 400~600ml，频率 10~12 次/分，小儿 16 次/分，婴儿 20 次/分，人工气道挤压频率为 12~20 次/分。

7. 病情观察　发绀减退；面色、甲床转红润；自主呼吸恢复；监测血氧饱和度达 96% 以上。

8. 抹净病人口唇周围分泌物。

9. 整理用物及床单位。

10. 记录。

（二）注意事项

1. 急救意识强，处理动作迅速，争分夺秒就地抢救。

2. 有效清除口咽分泌物、异物，保证气道通畅。

3. 注意保护颈椎，防止损伤及其他并发症。

4. 使用简易呼吸器囊容易出现活瓣漏气，使病人得不到有效通气，所以要定时检查、测试、维修和保养。

5. 挤压呼吸囊时，压力不可过大，以免造成病人胃部胀气。

6. 发现病人有自主呼吸时，应按病人的呼吸动作加以辅助，以免影响病人的自主呼吸。

7. 对清醒病人做好心理护理，解释应用呼吸气囊的目的和意义，缓解紧张情绪，使其主动配合，并边挤压呼吸囊边指导病人"吸……""呼……"。

8. 用后及时消毒，将简易呼吸器各配件依顺序拆开，置入 2% 戊二醛碱性溶液中浸泡 4~8 小时，取出后使用清水冲洗所有配件，去除残留的消毒剂。

第二节　介入手术室常见急症的抢救应急预案

介入放射诊疗技术因创伤小、疗效高在急诊抢救中为临床医生所认可。尤其在对于各类急诊出血性疾病，介入技术的准确定位和栓塞往往能在整个急救过程中起到确定性的作用。为提高介入科整体应对能力，提升快速反应和应急处理效能，介入手术室应制定好各种情况下的应急预案。本节是介入科常见急症的抢救应急预案。

一、急危重症病人抢救处理的应急预案

1. 介入手术室手术器材、敷料应足量备货，由专人负责管理，每日清点补充，及时补充、更换、维修、消毒，以保证应急使用；对特殊器械及抢救仪器应定期检查使之处于功能状态；备有足量抢救物品及药品，以保证突发抢救时的使用。

2. 各类抢救物品、药品、仪器固定放置并保持性能良好，严格交接并记录。

3. 医生接到急症会诊电话后通知介入手术室护士准备手术间，急危重症病人进入手术室，护士要了解病人的病情，进行心电监护，注意观察病人的神志、瞳孔，皮肤、口唇颜色，肢体温度，尿量及生命体征等情况。

4. 立即吸氧，必要时给予吸痰，保证呼吸道通畅；开放两条以上留置针静脉通道，保证抢救药物有效输注。

5. 全体医护人员均应熟练掌握各种抢救技术，熟悉抢救物品的使用方法，严格执行各项操作规程和急救规程；要有高度的责任心和应急能力，所有相关人员应全力以赴投入急危重症病人的抢救工作。

6. 根据病人的病情，合理安排抢救人员，由科主任统一指挥。护士密切配合手术医生进行抢救，做好病人的心理护理，使之配合治疗。

7. 做好医疗记录，各班分工协作。按医院管理规定及时上报相关管理

部门。

二、病人心搏呼吸骤停的应急预案

1. 介入手术室医务人员熟练掌握心肺复苏流程及各种急救仪器的使用方法和注意事项，急救物品做到四固定（定种类、定位放置、定量保管、定期消毒），每班清点，完好率达100%，保证应急使用。

2. 病人进入手术室，在手术开始前或手术中发生心搏呼吸骤停时，医护人员迅速判断病人神志、大动脉搏动、呼吸等情况，立即行心肺复苏，保持呼吸道通畅，吸氧8～10L/min，胸外心脏按压、气管插管，同时呼叫其他医务人员帮助抢救。

3. 快速建立静脉通道，必要时开放两条静脉通道，遵医嘱给予抢救药物输注。

4. 在抢救过程中应注意脑复苏，必要时使用冰帽保护脑细胞。

5. 密切观察病人的生命体征、意识及循环恢复情况，必要时行电除颤和心脏临时起搏；记录出入量；遵守无菌原则，预防感染。

6. 参加抢救的人员应注意互相密切配合，有条不紊，药物严格核对；口头医嘱应复述一次无误后再执行，保留抢救药物的安瓿。

7. 医护人员严格遵守科室各项规章制度，坚守岗位，密切观察病人的病情，并准确地记录抢救过程。

三、病人突发心室颤动的应急预案

1. 介入手术室应备有足量的抢救物品、药品和急救物品。除颤仪处于备用状态，医护人员熟练掌握各种抢救技术及心肺复苏流程、除颤仪的使用。术前建立良好的静脉通道。

2. 病人突发心室颤动时，根据医嘱应用抗心室颤动及抢救药物。立即行非同步直流电除颤，如不成功，可重复除颤，最大能量为360J。立即给予氧气吸入，行胸外心脏按压，必要时行人工呼吸、气管插管，密切观察病人的病情变化，给予心电监护，以便及时发现心室颤动的发生，尽快采取抢救措施。同时呼叫其他医务人员帮助抢救。在抢救过程中应注意脑复苏。

3. 参加抢救人员应注意互相密切配合，对症处理，严格查对。

4. 病人病情好转，生命体征平稳后，擦净病人胸口的皮肤，及时准确地记录抢救过程，安全转运回重症监护病房。

四、病人突发迷走神经反射的应急预案

1. 各种抢救药品及器械处于功能状态。

2. 病人手术前建立良好的静脉通路，给予心电监护，严密观察病人的生命体征变化，一旦出现面色苍白、血压下降、心率减慢、出汗、恶心等迷走神经张力增高表现，可加快输液，遵医嘱给予阿托品 0.5mg 静脉推注，可根据情况再次用药。

3. 注意补液充足，避免因血容量不足引起的迷走神经反射。

4. 正确拔管　在拔除鞘管前先给予快速补液，穿刺点周围应用利多卡因局部麻醉，拔鞘管时，术者操作应熟练，避免粗暴拔管。拔管的同时，医护人员也可与病人交谈，询问有无不适，以分散其注意力，减轻疼痛或紧张感；对心律缓慢和血压偏低者，可在拔管前给予多巴胺和阿托品。适当力度进行加压包扎。

5. 病人在术中及术后拔管过程中要严密观察生命体征及病情变化。

6. 病人如有尿潴留，膀胱的过度充盈也易诱发迷走反射出现，术前应排空膀胱，术中及术后协助排尿，必要时行导尿。

7. 重视病人的心理护理，避免病人出现精神紧张、焦虑不安等负性心理。

五、出血性疾病应急预案

1. 各种抢救药品及器械处于功能状态。

2. 病人进入手术室，安抚病人，病人头偏向一侧，保持呼吸道通畅，吸氧，根据情况调节氧流量，必要时用吸引器清理口鼻分泌物。

3. 行心电监护，严密观察病人的生命体征变化，包括神志、皮温、尿量和末梢循环情况，记录出血量。

4. 建立静脉双通道，保持输液通畅，备血，快速补充血容量；根据医嘱用升压、止血药物。

5. 向家属交代病情，通知相关科室准备进一步处理；若呼吸、心跳停止，立即心肺复苏。

6. 及时准确地记录抢救过程，安全转运回重症监护病房。

六、血压升高应急预案

1. 严密监测病人血压、心率等生命体征。

2. 给予病人心理安慰，消除其紧张情绪，必要时遵医嘱给予镇静剂如

地西泮等。

3. 告知病人手术前一晚保证休息，术前排空大小便，尽可能排除术中引起血压升高的因素，高血压病人按常规服降压药。

4. 排除因疼痛所致的血压升高，遵医嘱给予镇痛药物，如肌内注射盐酸曲马多或吗啡等。

5. 对血压持续升高的病人，遵医嘱给予口服降压药如硝苯地平片、卡托普利等；和（或）静脉输注降压药物如硝普钠、乌拉地尔等合理控制血压。

七、血压下降应急预案

1. 严密监测病人血压及心率、血氧饱和度、面色、尿量等情况。

2. 准确判断出现低血压的原因，给予对症处理。若因禁食禁饮引起的血压下降，术中可给予补液、扩容治疗，依据心率和血压恢复情况，决定是否使用升压药物治疗。

3. 行球囊扩张或支架置入术前预先准备好阿托品、多巴胺、肾上腺素等药物，并密切监测血压变化。

第三节 休克的抢救

休克（shock）是人体对有效循环血量减少的反应，是由于组织血流灌注不足引起代谢障碍和细胞受损所致。休克可分为低血容量性休克、感染性休克、心源性休克、过敏性休克和神经性休克五种，介入手术室常见的是低血容量性休克和过敏性休克。

一、治疗原则

1. 补充血容量。
2. 治疗病因。
3. 制止出血。

二、低血容量性休克的抢救

多见于食管胃底静脉曲张破裂、肝脾破裂、宫外孕、咯血等出血性疾病。

1. 病人送入手术室后，平躺于手术床上，双下肢分开并外展，用支架托起病人双侧手臂，用约束带将病人四肢固定于手术床上，防止坠床。

2. 保持呼吸道通畅，头偏向一侧，及时清除呼吸道的血块，给氧，上心电监护。

3. 迅速建立静脉通道，于上肢大静脉处用 18~20G 静脉留置针建立至少两条静脉通道，以保证输液的速度。输液应先快后慢，但应避免过快、过多引起心力衰竭、肺水肿等并发症。

4. 抽血、备血。

5. 密切观察病人意识、生命体征、尿量的变化，及时发现休克的早期症状。

6. 注意保暖，保持室温在 22~26℃。大量输入库血时，应将库血适当加温，以防止病人体温过低，加重病情。每输完 1000ml 库血后应静脉注射 10%葡萄糖酸钙 10ml，以中和枸橼酸。

7. 迅速、准确执行各项医嘱，按医嘱用药。对于口头医嘱应重复一遍确认无误后方可执行。

8. 备好相关手术器械，积极配合医生手术止血。

9. 纠正酸碱平衡失调，及时抽取血液标本送血气分析，根据实验室报告，执行医嘱用药。

10. 在使用血管活性药物时，应根据血压随时调整输注速度，防止药液外渗，引起组织坏死。

三、过敏性休克的抢救

多见于造影剂严重过敏反应。

1. 立即停止使用造影剂。

2. 迅速建立静脉通道，给予地塞米松静脉注射，异丙嗪肌内注射，必要时给予肾上腺素。

3. 保持呼吸道通畅，及时清除呼吸道的分泌物，给氧，上心电监护。如有喉头水肿，应行气管插管或切开。

4. 密切观察病人意识、生命体征、尿量的变化。

5. 迅速、准确执行各项医嘱，按医嘱用药。对于口头医嘱应重复一遍确认无误后方可执行。

6. 在使用血管活性药物时，应根据血压随时调整输注速度，防止药液外渗，引起组织坏死。

第四节　心脏骤停的抢救

呼吸、心跳骤停是手术过程中最严重的意外，必须立即进行心肺复苏。复苏术是以心脏按压暂时维持人工循环，以人工呼吸代替病人的自主呼吸，建立有效的循环和呼吸，促使脑功能的恢复。

一、心脏骤停的先兆

1. 凡清醒的病人突然意识丧失，大动脉（颈动脉、股动脉）摸不到搏动。

2. 心电监护仪显示心率变慢、血压明显下降、频繁多源或成对的期前收缩、频繁极快的室性心动过速、明显的房室传导阻滞或呼吸变浅、呼吸节律失常等。

3. 穿刺点不出血。

二、治疗原则

1. 恢复循环功能。

2. 维护呼吸道通畅，恢复呼吸功能。

3. 预防及减轻大脑因缺氧而引起的损害，力争脑功能的完全恢复。

三、抢救配合

人工呼吸和胸外心脏按压必须同时进行，这是保证机体重要脏器供氧与二氧化碳排出，降低致残率、减少死亡的重要措施。

（一）人工呼吸

1. 保持呼吸道通畅，病人仰卧，去枕，将头后仰并拖住下颌，迅速清除口鼻腔内分泌物，取出义齿。用约束带将病人四肢固定于手术床上，防止坠床。

2. 配合医生行气管插管。

3. 使用简易呼吸器，将口罩紧贴于病人口鼻上，或将呼吸器与气管插管套管相接，然后间歇的、有节律的挤压呼吸囊（一次 500~1000ml 气体），形成被动吸气下呼气，12~16 次/分。使用自动呼吸器时，应严密观察病人情况，随时调整各项参数。

（二）胸外心脏按压

1. 术者一手掌根置于胸骨中下段 1/3 处，双手掌掌根上下重叠且手指头交叉互握紧，肘关节伸直，借身体和上臂的力量，向脊柱方向垂直按压，按压频率为 80~100 次/分。按压与放松的时间大致相等，放松时掌根部不得离开按压部位，以防位置移动，但放松应充分，以利血液回流。若为小儿，只用一掌根按压即可，频率为 100 次/分。新生儿可用 2~3 指的压力按压，频率为 ≥120 次/分。

2. 按压与人工呼吸比率，一人施救时，按压 30 次，人工呼吸 2 次；两人施救时，按压 5 次，人工呼吸 1 次。

3. 在进行人工呼吸时，应暂停按压。

（三）胸外电除颤术

1. 除颤前，正确连接各部件、检查仪器性能、接电源，做好除颤前准备工作。

2. 电极板涂导电胶或用生理盐水纱布包裹，分别放置在心尖部和胸骨右侧缘第二肋间。

3. 术者手持电极绝缘柄，身体离开病人和床，按下放电钮。病人抽动一下，立即观察心电图，并听心音。若仍有心室纤颤，可准备第二次除颤。

（四）其他

1. 给予心电监护，备齐各种急救药品和器材，并使其处于功能状态。

2. 迅速建立静脉通道，穿刺困难者，协助医生行中心静脉置管或静脉切开。

3. 迅速、准确执行各项医嘱，按医嘱用药，对于口头医嘱应重复一遍确认无误后方可执行。空安瓿、输液袋应保留至抢救结束，以便核对。

4. 密切观察病人意识、生命体征、尿量的变化。

5. 及时准确留取各种标本。

6. 注意保暖，心跳一旦恢复并稳定后即可给予冰袋、冰帽做头部降温。

四、复苏有效指征

1. 心电图恢复。

2. 触及大动脉的搏动。

3. 瞳孔缩小、对光反射、睫毛反射及吞咽反射恢复。

4. 自主呼吸恢复。

5. 皮肤、口唇发绀逐渐减轻。

6. 收缩压>80mmHg。

附心跳骤停抢救流程（图4-5）：

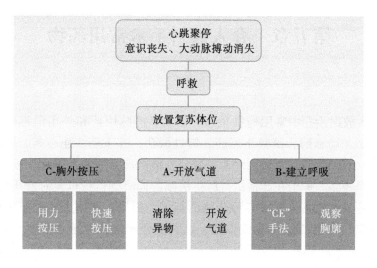

图4-5 心跳骤停抢救流程图

（肖书萍 李小芳）

参 考 文 献

［1］宋烽，王建荣. 手术室护理管理学［M］. 北京：人民军医出版社，2004.

［2］魏革，刘苏君. 手术室护理学［M］. 第2版. 北京：人民军医出版社，2005.

第五章　介入放射手术常用药物

介入放射治疗中常用药物很多，以动、静脉用药和外用消毒药为主，如造影剂、局麻药、镇静止痛药、抗过敏药、升压药、强心药、抗凝药、溶栓药、抗肿瘤药等。介入手术室应建立健全严格的药品管理制度，指定专人管理药品。护士在严格执行医生医嘱的同时，自身也要对常用的药物有一定的了解，熟练掌握各种药物的药名、剂量、使用方法、作用机制、不良反应、配伍禁忌及存放位置，以利于介入诊疗准确、及时、有效地进行。

第一节　药品的管理

一、药品管理制度

1. 介入手术室应设立药品柜，防腐剂、外用药、消毒剂等药品与内服药、注射剂分区储存。

2. 抗肿瘤药应专柜专用，统一贴上标签，并指定专人管理药品。

3. 毒麻药、抗肿瘤药和贵重药必须上锁，建立严格的领取和交接班制度，由护士长和管药护士共同管理。每天清点毒麻药处方和药品基数，发现不符及时查明原因。

4. 生物制品、血液制品及需要低温储存的药品应放在冰箱内保存，每周定期清理1次，保持冰箱内整洁。

5. 根据用量设定药品基数，不宜过多，以免过期。

6. 药品名称、外观或外包装看似、听似、一品多规等易混淆药品应相对分开存放，不可相邻摆放，并有明显的警示标志，避免药品混淆。

7. 高危险药品存放应标识醒目，提醒使用人员注意。

8. 定期检查药品柜、急救车、冰箱内的药品，发现过期、变色、浑浊或标签模糊不清的药品应丢弃，不得使用。

二、药品使用制度

1. 严格三查七对制度，"三查"即摆药时查、给药，注射前查、给药，注射后查。"七对"即对床号、姓名、药名、剂量、浓度、用法、时间。

2. 术中用药多为口头医嘱，护士在执行前应复述一遍，无误后方可执行。

3. 术中用药要求快速、及时、准确，抢救病人时更是分秒必争，护士应熟悉各种药物的药名、剂量、使用方法、作用机制、不良反应、配伍禁忌及存放位置，以利于抢救配合。

4. 静滴硝普钠等降压药时要注意避光，可用避光注射器或黑色避光袋；药物静滴时，防止渗漏到血管外，引起组织坏死。

5. 护士应掌握常用药品的配伍禁忌，正确使用药物溶媒，如去甲肾上腺素、奥沙利铂静滴时不能用生理盐水配制等。

6. 使用高危药品应选择合适的输注途径进行输注，严密观察用药效果，尽量避免不良反应的发生；一旦发生不良反应，立即通知医生、护士长，给予相应的正确处理措施。

7. 手术室外用消毒剂较多，护士必须熟悉每种消毒剂的用法、有效浓度、达到消毒的时间以及对人体和物品有无损害等特点，同时指导其他人正确使用。

8. 药品使用中发生差错、事故等应及时上报。

三、急救药品的管理制度

1. 急救车备一份急救药品的目录清单，包括急救药品的药品名称、规格、基数。

2. 药品的取用实行"左进右出"，即每次取用从该药的最右边开始，每次的补充根据药品的有效期决定。若补充的药品有效期较已有的药品有效期远，则补充的药品摆放在最左边；若补充的药品有效期较已有的药品有效期更近，则补充的药品摆放在最右边；以保证每次所取用的药品均为效期最近的药品。

3. 急救车内药品按基数与医院统一规定的排列顺序保持一致，做到四定：定位置、定专人管理、定数量、定品种。

4. 专人管理每天检查，及时补充。

第二节 对 比 剂

对比剂又称造影剂，是介入放射学操作中最常使用的药物之一。自伦琴第一次发现 X 线后，含碘的对比剂即得到应用。随着临床诊断的需要，人们不断地在研究和发展着对比剂。迄今为止，DSA 检查中所使用的经肾脏排泄的对比剂主要分为两大类：离子型和非离子型对比剂，它们均为含碘的水溶性对比剂。

一、离子型对比剂

离子型对比剂是三碘苯甲酸盐，主要是钠和葡甲胺盐，其在水溶液中都可离解成带有正负电荷的离子，并以原形排出体外，故称之为离子型对比剂。离子型对比剂的渗透压可高达 $1400\sim2000mOsm/(kg\cdot H_2O)$，比血液渗透压 $[300mOsm/(kg\cdot H_2O)]$ 高数倍，故又称为高渗对比剂（high osmolar contrast media，HOCM）。高渗透压是导致其不良反应的主要原因之一。国内常见的离子型对比剂是复方泛影葡胺（urografin），其是 3,5-二乙酰胺基-2,4,6-三碘苯甲酸钠盐与葡胺盐的混合物，分为 60% 和 76% 两种浓度，是一种无色透明或微黄色的水溶液，有一定的毒性，在使用中可产生一定的副作用：如心血管造影时，可使呼吸、血压和心电图发生一定的变化，冠状动脉造影时可引起心室纤颤、心肌收缩无力和心肌损害。但其有价格低廉、用途广泛等优点，在低剂量、低浓度使用时较为安全。注意在使用前应做碘过敏试验。

二、非离子型对比剂

非离子型对比剂是三碘苯甲酸酰胺类结构的衍生物，具有低渗透压、低黏度及低毒性的优点。非离子型对比剂不被电离，在溶液中是分子状态，无导电性，渗透压低；渗透压低和非离子化，使之对红细胞、血液流变学、血-脑屏障的影响大为减轻；对血浆渗透压无影响，使其对神经、心血管系统的影响较小，全身耐受性优于离子型对比剂，并且含碘量高，对比效果好，因而在国内得到广泛应用。

非离子型对比剂则以每毫升溶液中含有多少毫克碘代表其浓度，如 350 表示每毫升该溶液含碘 350mg。常见的非离子型对比剂有碘必乐（io-pamiro；化学名为碘异酞醇）、优维显（ultravist；化学名为碘普罗胺）、欧乃派克（omnipaque；化学名为碘苯六醇）、典迈伦（iomeron；化学名为碘美普尔）、碘维索尔（ioversol；化学名为碘佛醇）、威视派克（visipaque；化学名为碘克沙醇）等几种，浓度有 270～400mgI/ml 多种规格以适应需要。

1. 碘必乐（iopamiro） 是新一代非离子型水溶性碘对比剂，具有含碘量高、低渗透压、低黏度及低毒性的特点，适用于全身与脊髓腔的对比。用于 CT 增强扫描、血管对比等。制剂规格：碘必乐 150，每瓶 50ml 与100ml；碘必乐 200，每瓶 10ml；碘必乐 300，每瓶 10ml 与 50ml；碘必乐370，每瓶 10ml、50ml 与 200ml。

2. 优维显（ultravist） 是一种低渗透压的非离子型对比剂，在高碘浓度时仍保持低黏度，同时它极少与血浆蛋白结合，具有良好的生物兼容性等。用于 CT 增强扫描、DSA 等。制剂规格：优维显 300 有 20ml、50ml、75ml、100ml、200ml 及 500ml 瓶装；优维显 370 有 30ml、50ml、75ml、100ml 及 200ml 瓶装。

3. 欧乃派克（omnipaque） 是一种含有三个碘分子的非离子型水溶性对比剂，特别对中枢神经系统有很好的耐受性，与血浆蛋白结合率极低。用于 CT 增强扫描、DSA 等。制剂规格：140mgI/ml 10 小瓶装，每瓶 50ml；180mgI/ml10 小瓶装，每瓶 10ml、15ml 及 50ml；240mgI/ml 10 小瓶装，每瓶 10ml 及 50ml；240mgI/ml 10 小瓶装，每瓶 10ml 及 50ml；300mgI/ml 10小瓶装，每瓶 10ml、50ml、75ml 及 100ml；350mgI/ml 10 小瓶装，每瓶50ml 及 100ml。

4. 典迈伦（iomeron） 是一种含有三个碘分子的非离子型水溶性对比剂，具有含碘量高，低渗透压、低黏度等特点，适用于 CT 冠状动脉造影、DSA 等。制剂规格：400mgI/ml，每瓶 100ml。

5. 碘维索尔（ioversol） 是一种新型的含三碘低渗非离子型造影剂，具有含碘量高的特点。主要用于 CT 增强扫描、DSA 等。制剂规格：碘佛醇 320 有 20ml、50ml 瓶装。

6. 威视派克（visipaque） 是一非离子型、双体、六碘、水溶性的 X线造影剂。与全血和其他相应规格的非离子型单体造影剂相比，通过加入电解质，本品和正常的体液等渗。主要用于 CT 增强扫描、DSA 等。制剂规格：碘克沙醇 270 有 50ml 瓶装；碘克沙醇 320 有 100ml 瓶装。

三、碘过敏试验

（一）离子型对比剂

1. 口服法 手术前 3 日口服 10% 碘化钠溶液，每日 3 次，每次 10ml。

出现恶心、呕吐、皮疹、皮肤潮红、流涕、手脚麻木、呼吸困难为阳性。

2. 眼结膜试验　检查病人两侧结膜无充血时，向一侧眼内滴入对比剂2~3滴。5分钟后观察结膜情况。判断的标准是：轻度充血为Ⅰ度反应；中度充血同时流泪为Ⅱ度反应；显著充血、结膜血管扩张及曲张为Ⅲ度反应。

3. 口含试验　口含3%碘化钠5ml，5分钟后出现舌下充血、流涎、心悸、眼睑水肿及荨麻疹等，为阳性反应。

4. 皮内试验　取泛影葡胺0.1ml注入前臂皮内，10~15分钟后观察结果。如局部出现红斑或伪足者为阳性。

5. 静脉注射试验　取泛影葡胺1ml缓慢注射后观察15分钟，如出现恶心、呕吐、胸闷、咳嗽、气急、荨麻疹甚至休克症状，为阳性反应。

（二）非离子型对比剂

鉴于碘过敏试验对由非离子造影剂引起的过敏反应预测的准确性极低，以及碘过敏试验本身也可能导致严重过敏反应，因此不建议采用碘过敏试验来预测碘过敏反应。

四、对比剂的不良反应及处理

对比剂的不良反应与对比剂的种类有很大关系，离子型对比剂的不良反应明显大于非离子型对比剂。

（一）轻度反应

出现发热、恶心、呕吐、面色苍白、头痛及荨麻疹等。

处理：如一般情况较好，可观察，不做特殊处理，暂停用药即可。必要时可肌内注射异丙嗪25mg或地塞米松5~10mg，反应消失后可继续对比。

（二）中度反应

出现频繁恶心、呕吐、荨麻疹、血压偏低、呼吸困难、头痛、胸腹部不适等。

处理：除一般对症处理外，给抗过敏药，肌内注射异丙嗪25mg。输液并加用地塞米松5~10mg或用氨茶碱静脉注射，以对抗支气管痉挛所致的呼吸困难或给止吐剂等。

（三）重度反应

1. 神经系统可表现为抽搐及癫痫。

2. 循环系统可出现血压急剧下降，面色苍白、晕厥、意识障碍、心律失常、心跳、呼吸骤停等。

3. 呼吸系统可出现呼吸困难、急性肺水肿、呼吸骤停等。

4. 血管神经性水肿，表现为面部、口腔及皮肤大片皮疹，皮下及黏膜下出血。

处理：

1. 神经系统反应　可静注地西泮（安定）10mg，可用糖皮质激素及补充血容量；

2. 循环系统衰竭　可静注甲氧胺 5mg，必要时 3 分钟注射一次，可用糖皮质激素；

3. 呼吸系统衰竭　静脉注射洛贝林并给氧；血管性水肿可肌内注射异丙嗪。

4. 心脏骤停和呼吸停止　要紧急进行抢救，此时可记住 C、A、B、D 等方面的处理。A 为 airway（气道），应保持通畅；B 为 breathing（呼吸），可人工呼吸、给氧；C 为 circulation（循环），心跳骤停时，应行体外心脏按压；D 为 drugs（药物），根据情况给予药物治疗。

（四）迟发性不良反应

即在使用对比剂几小时或数日后出现轻重不等的过敏症状（特异性反应），其发生率高达 20%。由于是迟发，容易忽视与对比剂的联系，对此应特别小心。

五、造影诊断辅助用药

在介入性血管造影中使用血管活性药物的目的在于提高诊断正确性和治疗疾病。

1. 妥拉唑林（tolazoline）　又名苄唑啉，为 α 受体阻断药，对外周血管有直接扩张作用，使动脉扩张，血流量增加。其对 α 受体阻断作用与酚妥拉明相似，但较弱。但拟胆碱作用较强，能兴奋胃肠道平滑肌，促进肠液及胃液分泌。常用于改善肢体动脉造影质量和加强门脉造影的显影密度。

使用大剂量时可发生直立性低血压，此时不可用肾上腺素，因会加重低血压。禁用于胃肠道平滑肌兴奋所致的腹痛、胃酸分泌过多、胃溃疡、心率加速、冠状动脉硬化等。常用量一次为 10~25mg。

2. 罂粟碱（papaverine）　为阿片中异喹啉类生物碱之一，亦可人工合成。对血管、支气管、胃肠道、胆道等平滑肌均有松弛作用，是一种经典的非特异性平滑肌松弛剂，能解除内源性及外源性物质引起的平滑肌痉挛。通过松弛血管平滑肌，使冠状血管、脑血管和外周血管松弛，降低血管阻力。而增加血流量。其松弛平滑肌的作用与其抑制多种组织中的磷酸二酯酶有关。其作用开始缓慢，但持续时间长。注意：静脉注射过量或速度过快可引起房室传导阻滞、心室颤动，甚至死亡，应充分稀释后缓慢注射。

用于非闭塞性小肠缺血灌注，用量为 1mg/min；用于缓解下肢动脉痉挛，用量为 0.01mg/min，一日量不大于 300mg。

3. 肾上腺素（adrenaline） 又名副肾素，是最常使用的血管收缩剂。该药同时激动 α 和 β 受体，使心肌收缩力增强、心率加快，心排血量增加。因其提高心肌兴奋性，故大剂量或快速静脉注射时可致心律失常，还可使皮肤、黏膜血管强烈收缩，内脏血管、尤其肾血管也明显收缩。但可扩张冠状血管和骨骼肌血管，松弛支气管平滑肌，并能抑制组胺等过敏物质释放，使支气管黏膜血管收缩，有利于消除支气管黏膜水肿。常用于肾动脉造影、肾上腺动脉造影和肾静脉造影。常用量 0.25~1mg 缓慢静脉注射。

（肖书萍 杨 明）

第三节 围手术期用药

一、术前用药

1. 地西泮（diazepam） 又名安定，具有镇静、催眠、抗焦虑、中枢性肌肉松弛和抗惊厥作用。一般在麻醉前可口服或肌内注射 10mg，如作为催眠可在睡前服用 5mg。青光眼与重症肌无力病人禁用，对老年人、肝肾功能减退者慎用。

2. 苯巴比妥（phenobarbital） 又名鲁为那（luminal），注射剂钠盐称苯巴比妥钠（phenobarbital sodium）或鲁米那钠（luminal sodium）。具有镇静、催眠、抗惊厥及抗癫痫的作用，常用于麻醉前给药。术前 30~60 分钟肌内注射 100~200mg，如作为催眠可在睡前服用 30~90mg，肝肾功能不良者慎用。

3. 阿托品（atropine） 为非选择性 M 胆碱受体阻断药，具有抑制腺体分泌、解除平滑肌痉挛、解除迷走神经对心脏的抑制等外周作用，有利于手术进行，因此常用于手术前给药。术前用药常在手术前 30~60 分钟肌内注射 0.5mg；如作为解痉止痛，可用片剂，每次 0.3~0.6mg，3 次/日，或皮下、肌内注射 0.5~1mg。介入手术中如发生迷走神经反射致心率减慢明显时，应立即停止操作，并立即静脉注射阿托品 0.5~1mg，观察 1~2 分钟心率无明显变化者，可再加 0.5~1mg。前列腺肥大、青光眼、幽门梗阻等病人禁用。

二、局部麻醉用药

局部麻醉药通过暂时性阻滞神经冲动的产生和传导功能，能在病人意识清醒的状态下，使局部痛觉暂时消失。

1. 普鲁卡因（procaine） 为酯类局麻药，主要用于浸润麻醉、传导麻醉、蛛网膜下腔（腰麻）和硬膜外麻醉。用于浸润麻醉，溶液浓度多为 0.25%~0.5%，每次用量 0.05~0.25g，每小时不可超过 1.5g。过量使用易致中毒：烦躁不安、肌肉震颤、血压升高等。部分病人可有过敏反应，使用前应做过敏试验。

2. 利多卡因（lidocaine） 为酰胺类局麻药，具有通透性及弥散性强、起效快、作用强而持久的特点，麻醉效能 2 倍于普鲁卡因，而毒性则与普鲁卡因相当。浸润局麻或静注区域阻滞，常用 0.25%~0.5%溶液，每次 50~200mg。一般维持 1.5 小时左右，安全范围较大，可用于各种局麻方式，有全能局麻药之称，近年在局麻中已逐步代替普鲁卡因。

三、H_1 受体阻断药（拮抗药）

药理作用

（一）抗 H_1 受体作用

H_1 受体阻断药可完全对抗组胺引起的支气管、胃肠道平滑肌的收缩作用。

（二）中枢抑制作用

多数 H_1 受体阻断药可通过血脑屏障，有不同程度的中枢抑制作用，表现有镇静、嗜睡。苯海拉明和异丙嗪抑制作用最强，氯苯那敏作用最弱。

（三）其他作用

多数 H_1 受体阻断药具有抗胆碱作用，可产生较弱的阿托品样作用；还有较弱的局麻作用等。主要治疗以组胺释放为主而引起的皮肤、黏膜变态反应性疾病。

1. 氯苯那敏（chlorphenamine） 又名扑尔敏，抗组胺作用较强，用于各种过敏性疾病，常与解热镇痛药配伍以缓解流泪、打喷嚏等感冒症状。一般口服每次 4mg，3 次/日；肌内注射：每次 5~20mg。不良反应：可诱发癫痫，可致头晕、嗜睡，故癫痫病人禁用，驾驶员、高空作业者慎用。

2. 盐酸异丙嗪（promethazine Hydrochloride） 又名非那根（phenergan），为组胺 H_1 受体阻断剂，其抗组胺作用持续时间较长，有明显中枢镇静作用，可增强麻醉药、催眠药、镇痛药和局麻药的作用。适用于各种过敏性疾病。一般肌注每次 25～50mg；口服每次 12.5～25mg，1～3 次/日。不良反应：偶有粒细胞减少、黄疸、神经系统症状。

四、肾上腺皮质激素

具有抗炎、抗过敏和免疫抑制作用，用于治疗各种急性严重细菌感染、严重过敏性疾病、风湿性疾病、血液病及皮肤病等。副作用为长期大量应用可引起库欣综合征，可诱发或加重感染及溃疡等。禁用于：精神病、癫痫、消化性溃疡、手术后、创伤和骨折后、骨质疏松、严重高血压、糖尿病、孕妇、药物不易控制的感染、角膜溃疡、青光眼、白内障等。在众多制剂中，以氢化可的松、泼尼松和地塞米松最为多用。

1. 氢化可的松（hydrocortisone） 临床应用为人工合成品，起效迅速，主要用于抢救危重中毒性感染和速发过敏反应等。一般用量 100～200mg/次，用等渗盐水或葡萄糖溶液 500ml 稀释后静脉滴注。氢化可的松琥珀酸钠不含酒精适用于有肝损害者，其 135mg 相当于氢化可的松 100mg；醋酸氢化可的松可用于腔内注射、鞘内注射，局部用药量为 25～50mg/次。

2. 泼尼松（prednisone） 抗炎、抗过敏作用强，其活性是氢化可的松的 4 倍，对水盐代谢影响小。用量视病情需要而定，一般为 0.5～1mg/(kg·d)。因本品需经肝脏代谢活化后才有效，故严重肝功能不良者不宜使用。

3. 地塞米松（dexamethasone） 为长效糖皮质激素，其抗炎、抗过敏作用更强，0.75mg 抗炎活性相当于 5mg 泼尼松。而水盐代谢作用极微，在抢救病人时本品针剂可代替氢化可的松，尤其适用于有中枢性抑制或肝功能不全的病人。口服用量和用法可参照泼尼松；静滴 5～7.5mg/次，加入等渗盐水或葡萄糖溶液中滴注，1～2 次/日。

第四节 镇 痛 药

在临床工作中，疼痛已成为继体温、脉搏、呼吸、血压四大生命体征之后的第五生命体征，日益受到重视。肿瘤的介入治疗可以导致疼痛，其发生率高、程度严重，与栓塞剂、化疗药物刺激血管引起痉挛、多脏器同时治疗及基础慢性癌痛等密切相关，多属于急性重度疼痛。

一、给药原则

我们根据世界卫生组织推荐的三阶梯复合给药原则指导用药：

重度疼痛：第三阶梯，强阿片类药物：吗啡、哌替啶、芬太尼等。

中度疼痛：第二阶梯，弱阿片类药物：曲马多、氨酚羟考酮片等。

轻度疼痛：第一阶梯，非甾体抗炎镇痛药：双氯芬酸钠等。

二、常用药物

1. 吗啡（morphine）　吗啡是阿片类镇痛药，镇痛作用强大，主要作用于中枢神经系统及平滑肌。临床用于缓解或消除严重创伤、烧伤、手术等引起的剧痛和晚期癌症疼痛。成人镇痛时常用量皮下注射 5～10mg/次，3～4 次/日。不良反应：可引起眩晕、恶心、呕吐、便秘、呼吸抑制、尿少、排尿困难（老年多见）、直立性低血压（低血容量者易发生）等。久用易产生耐受性和依赖性。

2. 哌替啶（pethidine）　又名杜冷丁（dolantin），主要为 μ 型阿片受体激动药，作用和作用机制与吗啡相似，镇痛强度为吗啡的 1/10～1/8。临床主要用于创伤、手术后及晚期癌症等各种原因引起的剧痛。镇痛时一般用肌内注射 25～100mg/次，两次用药间隔时间不宜小于 4 小时。因有成瘾性，应控制使用。不良反应：较吗啡轻，可出现眩晕、恶心、呕吐、心悸和直立性低血压等。剂量过大可明显抑制呼吸。反复应用可致耐受、成瘾。禁忌证同吗啡。

3. 芬太尼（fentanyl）　为 μ 受体激动剂，属短效镇痛药。作用与吗啡相似，镇痛效力为吗啡的 80～100 倍。起效快，静脉注射后 1～2 分钟达高峰，维持约 10 分钟；肌内注射 15 分钟起效，维持 1～2 小时。血浆蛋白结合率为 84%。主要用于一般镇痛及麻醉辅助用药等。不良反应：眩晕、恶心、呕吐及胆道括约肌痉挛。大剂量产生明显肌肉僵直，与抑制纹状体多巴胺能神经功能有关，可用纳洛酮拮抗。静脉注射过速可致呼吸抑制。反复用药能产生依赖性。不宜与单胺氧化酶抑制药合用。禁用于支气管哮喘、重症肌无力、颅脑肿瘤或颅脑外伤引起昏迷的病人以及两岁以下小儿。

4. 芬太尼透皮贴剂（商品名：多瑞吉）　是含有芬太尼的强效透皮镇痛治疗系统，其有效成分为枸橼酸芬太尼，通过控制释放膜从 72 小时的药物存储器中弥散至皮肤，再经皮肤被吸收进入微循环，其止痛作用为相同剂量吗啡的 50～100 倍，而只产生很少的组胺样副作用。使用方法：粘贴部位为躯干或上臂的无毛平坦区域，若有毛发则剪掉（勿用剃须刀）。先用清水洗贴的部位，待皮肤干燥后，再拆封立即使用，并用手掌按压2分钟，使贴剂与皮肤完全紧密接触，贴膜部位勿与热水袋、电热毯或暖气等热源直接接触，更换贴剂时应换粘贴部位。

5. 曲马多（tramadol） 曲马多对 μ、κ、δ 型阿片受体有较弱的激动作用，作用比吗啡弱，但无吗啡样的不良反应。适用于中重度、急慢性疼痛，如手术、创伤及晚期癌症疼痛等。静注、肌注、皮下注射、口服及肛门给药。50~100mg/次，2~3次/日。1日剂量最多不超过400mg，严重疼痛初次可给药100mg。不良反应：多汗、头晕、恶心、呕吐、口干、疲劳等，长期应用也可成瘾。

6. 双氯芬酸钠（diclofenac sodium） 又称双氯灭痛，抑制环氧酶，减少前列腺素的生物合成。同时也能减少白细胞内游离花生四烯酸的浓度。临床用于治疗急性的轻、中度疼痛如：手术后、创伤后、劳损后、痛经、牙痛、头痛等。口服常用25~50mg/次，2~3次/日。不良反应：胃肠道反应及头痛，可逆性血浆转氨酶升高等。

第五节 急救用药

一、抗休克药

（一）加强心肌收缩性的药物

1. 多巴胺（dopamine） 主要激动 β_1 受体，多巴胺受体（D_1 受体）和 α 受体，小剂量可激动肾、肠系膜血管的 D_1 受体，引起血管舒张，增加肾血流量和肾小球滤过率。大剂量可激动 α_1 受体，收缩血管，使肾血流量和尿量减少。临床主要用于心源性、感染性休克所致的血流动力学紊乱。成人静脉注射，开始时 $1 \sim 5 \mu g/(kg \cdot min)$，10分钟内以 $1 \sim 4 \mu g/(kg \cdot min)$ 速度递增，以达到最大疗效。根据血压调整滴速和浓度。本品常与间羟胺以2:1比例使用。不良反应：过量可引起恶心、呕吐、心动过速、心绞痛、头痛、高血压等。

2. 异丙肾上腺素（isoprenaline） 非选择性激动 β 受体，可增强心肌收缩力，加快心率，降低舒张压，舒张支气管平滑肌。临床主要用于支气管哮喘、房室传导阻滞和心搏骤停。三度房室传导阻滞，心率<40次/分，可用本品 0.5~1mg 加在 5%葡萄糖注射液 200~300ml 内缓慢静滴。不良反应：心悸、头晕、心动过速、头痛、面色潮红。

（二）收缩血管的药物

1. 间羟胺（metaraminol） 又名阿拉明（aramine），为 α 受体激动药，有加强心肌收缩力、收缩血管的作用。可增加外周阻力，升高血压，反射性引起心率减慢。临床用于出血、外科手术、脑外伤等引起的休克，也用于阵发性心动过速。常用 10～100mg 加入 5% 葡萄糖液或氯化钠注射液 500ml 中滴注，调节滴速以维持合适的血压。

2. 去甲肾上腺素（noradrenaline） 可非选择性激动 α_1、α_2 受体，使小动脉和小静脉收缩，引起血压升高。临床主要用于败血症、药物反应引起的急性低血压状况。稀释后口服可用于上消化道出血的治疗。用 5% 葡萄糖注射液或葡萄糖氯化钠注射液稀释后静滴。成人常用量：开始以每分钟 8～12μg 速度滴注，调整滴速以达到血压升到理想水平；维持量为每分钟 2～4μg。不良反应：高血压、血管外渗和尿量减少。禁用于高血压、动脉硬化、器质性心脏病病人。

3. 肾上腺素（adrenaline） 肾上腺素能显著激动 α、β 受体，使心肌收缩力加强，收缩血管，舒张支气管平滑肌，临床主要用于支气管哮喘、过敏反应、心搏骤停的抢救。与局麻药合用，可延长局麻药作用时间，减少其吸收中毒的可能性。用于抗过敏时，首先皮下注射 0.3～0.5mg，必要时可每隔 10～15 分钟重复给药 1 次，用量可逐渐增加至 1 次 1mg。用于心跳骤停，稀释后静脉注射，1 次 1mg，必要时可每隔 5 分钟重复一次。不良反应：一般有心悸、不安、面色苍白、恐慌、焦虑、搏动性头痛、震颤等。禁用于器质性心脏病、高血压、糖尿病、甲状腺功能亢进等病人。

二、强心药

毛花苷丙（lanatoside C），又名西地兰（cedilanid），为速效强心苷，广泛用于抢救，急性左心衰、肺水肿、室上性心动过速、房扑、房颤等，静脉注射后 10 分钟起效，0.5～2 小时作用达峰值。0.4mg 加入 10%～50% 的葡萄糖溶液 20～40ml 中缓慢静脉注射，推注时间不少于 5 分钟，必要时 4～6 小时后再给 0.2～0.4mg。在肺心病、心肌缺氧明显时，宜减少剂量应用。

三、呼吸中枢兴奋药

1. 尼可刹米（nikethamide） 又名可拉明（coramine），能直接兴奋延髓呼吸中枢，临床用于各种原因引起的呼吸抑制，对肺心病引起的呼吸衰竭和吗啡引起的呼吸抑制效果较好。抢救呼吸衰竭时以静注间歇给药效果较好，0.25~0.5g/次，1~2 小时可重复 1 次。临床上也常与洛贝林交替使用，或将两药同时并用。

2. 山梗菜碱（lobeline） 又名洛贝林，可兴奋颈动脉体和主动脉体的化学感受器，反射性地兴奋延髓呼吸中枢，其作用迅速而短暂。一般用 3mg/次静注，必要时每隔 30 分钟重复使用。

四、降压药

1. 硝普钠（sodium nitroprusside） 为一强效、速效血管扩张药，作用于血管内皮细胞产生一氧化氮（NO），对小动脉和静脉血管均有直接松弛作用，给药后即刻起效，停药后 5 分钟内作用消失，且很少产生耐受性。临床用于高血压急症的治疗和手术麻醉时的控制性低血压。用前将 50mg 溶解于 5ml 5% 葡萄糖溶液中，再稀释于 250~1000ml 5% 葡萄糖液中，在避光输液瓶中静脉滴注。成人常用量：静脉滴注，开始按 0.5μg/（kg·min）速度，再根据治疗反应以 0.5μg/（kg·min）递增，逐渐调整剂量，常用剂量为每分钟按体重 3μg/kg。输注过程中应注意避光。不良反应：恶心、呕吐、精神不安、肌肉痉挛、头痛、皮疹、出汗、发热等。孕妇禁用。

2. 乌拉地尔（urapidil） 为新型选择性 α 受体阻断药，用于治疗各种类型的高血压及充血性心力衰竭。每次 10~50mg 缓慢静脉注射，降压效果应在 5min 内显示。若效果不够满意，可重复用药。可将 100mg 稀释到 50ml 后使用输液泵维持。静脉输液的最大药物浓度为 4mg/ml。推荐初始速度为 2mg/min，维持速度为 9mg/min。疗程一般不超过 7 天；或缓释片：成人 30~60mg/次，2 次/日。不良反应有头痛、头晕、恶心、呕吐、疲劳、出汗、烦躁、乏力、心悸、心律不齐、上胸部压迫感或呼吸困难等。过敏反应少见。

第六节　抗感染用药

临床上对各种感染的治疗，应结合不同系统感染的病原菌流行病学资料，首先经验性地选用抗菌药物治疗，同时作病原学检查。待明确病原菌后，则按药物敏感试验结果选用针对性的抗菌药物进一步治疗。

一般来说对轻症感染，常选用口服抗菌药：有杀菌剂中的 β-内酰胺类（如青霉素 V 钾、头孢羟氨苄、头孢拉啶、头孢克罗等）、氟喹诺酮（左氧氟沙星、莫西沙星等）；有抑菌剂中的大环内酯类（罗红霉素、克拉霉素及阿奇霉素等）。对中度以上的感染，则需静脉给药，常以 β-内酰胺类抗生素为主，必要时可联合氨基糖苷类（丁胺卡那霉素、奈替米星、依替米星）。

针对革兰阳性（G⁺）球菌感染，主要选用青霉素及一代头孢菌素（头孢唑林、头孢拉啶）；对于高度耐药的阳性球菌 [如耐甲氧西林金黄色葡萄球菌（MRSA）、耐甲氧西林凝固酶阴性葡萄球菌（MRCNS）等]，则需选用万古霉素、替考拉宁或利奈唑胺等；而对于革兰阴性（G⁻）杆菌感染，则可选半合成青霉素（羟氨苄青霉素、哌拉西林等）或三代头孢菌素（头孢哌酮、头孢曲松、头孢他啶）或 β-内酰胺类与酶抑制剂的复合剂，亦可选用氟喹诺酮类药物（环丙沙星、左氧氟沙星或莫西沙星等）。对于铜绿假单胞菌感染，则需头孢他啶、头孢哌酮/舒巴坦、哌拉西林/他唑巴坦及碳青霉烯类药物联合氨基糖苷类或氟喹诺酮之一治疗。而对于多重耐药的鲍曼不动杆菌，则需以含舒巴坦制剂药物为基础，联合米诺环素、替加环素、氨基糖苷类、氟喹诺酮类或碳青霉烯类药物治疗为宜。

如果常规抗菌治疗效果欠佳者，还需注意鉴别有无病毒、真菌及其他病原感染的可能。

一、β-内酰胺类

此类抗生素结构中均含 β-内酰胺环，因能干扰细胞壁的合成而起到杀菌作用，在细胞繁殖期作用强。

（一）青霉素类

青霉素类是一类重要的 β-内酰胺类抗生素，历史最久、应用最广、品种最多。

1. 青霉素 G（penicillin G） 青霉素 G 对 G⁺球菌中的溶血性链球菌、肺炎球菌、敏感的葡萄球菌及 G⁻球菌中脑膜炎球菌、淋球菌有效，对部分厌氧菌及螺旋体亦有效。因其毒性反应小，对肝肾无影响，且在炎症时可通过血脑屏障，因此临床应用极为广泛。一般用量：肌内注射 80 万 U/次，2~4 次/日；大剂量静滴：400 万~1000 万 U/日，稀释于等渗盐水或葡萄糖液中，分 2~4 次给药。本品主要不良反应是过敏反应，用药前应询问有无过敏史，并进行皮试（停用 3 天以上者应再行皮试）。一旦发生过敏休克反应，应立即停止输注、随即皮下注射肾上腺素等，并开放静脉通路，以利进一步抢救。

2. 氨苄青霉素钠（ampicillin sodium） 本品对球菌和 G⁺杆菌的作用不亚于青霉素 G、同时加强了对 G⁻杆菌的疗效，但对绿脓杆菌无效。一般用量4~8g/d，分2~4次注射。本品皮疹发生率高。常为红斑、斑丘疹、荨麻，个别可有药热及消化道症状等全身反应。使用前应做青霉素皮试。

3. 哌拉西林（piperacillin sodium）　本品又名氧哌嗪青霉素钠，抗绿脓杆菌作用强，对大肠杆菌、克雷伯杆菌、肠杆菌等均有效，对金葡菌亦敏感。成人在一般感染时用4~8g/d、严重感染可用至12~16g/d，分2~4次静滴。用药前应做皮试，严重肾功能不全者应减量。本品与β-内酰胺酶抑制剂他唑巴坦的合剂则抗菌作用更强，尤其对于耐药的 G^- 杆菌。

（二）头孢菌素类

1. 头孢唑啉钠（cefazolin sodium）　本品对 G^+ 菌作用强、对部分 G^- 杆菌亦有效，但对沙雷菌和绿脓菌无效。临床常用于呼吸系统、泌尿系统感染，对胆囊炎、肝脓肿等也有效。中度以上感染用量4~6g/d，用等渗盐水或葡萄糖溶液稀释后静滴，分2~4次使用。用药前需做皮试，对肾功能不全者应减量使用。

2. 头孢拉啶（cephradine）　其抗菌作用较头孢唑啉稍弱，除肠球菌对 G^- 杆菌、球菌也有较强的杀菌作用。成人一般口服0.25~0.5g/次，3~4次/日；严重感染时4~6次/日，用等渗盐水或葡萄糖溶液稀释后静注、分2~4次使用。

3. 头孢呋辛（cefuroxime）　本品属第二代头孢菌素，可对抗大部分β-内酰胺酶，对许多 G^+ 和 G^- 菌有很强的抗菌作用。适用于呼吸道、泌尿道、软组织、骨关节和妇科等感染。其口服制剂头孢呋辛酯（cefuroxime axetil）黏膜穿透力强，能快捷地直达感染部位，为一种使用方便的口服头孢菌素。一般口服0.25~0.5g/次，一日2次。严重感染时成人用药3~6g/d，分2~3次口服。

4. 头孢哌酮钠（cefoperazone sodium）　本品属广谱第三代头孢菌素，对 G^- 杆菌作用强大，特别是本品与β-内酰胺酶抑制剂舒巴坦的合剂对 G^+ 球菌、G^- 杆菌及厌氧菌均有良好作用，尤其对于多重耐药鲍曼不动杆菌。其特点是对肾脏损害较小，临床应用范围广。成人一般用量2~4g/d，分为等量每12小时注射1次，严重感染时可增至6~8g/d。严重肝、肾功能损害者不超过2g/d。

5. 头孢他啶（ceftazidime）　本品属广谱高效的第三代头孢菌素，对 G^- 菌、部分 G^+ 菌及厌氧菌，尤其对铜绿假单胞菌的杀菌作用胜过其他第三代头孢菌素。成人常用量2~4g/d，分2次给药，严重感染时可增至6~8g/d。

6. 亚胺培南（imipenem）　本品为碳青霉烯类抗生素，抗菌谱极广、活性甚强，对 G⁻ 菌、G⁺ 菌、需氧菌和厌氧菌均有良好抗菌活性。成人常用静脉滴注 0.5g/次，3 次/日，严重感染时可增至 3~4g/d。

二、氨基糖苷类

氨基糖苷类为有杀菌作用的抗生素，与 30S 核糖体结合，起到抑制细菌的蛋白合成作用。对需氧 G⁻ 杆菌有强大抗菌活性，对部分 G⁺ 球菌如葡萄球菌、肺炎球菌等亦有良好作用，部分品种还对结核分枝杆菌有良好作用，而对链球菌、肠球菌及厌氧菌作用差。

1. 硫酸丁胺卡那霉素（amikacin sulfate） 本品比卡那霉素作用强，对绿脓杆菌有效，在败血症、尿路感染、肺炎、骨关节感染、腹膜炎等常可选用。成人用量 0.4~0.6g/d，稀释后静滴。本品不良反应与卡那霉素相似，对肾功能减退、脱水、老年病人慎用。

2. 硫酸奈替米星（netromycin sulfate） 本品为高效、安全的氨基糖苷类抗生素，具有广谱抗菌作用，对 G⁻ 杆菌及耐药金黄色葡萄球菌有高度抗菌活性，且对听神经和肾脏毒性低，肾功能者减退者亦可使用。成人静滴时可将 200mg 用等渗盐水 250~500ml 稀释后在 1 小时内滴注。肾功能不全病人应根据血清肌酐浓度调整减量。

3. 硫酸依替米星（etimicin sulfate） 本品系国产半合成氨基糖苷类抗生素，抗菌谱广，对多数 G⁻ 杆菌及 G⁺ 球菌都有较好的抗菌作用，抗菌作用优于丁胺卡那霉素，与奈替米星相似，耳肾毒性低、与奈替米星相仿。成人 200~300mg/d，静脉滴注，1 次/日。

三、大环内酯类

此类抗生素属抑菌剂，抗菌谱与青霉素 G 相似，但本品对支原体、衣原体及军团菌有效，多为口服制剂。作用机制为抑制蛋白质合成。

1. 红霉素（erythromycin） 本品对 G⁺ 菌有较强的抑制作用，主要用于治疗耐青霉素的金葡萄感染，临床上与氯霉素、链霉素使用可避免产生耐药性。另外可用于治疗支原体、衣原体及军团菌所致感染。成人用量：口服 0.2~0.4g/次、4 次/d；静滴 0.9~1.2g/d，稀释时每 0.3g 先加注射用水 6ml 溶解，再加入葡萄糖溶液 300~500ml 中滴注。本品不良反应主要为胃肠道反应，有时可能有药热、皮疹，对肝功能不全者慎用。

2. 阿奇霉素（azithromycin） 本品的抗菌谱与红霉素相近，作用较强，加强了对流感嗜血杆菌的作用。半衰期长，组织药浓度高。消化道不良反应较轻。口服 0.5g/次，每日 1 次、连服 3 天、停 4 天，或 0.5g 加入

500ml 液体稀释后静滴 1 次/日。

四、克林霉素 (clindamycin)

属抑菌剂,是林可霉素的半合成衍生物,作用抗菌谱与红霉素相似,抗菌作用较林可霉素强,主要对 G^+ 菌有效,对厌氧菌作用尤强,临床上多用于对青霉素无效或过敏的 G^+ 球菌感染。成人口服 0.5g/次、3~4 次/日;肌内注射 0.6g/次、1~2 次/日;静滴 1.2~1.8g/d,稀释于葡萄糖溶液 500~1000ml 中。主要不良反应为胃肠道反应,长期使用应注意肝功能和血常规检查,孕妇和新生儿一般不用。

五、喹诺酮类

此类为纯化学合成的抗菌药物,近年已代替磺胺类的呋喃类抗菌药。特别是一些抗菌谱广、杀伤力强的新喹诺酮药物,可与第三代头孢菌素匹敌,临床应用越来越广。其作用机制为抑制细菌的 DNA 螺旋酶,阻断 DNA 合成。不良反应主要为消化道反应、头痛、失眠、Q-T 间期延长及皮疹等,喹诺酮过敏者禁用,18 岁以下儿童不用。

1. 环丙沙星 (ciprofloxacin) 本品属氟喹诺酮广谱抗菌药,对 G^+ 及 G^- 性菌,包括对青霉素、头孢菌素、氨基糖苷类的耐药菌株,如铜绿假单胞菌、金葡菌等均有效。对厌氧菌无明显作用。一般感染口服 0.5g/次,2~3 次/日;严重感染可用 5~10mg/(kg·d),分 2 次静脉缓慢滴注。不良反应主要为消化道反应、头痛、皮疹等,喹诺酮过敏者禁用,18 岁以下儿童不用,肾功能损害者慎用。

2. 左氧氟沙星 (levofloxacin) 本品为广谱喹诺酮,对 G^+ 及 G^- 性菌有效,对铜绿假单胞菌及沙眼衣原体也有抗菌作用,尚有抗结核分枝杆菌的作用。一般感染口服 0.4~0.6g/次,1 次/日;严重感染可用 0.4~0.6g/次,静脉缓慢滴注,1 次/日。

3. 莫西沙星 (moxifloxacin) 本品为广谱喹诺酮,对 G^+、G^- 菌及非典型病原体均有效,亦有较好的抗结核分枝杆菌的作用。餐后口服或缓慢静滴 0.4g/次、1 次/日。

第七节 抗凝药、溶栓药

血栓形成和栓塞是介入治疗的严重并发症,因此必须应用抗凝剂和抗血小板药物预防血栓的形成。对于已形成的血栓,可用溶栓药进行溶栓治疗。

一、抗凝血药

（一）肝素（heparin）

抗凝血作用强大、快速，在体内体外均有强大的抗凝作用（iv），尚有抗血小板聚集作用。静脉注射后，抗凝作用立即发生。其抗凝机制主要是增强抗凝血酶Ⅲ（AT Ⅲ）的作用。即肝素与血浆中抗凝血酶Ⅲ（AT Ⅲ）结合而形成肝素-AT Ⅲ复合物，进而灭活凝血因子。肝素使此灭活过程加速1000倍，而增强 AT Ⅲ 对凝血因子的灭活。主要不良反应为出血、血小板减少症，因此在使用过程中，应经常监测 APTT、血常规。在介入手术中，为了防止血栓的形成，应采取以下措施：

1. 在导管、导丝、扩张器等器械进入血管前应用肝素盐水冲洗。

2. 导管内腔应保持肝素盐水。

3. 球囊扩张前，应经导管注入3000~5000U 肝素。

（二）低分子量肝素（low-molecular-weight heparin，LMWH）

LMWH 是指相对分子质量小于7000的肝素，从普通肝素分离或由普通肝素降解后再分离而得。与普通肝素相比具有抗血栓作用较强、生物利用度高、不易引起血小板减少等优点。临床常用的有低分子肝素钠、低分子肝素钙等，皮下注射后吸收迅速、完全，用于预防和治疗血栓形成。

（三）新型抗凝药

目前多种新型抗凝药陆续在国内上市，主要包括直接 Xa 因子抑制剂（利伐沙班、阿哌沙班、依度沙班等）和直接凝血酶抑制剂（达比加群和阿加曲班），其治疗 VTE 的疗效不劣于标准的肝素/华法林方案，且大出血等不良事件发生率更少。但这些新型口服抗凝药不能用于孕妇及严重肾功能损害病人。

（四）阿司匹林（aspirin）

阿司匹林是花生四烯酸代谢中环氧酶抑制药，抑制环氧酶，使血小板中环氧酶活性中心丝氨酸残基乙酰化而灭活，不可逆地抑制血栓素 A_2（TXA_2）的生成，从而防止血小板黏附、聚集。用于预防和治疗血栓形成，一般血管成形术前三天至术后3~6个月小剂量服用。

二、溶栓药

（一）链激酶（streptokinase，SK）

本品为外源性纤溶酶原激活药，与纤溶酶原形成 SK-纤溶酶原复合物，使其中的纤溶酶原构象发生变化，转为 SK-纤溶酶复合物，后者激活结合于或游离于纤维蛋白表面的纤溶酶原为纤溶酶，使血栓溶解。主要用于血栓栓塞性疾病，如急性心肌梗死、静脉血栓形成、肺栓塞、动脉血栓栓塞等。不良反应：出血，具有抗原性，可引起过敏反应。

（二）尿激酶（urokinase，UK）

本品是由人尿或肾细胞组织培养液提取的第一代天然溶栓药，可直接激活纤溶酶原转化为纤溶酶，使血栓溶解。大剂量使用才能发挥溶栓作用。主要用于心肌梗死和其他栓塞性疾病。不良反应：出血，但较链激酶轻；过敏反应少见。

（三）阿替普酶（rt-PA）

本品为重组组织型纤维蛋白溶酶原激活剂，可以直接激活纤溶酶原转化为纤溶酶，适用于急性心肌梗死、急性大面积肺栓塞以及急性缺血性脑卒中发生后静脉溶栓。本品已被证实可降低急性心肌梗死病人 30 天死亡率。禁用于对本品的活性成分和任何其他组成成分过敏者。本品不可用于有高危出血倾向者。

第八节 肿瘤治疗用药

近年来随着肿瘤基础研究的进展，肿瘤临床的应用型研究也有了崭新的内容。靶向药物（targeted medicine）是目前最新的用于治疗癌症的药物，它通过与癌症发生、肿瘤生长所必需的特定分子靶点的作用来阻止癌细胞的生长。

化疗药物治疗恶性肿瘤是介入放射治疗常用方法之一，与其他治疗药物相比，抗肿瘤药物的治疗指数小而毒副作用强。所以，全面了解这些药物的分类、作用、作用机制及不良反应，对于安全有效地使用这些药物非常必要。

一、分子靶向治疗

目前研制出的分子靶向药物主要有两大类：

1. 大分子物质　主要是一些单克隆抗体，如曲妥珠单抗（抗 HER 2 的单克隆抗体）、西妥昔单抗（针对 EGF 受体的 IgG1 单克隆抗体）和贝伐单抗（重组人源化抗 VEGF 的单克隆抗体）等。这些药物大多通过静脉给药。单克隆抗体类药物的优势为靶向性强、半衰期长等。

2. 小分子抑制物　目前主要多为小分子酪氨酸激酶抑制，如吉非替尼、厄洛替尼、埃克替尼、索拉非尼、伊马替尼、舒尼替尼等治疗肺癌、肝癌、慢性粒细胞性白血病、胃肠间质瘤及肾癌等。与单克隆抗体等大分子药物相比，小分子抑制物的优点在于分子量小、可口服给药、易于化学合成；缺点为半衰期较短，因此要每天服用。

二、细胞增殖动力学

根据肿瘤细胞生长繁殖的特点，可将肿瘤细胞分为：增殖期细胞；静止期细胞（G_0期）；无增殖力细胞。肿瘤细胞从一次分裂结束开始生长，到下一次分裂终了所经历的过程，所需时间称为细胞增殖周期。

1. 处于增殖周期的细胞 细胞增殖周期可分为四个期：M 期（有丝分裂期）；G_1期（DNA 合成前期）；S 期（DNA 合成期）；G_2期（DNA 合成后期或有丝分裂准备期）。

2. 静止期细胞（G_0期） G_0期细胞代谢十分缓慢，相对静止，对抗肿瘤药极不敏感，是肿瘤复发的根源。

3. 无增殖力细胞 它们不再返回增殖周期，在肿瘤中，这部分细胞很少。

抗肿瘤药物通过影响细胞周期的生化事件或调控机制而发挥抗肿瘤作用。在肿瘤细胞增殖周期中，关键之一是 DNA 的复制和细胞分裂，凡能影响 DNA 合成（抑制 S 期）的药物可产生细胞周期特异性的抗肿瘤作用，抑制有丝分裂（抑制 M 期）的药物也产生细胞周期特异性的抗肿瘤作用。但细胞周期特异性药物的杀伤肿瘤作用往往表现较弱，达到一定作用后，再增加剂量其作用也不增加。凡破坏 DNA 结构、影响其复制或转录功能的药物（包括烷化剂、抗肿瘤抗生素和铂类化合物）可抑制或杀灭增殖周期各时相的细胞，甚至 G_0期细胞，因而产生细胞周期非特异性的抗肿瘤作用。此类药物杀灭肿瘤的作用强且呈剂量依赖性，在机体能耐受药物毒性的限度内，随剂量增加，杀灭肿瘤作用成倍增加。

在临床上，现多采用多种抗肿瘤药联合化疗，以加强疗效，使病人易于耐受。

三、抗肿瘤药物的分类、作用及作用机制

依据抗肿瘤药对肿瘤细胞周期作用的关系分为两类：

1. 周期非特异性药物 对增殖细胞群中各期细胞有杀灭作用，没有选择性。此类药物作用较强，能迅速杀死肿瘤细胞。

2. 周期特异性药物 有选择性，仅对增殖细胞群增殖周期的某一期有

较强的作用。此类药物作用较弱，要一定时间才能发挥杀伤作用，达到一定剂量后效应不再增加。

根据药物化学结构和来源分类如下：

1. 烷化剂（氮芥类，乙撑亚胺类等）。

2. 抗代谢物（嘌呤、嘧啶、叶酸类似物）。

3. 抗肿瘤抗生素（丝裂霉素、放线菌素等）。

4. 抗肿瘤植物药（长春碱、喜树碱、紫杉醇等）。

从抗肿瘤的生化机制来看，抗肿瘤药物可以从以下几方面发挥作用：

1. 干扰核酸（RNA 和 DNA）合成（抗代谢药）。

2. 直接破坏 DNA 结构和功能。

3. 干扰转录过程，阻止 RNA 合成。

4. 影响蛋白质合成。

5. 影响体内激素平衡，抑制肿瘤。

四、常用的介入化疗药物

（一）烷化剂（alkylating agents）

烷化剂是一类化学性质非常活泼的化合物，能与多种组织成分中的功能基团发生烃化反应，其最重要的药理作用是干扰 DNA 合成和细胞分裂。按其化学结构可分为：氮芥类、亚硝脲类、乙撑亚胺类、甲烷磺酸酯类及环氧化物类。临床上常用药物如下：

1. 环磷酰胺（cyclophosphamide，CTX） 本品为细胞周期非特异性药，其特点是体外无效，必须在体内活化后才起烷化作用。其抗瘤谱广，常用于治疗血液系统肿瘤、霍奇金病及肺癌。制剂规格：100mg，200mg/支。其水溶液不稳定，配制后应及时使用，存放不得超过 3 小时。不良反应：抑制骨髓，白细胞下降较明显。化学性膀胱炎是其特殊不良反应，与剂量有关；用药期间多饮水或给予美司钠（mesna，巯乙磺酸钠）可减轻、预防不良反应。

2. 噻替哌（thiotepa） 本品为细胞周期非特异性广谱抗瘤药，主要用于治疗卵巢癌、乳腺癌和膀胱癌等。局部刺激性较大，常用作静脉或动脉内注射以及腔内注射。制剂规格：5mg、10mg/支。不良反应：对骨髓抑制作用较强，可引起白细胞、血小板减少等。

（二）抗代谢药（antimetabolites）

干扰核酸生物合成的药物。由于抗代谢药的化学结构与机体内存在的代谢物相似，所以在体内能与代谢物发生特异性拮抗，从而影响药物的作用。

目前，临床常用的抗代谢药有：叶酸拮抗药、嘧啶拮抗药、嘌呤拮抗药等。

1. 叶酸拮抗药

（1）甲氨蝶呤（methotrexate，MTX）：本品为叶酸拮抗剂，主要作用于 S 期，干扰核酸（DNA、RNA）的合成，使肿瘤细胞不能分裂繁殖。临床常用于儿童白血病、肺癌、口腔癌及乳腺癌的治疗，鞘内注射对中枢神经肿瘤也有一定疗效。制剂规格：粉针剂：5mg，10mg，20mg，50mg/支。不良反应：常见口腔及消化道黏膜损伤及肝硬化；其对骨髓毒性较大，表现为白细胞及血小板减少，甚至全血抑制；亦可引起间质性肺炎。

（2）雷替曲塞（raltitrexed）：本品是水溶性的胸苷酸合酶抑制剂，不影响 RNA 合成等其他细胞内生命活动，因而不良反应较小。主要用于结直肠癌、胃癌，对头颈部恶性肿瘤、前列腺癌、肺癌、软组织肉瘤、白血病等亦有较理想的疗效。成人推荐给药剂量为每次 $3mg/m^2$，用 $50\sim250ml$ 0.9%生理盐水或5%葡萄糖稀释后静脉滴注 15 分钟以上，每 3 周重复给药 1 次。避免与其他药物混合输注。

2. 嘧啶拮抗药

（1）氟尿嘧啶（5-fluorouracil，5-FU）：本品为嘧啶拮抗剂，对增殖细胞有明显杀灭作用。对消化道肿瘤、特别是大肠癌作用较好，对乳腺癌、卵巢癌、头颈部肿瘤及膀胱癌亦有一定疗效。常参与组成几种联合治疗方案，是重要的抗癌药物之一。制剂规格：125mg/5ml，250mg/10ml。不良反应：胃肠道反应常见，口腔溃疡、呕吐、腹泻、甚至血便，危及生命；并可致心率加快、心电图异常等；少数人停药后可出现小脑症状、共济失调、发音困难等。经导管动脉内灌注，一次剂量 $1000\sim1500mg$。

（2）替加氟（tegafur）：为氟尿嘧啶的衍生物，在体内逐渐变为氟尿嘧啶而起作用。其作用与氟尿嘧啶相同，在体内能干扰、拮抗 DNA、RNA 及蛋白质的合成。单药成人一日剂量 $800\sim1000mg$ 或按体重一次 $15\sim20mg/kg$，溶于5%葡萄糖注射液或0.9%氯化钠注射液 500ml 中，一日1次静滴，总量 $20\sim40g$ 为一疗程。也可与其他抗肿瘤药物联合应用。不良反应较氟尿嘧啶轻微。外周水肿和呼吸困难较常见。肝功能监测升高常见，有致命的暴发性肝炎的报道。

（三）抗肿瘤抗生素

是由微生物产生的具有抗肿瘤活性的化学物质。

1. 多柔比星（doxorubicin） 又名阿霉素（adriamycin，ADM），属蒽

环类，主要通过干扰转录过程、阻止 RNA 合成而发挥抗肿瘤作用，为细胞周期非特异性广谱抗肿瘤药。多柔比星对 S 期细胞有较强的杀灭作用，并延缓 G_1 期及 G_2/M 期进程。主要用于急、慢性白血病、恶性淋巴瘤，对胃癌、肺癌、膀胱癌、肝癌等多系统肿瘤均有效。制剂规格：10mg，20mg，50mg/支。不良反应：主要为心脏毒性，早期给予维生素 B_6 及辅酶 Q_{10} 可降低毒性而不影响其抗肿瘤作用；还可引起骨髓抑制、消化道反应、脱发、口腔炎、皮疹及药物热等。经导管动脉内灌注，一次剂量 40~60mg。可与超液态碘油混合乳化后灌注。

2. 表阿霉素（epirubicin，EPI）　又名表柔比星，作用、适应证及不良反应与 ADM 相似。制剂规格：10mg，50mg/支。

3. 丝裂霉素 C（mitomycin C，MMC）　又名自力霉素，系从放线菌 Streptomyces caespitosis 培养液中提取、分离出的结晶粉，属细胞周期非特异性广谱抗肿瘤药。对各期细胞均有杀伤作用，G_1 晚期及 S 早期细胞最敏感。主要用于治疗胃癌、胰腺癌、结肠癌、肝癌、肺癌、乳腺癌和宫颈癌等。制剂规格：2mg/支、4mg/支。不良反应：主要有白细胞及血小板明显降低等骨髓抑制反应；可见心、肾毒性及间质性肺炎等。经导管动脉内注射剂量为 10~20mg，总量不宜超过 60mg。可与超液态碘油混合乳化后灌注。

（四）植物来源抗肿瘤药

本类药物为数很多，如长春新碱、长春地辛、长春瑞滨、羟基喜树碱及紫杉醇等。

1. 长春新碱（vincristine，VCR）　是从长春花植物中提取纯化的生物碱，属细胞周期特异性抗肿瘤药，能抑制肿瘤细胞的有丝分裂，使细胞分裂停止于早中期。主要杀伤 M 期细胞，大剂量也影响 S 期细胞。主要用于血液肿瘤，对乳腺癌、头颈部肿瘤、肺癌及肾母细胞瘤亦有效。制剂规格：0.5mg/支，1mg/支。不良反应：主要引起神经毒性，表现为手指及足趾麻木、感觉异常、腱反射迟钝或消失、外周神经炎、四肢酸软、麻痹性肠梗阻、复视、眼睑下垂及声带麻痹等；也可引起骨髓抑制、胃肠道反应、脱发等；药物从血管外漏可引起局部组织坏死。经导管动脉内灌注，一次剂量 2~4mg。

2. 羟基喜树碱（hydroxycamptothecin，OH-CPT）　是从我国特有珙桐科乔木喜树的根、皮及果实中提取的生物碱，属细胞周期特异性抗肿瘤药，主要杀伤 S 期细胞。临床应用于治疗胃癌、结肠癌、膀胱癌、肝癌及头颈部肿瘤等。制剂规格：2mg/支。不良反应：主要有胃肠道反应、骨髓抑制，较严重的是膀胱毒性，表现为尿频、尿痛、血尿等。经导管动脉内灌注，一次剂量 10~20mg。

3. 鬼臼乙叉苷（etoposide，V-16）　又名依托泊苷，是鬼臼毒的半合成衍生物之一，属细胞周期特异性抗肿瘤药，主要作用于 S 期，也作用于 G_1 期，延迟两期进程而显现出杀灭肿瘤细胞作用。常用于治疗小细胞肺癌、胃癌、食管癌、膀胱癌等。制剂规格：100mg/支。使用时应避光。不良反应：常见食欲减退、恶心、呕吐及腹泻等胃肠道反应，可有白细胞减少、贫血等骨髓抑制反应。经导管动脉内灌注，一次剂量 100~200mg。

4. 紫杉醇（taxol，TAX）　是从植物紫杉和红豆杉树皮中提取的紫杉烷二萜成分，属细胞周期特异性抗肿瘤药，能选择性地促进微管蛋白聚合，同时又抑制其解聚，从而影响纺锤体的形成，抑制肿瘤细胞的有丝分裂，使细胞停止于 G2/M 期。常用于治疗生殖系肿瘤、非小细胞肺癌，对食管癌、头颈部肿瘤亦有效。制剂规格：30mg/支（5ml）。不良反应：骨髓抑制、周围神经性病变、肌肉痛、心脏毒性等。经导管动脉内灌注，一次剂量 100~300mg。

（五）铂类化合物（platinum coordination complex）

本类药物包括顺铂和卡铂等，它们主要破坏 DNA 结构与功能而发挥抗肿瘤作用，属细胞周期非特异性药。

1. 顺铂（cisplatin，DDP）　又名顺氯氨铂，抗瘤谱较广，常用于治疗睾丸癌、卵巢癌、头颈部肿瘤、膀胱癌、肺癌等，为联合化疗较常用的药物。制剂规格：10mg，20mg/支。不良反应：主要有肾脏毒性、胃肠道反应，也可引起骨髓抑制和听力减退，与应用剂量有关。为了防止肾毒性的发生，在治疗前后应注意水化并应用强效利尿药呋塞米，24 小时内排尿量在 2000ml 以上。在配制和注射药物时不能用铝制针头或含铝的输注设备，因铝可与顺铂反应并使之失活。经导管动脉内灌注，每次 40~80mg。

2. 卡铂（carboplatin，CBP）　本品为第二代铂类抗肿瘤药，其抗癌作用与顺铂相似。常用于治疗小细胞肺癌、卵巢癌、睾丸癌及头颈部肿瘤等。制剂规格：100mg/支。不良反应：胃肠道、肾及耳毒性比顺铂低，主要毒性反应是骨髓抑制，但 4~6 周可恢复。

3. 草酸铂（oxaliplatin）　又名奥沙利铂，为第三代铂类抗肿瘤药。与其他铂类配合物不同，奥沙利铂有广泛的抗瘤活性，对结直肠癌、胃癌有较好疗效，对卵巢癌、非小细胞肺癌、乳腺癌和头颈部肿瘤也有效。制剂规格：50mg/支、100mg/支。不良反应：主要是外周神经病变，常由寒冷引起急性发作，表现为四肢、口腔和咽喉的感觉异常或迟钝，因此经导管动脉内灌注时应注意为病人保暖。配制药物时，必须用葡萄糖注射液作为溶解剂，也不能用铝制针头或含铝的输注设备。

4. 洛铂（lobaplatin）　为第三代铂类抗肿瘤药，抗癌作用与顺铂、卡铂相似或更强，但对肾、耳及消化道等毒性较顺铂明显要低，而血液系统毒性发生较多，其中血小板减少发生率较高。主要用于治疗乳腺癌、小细胞肺癌及慢性粒细胞白血病。使用前用 5ml 注射用水溶解，此溶液应 4 小时内应用（存放温度 2~8℃）。静脉注射按体表面积一次 50mg/m^2，洛铂不能用氯化钠溶液溶解，这样可增加洛铂的降解。

（张建初）

参 考 文 献

[1] 杨宝峰. 药理学 ［M］. 第 8 版. 北京：人民卫生出版社，2013.

[2] 江明性. 新编实用药物学 ［M］. 第 2 版. 北京：科学出版社，2005.

[3] 余建明. 实用医学影像技术 ［M］. 北京：人民卫生出版社，2015.

第六章　介入病房的管理

第一节　设置与布局

一、设置

介入病房与介入手术室最好设置在相邻位置，且病区所在楼层应在五楼以内，以便于转运病人。病区设置要求布局合理、分区明确、标志清楚、设施完备。内设一般病室、抢救室、特检室或换药室、治疗室、医护办公室、配餐间、卫生间、污物间、医护值班室、库房。

二、布局

（一）分区

1. 清洁区　病区中不易受到病人血液、体液和病原微生物等物质污染及传染病病人不应进入的区域。包括医务人员的值班室、卫生间、男女更衣室、浴室以及储物间、配餐间等。

2. 潜在污染区　病区中位于清洁区与污染区之间、有可能被病人血液、体液和病原微生物等物质污染的区域。包括医务人员的办公室、治疗室、护士站、病人用后的物品、医疗器械等的处置室、内走廊等。

3. 污染区　病区中病人接受诊疗的区域，包括被其血液、体液、分泌物、排泄物、污染物品暂存和处置的场所。包括病室、处置室、污物间等。

（二）一般病室

1. 房间设计应以病人为中心，合理布局和使用。设单人间、双人间、三人间，以满足不同层次病人的需要。避免设置四人间及以上的大房间，因目前介入病房所收治的病人以中、晚期肿瘤病人为主，由于治疗效果差异使病人的情绪容易受到影响，房间人过多会影响病人休息，同时也会导致交叉感染。

2. 床与床之间装有隔帘，保护病人隐私。

3. 每个房间均应设单独的卫生间和淋浴间，卫生间内装有紧急呼叫按钮、扶手、挂输液装置、防滑地垫、坐式马桶、供淋浴后坐着穿衣服用的板凳等，一切以满足病人需要和预防不安全事件发生为主。

4. 除基本床单位设施外，应为每一位病人提供 1~2 个储物柜；照明设备、抢救设备、对讲系统良好，每周护士长检查其是否处于完好状态。

5. 此外，病室内还可备一些电视等娱乐设备。

6. 每个病室门口处配备速干手消毒剂。速干手消毒剂应注明开启时间和使用期限。易挥发性的醇类产品（如利洁、洁芙柔、爱护佳）开瓶后的使用期限不超过 30 天，不含醇类的产品（如：安立久）开瓶后的使用期限不超过 60 天。总务班每天负责检查其是否在有效期内。

（三）抢救室

1. 每天预留 1~2 张床用于收治危急重症病人。

2. 抢救室应设在距离护士办公室较近的位置，便于危急重症病人的收治、观察和抢救。如果病区没有抢救室，应尽量将危急重症病人集中收治在距离护士站较近的病室，便于抢救和集中管理。

（四）特检室或换药室

供病人换药、导尿、作特殊检查时用。

1. 每天使用空气消毒机进行空气消毒至少 2 个小时，使消毒后空气中的细菌菌落总数≤4CFU（5min·直径 9cm 平皿）。对于空气消毒机每天夜班护士做好一级保养，医学工程科每月做好二级保养，厂家每半年上门三级保养一次。

2. 特检室或换药室应配有流动水洗手设备或备有速干手消毒剂。

3. 特殊感染伤口（如炭疽、气性坏疽、破伤风等）应就地（诊室或病室）严格隔离，处置后进行严格终末消毒，不得进入换药室。

（五）污物间

供使用后的一次性医疗用品毁形和科室医疗废物暂存使用，配有流动水洗手设备或备有速干手消毒剂。医疗废物在病区污物间暂存的时间不得超过 48 小时。

三、病区感染监控

（一）科室成立感染管理小组，由科主任、护士长、负责医生、监控护士组成。

（二）科室根据卫生部 2012 年 4 月 5 日发布的《医疗机构消毒技术规范》、医院感染管理相关规章制度和工作规范每月进行一次全员培训和督导，内容包括医院感染管理制度、消毒隔离制度、抗菌药物临床应用分级管理制度、一次性使用医疗无菌用品管理制度、医疗废物处理规定、医务人员职业暴露防护制度、医院感染暴发报告流程及处置预案等。所有内容每年进行循环培训，加深医护人员对制度和规定的熟知程度，并运用在临床工作中。重点强调医务人员手卫生知识的知晓率和依从率。根据湖北省卫生和计划生育委员会办公室2016年3月1日印发的《湖北省手卫生和安全注射行动计划工作方案》（2016~2018年），要求普通病房医务人员手卫生培训覆盖率100%，手卫生知晓率≥90%，手卫生依从率≥60%，手卫生正确率≥75%，达到卫生手消毒后监测的细菌菌落总数应≤10CFU/cm^2、外科手消毒后监测的细菌菌落总数≤5CFU/cm^2。

（三）在医院感染管理科的指导下开展预防医院感染的各项监测及汇报工作：科室每一组医生有一个负责人负责本组医院感染工作，另外全科指派一人负责全病区医院感染上报工作的检查。负责医院感染的医生每月25日之前审核电子医嘱医院感染报警系统内针对预警提示进行确认或剔除医院感染病历，使医院感染漏报率控制在40%以下。

（四）病人的安置原则

感染病人与非感染病人分区/室安置；感染病人与高度易感染病人分别安置；同种病原体感染病人可同住一室；可疑特殊感染病人应单间隔离；根据疾病种类、病人的病情、传染病病期分别安置病人；成人与婴幼儿感染病人分别安置；同时限制陪护人员，并对陪护人员进行感染控制的宣教。

（五）病室环境要求

定时通风换气，必要时进行空气消毒；地面及物体表面均应湿式清洁，用500~1000mg/L有效氯消毒液进行消毒；当地面受到病人血液、体液等明显污染时，先用吸湿材料去除可见的污染物，再清洁和消毒；病床应湿式清扫，一床一套（巾），床头柜应一桌一抹布，用后用500mg/L有效氯消毒剂浸泡消毒30分钟，清洗干净，晾干备用；病人出院、转科或死亡后，床单元必须进行终末消毒处理。

（六）病人的衣服、床单、被套、枕套每周更换1~2次，枕芯、棉褥、床垫定期消毒，被血液、体液污染后及时更换；禁止在病房、走廊清点更换下来衣物。

（七）消毒药械及一次性使用医疗用品管理

1. 消毒药械、一次性医疗器械和器具应当符合国家有关规定。一次性使用的医疗器械、器具不得重复使用。

2. 进入人体组织、无菌器官的医疗器械、器具和物品必须达到灭菌水平。

3. 接触皮肤、黏膜的医疗器械、器具和物品必须达到消毒水平。

4. 各种用于注射、穿刺、采血等有创操作的医疗器具一次性使用后必须毁形。

5. 化学消毒剂　瓶装消毒剂密闭保存，开启时注明开启时间和失效时间及责任人，在有效期内使用；用于物体表面和地面消毒的消毒剂每天使用前均需进行有效浓度的监测并记录，所有的浓度试纸需注明监测日期，并保存留底至少一个月。

（八）加强各类仪器设备、卫生材料等的清洁与消毒管理。

（九）对拖把的要求

每个科室均应配备至少 6 个拖把（3 个湿拖把和 3 个干拖把）。

1. 拖把应有标识　清洁区（绿色）、潜在污染区（黄色）、污染区（红色）。

2. 拖把使用后应清洗干净，在 500mg/L 有效氯消毒剂中浸泡 30 分钟，冲净消毒液，干燥备用。

3. 有特殊感染病人（如霍乱、气性坏疽等）需增加专用拖把，颜色可标志为蓝色。

（十）医疗废物管理

1. 医疗废物和生活垃圾应分类、分开收集和装运，封闭运送。损伤性医疗废物应立即丢弃至黄色医疗废物专用锐器盒内，在病区暂存时间不得超过 48 小时；感染性医疗废物置黄色医疗废物袋后装入黄色医疗废物桶里；未被病人血液、体液、排泄物污染的各种玻璃瓶或输液瓶（袋），用有可回收标识的蓝色医疗废物袋，装入有可回收标识的灰色桶内；生活垃圾置黑色垃圾袋后装入蓝色生活垃圾桶内。

2. 容器与包装袋应符合国家规定，外标识明确。盛装的医疗废物达到包装物或者容器的 3/4 时，医疗废物产生地医务人员应当使用有效的封口方式，包装袋可采用"鹅颈结"，确保封口紧实、严密。运出前应封口并填写标签，在医疗废物登记本上登记，交接人员要双签字。

（十一）医院感染的预防和控制

1. 严格执行手卫生规范。

2. 严格执行无菌操作技术。

3. 加强医务人员防护知识的培训，提供合适、必要的防护用品（如口罩、手套、隔离衣、防护服、眼罩/护目镜、面罩等），能正确掌握常见传染病及多重耐药菌的传播途径、隔离方式和防护技术，能熟练掌握操作规程。

4. 应了解发生职业暴露后的处理及报告程序。

5. 积极控制医院感染危险因素。

（肖书萍　陈冬萍　周国锋）

第二节　介入病房护理常规

一、术前护理

1. 完善术前各项评估　压疮、跌倒/坠床、管道、疼痛、营养、生活自理能力等项目的风险评估；危重病人应增加"危重病人病情变化风险评估及安全防范措施表"。

2. 完善术前检查　常规检查有血、尿、大便三大常规、肝肾功能、出凝血时间、乙肝三系、胸片、心电图等；特殊检查有 B 超、CT、MRI、ECT、PET-CT 等影像学检查和相关化验室检查。

3. 术前 2 天训练病人在床上大小便，以免术后不习惯床上排便而造成尿潴留。

4. 术前 1 天作抗生素过敏试验；血管性介入手术术前应检查和记录穿刺部位远端足背动脉搏动的情况，便于和术后对照。

5. 术前晚评估病人睡眠情况，必要时遵医嘱使用药物干预。

6. 饮食的护理　为保证病人介入手术顺利进行，术前应指导病人进高蛋白、高热量、低脂肪、易消化的食物；对进食困难者应遵医嘱给予静脉营养。术前 4 小时禁食，以防术中呕吐，但不要禁水，避免病人出现低血糖或低血钾。

7. 手术开始前病人因情绪紧张或环境改变易出现高血压，因此高血压病人术前遵医嘱使用药物将舒张压控制在 110mmHg 以下方可进入手术室。

8. 非血管性介入手术根据瘤体位置和大小，于术前 15~30 分钟遵医嘱使用止痛药物。

9. 女病人应询问其月经情况，介入手术需避开月经期。

10. 心理护理　部分病人因对介入手术方法不了解，担心手术不成功、手术所致疼痛、以往手术不良经验、手术费用过高以及恶性肿瘤的死亡威胁等导致病人出现紧张、失眠、烦躁不安等，此时护士应向病人讲解介入手术的目的、意义、方法、优点、操作过程、术中配合、以往成功的病例，消除病人的思想顾虑，使病人愉快地接受手术。

二、术中护理

见第三章"介入手术术中护理"。

三、术后护理

（一）血管性介入术后护理

1. 术后监测生命体征变化

（1）根据病人的病情监测心率、血压、血氧饱和度及呼吸变化，每2~4小时记录1次。

（2）当成人舒张压≥110mmHg时，应遵医嘱进行降压处理，防止穿刺部位出血，同时积极控制引起高血压的因素例如疼痛；当血压低于80/50mmHg时，警惕各类休克，明确病因前按休克的处理原则进行处理。

（3）当心率>100次/分或<60次/分时，应报告医师，并查找原因，防止发热、出血及心脏疾病等并发症。

（4）当病人的血氧饱和度≤93%时应给予吸氧，如给氧后仍不能纠正，且进行性下降者，应报告医师，防止肺栓塞的发生，遵医嘱对症处理。

2. 观察穿刺点有无渗血、血肿、感染、皮肤破损；术侧肢体温度、感觉、颜色、足背动脉搏动。

（1）股动脉穿刺点护理：动脉压迫止血器因操作简单、使用后可缩短穿刺侧肢体制动时间，使病人提前下床活动，近两年广泛应用于临床。动脉压迫止血器主要由固定胶带、椭圆形压板、基座、螺旋手柄和度盘组成。使用时首先消毒并擦干皮肤，确认足背动脉搏动正常，然后确认股动脉穿刺点，将动脉鞘退出2cm，用无菌纱布覆盖股动脉穿刺点，将基座沿腹股沟方向，将椭圆形压板压在股动脉穿刺点上，将固定胶带围绕髋关节顺势加压箍紧并粘牢。胶带固定时必须保证螺旋手柄和仿生压板的平衡，顺时针旋转螺旋手柄6周左右（螺旋手柄每旋转1周，压板的上下距离变化为4.0mm），对股动脉穿刺点加压，确认压板对止血点加压平衡稳定时，拔除动脉鞘，通过透明基座观察穿刺点有无出血，酌情加压。压力以能触到足背动脉搏动为宜。再继续顺时针旋转螺旋手柄3周左右至穿刺点不出血。病人回病房后，护士应检查足背动脉搏动，应为略减弱不消失。如穿刺点无渗血情况，护士每两小时逆时针旋转螺旋手柄两周，术后8小时至完全松解，病人可缓慢翻身，坐起小便。观察1小时后，无出血可解除压迫器，鼓励病人早下床活动，预防深静脉血栓形成。

（2）股静脉穿刺点护理：股静脉压力较低，拔管后可直接盖上5~8层纱布，加压包扎，12~24小时即可去掉纱布。

（3）颈静脉穿刺点护理：颈静脉穿刺拔管后，直接盖上4~6层纱布病人取半卧位，6小时后去掉纱布。

（4）锁骨下动脉、肱动脉、桡动脉穿刺点术后护理：拔管后加压包扎24小时，病人无需卧床，但必须注意观察手指末梢循环情况，如末梢循环差则提示压迫过紧。

（5）注意穿刺点远侧肢体的血管搏动情况，与术前作对比。同时注意其皮肤颜色、温度及感觉和运动功能等，如发现肢体冷、苍白、无脉搏或脉搏弱可能有血栓形成，应通知医师及时处理。

3. 发热　术后1~2日出现，一般在38.5℃左右，持续1~2周，与介入手术后造影剂反应、化疗栓塞治疗后肿瘤组织坏死、吸收有关，可暂观察或使用物理降温；体温在38.5~40.0℃，持续2~3周不退，或伴有高热、寒战者遵医嘱抽取血常规及血培养，退热同时遵医嘱预防使用抗生素。肝功能较差且合并凝血功能障碍的病人，出现高热时忌用酒精擦浴，以免引起病人皮下出血。

4. 疼痛　表现为腹痛、胸痛、肢体痛及牵涉痛等，与化疗栓塞治疗后组织缺血、水肿、坏死和晚期肿瘤等因素有关，可遵医嘱使用止痛药。

5. 胃肠道反应　恶心、呕吐、食欲不振与大剂量化疗药物毒性反应有关，遵医嘱静脉注射止吐药如盐酸昂丹司琼注射液（欧贝），同时加用保护胃黏膜的药物（如泮托拉唑钠粉针）一日两次；腹胀伴低热时警惕病人是否感染产气荚膜梭菌，及时抽取血培养对症处理；呃逆者可给予穴位注射或肌内注射山莨菪碱、甲氧氯普胺或氯丙嗪等；进食较少者遵医嘱静脉补充氨基酸或丙氨酰谷氨酰胺等。

6. 排尿困难　尿潴留与病人不习惯床上排便有关；尿少、血尿与术中大量使用造影剂和化疗药物毒性反应有关。记录病人24小时尿量，观察尿色；术后注意大量补液进行水化，鼓励病人多饮水，24小时尿量应在2000ml以上。若术后2小时仍未排尿，应及时与医师联系。尿潴留者遵医嘱行导尿术。

7. 术后饮食指导　清淡易消化食物，少食多餐；发热病人出现纳差、营养不良，高代谢状态，此时应注意补充营养，必要时请营养师会诊指导肠内营养或静脉营养。

8. 潜在并发症

（1）肺栓塞：由内源性或外源性栓子脱落，堵塞肺动脉引起，表现为手术后第二天晨起下床活动时突然出现面色苍白、口唇发绀、胸闷、胸痛、进行性呼吸困难、血氧饱和度下降、咳嗽、咯血、晕厥等，上述症状可单独出现或同时表现。出现上述症状时立即行急诊肺动脉CT成像、做心电图、查血气分析及D-二聚体，如果病人生命体征不稳定可行急诊床边胸部X线检查，并预防使用血管活性药物。确诊为肺栓塞后注意病人的全身情况，保持安静，绝对卧床，避免用力防止栓子再次脱落；严密监测呼吸、心率、血压、心电图及血气的变化；同时给予吸氧，维持心肺功能、抗休克和纠正心律失常和做手术准备；遵医嘱给予低分子肝素钠5000U皮下注射，每日两次抗凝处理；加用溶栓药物。抗凝、溶栓治疗期间注意监测病人的凝血功能。如血栓来自于下肢深静脉血栓，为防止肺栓塞的发生，在溶栓过程中应给病人创造安静、舒适的环境，操作时动作轻柔，防止栓子脱落。

（2）穿刺部位血肿：术后穿刺部位出现红肿可能是感染或迟发血肿，遵医嘱给予50%的硫酸镁湿敷，以减轻局部疼痛和血肿。血肿较大不易处理时及时请血管外科会诊协助处理。

（3）颅内并发症：对颅内疾病介入治疗的病人，应观察意识、瞳孔、语言及肢体活动变化，防止脑疝等发生。

（4）出血：对抗凝治疗的病人应观察其皮肤、黏膜有无出血情况，并警惕内出血的发生。

（5）股神经受损：所有经股动脉入路的血管性介入手术均可能出现股神经受损，虽然出现的频率不高但仍然值得护士重视。术后应评估病人下肢肌力情况，如有异常及时通知医生，注意与脊髓损伤鉴别。在排除脊髓损伤后如确实为股神经受损应遵医嘱给予营养神经、康复指导等对症处理。

（6）下肢深静脉血栓形成：同"股动脉穿刺后下肢深静脉血栓的预防和护理"一节。

9. 出院宣教　由于病人出院时心情激动，很多事情需要办理，只能记住60%护士出院宣教的内容，电话随访能进一步完善出院宣教。对出院病人进行电话随访是新形势下开展的一种开放式、延伸式的健康教育形式，护士针对病人所患疾病的特点对住院期间的健康教育内容进行补充。

（二）非血管性介入术后护理

1. 医生协助家属用平车或轮椅将病人送回病房后根据病情卧床休息2~24小时。

2. 监测生命体征变化，注意穿刺部位有无渗血、渗液、肿胀等情况。

3. 观察术后不良反应和并发症，有异常情况立即报告医生处理。

4. 促进正常排泄功能，及时为病人解除排泄异常情况。

5. 疼痛和发热　由于术后组织炎性反应所致，体温一般在 38.5℃ 以下，如继发感染体温可超过 39.0℃。介入治疗术后疼痛一般为轻度或中度疼痛，可用非甾体类解热镇痛药对症处理。

6. 维持足够营养，尤其是发热病人，要合理膳食，必要时遵医嘱给予静脉营养。

7. 提供安静舒适的环境，促进病人休息

（1）保持室内空气流通，除去室内异味。

（2）调节适当的湿度和温度。

（3）鼓励病人适当运动，避免劳累。

（4）如果病人无法获得充足的休息和睡眠时，指导其做松弛疗法或睡前喝一杯热牛奶，促进睡眠。

8. 给予病人和家属心理支持，对术后不良反应多讲解原因，让其有心理准备，向其介绍成功的病例，增强病人战胜疾病的信心。

9. 因病人术后需卧床休息，生活上有许多不便，护士需主动关心协助病人，做好生活护理。

四、引流管护理

1. 术后卧床 2~24 小时，监测生命体征变化，注意观察伤口有无渗液、病人有无疼痛和出血等异常情况。

2. 妥善固定　引流管应留置足够的长度，折成 S 型，以缓冲压力，纱布覆盖后用 3M 胶带固定在腹壁。

3. 避免感染　引流袋不得高于创面，防止液体倒流引起逆行感染；如阻塞应检查原因，根据情况按无菌操作原则，用生理盐水 50ml 加庆大霉素 16 万 IU 进行冲洗。冲洗时应缓慢注入，防止动作过猛致胆管内压力增高胆汁逆流入肝内胆管引起胆管感染；一次性引流袋每日更换一次。

4. 管道风险评估　每班交接班时均应观察和记录管道情况。引流管连接应紧密、准确，闭式引流管不得漏气。

5. 准确观察和记录引流液颜色、性质和量，有异常报告医师处理。

6. 维持水、电解质平衡，根据病情遵医嘱给予静脉营养和饮食指导。长期留置引流管的病人容易出现低钾，表现为指导病人多吃含钾高的食物，如香蕉、橘子、深绿色蔬菜等；也可遵医嘱给予口服氯化钾缓释片成人一次 0.5~1g（1~2 片），每日 3~4 次，饭后服用，并按病情需要调整剂量；口服补钾效果不好或出现不良反应时可以遵医嘱静脉补充钾。

7. 注意引流管周围皮肤护理　长期引流者，引流管周围容易发生感染，应定时更换敷料，如感染可热敷和涂抗生素药膏。

8. 长期留管病人，觉得自己不是正常人，自卑感加重，不愿与人交流。护士应不断给予病人心理支持，指导病人穿宽松的衣服，妥善放置引流袋；还可请"老病人"介绍经验，增强自信心，提高生活质量。出院前教会长期留管病人及家属引流管的护理方法，定期随访观察，按时更换引流管。

五、股动脉穿刺后下肢深静脉血栓的预防和护理

下肢深静脉血栓（deep vein thrombosis of the lower extremity，DVT）是指血液在深静脉腔内不正常地凝结，阻塞静脉管腔，导致静脉回流障碍。股动脉穿刺后 DVT 形成是介入术后较常见并发症之一，可导致肺栓塞等严重后果，因此，介入科护士在介入术后应重视 DVT 的观察和护理，以减少 DVT 的发生。

（一）股动脉穿刺后 DVT 形成的原因

1. 股动脉穿刺后常规加压包扎穿刺部位 6~8 小时，致使下肢静脉回流受阻，增加静脉血栓形成的危险。

2. 为防止股动脉穿刺点渗血，术后病人肢体制动，肌肉静止，不能协助静脉血液回流。

3. 介入术中常规使用的非离子型造影剂为高渗液体，增加血液黏滞度及容量；加之病人术后食欲不振，进食、进水少进一步使血液黏度增加，导致血流缓慢，而引发静脉血栓形成。

4. 股动脉穿刺术后，血管内膜损伤，易形成血栓。

5. 介入手术的应激反应使儿茶酚胺分泌增加，血小板聚集增加，血浆中的凝血因子增多，使血液凝聚增加。

（二）高危人群

恶性肿瘤、年龄大于 40 岁的长期卧床及肢体瘫痪、高龄伴高血压、长期服用避孕药、糖尿病及动脉硬化的病人。

（三）护理

1. 关注病人足背动脉搏动情况、下肢有无沉重、胀痛感、色泽改变、水肿、浅静脉怒张和肌肉有无深压痛；必要时行下肢深静脉彩色多普勒超声检查。

2. 下肢周径的测量　每日测量下肢患侧与健侧周径各 1 次并记录。下

肢周径的测量方法为，髌骨上缘 15cm 和髌骨下缘 10cm 各做一个标记，用软尺绕肢体一周测量周径。双侧下肢的周径相差 0.5 cm 以上时，腓肠肌深压痛或 Homan 征（迫使足部背屈时出现腓肠肌不适或疼痛）阳性者，提示腓肠肌静脉丛有血栓形成。

3. 术前预防措施

（1）对高危人群进行预防性的抗凝治疗：口服阿司匹林 25mg，每天 3 次。

（2）劝病人戒烟：因为香烟中含有一定量的一氧化碳、氧化氮及微量氰化物等有害物质，可使血管内皮细胞因缺氧而遭受损伤，增高血液中纤维蛋白原水平，诱发血小板聚集，使血液处于高凝状态。

（3）因静脉穿刺导致血管内膜损伤，可促使血栓形成，病人住院期间应避免在下肢进行静脉穿刺。

4. 术后预防措施

（1）饮食护理：应鼓励其进食、进水，饮食以低脂、易消化并含有纤维素的食物为宜；对不能进食者应遵医嘱静脉补液，以降低血液黏度；保持大便通畅，必要时遵医嘱使用缓泻剂，避免因腹压增高而影响下肢静脉回流。

（2）介入手术后防止血栓形成

1）术后病人回病房后护士应认真检查股动脉穿刺处是否压迫过紧：观察穿刺一侧肢体皮温、颜色、足背动脉搏动情况，与术前比较是否减弱；如有异常应通知医生重新进行包扎。

2）术后 12 小时内可协助病人进行被动运动：护士协助病人进行由跟腱自下而上比目鱼肌、腓肠肌挤捏运动，使下肢沿静脉血管方向形成压力梯度，每 2~3 小时 1 次，每次 5~10 分钟；术后 8 小时可指导病人在床上进行下肢跖屈和背伸运动，足内外环转运动。

3）术后 12 小时鼓励病人下床活动：肿瘤化疗栓塞术后病人常因发热、疼痛不愿下床活动，可遵医嘱应用解热镇痛药物后缓解症状，协助病人下床活动。

（3）防止高凝状态：术后可根据病情皮下注射低分子肝素钠或口服小剂量阿司匹林，用药期间应观察病人皮肤黏膜有无出血倾向。

5. 下肢深静脉血栓形成后的护理

（1）心理护理：DVT 发生后病人及家属情绪紧张，护士应做好解释，讲解疾病的相关知识，消除其恐惧与焦虑情绪。

（2）嘱病人绝对卧床休息，抬高患肢 15°~30°，注意保暖，不要过度伸展下肢或在膝下垫枕或其他物体致膝关节屈曲，以防进一步阻塞静脉回流。

（3）禁止按摩患肢，防止血栓脱落阻塞其他脏器。

（4）观察患肢血运、皮肤温度及色泽变化以及肿痛有无减轻，测量患肢不同平面周径并与健侧肢体比较。

（5）早期、及时给予药物治疗：抗凝治疗用低分子量肝素钠 5000U 每 12 小时皮下注射，连用 7~10 天后改为口服华法林 3~5mg 每天 1 次，疗程 3~6 月，每 3~5 天复查凝血功能，调节 INR 在 2.0~3.0；祛聚治疗：尿激酶 20 万 U 溶于生理盐水或 5% 葡萄糖液 250ml 静滴，在 30~60 分钟内滴完，2 次/日，疗程 7~10 天，剂量依病人年龄、体重状况进行调整；在治疗过程中严密观察病人的出血情况，注意有无鼻出血、牙龈出血、皮肤黏膜出血、黑便，尤其观察有无头痛、恶心、呕吐及意识、瞳孔变化等脑出血征象，备好抢救药品。

（6）肺栓塞：在溶栓过程中栓子脱落堵塞肺动脉所致，是常见的、严重的并发症。表现、预防和发生后的处理同"血管性介入术后潜在并发症-肺栓塞"一节。

（肖书萍　陈冬萍）

第三节　介入病房护理质量管理

病房护理管理是以护理质量为核心，从组织行政管理和业务技术管理两方面实行以病人为中心、应用护理程序的科学管理方法，以达到病区管理的最优化，让病人得到优质的护理服务。介入病房是放射科下属的在行政管理、医疗、护理和经济核算上相对独立的临床科室。护理人员在科主任、护理部双重领导下工作。科主任对护理人员负有行政领导与专科业务技术指导的责任；而护理部则对护理工作实行全面质量管理；护士长负责管理病区及做好各级人员的配合和协调工作。

护理质量管理是指对护理工作中为病人提供护理技术和生活服务效果的程度所达到的质量的全部职能和活动的管理。护理质量管理是医院综合质量的重要组成部分，护理质量的优劣直接影响到病人的健康，因此实施护理质量管理是促进护理学科发展、提高护理管理的有效举措，是病房护理工作顺利开展的前提。

一、护理质量管理的目的

通过对护理工作的监控，使护理人员在业务行为、思想职业道德等方面都符合客观的要求和病人的需要，使护理工作能够以最短的时间、最好的技术、最低的成本产生最优化的治疗护理效果，最终实现为病人提供优质护理服务的目的。

二、护理质量管理的类型

（一）基础质量管理

1. 人员　包括素质、行为表现及业务水平。

2. 医疗护理技术　包括医学理论、实践经验、操作方法和技巧。

3. 物品、仪器设备　运用 5S 管理法，即整理、整顿、清扫、清洁、素养。对病区的物品、药品、消毒物品、试剂、消耗材料、生活物品、诊断检测仪器、设备等进行管理。

4. 时间与信息管理　即工作效率管理。

（二）环节质量管理

指护理工作内容和工作程序管理。

1. 操作环节　操作时必须严格按照操作步骤执行查对制度。

2. 用药执行环节　用药时必须严格执行医嘱制度、查对制度等。

3. 制度落实环节　护理各项制度的落实是促进护理质量持续改进、保证护理安全的关键因素。

4. 关键时段环节　应加强对薄弱时段的监控力度，提高护理人员的慎独意识。

（三）终末质量管理

对医疗护理质量形成后的最终评价，是对整个病区的总体质量的管理，由护士长负责病区的终末质量管理。按照质量标准对护理质量实施全面控制，对出现的质量缺陷进行分析，制定改进措施，并将结果登记、记录并及时反馈，报上一级质量管理单位。

三、护理质量管理的原则

1. 以病人为中心　目的就是保证护理工作以最佳的状态为病人服务。

2. 预防为主　树立预防为主的思想，从事后把关转移到事先控制上。

3. 系统管理　用系统观点去认识和组织质控活动以及护理质量形成的整体过程，促进各种要素之间的相互联系。

4. 标准化 质量标准化是质量管理的基础工作，是建立质量管理的"法规"。

5. 分级管理 质量管理组织网络是由不同层次人员所组成，各层次职责均有所侧重。护理部的管理重点是设定护理质量目标，拟定质量标准。病房的管理重点是落实目标，在落实过程中对发现的问题及时改进，达到持续改进护理质量的目的。

6. 质量统计分析 从统计学的原理出发，认识护理质量及其形成的内在规律。

7. 一切用数据说话 用数据说话比依靠感觉、印象和经验来分析、比较更可靠、更准确、更清晰。同时，只有依靠数据，才能对现象的本质进行科学的统计分析、判断和预测。

8. 动态管理 对象存在个体差异，活动本身又是复杂多变，所以质量也是变化的。要求根据不同情况、不同背景、不同项目采取变通的管理方法。

四、护理质量管理计划

护士长按照医院制定的年度质量与安全目标任务再根据本科情况制定出科室年计划、季安排、月、周、日工作重点。内容包括：

1. 护理质量管理目标 按照医院护理质量评价标准以量化指标评价。

2. 护理人员规划目标 护士在职教育、职责分工、绩效考核、教学、科研以数据说明。

3. 病房经济效益目标 病床利用率、周转率、成本预算等。

五、护理质量管理组织与实施

（一）完善并落实各项规章制度

1. 认真执行护理质量管理制度和规定，并每年一次组织人员修订：如值班交接班制度、护理分级制度、查对制度、输血安全管理制度、护理病历书写基本规范、危重病人抢救制度等。

2. 遵守医院其他各项管理制度和规定 如护理组织管理、护理人力资源管理、临床护理质量管理、护理教学培训等。

3. 针对病房出现的护理质量问题制定病区管理规范，如各班岗位说明书、病区各区域均有负责人、物品定点放置、值班室管理规范、财产管理规范等。要求人人参与病区管理，增强护士的责任心。

4. 制定相应的奖惩制度，严格绩效考核，每月将绩效考核结果公布。

5. 建立护士长管理登记制度，准确及时填写护理管理记录档案。

（二）明确各班工作职责，合理调配，弹性排班

1. 在管理中护士长注意应用人本原理和激励机制发挥护士的积极性和潜能。工作中充分利用计算机、监护仪等先进的医疗设备，让护士逐步实现从机械的工作程序和事务性工作中解脱出来，将护士的时间还给病人。

2. 人力资源和绩效考核管理　根据科室制定的分层管理制度和标准对护士进行分层管理将病房管理工作根据难易度分给相应层级的护士负责，每一层护士绩效考核的标准不同，每月进行绩效考核一次，与劳务费挂钩，充分调动护士的工作积极性。

（三）成立由护理骨干组成的病区质控小组，分别对 21 项质控标准进行自查，每月一次，针对自查发现的问题运用 PDCA 或品管圈等质量管理工具进行原因分析并提出改进措施，利于护理质量持续改进。

（四）加强护患沟通，注重服务态度

介入病房收治的多数为恶性肿瘤病人，而介入科的医生只有早晨查房时集中与病人见面和沟通，其他时间都在介入手术室手术，所以只有护士与病人接触最多，病人有很多问题都是找护士解决。例如介入手术费用高、频繁的需要复查 CT、MRI 等费用较高的检查以及术后反应大等。因此，介入科的护士在工作中扮演的角色很重要，要求我们在工作中应同情、理解病人，在工作中做到耐心、精心、细心、专心、诚心，尽可能为病人解除痛苦、解决问题。

（五）加强学习，提高护士职业素质和业务水平

1. 定期请医生讲课、组织专科知识学习、护理查房、疑难病例讨论、护理操作示范；每两个月更新一次健康教育宣传栏；对病人进行健康教育讲座每 1 个月一次。通过上述措施不断提高护士对介入治疗护理专科知识的掌握和应用，进而提高病人的满意度。

2. 鼓励护士参加护理继续教育。

3. 鼓励护士在工作中应不断学习，善于收集资料和总结临床工作经验，积极撰写科研论文和参与护理科研。要求主管护师及以上人员每年在核心期刊上至少发表 1 篇论文，护师两年一篇。

（六）应用成本效益原理作好病房人员、物品消耗、器材消耗、营运成本规划，提高病房经济效益；病区床位紧张，按计划办理出院，根据病人的出院时间提前一天通知新病人入院，提高病床使用率。

（七）提高工作效率和质量。2010 年全国开展的创建优质护理服务工程活动要求护士大多数时间应在病人身边，而过去护士的大多数时间都集

中在书写，而 PDA 可节约护士大多数时间；另外所有治疗均由打印机打印，减少转抄时间也可避免转抄错误；过去护士花费大多数时间对病人进行健康宣教，效果不尽如人意，原因很多，如护士没时间，只是一味机械地完成宣教任务、病人掌握情况不理想、宣教片面，而结合健康教育处方和每个月进行一次健康教育大讲堂，收效很好；目前信息化时代，很多人都会使用网络，病人住院期间可通过护士站微信平台关注住院病人微信平台—住院通，涉及住院指南、科普知识、家属须知、检查流程、术前须知等。

（八）人文关怀在病房管理中的运用

1. 华生人性关怀理论的十大关怀要素

（1）人道主义-利他主义价值系统的形成。

（2）灌输信任和希望。

（3）对自己及他人敏感。

（4）建立帮助、信任、关怀性的关系。

（5）鼓励并接受服务对象对积极情绪与消极情绪的表达。

（6）系统运用问题，对解决方法做出决策。

（7）促进人际性的教与学。

（8）提供支持性、保护性、纠正性的心理、社会和精神环境。

（9）协助满足个人的需要。

（10）允许存在主义、现象主义及精神力量的存在。

2. 关怀病人的举措

（1）病房针对华生人性关怀理论的十大关怀要素按病种制定相应的人文关怀标准、关怀服务礼仪和操作用语；出院病人随访用语、制度、流程等，并对全体护士每年进行一次培训。

（2）对护士进行人文关怀能力的培养：人文关怀工作在我国尚处于起步阶段，只有对护士进行人文关怀能力的培养，提升护士关怀意识，方能顺利开展此项工作。

（3）对于多次行介入治疗的病人，入院时护士应主动迎接病人，无论病人是否需要入院，均应安排其在休息室等待并及时安排医生接诊；需要入院者及时准备床位；记住曾经在本科室住过院的病人的名字，病人入院后护士能直接叫出他（她）的名字或说出其上次住院的大概情况，病人会感觉到被关注。

（4）癌痛综合征病人尽量安排情绪乐观的同类疾病的病人住在一个房间，给予病人正向鼓励，可能比护士给予的鼓励更有成效。

（5）不得歧视出血后身体有异味或因颌面部血管瘤而导致面部畸形的病人。

（6）病房为住院时间较长病人提供便民措施，如坐便器、拐杖、吹风机、针线等，方便病人使用。

（7）对于治疗效果不好的病人，护士应包容病人及家属负性情绪的宣泄，把他们视为敏感人群，在与他们沟通时注意说话的语气、语速及态度。

（8）对未知病情的癌症病人，应家属要求，可适当地隐瞒病情。

（9）鼓励家属探视癌症病人，与其交流；但是对于行灌注化疗的病人，术后为避免交叉感染，责任护士应限制探视人员，但在陪护管理时应注意交流技巧，时刻把病人安全放在首位。

（10）对于在环境上有相同要求的病人安排在一个房间，尽量满足病人的需求。

3. 关怀护士的举措

（1）遇节假日尽可能安排外地护士轮流回家探望亲人。

（2）在保证病房安全的情况下，尽可能满足护士对排班的需求。

（3）哺乳期间的护士尽量按照护士的意愿安排哺乳时间。

（4）对年轻的护士，尤其是外地护士，护士长及高年资老师要多给予关心和帮助，多鼓励、少批评。

（5）护士长关心护士的生活，对生活、工作有困难的护士主动给予关心和照顾。

（6）每年一次就如何提高护士的职业满意度进行讨论，尽量满足护士的需求。

（7）鼓励护士对于高风险、高强度、重复的护理工作的抱怨和发泄。

（8）给过生日的护士送生日贺卡，节假日对值班护士进行慰问，探望生病护士或其家属，业余时间开展集体活动等。

目前护士人文关怀能力的培养主要通过传统理论授课和体验式授课为主，但关怀能力的培养是个漫长的过程，再加上介入科收治的大多数为肿瘤病人，因为病情的特殊性，他们较其他科的病人更需要护理人员的关怀和照顾，这对介入科的护理人员专业关怀能力提出更高的要求，也要求我们在积极开展专科业务技术的同时应积极跟进国际人文关怀工作的进展。

六、护理质量管理评价

1. 定期检查目标完成情况，每月一次一级质控，每年一次年度总结。

检查内容包括：分级护理、基础护理、危重护理、围手术期护理、责任制整体护理、护理查对制度、病区管理、感染控制、病人身份识别、药品管理、护理病历书写、仪器设备、静脉治疗、压疮、气道、住院病人跌倒/坠床、留置管道、住院病人体验与满意度、疼痛质量评价等21项质控标准；每月在业务学习时进行一级质控总结。上个月存在的问题就是下个月检查的重点。

2. 检查中发现的问题落实到人，与护士每个月的绩效考核挂钩，而护士的考核成绩与晋升、评先、评优、奖金挂钩，做到奖惩分明。

3. 病人对护理服务满意度的高低是护理质量好坏的反映，是护理质量评价的重要手段：在院病人可通过每季度召开一次护患沟通座谈会及发放满意度调查表进行评价；病人出院一周内科室指派专人负责进行电话回访；医院层面在病人出院后一周内进行电话回访，了解护理质量管理中的有待解决的问题。

（肖书萍　陈冬萍）

第四节　介入病房护理安全管理

护理安全是护理管理的重点，是衡量护理质量水平的重要标志之一。在临床工作中，如何规范护理服务行为、强化质量与安全意识，做到以病人为中心、最大限度地降低医疗护理安全事件的发生、确保病人安全，是介入病房护理管理者需要探索的课题。

一、影响介入病房护理安全的因素

1. 学科发展　介入放射学是一门新兴学科，与其他临床科室相比尚未发展成为科学与技术全面相融、体系完整的临床学科。

2. 管理　介入病房在医院是一个年轻的科室，在医疗护理上缺乏管理经验，如规章制度不健全、管理措施不力、不重视培训及提高员工工作能力、管理者无预见性和洞察力、不注重思想工作等。

3. 医生　目前国内从事介入专业的医生大多来自放射科。他们多侧重于介入治疗技能，而临床工作经验不足，对疾病系统的处理和对突发事件的应急处理能力较差；值班医生热衷于做手术，而不愿意在病房值班，导致病人的病情处理不及时或医生过多地依赖护士处理；医生风险意识薄弱，尤其对于手术后的病人。

4. 护士　护士上岗前在学校里没有接受过有关介入放射学的知识，易导致介入手术前术后观察和护理不当；护士同医生一样，风险意识薄弱，对安全事件的预见性差。

5. 病人 介入科收治病种涉及全身各大系统的疾病，且病情均较为凶险；恶性肿瘤晚期病人较多，情绪易激动，所以自杀及伤人事件较多。

二、介入病房护理安全管理举措

（一）建立和完善病房各项规章制度

1. 成立护理安全质控小组 加强基础质控、环节质控和终末质控，坚持预防为主，护士长应有预见力和洞察力，抓薄弱环节，抓易出差错的人，及时对病房存在的问题提出改进措施。

2. 加强护理安全与法制教育 护士对护理安全重要性的认识和较强的法律观念是做好护理安全工作的前提。管理者应经常组织护士进行安全教育和法制学习，树立依法施护的观念。可采用定期培训、考试、护理安全事件讨论会、个别指导等措施，学习各项规章制度和相关法律知识，学会识别护理风险，提高护士对护理风险的防范能力。

3. 制定各种服务流程并加强培训和督导，如病人身份识别流程、处方或医嘱转抄执行核对流程、口头医嘱执行流程、用药与治疗反应流程、护理不良事件报告处理流程等二十种工作流程，旨在指导临床护理工作，规范护理服务行为。

4. 制定各种应急预案并加强培训和督导，如病人有自杀倾向时、病人自杀后、病人跌倒/坠床后、病人出走后、输液反应等二十六种情况下的应急预案，旨在训练护士应急处理能力。

5. 科室根据本专科收治病种特点制定科室危重病人抢救流程图，如肝癌破裂出血、感染性休克、猝死、咯血、消化道出血、主动脉夹层等疾病，并将流程图打印放在急救车内，供低年资医护人员学习。

（二）提高护士理论操作水平，加强基础和专科知识培训。定期组织专科知识讲座、护理查房、护理操作训练、定期进行理论和操作技能考试、鼓励护士撰写论文、积极参加各种护理学术活动。另外，介入病房护士与介入手术室护士每年轮转一次，每次轮转时间为一年，有利于护士了解介入手术的方式和过程，对围手术期的护理有更清楚的认识。

（三）护士长合理排班，注重人员搭配。根据病房工作情况以及每位护士的特点进行排班，有效利用人力资源，达到优化组合。如在高峰时段、护士易疲劳时段适当增加护士数量；工作之余开展形式多样的健身、娱乐活动，使护士在工作中保持良好的精神状态和充沛的精力，提高工作效率。

（四）建立仪器保养检修制度，每日一次监测和记录仪器的功能状态、灵敏度，以保证仪器正常运行。

（五）建立对物品、药品的保管制度，定期由专人负责进行清理、登记。病区急救药品较多应根据药品目录和标识的要求制作各种明显标识并分类放置。对高浓度药品单独存放，贴有高危标识。对药物过敏病人，在其床头和病历夹上贴红色阳性标识，时刻提醒医护人员。

（六）加强对病区环境的改善。病区内所有混水阀的水龙头开关处均应贴有"冷热水"标识；所有台阶处均应张贴"小心台阶"警示语；有一定坡度的地面处放置"小心地滑"警示牌；病人使用的开水瓶统一放置在固定的地方，有防止开水瓶倾倒的装置，并张贴"小心烫伤"警示语。

（七）加强医护、护患沟通。介入科医生既要负责介入病房病人的诊治，又要负责他科或门诊的病人，医生每天在介入病房查房后，病房只留1名值班医生，其他人都到介入手术室完成大量的介入手术，所以病房护士在医嘱处理时必须与医生进行认真沟通，确认无误后方能执行；在病人术后观察和处理方面护士应做到深入细致，与医生及时沟通，确保病人安全；在护患沟通方面，护士应认真耐心对待病人的要求与疑问，理解他们在患病治疗期间的烦躁情绪，正确、有效地处理病人及家属的意见。

（八）积极处理护理安全事件。对已发生的护理安全事件应采取积极的态度，及时上报医院相关部门，并协助上级组织做好法律事项的准备与应对，如护理记录及时、准确、完整、无涂改；及时保护或封存风险发生现场，找取对自己有利的证据；尽力说服对方、理解对方，将风险降到最低。

（九）建立奖罚机制。充分调动护士参与护理质量管理的积极性，强化护士的责任心和集体荣誉感，由护士长管理变成人人管理，尽可能地避免护理风险发生。

三、介入病房常见护理风险和防范

护理风险是医院内病人在护理过程中有可能发生的一切不安全事件。护理风险应当包括医疗事故、护理意外、护理纠纷和并发症等一切可能引起对病人造成伤害的事件。介入病房常见护理风险分为四类：

（一）告知不当

1. 介入放射学是一门新兴的学科，病人对介入疗效的担心和治疗后的不适缺乏心理准备，加之介入科收治大量的晚期肿瘤病人，目前人们对肿瘤普遍缺乏科学的认识，认为癌症是不治之症，有些人在得知自己身患癌症后采取极端的逃避方式，以自杀来结束自己的生命。在临床工作中护士经常面临着对病人和家属告知还是隐瞒病情的难题，未告知或告知过度均可导致不良后果。

2. 根据《中华人民共和国执业医师法》中规定，医师应当如实向病人或其家属介绍病情，但应注意避免对病人产生不利后果。因此，告知病人或其家属病情是医生的职责。但是当病人询问护士有关自己的诊断时，护士应向病人介绍自己的权限，并与医生联系，及时给病人回复。在工作中，护士要注意自己的言行举止，避免在不经意中泄露病人的病情，造成严重后果和纠纷。

3. 护士应严格履行除病情以外的告知义务 如介入诊疗过程、手术配合、住院费用、病区设施、安全须知、健康教育等。

4. 医生对癌症病人病情告知应根据病人的心理承受能力、性格、文化涵养、受教育程度、病情轻重区别对待。对心理承受能力好、性格开朗、病情较轻者可直接地告之病情；对承受能力较差、性格内向、病情严重者，应注意按病情恶性程度从轻开始逐步将信息传递给病人，给予足够的时间让其接受患癌这一事实。当首次传递癌症这一信息时，一定要密切注意病人的心理反应和行为变化，及时给予心理帮助，使之平安度过心理体验期；对少数不能接受自己患癌这种精神打击，并产生自杀等过激行为的病人，医务人员应耐心进行开导，使其恢复信心，并取得家属的合作做好防范工作。

5. 介入科药品的管理 恶性肿瘤晚期长期受疼痛困扰的病人，经常会服用毒麻药或精神类药物。以往病人的口服药都是自服，有自杀倾向且长期口服精神类药物的病人，有的会藏药后一并服用，也有的漏服后与下次一并服药，导致用药过量；另有病人没有听清楚医生告知的用法而超过正常用量的几倍而导致药物蓄积中毒等；另外，介入科收治的病人常涉及全身各大系统疾病，因此病人多药同服的现象较多，入院后医生如果不仔细询问病人目前的服药情况，很容易再次为病人开同类药物，导致病人同种药物重复使用，出现不良反应甚至危及生命。针对多种药物同服的新病人，入院后由护士集中管理病人的药物，并遵医嘱用药。根据《三级综合医院评审标准实施细则（2011版）》要求护士必须按次按量发放口服药，并看服到口，按此规定执行后可以杜绝与用药有关的不安全事件。

（二）护理文书记录、管理不规范

1. 介入病房常出现的护理文书问题包括医护记录不一致、护理记录不真实、护士已执行医嘱但医生漏开医嘱；护士专业知识缺乏、责任心不强，护理记录不准确、及时；护理文书管理不规范，如病历随意放置等。一旦出现护理纠纷，护士很难举证，给护理安全埋下隐患，增加了败诉的风险。

2. 介入科应根据本科特点制定护理文书书写范本，建立护理文书缺陷本，采取护士自查、护士长检查相结合，严格控制书写质量。

（三）医院设备、设施、环境缺陷风险

1. 在医院系统中，医疗设备运行及医疗服务实际上是一个动态过程，所有人员、设备、服务都存在着风险，包括医院环境污染、地面湿滑、射线防护不当、呼叫系统突然故障、突然停电等多种情况。如肝动脉化疗栓塞手术后病人胃肠道反应大、进食少、体力不支，如果病区地面滑或照明不足，很可能导致病人发生跌倒。

2. 护士过多的依赖仪器设备　仪器设备发生故障后未报警，护士如果不细心不会发现问题。例如病人临床表现为休克，但监护仪上显示血压正常，如遇此种情况护士应使用水银血压计重新测量；注射微量泵持续输液未报警，而实际上微量泵已经出现故障，根本没有药物输注进去等。

3. 护士长要对护理工作各个不安全环节有预见性，并教育护士及时主动采取预防措施，每月组织护士演练各种应急预案。一旦发生相关的不安全事件，护士可迅速按照应急预案采取积极、有效的措施，降低事件造成的不良影响。

（四）病人疾病发生发展的复杂性、多变性造成的风险

1. 在临床上经常看到，相同的疾病有不同的症状，不同的疾病有相同的症状，疾病的发展、转归也呈现出多样性和复杂性，使护理行业存在很大的风险隐患；病人个体的不确定性也易造成护理风险，如高度过敏体质病人出现药物过敏反应；护士对介入治疗专业知识缺乏对术后并发症的观察和护理缺乏预见性。

2. 介入科收治病种涉及多学科的疾病，护士需要掌握多学科护理知识和技能，如遇困难，不得隐瞒不报或盲目地自行解决，容易导致护理安全事件的发生。护士长经常对护士进行宣传和教育，科内解决不了的问题及时请求院内护理专家进行院内会诊。

3. 由于介入放射学的迅速发展，介入科护士必须不断地接受继续教育，提高护理专业理论和操作水平，熟练掌握专科疾病的护理知识、急救技术、病情观察、并发症防治知识等，如此才能有效地减少护理风险。

4. 护患沟通是信息交流的主要方式　护士应重视病人的主诉，注意细

节、病情变化，用自己的专业知识向其解释疾病的发展、预后，让病人清楚地认识疾病的转归、掌握健康教育知识，才能达到介入治疗的预期效果，并降低护理风险。如血管成形术后应指导病人用抗凝剂 3~6 个月，防止血栓形成。对于服药的方法、注意事项，护士必须通过细致地与病人沟通才能实现。对于出院后需要继续服药的病人，医生会打印服药的处方发给病人。

护理风险的防范和管理是一项长期的、持续的工作，需要不断强化护理人员防范风险的意识，提高应对能力，健全风险管理机制，有效地推进科学化、系统化、制度化的护理质量管理工作。

（肖书萍　陈冬萍）

第五节　介入手术病人常见术前检查及护理

一、影像学检查

介入放射学产生与发展是建立在各种医学影像设备的基础上的，所以介入科医师必须有扎实的现代影像学诊断技能，介入科护士也应掌握一定的影像学知识，为病人提供相应的护理。

（一）B 超检查

1. 概述　B 超可以清晰地显示各脏器及周围器官的各种断面像。由于图像富有实体感，接近于解剖的真实结构，所以应用超声可以早期明确诊断。但是，由于它的穿透力弱，对骨骼、空气等很难达到深部，所以对含气性器官如肺、胃肠等难以探测，对成人颅脑的诊断也较 X 线、CT 逊色。由于反射法中发生多次重复反射以及旁辨干扰出现假反射现象，因此有时易造成误诊。

2. B 超检查护理

（1）检查前准备：一般不必做探测前准备，但在探测易受消化道气体干扰的深部器官时，需空腹检查或作更严格的肠道准备。如肝、胆、胰、肾上腺、肾动脉、左肾静脉、腹部血管、腹膜后、上腹部肿块等，探测前 3 日最好禁食牛奶、豆制品、糖类等易于发酵产气食物，检查前 1 天晚吃清淡饮食，当天需禁食、禁水。

（2）盆腔、子宫附件、早孕、膀胱、前列腺、精囊腺、输尿管下段、下腹部包块的 B 超检查：要求充盈膀胱，即检查前 30~60 分钟嘱病人饮水 1000~1500ml，利用充盈的膀胱推开肠管，形成"透声窗"，从而使子宫、输卵管、卵巢以及前列腺等器官显示完整清楚。经阴道超声、经直肠前列腺和精囊腺及阑尾 B 超检查时，应嘱病人检查前排空膀胱尿液。经直肠 B 超检查前，需排便或灌肠。

（3）X 线胃肠造影：由于钡剂是超声的强反射和吸收剂，如果胆囊、胆管附近残存有钡剂，则会影响超声检查。胆道 X 线造影剂虽不构成超声检查的直接障碍，但对胆道的正常生理状态有影响。因此，一般应先安排超声检查或在 X 线胃肠造影 3 日后，胆系造影 2 日后再做超声检查。另外，做胆系 B 超检查前 2 天应停服利胆药。

（4）食管超声检查：前 1 天晚吃清淡饮食，当天需空腹，禁食、禁水。检查前安装有活动假牙者应取下假牙，否则会有假牙脱落入气管的危险。检查后 2 小时方可进食，以免误吸入气管造成窒息。

（5）下腔静脉滤器置入术：要求术前 12 小时禁食禁水，术前 30 分钟排便。

（6）体位：根据探查部位不同，可采取各种体位。如平卧位、平卧脊柱后伸位、左右侧卧位、俯卧位、坐位、半坐位、直立位、截石位、膝胸位等。应尽量充分暴露检查部位便于医师从各个断面去探查。

（二）CT 检查

1. 概述　CT（电子计算机体层成像）是 20 世纪 70 年代初影像技术的一项重大突破。CT 是用 X 线束对人体层面进行扫描，取得信息后经计算机处理而获得该层面的数字化断面图像。它能使传统的 X 线检查难以显示的器官及其病变得以显示，从而扩大了人体的检查范围，大大提高了病变早期检出率和诊断准确率。CT 适用于全身各个部位的肿瘤及非肿瘤性病变，可以查明占位性病变如肿瘤、囊肿、增大淋巴结、血肿和肉芽的大小、形态、数目和侵犯范围，有利于肿瘤性病变的术前分期与手术方案的制定。

2. CT 检查方法

（1）常规平扫：是指血管内不注射对比剂的 CT 扫描。常采用横断面扫描和冠状面扫描。一般先进行普通扫描，然后根据病情的需要，再决定是否增强扫描，普通扫描的层厚和层间距常采用 10mm，特殊位置采用 5mm 或 3mm。普通扫描主要适用于骨骼、肺等密度差异较大的组织，其次是急腹症，以及对对比剂有禁忌证的病人。

（2）增强扫描：经静脉注入含碘的水溶性对比剂，目的是使血供丰富的组织、器官以及病灶的碘含量增高，从而增加组织与病灶间的密度差。增强扫描能动态观察不同脏器或病灶中对比剂的分布与排泄情况，发现平扫难以发现的小病灶、等密度病灶或显示不清的病灶，以及观察血管结构和血管性病变。根据不同病灶的强化类型、时间和特点，以及病灶大小、形态、范围以及与周围组织间的关系，对病变进行定量和定性诊断。对比剂的用量一般按 1.5~2.0ml/kg 计算，儿童用量酌减。通常头部增强用量为 50ml，流速 2.5ml/s；体部增强用量为 80~100ml，流速 2.5~3.0ml/s。

（3）CTA 检查：指静脉内快速推注高密度对比剂后，靶血管内的对比剂浓度快速达到峰值时，再进行螺旋 CT 容积扫描，经工作站后处理，重建出靶血管数字化的多维图像。它的优点在于是一种无创伤的检查方法，同时可以从任意角度和方位去观察病变。CT 血管造影对比剂用量为 100~120ml，流速 3.0~5.0ml/s。

3. CT 检查前的护理

（1）信息确认：病人凭检查单至登记室通过 PACS 系统进行预约、登记、留取联系电话，遇特殊情况便于通知病人。

（2）检查分检：护士或者登记员根据检查信息进行分检，指导病人到相应地点等待检查。

（3）评估核对：护士协助技师仔细阅读检查申请单，核对病人信息（姓名、性别、年龄、检查部位、检查设备等）。详细询问病史、评估病人病情。对急诊和特殊要求病人给予特别安排。

（4）健康教育：护士协助技师进行讲解检查过程所需时间，交待注意事项以及需要病人配合的相关事宜。如增强扫描的病人告知其在注射对比剂后可能出现的正常现象（口干、口苦、口腔金属味、全身发热、有尿意等）和不良反应（如恶心、呕吐、皮疹等），进行针对性处理，消除病人紧张、焦虑的不良情绪。同时让病人了解整个检查过程，训练病人平静均匀呼吸，并在扫描时屏气（注意听扫描时的语音提示）。

（5）去除金属异物：主要是去除被检部位的金属异物及高密度伪影的物件以防止产生伪影而影响检查效果。贵重物品交予家属妥善保管。

（6）呼吸训练：护士耐心指导胸、腹部检查病人进行呼吸训练，保持胸、腹部不动，防止产生运动伪影。

（7）镇静：对小儿、昏迷、躁动、精神障碍的病人指导家属陪检并采取安全措施防止坠床。必要时镇静后再行检查。

（8）指导腹部检查病人正确饮水：禁食禁水者应严格遵照医嘱及病情，不主张饮水。腹部检查前 20 分钟饮水 500~1000ml，盆腔、子宫及附件、前列腺及泌尿系统检查者应在检查前充盈膀胱。

（9）小肠和结肠增强：小肠增强病人在检查前一天晚上十点之后不要

进食固体食物，检查当天早晨禁食。至 CT 室后在护士的指导下 40 分钟内饮用 2000ml 温开水（内含 20% 甘露醇 250ml）以达到清洁肠道的目的，后于扫描前 30 分钟肌内注射山莨菪碱注射液 10~20mg 以抑制肠道痉挛，降低管壁张力，充分扩张肠管，减少因肠蠕动而造成的伪影，注射前询问病人有无禁忌证。紧接着再饮 1000ml 温开水候诊；结肠增强病人检查前一天晚上遵医嘱行肠道清洁准备。

（10）增强扫描需认真评估血管，根据不同部位的检查要求在不同位置进行 22~24G 留置针穿刺，为扫描时注入对比剂备用；对比剂常规加温准备。

（11）急救物品的准备：CT 室应配备常规急救器械和药品，在病人发生对比剂过敏或其他意外情况时急救使用。急救物品、器械和药品每周专人检查一次。所有工作人员都需经过严格培训，并能熟练掌握各种急救技术。

（12）冠状动脉 CTA 检查的护理

1）心率准备：病人至 CT 室后先休息 15 分钟后测心率。静息心率≤75 次/分且节律整齐者可先行检查，若静息心率>75 次/分者可遵医嘱给予美托洛尔缓释片或其他药物口服调整心率。若心率>100 次/分或无规律的病人可以放弃此项检查。

2）呼吸训练：重点强调如何吸气、屏气，什么时候出气的要领。家属可以协助捏鼻子以保证检查的顺利进行。

3）认真评估血管，根据检查要求在相应位置进行 20G 留置针穿刺为扫描时注入对比剂备用。

（13）待一切工作准备就绪后，PACS 系统呼叫病人到检。

4. CT 检查中护理

（1）再次核对病人信息，协助病人进检查室、上检查床，避免坠床和跌倒。有引流管、氧气枕等病人妥善放置，防止脱落。

（2）协助技师摆好体位。

（3）检查室注意保暖，避免病人着凉。

（4）做好病人非照射部位及陪检家属的 X 线防护。

（5）增强扫描注意事项

1）高压注射器通道的建立与确认：连接高压注射器管道，试注生理盐水，做到"一看二摸三感觉四询问"，确保高压注射器、血管畅通。

2）病人沟通：再次告知检查注意事项以及推药时的身体感觉，缓解病人紧张情绪。对高度紧张病人在检查过程中护士可通过话筒给予安慰，鼓励病人配合完成检查。

3）严密观察：注射对比剂时密切观察有无局部和全身症状，防止不良反应的发生，做到早发现、早处理。

4）结肠增强病人在上检查床后取左侧卧位，双下肢弯曲，臀部垫治疗巾，选择一次性使用肛管与血压计球囊连接，用石蜡油充分润滑导管前端及肛门口，呈螺旋式插入肛门 6～10cm。捏球囊经肛门注入空气（1000～1500ml）充盈肠道，总注气量因人而异，以结肠充分扩张，病人感觉腹胀（可耐受）为宜，嘱病人尽量控制排气至该检查结束为止。

5）防止渗漏：根据不同人群、不同血管条件选用相应的对比剂并根据情况选取合适流速。动态观察增强图像对比剂进入情况，及时发现渗漏。

（6）冠状动脉 CTA 检查注意事项

1）协助病人摆好体位，安放电极片，观察心电图情况，确认 R 波波型清晰，心率控制理想。

2）协助病人舌下含服硝酸甘油一片（有青光眼、白内障等禁忌病人则不含服），可帮助改善冠状动脉充盈情况。

5. 检查后护理　检查结束后协助病人下床；告知病人及家属取片与报告的时间和地点；增强扫描病人需询问病人有无不适，及时发现不良反应；指导病人进行水化（每小时不少于 100ml）以利于对比剂的排出，预防对比剂肾病；观察 15～30 分钟，病人无不适方可拔除留置针，指导正确按压穿刺点，无出血方可离开观察区。

6. 碘对比剂不良反应处理措施　出现不良反应后立即停止注射碘对比剂。

（1）恶心、呕吐：为一过性的，加强观察，不需要特殊处理。严重者平卧位，头偏向一侧，保持呼吸道通畅。持续时间长的，应考虑适当应用止吐药。

（2）荨麻疹：为散发性、一过性的，予观察、饮水、安慰。持续时间长且大范围者考虑使用肾上腺素，成人 0.1～0.3mg 肌内注射；儿童 0.01mg/kg，最大剂量不超过 0.3mg。必要时重复给药。口服水化，以加速对比剂的排泄。

（3）过敏性休克：平卧病人、抬高双腿、保暖、心电监护、监测生命体征和血氧饱和度。给予面罩吸氧 6～10L/min。开放静脉通道，快速静脉补液。遵照医嘱给予肾上腺素、地塞米松、异丙嗪等抗过敏治疗，必要时给予多巴胺等升压药物。严密观察病情变化并做好抢救记录，并与临床科室或急诊科详细交接。

（4）迷走神经反射：遵医嘱静脉注射阿托品 0.5~1.0mg，必要时 3~5 分钟重复给药。其他按过敏性休克处理。

（5）喉头水肿：表现为声嘶、呼吸困难、血氧饱和度下降。处理：心电监护、监测生命体征和血氧饱和度。给予面罩吸氧 6~10L/min。遵医嘱给予肾上腺素肌内注射。呼吸极度困难时立即用 16G 针头行环甲膜穿刺，必要时请急诊科、麻醉科医师行气管插管或气管切开。严密观察呼吸、意识、面色与口唇颜色及血氧饱和度，并做好抢救记录与临床科室或急诊科详细交接。

（6）支气管痉挛：表现为呼吸困难、血氧饱和度下降、声音异常。给予面罩给氧，静脉注射地塞米松和静脉滴注氨茶碱。

（7）呼吸、心跳骤停：就地抢救、平卧、心肺复苏。严密观察复苏效果、心电监护、观察病人意识和瞳孔。做好抢救记录，如发生时间、通知医师时间、医生到达时间、抢救措施、效果、离科时间、回访时间及愈后。原则上复苏成功后立即转移到急救部或 ICU 进行高级生命支持治疗。

7. 碘对比剂血管外渗的处理措施

（1）轻度外渗：无需处理、注意观察、交待病人如果外渗加重，应及时就诊。

（2）中、重度外渗：抬高患肢高于心脏水平，促进血液回流。早期使用地塞米松原液浸湿纱布冷敷肿胀处约两小时，然后配制 50% 硫酸镁 500ml 加地塞米松 5 支（25mg）溶液持续冷敷。如果肿胀处疼痛明显，可加入利多卡因 2 支（0.2g）至上述溶液中，以缓解疼痛（注：该溶液冷藏存储效果较好）。

（3）如渗漏局部出现张力性水疱，消毒后用注射器抽吸疱液，再次消毒，用无菌纱布包扎，防止局部感染。如大面积表皮破溃，可使用抗生素。

（4）除非局部肿胀明显导致血液循环障碍，原则上禁止切开减压及其他外科处理方法。

（5）填写对比剂渗漏记录本，详细与临床科室医护人员沟通并交代注意事项和处理方法。门诊病人做好电话回访，动态观察渗漏消退情况并做好记录。

（6）上报医院相关管理部门，分析造成对比剂渗漏的原因，提出改进措施，评价改进效果。

（三）MRI 检查

1. 概述　磁共振检查（MRI）是利用人体中的氢原子核（质子）在磁

场中受到射频脉冲的激励而发生核磁共振现象，产生磁共振信号，经过信号采集和计算机处理而获得重建断层图像的成像技术。适用于颅脑及脊柱、脊髓病变、五官科疾病、心脏疾病、纵隔肿块、骨关节和肌肉病变、肝、肾、胰、子宫、卵巢、膀胱、前列腺等部位的检查。

2. MRI 检查护理

（1）检查前护理

①体内有磁铁类物质者（如装有心脏起搏器）、动脉瘤等血管手术后、人工瓣膜、重要器官旁有金属异物残留、怀孕 3 个月以内的孕妇，均不能作此检查。但体内植入物经手术医生确认为非顺磁性物体者可行磁共振检查；带有金属避孕环的女性病人，还需到妇产科取环后再行检查；病人不能携带手机、钥匙、磁卡、手表、打火机、硬币、发卡、腰带等金属物品和电子设备，以免金属物被吸入磁体影响磁场均匀度，甚至伤及病人，要注意衣服拉链、内衣扣，取下皮带，换上检查服。

②磁共振检查相较 X 线或 CT 检查时间更长，对病人的配合度需求更高。指导病人呼吸训练，必要时用腹带固定病人腹部，抑制腹式呼吸。

③护士应嘱腹部扫描的病人空腹 4 小时进行增强检查；对于进行盆腔检查的病人，护士应提前指导病人憋尿，待膀胱充盈后再检查。

④烦躁及精神错乱的病人、婴儿必须服用镇静药物，情绪稳定后可以检查，但必须有医生陪同；高热病人应禁止扫描；危重病人尽量不做，如果确实需要应在医生陪同下进行，时刻观察病人情况，出现问题及时处理。

⑤操作人员摆位时要面向大门站立，安置病人时注意观察大门，以防无关人员闯入。

（2）检查中护理

①多数病人对 MRI 检查流程和空间不太熟悉，同时检查时的噪声、扫描孔的空间限制，加上检查前的各种注意事项，使病人产生焦虑和不安的不良情绪。因此，磁共振检查前对病人及家属的心理护理十分重要。护士应耐心讲解磁共振相关知识以及行磁共振检查的目的和意义；对于需要注射对比剂的病人，应向其解释通过对比剂的强化作用可提高病变组织的检出；此外，提前告知病人检查过程中的可能现象，如梯度场启动后产生声响，嘱病人不必因此而紧张，静心仰卧，平稳呼吸，也可给病人戴耳塞或专用耳机以防听力损伤。

②由于磁共振机架较长，孔径较小，在 MRI 检查前和检查中需对"幽闭恐惧症"病人进行精心的心理护理，鼓励病人完成检查。候诊区可以播

放舒缓的音乐，转移病人的注意力，以平和的心态完成检查。

③对比剂不良反应的处理：同 CT "碘对比剂不良反应处理措施"。

（3）检查后护理：告知病人不可马上离开，需观察用药后的不良反应，一旦发生头晕、恶心、呕吐等情况，应及时采取一定的护理措施，无不适 30 分钟后方可离开。同时还应注意观察病人是否发生药物外漏，如有发生，同 CT 碘对比剂血管外渗的处理措施。MRI 对比剂的半衰期是 20~100 分钟，24 小时内约有 90% 以原形由尿液排出。检查完毕后，根据病人病情不同，指导病人大量饮水，以利于对比剂快速从肾脏排出体外。应用镇静剂的病人清醒后，测量病人血压、心率，确定无异常后再行离开。

（四）病区内应张贴常见检查前后的注意事项，时刻提醒病人。

二、实验室检查

（一）血液常规检测

1. 红细胞计数和血红蛋白测定　参考值：红细胞数成人男性 $(4.0~5.5)×10^{12}/L$，血红蛋白 120~160g/L；红细胞数成人女性 $(3.5~5.0)×10^{12}/L$，血红蛋白 110~150g/L。临床意义：多次检查男性 $>6×10^{12}/L$，血红蛋白 $>170g/L$；女性 $>5.5×10^{12}/L$，血红蛋白 $>160g/L$ 为增多，可分为相对增多和绝对性增多两类。相对增多常见于：大量失水使血浆减少，血液浓缩，如严重呕吐、反复腹泻、出汗过多等；绝对增多常见于：某些肿瘤病人，由于长期缺氧，可引起红细胞代偿性增生，红细胞显著高于正常；真性红细胞增多症等。红细胞减少，见于造血原料不足、造血功能障碍、红细胞丢失或破坏过多所致各种贫血。

2. 红细胞比积　是指红细胞在血液中所占容积的比值。参考值为男：0.42~0.49；女：0.37~0.43。临床意义：增高，见于大面积烧伤、脱水，各种原因所致的低氧血症，测定红细胞比积后，可作为补液计算的依据；减少，见于各种原因引起的贫血等。临床上常以计算红细胞平均容积和红细胞平均血红蛋白浓度，对贫血进行鉴别和分类。

3. 红细胞平均参数　根据红细胞数，血红蛋白含量和红细胞比积，计算出平均红细胞容积（MCV）、平均红细胞血红蛋白量（MCH）和平均红细胞血红蛋白浓度（MCHC），以便分析病人的红细胞形态特征，用于贫血的分类与鉴别。红细胞参数的计算有助于贫血的分类与鉴别。

4. 白细胞计数　参考值为成人：$(4~10)×10^9/L$；儿童：$(5~12)×10^9/L$。当成人白细胞超过 $10×10^9/L$ 时，称为白细胞增多，而低于 $4×10^9/L$ 时，称为白细胞减少。白细胞可分为 5 种类型，即中性粒细胞、嗜酸性粒细胞、嗜碱性粒细胞、淋巴细胞和单核细胞。临床意义：中性粒细胞参考值：50%~70%。增多见于急性化脓性感染时，中性粒细胞增高程度取决于感染微生物的种类、感染灶的范围、感染的严重程度、病人的反应能力；严重外伤、较大手术后，急性心肌梗死及严重的血管内溶血后12~36小时，白细胞总数及中性粒细胞可增高；急性中毒，如糖尿病酮症酸中毒、尿毒症、化学药物中毒、生物中毒等时，白细胞数及中性粒细胞均可增多；白细胞呈长期持续性增多，最常见于粒细胞性白血病，其次也可见于各种恶性肿瘤的晚期。中性粒细胞减少见于某些感染，如伤寒、副伤寒、疟疾、流感等；血液系统疾病，如再生障碍性贫血等；物理、化学因素损伤，如X线、苯等；自身免疫性疾病，如系统性红斑狼疮等；单核-吞噬细胞系统功能亢进，如脾脏肿大等。嗜酸性粒细胞参考值：0.5%~5%。增多见于过敏性疾病、寄生虫、皮肤病、血液病、传染病等，减少见于伤寒、副伤寒初期、大手术等应激状态。嗜碱性粒细胞参考值：0%~1%。增多见于慢性粒细胞白血病、何杰金氏病和铅中毒等。淋巴细胞参考值：20%~40%。增多见于病毒感染，减少见于免疫缺陷病。单核细胞参考值：3%~8%。增多见于某些细菌感染及单核细胞白血病等，减少无临床意义。

5. 血小板计数（PC） 是指单位容积周围血液中血小板的数量。参考值为：$(100 \sim 300) \times 10^9 / L$。临床意义：低于$100 \times 10^9 / L$称为血小板生成减少。可见于血小板生成障碍，如再生障碍性贫血、放射性损伤等；破坏增加或消耗增多，如原发性血小板减少性紫癜、脾功能亢进等。高于$400 \times 10^9 / L$称为血小板生成增多。原发性增多，可见于骨髓增殖性疾病，如真性红细胞增多症和原发性血小板增多症等；反应性增多见于急性感染、急性溶血、某些癌症病人等。

（二）出凝血时间检测

1. 凝血时间（CT）测定 指静脉血离体开始至血液凝固所需要的时间，反映内源性凝血系统的功能状态，是内源性凝血系统的筛选试验。普通试管法4~12分钟，硅管法15~32分钟。临床意义：延长，见于血友病和凝血因子Ⅺ缺乏症、严重的肝损伤、DIC、应用肝素、口服抗凝药等。缩短，见于高凝状态，但敏感度差。

2. 凝血酶原时间（PT）测定 是反映外源性凝血系统的筛查试验。参考值：11~13s，超过对照值3s以上为异常。临床意义：延长，见于先天性凝血因子Ⅱ、Ⅴ、Ⅶ、Ⅹ及纤维蛋白原缺乏、DIC、原发性纤溶症、阻塞性黄疸、先天性缺乏凝血酶原、严重肝病、维生素K缺乏，血循环中有抗凝物质（如口服抗凝剂等）故可用于抗凝治疗的监控。缩短，见于DIC 早期、心肌梗死、长期口服避孕药等血栓性疾病。

3. 国际标准化比值（INR） 是从凝血酶原时间（PT）和测定试剂的国际敏感指数（ISI）推算出来的，即 INR ＝（病人 PT/正常对照 PT）ISI，参考值：1.0±0.1。因同一份血标本在不同的实验室、用不同的 ISI 试剂检测，PT 值结果差异很大，而测得的 INR 值相同，这样，使测得结果更具有可比性。所以，目前国际上强调用 INR 来监测口服抗凝剂的用量。

4. 活化部分凝血活酶时间（APTT）测定 是内源性凝血系统的筛选试验。参考值：31～43 秒，较正常延长 10 秒以上为异常。临床意义：延长，见于Ⅷ、Ⅸ、Ⅺ血浆水平减低。严重的血浆Ⅱ、Ⅴ、Ⅹ因子和纤维蛋白原缺乏，如肝脏疾病、阻塞性黄疸、新生儿出血症、肠道灭菌综合征、吸收不良综合征、口服抗凝剂、应用肝素以及低（无）纤维蛋白原血症等。纤溶活力增加，如继发性、原发性纤溶以及血循环中有纤维蛋白（原）降解产物（FDP）。缩短，DIC 高凝期，血小板增多，静脉穿刺不顺利混入组织液。Ⅷ、Ⅴ因子活性增高。血栓性疾病，如心肌梗塞、不稳定性心绞痛、脑血管病变、糖尿病伴血管病变、肺梗死、深静脉血栓形成、妊娠、高血压综合征和肾病综合征等。

5. 凝血酶时间（TT）测定 指在血浆中加入标准化的凝血酶溶液后，血浆凝固所需要的时间。参考值：手工法 16～18 秒。超过对照值 3 秒以上为异常。临床意义：延长，见于低纤维蛋白原血症和异常纤维蛋白血症、血中有肝素或类肝素物质存在等。缩短，无临床意义。

6. 纤维蛋白原（FIB）测定 参考值：2～4g/L。临床意义：升高，见于糖尿病、急性心肌梗死、风湿病、急性传染病、急性感染、恶性肿瘤、肾病综合征、骨髓瘤、休克、外科手术后及轻度肝炎等。降低，纤维蛋白原消耗过度，如 DIC，胎盘早期剥离，分娩时羊水渗入血管形成血栓，肺、前列腺手术。营养不良及肝脏疾病时纤维蛋白合成减少，罕见的先天性纤维蛋白原缺乏症及异常纤维蛋白原血症。

7. 血浆 D-二聚体（DD）测定 参考值：胶乳凝集法：阴性；ELISA小于 200U/L。临床意义：在血栓形成和临床出血时出现阳性。

（三）肝功能检测

1. 蛋白质代谢功能检测 用于检测慢性肝损害，并可反映肝实质细胞储备功能。参考值：血清总蛋白（STP）60～80g/L，清（白）蛋白（A）40～55g/L，球蛋白（G）20～30g/L，比值 A/G，（1.5～2.5）∶1。临床意义：

（1）STP、A增高，见于各种原因导致的血液浓缩、肾上腺皮质功能减退等。

（2）STP、A降低，见于：①肝细胞损害，合成减少；②营养不良；③丢失过多（如肾病综合征）；④消耗增加（如甲亢、晚期肿瘤）。

（3）STP、G增高，见于慢性肝病、M球蛋白血症（如多发性骨髓瘤）、自身免疫性疾病、慢性炎症与慢性感染等。

（4）G降低：①生理性（如小于3岁的幼儿）；②免疫功能抑制；③先天性的低γ球蛋白血症。

2. 胆红素代谢检测　临床上通过检测血清总胆红素、结合胆红素、非结合胆红素、尿内胆红素及尿胆原，来诊断有无溶血及判断肝、胆系统在胆色素代谢中的功能状态。参考值：血清总胆红素（STB）$3.4 \sim 17.1 \mu mol/L$，血清结合胆红素（CB）$0 \sim 6.8 \mu mol/L$，血清非结合胆红素（UCB）$1.7 \sim 10.2 \mu mol/L$。临床意义：

（1）当$34.2 > STB > 17.1 \mu mol/L$为隐性黄疸，$34.2 \sim 171 \mu mol/L$为轻度黄疸，$171 \sim 342 \mu mol/L$为中度黄疸，$STB > 342 \mu mol/L$为重度黄疸。

（2）可根据黄疸程度推断黄疸病因：$STB < 85.5 \mu mol/L$为溶血性黄疸，$17.1 \sim 171 \mu mol/L$为肝细胞黄疸，$171 \sim 265 \mu mol/L$为不完全性梗阻性黄疸，$> 342 \mu mol/L$通常为完全性梗阻性黄疸。

（3）CB/STB < 20%提示为溶血性黄疸，20% ~ 50%常为肝细胞黄疸，>50%为阻塞性黄疸。

3. 血清酶检测　通过血清中某些酶的活性或含量用于诊断肝胆疾病。

（1）血清氨基转移酶：丙氨酸氨基转移酶（ALT）参考值：5~25卡门单位（终点法）、10~40U/L（速率法），天门冬氨酸氨基转移酶（AST）8~28卡门单位（终点法）、10~40U/L（速率法）；ALT/AST≤1。临床意义：①急性病毒性肝炎ALT与AST均显著升高，可达正常上限的20~50倍，是诊断急性病毒性肝炎的重要手段；急性重症肝炎时，初期转氨酶升高，以AST升高显著，当症状恶化时，黄疸进行性加深，酶活性反而降低，即"胆酶分离"现象，提示肝细胞严重坏死，预后不佳；②慢性病毒性肝炎转氨酶轻度升高或正常，ALT/AST>1；当ALT/AST<1时，提示慢性肝炎可能进入活动期；③酒精性肝病、药物性肝病、脂肪肝、肝癌等非病毒性肝病ALT/AST<1；④肝硬化，转氨酶活性取决于肝细胞进行性坏死程度，终末期肝硬化转氨酶活性正常或降低；⑤肝内、外胆汁淤积，转氨酶正常或轻度上升；⑥急性心肌梗死后6~8小时AST增高，4~5天后恢复，若再次增高提示梗死范围扩大或新的梗死发生。

（2）碱性磷酸酶（ALP）：参考值：成人：40~150U/L，儿童：<500 U/L（磷酸对硝基苯酚速率法）。临床意义：①生理性升高：生长期儿童、妊娠中晚期；②病理性升高：主要为肝内外胆管阻塞性疾病、骨骼疾病。

（3）γ-谷氨酰转移酶（γ-GT）：参考值：男性：11~50U/L，女性：7~32 U/L。临床意义：增高见于：①胆道阻塞性疾病：原发性胆汁性肝硬化；②急、慢性病毒性肝炎或肝硬化；③药物和中毒性肝脏损害：药物性肝炎、酒精性肝炎。

（四）肾功能检测

1. 血清肌酐（Cr） 参考值：男 53~106μmol/L，女 44~97μmol/L。临床意义：肾功能损害的早期指标，升高多见于急慢性肾衰。

2. 血尿素氮（BUN） 参考值：3.2~7.1mmol/L。临床意义：升高见于肾前性：①蛋白质代谢增加，大量高蛋白饮食、饥饿、发热等；②肾血流下降（脱水、休克、心衰）；肾性：急慢性肾衰；肾后性：肾脏以下的尿路阻塞性疾病。

3. 血清尿酸（UA） 参考值：男 150~416μmol/L，女 89~357μmol/L。临床意义：严格禁食含嘌呤丰富食物 3 天，排除外源性尿酸干扰再采血，血尿酸水平改变有意义。升高见于肾功能损害性疾病、原发性或继发性痛风、中毒（如氯仿、四绿化碳、铅）和子痫等；降低见于各种原因致肾小管重吸收，尿酸功能损害，如急性肝坏死、肝豆状核变性等；慢性镉中毒、嘌呤核苷酸化酶先天性缺陷等。

（五）血清电解质检测

1. 血钠 参考值：135~145mmol/L。>145mmol/L 并伴有血液渗透压过高者，为高钠血症；<135mmol/L 为低钠血症。临床意义：升高常见于脱水及肾上腺皮质功能亢进等，降低常见于摄入不足、呕吐、腹泻及大汗等。

2. 血钾 参考值：3.5~5.5mmol/L。>5.5mmol/L 为高钾血症，<3.5mmol/L为低钾血症。临床意义：升高常见于高钾饮食、肾衰、溶血及严重挤压伤等，降低常见于摄入不足及服用利尿剂等。

3. 血氯 参考值：95~105mmol/L。>105mmol/L 为高氯血症，<95mmol/L为低氯血症。临床意义：升高见于肾衰及尿路梗阻等，降低见于使用利尿剂。

4. 血钙 参考值：2.25~2.58mmol/L。>2.58mmol/L 为高钙血症，<2.25mmol/L 为低钙血症。临床意义：升高常见于甲状旁腺功能亢进及溶骨性损害、肾功能损害等，降低常见于甲状旁腺功能低下、严重肝肾疾病及维生素 D 缺乏等。

5. 血磷　参考值：0.97～1.61mmol/L。临床意义：升高常见于甲状旁腺功能低下及肾衰等，降低常见于甲状旁腺功能亢进等。

（六）乙肝三系检测

乙肝三系检测是检查乙型肝炎的常用免疫学检查项目：包括 HBsAg、抗-HBs、HBe-Ag、抗-HBe、抗-HBc。临床意义（表6-1）：

1. HBsAg 阳性　它是乙型肝炎病毒感染的标志。

2. 抗-HBs　是由 HBsAg 诱导产生的，被认为是一种保护性抗体，它的出现标志着能对 HBV 感染产生特异性免疫。

3. HBeAg 阳性　表明乙肝处于活动期，并有较强的传染性。

4. 抗-HBe 阳性　不是保护性抗体，它的出现，表明 HBV 复制减少，传染性减弱。

表 6-1　HBV 标志物检测分析

HBsAg	HBeAg	抗-HBc	抗-HBc IgM	抗-HBe	抗-HBs	检测结果分析
+	+	−	−	−	−	急性 HBV 感染早期，HBV 复制活跃
+	+	+	+	−	−	急性或慢性 HBV，HBV 复制活跃
+	−	+	+	−	−	急性或慢性 HBV，HBV 复制减弱
+	−	+	+	+	−	急性或慢性 HBV，HBV 复制减弱
+	−	+	−	+	−	HBV 复制停止
−	−	+	−	−	−	HBsAG/抗-HBs 空白期，可能 HBV 处于平静携带中
−	−	+	−	−	−	既往 HBV 感染，未产生抗-HBs
−	−	+	+	+	−	抗-HBs 出现前阶段，HBV 低度复制
−	−	+	−	+	+	HBV 感染恢复阶段
−	−	+	−	−	+	HBV 感染恢复阶段

5. 抗-HBc　也不是保护性抗体。抗-HBc 包括抗-HBcIgM 抗体和抗-HBcIgG 抗体。抗-HBcIgM 抗体出现早，但消失较快，持续时间短，故化验报告单上抗-HBcIgM 抗体阳性可作为 HBV 感染及复制的标志。

6. HBcAg　存在细胞核内，检测复杂，一般情况下不易检测到，HBcAg 阳性提示病人血清中有感染性的 HBV 存在其含量较多，并复制活跃，传染性强，预后差。

（七）甲胎蛋白（AFP）测定

参考值：酶联免疫吸附试验：血清<25μg/L。临床意义：原发性肝细胞癌病人血清 AFP 阳性率为 67.8~74.4%，故检测 AFP 对原发性肝细胞癌有重要的辅助诊断价值；此外 AFP 含量升高还见于生殖腺胚胎肿瘤、胃癌、胰腺癌、病毒性肝炎、肝硬化、孕妇。

（八）癌胚抗原（CEA）测定

参考值：酶联免疫吸附试验：血清<5μg/L。临床意义：CEA 是一种广谱性肿瘤标志物，可在多种肿瘤中表达，主要用于辅助恶性肿瘤的诊断、判断预后、监测疗效和肿瘤复发等。

（九）实验室检查护理

1. 心理护理　检查前应向病人解释检查的目的及注意事项，如情绪紧张会使血糖升高，因此消除病人的顾虑，使其配合才能保证检查顺利进行。

2. 标本采集前病人的准备

（1）饮食：大部分的实验要求在采血前禁食 12 小时，以避免进食后消化吸收的营养物质对化验结果的影响。但禁食时间太长，在饥饿状态下采血可使部分测定值降低。

（2）药物：药物对检验可造成复杂的影响，如避孕药可影响脂质代谢。所以必须了解各种药物对各项化验的影响。

（3）状态：应在安静状态下采血，避免剧烈运动、过度劳累和情绪激动等。

3. 采血时间　因检查的目的不同对采血时间也有不同的要求。

（1）空腹采血：指在禁食 8 小时后空腹采血，一般是在晨起早餐前采血，可避免饮食成分和白天生理活动对检验结果的影响，常用于临床生化检查。

（2）特定时间采血：血液内的许多成分在一天之内会出现周期性的变化，如皮质醇早上高，晚上低；生长激素入睡后增高；血浆蛋白夜间降低；白细胞上午比下午低；血钙中午最低等。为了减少由于采血时间而造成的检验结果波动，每次采血最好固定在同一时间进行。

（3）许多诊疗手段也会对检验结果产生影响，如手术、透析、输血、穿刺等，因此应该在这些诊疗手段进行前采血。

（4）急诊采血：不受时间限制，应在检测单上标明急诊和采血时间。

4. 采血的体位 人的体位改变可引起一系列生理改变，也包括血液成分的改变。体位改变导致血液成分变化比较明显的指标有红细胞、白细胞、血红蛋白、总蛋白等，所以采血时注意保持正确的体位（坐位或卧位）以及体位的一致。

5. 常用检验项目血标本采血后处理

（1）血常规检验标本：一般用 EDTA-2K（EDTA-K2-2H2O）$1.5 \sim 2.2mg/ml$ 抗凝（EDTA 抗凝管）采血。①采血后立即上下颠倒混匀 $5 \sim 10$ 次，不可用力振荡；②应按抗凝管刻度准确采血；③采血后应尽快送检（需显微镜观察形态的标本采血后应及时推片固定，因为超过 2 小时白细胞形态会发生改变）。

（2）凝血检测标本：静脉采集抗凝血（最好真空负压系统采血），抗凝剂用枸橼酸钠（抗凝剂：全血 = 1：9）。①空腹采静脉血（餐后血影响检测结果，使因子Ⅶ活化，导致 PT 延长）；②采血时病人应保持平静状态 30 分钟以上，剧烈运动可使因子Ⅷ活化，APTT 明显缩短；③必须准确采血至刻度线；④采血后应立即上下颠倒混匀 $5 \sim 10$ 次，不可有凝块；⑤采血后应尽快送检必须 2 小时内检测。

（3）生化免疫检测标本：静脉采集非抗凝血或抗凝血。①多项化学检测一般可采 1 管血；②采血量视检查项目多少不同而异，单管通常为 $4.0 \sim 5.0ml$；③不论是抗凝血还是非抗凝血，为了缩短血清或血浆与血细胞的接触时间，以避免由此影响结果的准确性，血液标本收集后，都必须尽早将血清或血浆从全血中分离出来。从血液标本采集开始，必须在 2 小时内将全血分为血清或血浆；④血清（非抗凝血）：采血后标本必须颠倒混合 $5 \sim 10$ 次，$15 \sim 25℃$（室温）$15 \sim 30$ 分钟后可自行完全凝固，禁用木棍和玻棒等剥离凝块；冷藏标本凝集较慢，加促凝剂时凝集加快；⑤血浆（抗凝血）：应采用抗凝血采血，采血后立即颠倒混合 $5 \sim 10$ 次，采血后数分钟内可离心分离血浆；⑥冷藏标本：用于稳定血液中温度依赖性成分的（抑制细胞代谢）标本于 $2 \sim 8℃$ 冷藏（标本采集后立即置冰或冰水混合物中，冷藏必须充分）；标本需冷藏的测定项目有：儿茶酚胺、胃泌素、甲旁素、pH/血气、NH_3、乳酸、丙酮酸等。全血标本一般不冷藏，血钾测定标本冷藏不得 >2 小时。

6. 采血注意事项

（1）采血前要核对病人姓名、住院号及检验项目等，按项目要求准备好相应的容器。

（2）常用的采血部位：前臂肘窝的头静脉、正中静脉，此处穿刺比较方便，疼痛也少。对正在进行静脉输液的病人应在另一侧手臂采血，若双臂都在输液则不能在静脉输液装置的近端采血，否则所测结果易受输液成分的影响。

（3）采血时应动作迅速，尽可能缩短止血带使用的时间。时间过长会使静脉压升高，液体从血管壁漏出，从而影响待测物的浓度。

（4）采血时只能向外抽，决不能向静脉内推，以免注入空气，形成气栓而造成严重后果。

（5）防止溶血：造成溶血的因素有注射器和容器不干燥、不清洁；穿刺不顺利，组织损伤过多；淤血时间过长；抽血速度太快；血液注入容器时未取下针头或注入速度过快产生大量泡沫；震荡过于剧烈等。若用普通注射器采血后，未取针头直接将血注入真空管内，也易造成溶血。体内溶血属合格标本，但应在报告单上注明。

（6）避免医源性损伤，护士应尽量做到一针见血，避免反复穿刺损伤血管。

（7）标本采集成功后立即注入适宜的试管内，需抗凝的，应使血液与抗凝剂混合均匀，但避免用力摇动。

（8）血标本要及时送检，以免影响检验结果。

（肖书萍　赵　洁　郭苗苗　李　慧）

参 考 文 献

［1］陈维英. 基础护理学［M］. 第3版. 南京：江苏科学技术出版社，1997.
［2］林菊英. 医院护理管理学［M］. 北京：光明日报出版社，1995.
［3］刘光元. 肿瘤血管介入治疗［M］. 南京：江苏科学技术出版社，2003.
［4］李传丽. 护理管理［M］. 北京：科学技术出版社，1998.
［5］丁涵章. 现代医院管理全书［M］. 杭州：杭州出版社，1999.
［6］陈振东. 实用肿瘤并发症诊断治疗学［M］. 合肥：安徽科学技术出版社，1997.
［7］孟宪武. 临终关怀［M］. 天津：天津科学技术出版社，2002.
［8］曲虹，周丽娟，梁国标，等. 脑血管病患者介入术后应用动脉压迫止血器的护理［J］. 中华护理杂志，2009，44（5）：453.
［9］段志强，张强. 实用血管外科［M］. 沈阳：辽宁科学技术出版社，1999.
［10］田锐，于晗，陈韵岱，等. 下肢深静脉血栓形成与介入手术股动脉穿刺术相关性研究［J］. 中国综合临床，2007，23（6）：538-539.

[11] 杨秀芳，叶向红. 重症急性胰腺炎患者下肢深静脉血栓的早期预防 [J]. 护理学杂志，2008，23（14）：19.

[12] 刘美玲. 现代护理与临床 [M]. 北京：科学出版社，2000.

[13] 马晓华. 护理管理操作实务 [M]. 第 2 版. 广州：广东科技出版社，2004.

[14] 张连荣，池金凤. 护理质量与安全管理规范 [M]. 北京：军事医学科学出版社，2005.

[15] 李树贞. 现代护理学 [M]. 北京：人民军医出版社，2000.

[16] 何国平，喻坚. 实用护理学 [M]. 北京：人民卫生出版社，2002.

[17] 欧阳墉，倪才方. 我国介入放射学发展中的主要问题及对策 [J]. 介入放射杂志，2007，16（1）：1-3.

[18] 江志君，郭清阳，马晓燕. 对安全护理管理的思考 [J]. 中国医院管理，2004，24（6）：47-48.

[19] 李晓惠，邹晓清. 临床护理风险事件分析与对策 [J]. 中华护理杂志，2005，40（5）：375-376.

[20] 廖可安. 浅谈与癌症病人的沟通技巧 [J]. 护理研究，2005，19（4）：344.

[21] 杨秀文. 护理风险管理新进展 [J]. 国际护理杂志，2008，27（7）：676-677.

[22] 韩萍，熊茵. CT 扫描分册 [M]. 武汉：湖北科学技术出版社，2000.

[23] 彭振军. 医用磁共振成像技术 [M]. 武汉：湖北科学技术出版社，1997.

[24] 陈文彬，潘祥林. 诊断学 [M]. 第 7 版. 北京：人民卫生出版社，2008.

[25] 吴健民. 医学检验参考值袖珍手册 [M]. 北京：人民卫生出版社，2002.

[26] 林梅青. 实用医学检验 [M]. 济南：山东科学技术出版社，1999.

[27] 朱红. 实用心理护理技术 [M]. 太原：山西科学技术出版社，2006.

[28] 胡德英. 血管外科护理学 [M]. 北京：中国协和医科大学出版社，2008.

[29] 董志维. 肝癌介入治疗病人的心理分析及护理对策 [J]. 实用肿瘤学杂志，2008，22（3）：276-279.

[30] 董桂兰，沈民玉，沈珏，等. 肝癌介入治疗患者依从性及其影响因素的调查分析 [J]. 解放军护理杂志 2009，26（14）：30-32.

[31] 毛嘉艳. 5S 管理法在急救器材管理中的应用 [J]. 解放军护理杂志，2007，24（7B）：52-53.

[32] 聂圣肖，焦静，刘华平. 北京市优质护理服务患者满意度调查分析 [J]. 护理管理杂志，2012，12（4）：246-248.

[33] 张素芳，王志学，王华. 恶性梗阻性黄疸患者介入治疗的术后护理体会 [J]. 中国医药导报，2010，7（6）：96-97.

[34] 郑超，冯振红，郝金玉. 恶性胆管梗阻病人经皮肝胆管穿刺引流术后护理 [J]. 黑龙江医学，2005，29（5）：384-385.

[35] 高青，许翠萍，褚梁梁，等. 护理人员人文关怀能力的多元化培训 [J]. 护理学杂志，2013，28（20）：10-11.

[36] 何娇，吴丽芬，刘恋，等. 儿科血液病区护士人文关怀能力的培养［J］. 护理学杂志，2014，29（17）：50-52.

[37] 邹林菊，姚秋爱，陈舒婷，等. 电话回访评价出院病人遵医行为的效果［J］. 护理研究，2006，20（24）：2236.

[38] 马敏. 护理干预在磁共振增强扫描中的应用研究［J］. 护理实践与研究，2013，10（6）：72-73.

[39] 王志星. 磁共振成像检查中幽闭恐惧症患者的护理干预［J］. 实用医技杂志，2013，20（3）：340-341.

[40] 刘凤丽. 磁共振造影剂不良反应37例护理体会［J］. 河南外科学杂志，2013，19（1）：158-159.

[41] 李彬，杨建林，吉六舟，等. 磁共振成像检查患者焦虑情绪的因素分析及护理干预［J］. 中国医学装备，2012，9（9）：81-83.

[42] 余建明. 实用医学影像技术［M］. 北京：人民卫生出版社，2015.

[43] 李雪，曾登芬. 医学影像科护理工作手册［M］. 北京：人民军医出版社，2014.

[44] 赵丽，李雪. CT增强检查中碘对比剂渗漏的原因及对策［J］. 中华现代护理杂志，2010，16（16）：1929-1930.

[45] 石明国，王鸣鹏，余建明. 放射师临床工作指南［M］. 北京：人民卫生出版社，2013.

[46] 毛燕君，叶文琴，田梅梅，等. 含碘对比剂静脉外渗之护理管理规范探索［J］. 中国护理管理，2010，10（4）：63-65.

[47] 陈嘉君，黄胜，何伯圣，等. 冠状动脉CTA检查前准备及护理技术［J］. 江苏医药，2010，36（4）：423-424.

[48] 王书彩，孙芳毅，朱希燕. 增强CT检查对70岁以上老年人肾功能影响及口服水化治疗效果［J］. 北医药，2011，33（5）：693-694.

[49] 王书彩，王亚芹，孙芳毅，等. 水化治疗对增强CT检查高龄老年患者肾功能的影响及护理［J］. 护理实践与研究，2010，7（17）：9-10.

[50] 李晖. 医学影像科室的护理管理探讨［J］. 中外医疗，2012，31（21）：18-19.

[51] 王爱菊. 护理工作在医学影像检查中的作用［J］. 中国医药指南，2015，13（17）：226-227.

[52] 玄贞爱. 浅谈影像科增强检查的护理配合［J］. 中国医药指南，2011，31：401-402.

[53] 夏纯，邓瑛瑛，王晓艳. 临床科室的护理风险管理［J］. 中国医院管理. 2005，25（2）：44-45.

第七章　介入科病人的心理护理

第一节　心理护理概述

一、心理护理定义

心理护理指在护理全过程中，护士运用心理学的理论和技能通过各种方式和途径，积极地影响病人的心理活动，帮助病人在自身条件下获得最适宜的身心状态。

二、心理护理的目标

心理护理的实施者在护理过程中通过积极的语言、表情、态度和行为去影响病人，促使其疾病和不良心理状态得到改善。

1. 满足病人的合理需要，了解和分析病人的不同需要是心理护理要达到的首要目标。

2. 提供良好的心理环境，创造一个使人康复的心理与物质的环境是做好心理护理的前提。

3. 消除和发现病人的不良情绪，及早地采取多种措施是心理护理的关键。

4. 提高病人的适应能力，调动病人战胜疾病的主观能动性是心理护理的最终目标。

三、心理护理的原则

1. 交往的原则　心理护理是在护士与病人交往过程中完成的，通过交往可以交流感情、协调关系、满足需要、减少孤寂。交往有利于医疗护理工作的顺利进行，交往可以帮助病人保持良好的心理状态。护士在工作中应建立良好的护患关系。

2. 启迪的原则　护士给病人进行心理护理，必须不断地用医学知识、医护心理学的知识向病人做宣传、解释工作，给病人以启迪，从而消除病人对疾病的错误认识，使其对待疾病、对待治疗的态度由被动变为主动。

3. 针对性的原则　心理护理无统一的模式，它应根据每个病人在疾病不同阶段所出现的不同心理状态，有针对性地采取各种对策。要使护理工作有针对性，就要在交往中不断地观察、交谈，启发病人自述，以便及时掌握病人的病情和心理状态。

4. 保密原则　要求护士尊重病人的权利和隐私。但也要注意，保密的前提是以病人的利益为重的同时保护他人和社会的利益，当有自伤的危险时，保密例外。

5. 自我护理原则　只有病人本人主动参与并积极配合治疗，才能有效降低心理问题的发生。护士应帮助、启发和指导病人尽可能地进行自我护理。自我护理是一种为了自己的生存、健康及舒适所进行的自我实践活动，它包括维持健康、自我诊断、自我用药、自我治疗、预防疾病、参加保健工作。良好的自我护理被认为是心理健康的表现。坚持自护和争取自理权的病人，比那些由护士代劳的病人疾病恢复要快得多。病人在医生护士的帮助指导下，以平等的地位参与对自身的医疗活动，这无疑有助于提高病人的自尊、自信及满足病人的某些心理需要，为痊愈创造了有利的条件。

四、心理护理的步骤

即心理护理的基本程序，是连续动态的过程，可因人而异，灵活运用。主要包括八个环节。

1. 建立良好的护患关系　要求护士在实施心理护理的过程中，始终把建立良好的护患关系放在头等重要位置，并贯穿心理护理过程的始终。护士应奉行心理护理的伦理学三原则，切实做到"无损于病人身心健康，不违背病人主观意愿，不泄露病人个人隐私"，以赢得病人的信任。同时，在与病人沟通中注重语言修养，善用面部表情、目光接触、恰当手势、触摸等技巧，与病人建立良好的护患关系。

2. 全方位采集心理信息　主要运用观察法、访谈法、量表法，收集反映病人心理状态的大量信息。病人的心理信息应与其他临床资料同时收集，分析病人基本心理状态，再根据需要将其从诸多资料中抽出。

3. 客观量化的心理评定　对千差万别的病人心理状态实施评估，护士需酌情选用评定方法和使用工具，客观分析出病人心理问题的性质、程度及主要原因。

4. 确定病人的基本心态　一是确定病人基本心理状态的性质，总体判断其心态"好、中、差"，重点确定病人的占主导地位的心理反应，判断其是否存在焦虑、抑郁、恐惧等负性情绪；二是确定病人负性情绪的强度，以"轻、中、重"区分。

5. 分析出主要原因和影响因素 通过对主观及客观条件的分析，找出病人心理问题的原因和影响因素，从而加强对心理干预的针对性。

6. 选择适宜对策 实施心理护理，首先应考虑病人心理的共性规律，心理护理的总体对策和实施原则，再结合病人的个性特点，在具体操作中举一反三，灵活运用，便可使各类心理问题迎刃而解。

7. 评估干预效果 评估实施心理护理后，病人的心理问题能否得到解决，对身心恢复是否有利等。

8. 确定新的方案 护士经心理护理的效果评定，小结前阶段的心理护理对策，根据不同结果确定新的方案，以促进病人各阶段心理问题的解决。

心理护理虽然可以分解成这样 8 个步骤，但它是作为一个整体并动态地进行的。例如，在与病人建立良好的护患关系的同时就已经了解了病人的相关心理信息，并对这些信息进行归纳分析，找出影响其心理状态的因素，从而"对症下药"，在行动的同时，也常常在检验其效果，并随时作出决策的修正。

五、心理护理评估的主要内容

心理评估是指应用多种方法所获得信息，对个体某一心理现象作全面、系统和深入的客观描述的过程。

（一）心理评估

基本包括两个方面。一方面通过与患者直接接触，面对面交谈来了解患者的思想情况和心理过程，另一方面是通过侧面观察或患者书写的书面材料来了解其精神状态。

1. 精神状态 包括面部表情、姿势、衣着；谈话是否连贯，对言语的组织和反应；手势步态，是否有颤抖等不自主移动等行为；思维过程有无犹豫不决、怀疑、强迫观念、人格解体；定向感、近远期记忆、计算能力、思考能力、判断能力等认知能力；有无幻听、幻视及情绪状态变化等。

2. 对健康的理解 护士要了解病人对自身的健康认识程度，可以通过询问了解病人对健康问题的理解。如："您知道哪些地方出问题了吗？"

3. 应激水平和应对能力 应激反应是指个体因为应激原所导致的各种生理、心理、社会和行为方面的变化。应对方式可以理解为个体解决生活事件和减轻事件对自身影响的策略。恰当的应对有利于解决生活事件，测量一个人的应对方式和水平，可帮助了解其抗应激的能力。如癌症研究显示，癌症的发生、发展受到包括应对因素在内的心理社会因素的影响。

（二）社会评估

收集可能影响个人社会地位的有关资料。

1. 社会关系   包括病人的家属、朋友、同事等。

2. 社会经济状况   包括病人的职业、工作性质、工作隐忧、经济收入、健康状况等。

3. 生活方式   平时扮演的角色和身份；工作和学习状态；休闲活动方式和期望的休闲活动方式；居住地和房屋种类；过去一年中所经历的压力程度；面对压力、紧张、寂寞和焦虑时通常采取的应对机制；对现实生活的满意度等。

六、心理评估的主要方法

心理评估方法包括：观察法、访谈（调查）法、量表法。

（一）观察法

是指护士直接或间接观察病人个别的、代表性的行为，推论其行为活动所反映的心理特征，属于定性或半定量的心理评估方法。观察内容常包括仪表、体形、人际交往风格、言谈举止、注意力、兴趣、爱好、各种情境下的应对行为等。观察可在自然情况下或特定的环境下进行，护士根据观察每种准备观察的行为给予明确的定义，以便准确的观察和记录。观察法是临床心理评估中最常用的方法。

（二）访谈（调查）法

是指护士通过与病人面对面的交谈，来了解病人的心理和行为的心理学基本研究方法，对通过访谈获得资料加以分析和研究。

1. 结构式访谈   即封闭型访谈，根据特定目的预先设定谈话的结构、程序，并限定谈话内容，效率较高。

2. 自由式访谈   即开放式谈话，病人较少受约束，能自由地表达见解，交谈气氛较轻松。

3. 半结构式访谈   即护士事先准备简单的访谈提纲，根据评估的内容向病人提问，同时也允许病人积极参与。

护士在访谈过程中应注意掌握访谈技巧，如措辞要准确，以适宜称谓尊称病人，对其合作致谢；诚恳、专心、耐心地倾听病人的表述，抓住问题的关键；对病人的言行给予适当的言语反应和非言语反应，从而确保访谈的有效进行。

（三）量表法

是指选择通用、标准的心理量表测评病人的心理状态。量表由一些经过严格选择、较准确、较可靠地反映人的某些心理特点的问题或操作任务组成。临床使用较多的是心理卫生评定量表，如症状评定量表、应激与应对类评定量表等。

七、心理护理效果的评价

包括病人的主观体验、身心状况的客观指标（生理、心理指标）。

1. 病人对心理护理满意度的自我评价。

2. 病人对护士满意度的评价。

3. 病人的社会生活适应状况的客观表现。

4. 病人的周围人对其心理行为改善状态的评价。

5. 病人心理护理前后心理行为状况的比较，解决了哪些心理行为问题。

八、临床心理护理基本方法

（一）心理支持法

是心理护理最常用的基本方法，是建立在护士与病人相互沟通的基础上的。心理支持是运用护士与病人之间的良好关系，积极发挥护士的知识来支持病人，常采用倾听、解释、适当保证、消除焦虑、劝慰、建议、激励鼓舞及消除应激因素等方式，帮助病人发挥其内在的潜力，使其能积极地面对现实、渡过难关。在运用心理支持法时应注意以下几点：

1. 提供适当的支持　不论是保证还是解释都应该实事求是，言过其实即使暂时有效，将来也可能会出问题。

2. 调整对应激源的认知评价　在鼓励病人时，护士应明确病人所要达到的目标是什么，不要鼓励病人去做其实际上办不到的事情，这样的鼓励会挫伤病人的积极性，降低其自信心。

3. 提高应对的技巧　不同的人处事的方式大有不同，与个体的人格特征有关。有些人喜欢直面问题，及时解决问题；另一些人则习惯用"否认"的心理防御机制；也有一些人希望找他人倾诉和宣泄自己的不良情绪。不同的应对技巧对不同的病人可取得不同的应对效果。

4. 恢复社会支持系统　有研究表明，患病不仅会引起病人的心理反应，也会导致家庭成员的心理反应。所以护士应善于利用各种支持资源，帮助病人取得家属或同事、领导的支持对患者的治疗与预后有很大的帮助。

（二）心理疏导法

是护士与病人沟通过程中对病人不良的心理状态进行疏通和引导，以消除心理问题，促进病人心理健康的过程。它的意义是调动病人自身的潜能来解决自己的问题，要做到以下几点：

1. 使病人能够客观地了解自己的境况。

2. 帮助病人了解自己应付困难的能力。

3. 鼓励病人建立适当的心理宣泄途径。

4. 引导和帮助病人培养稳定的情绪。

（三）认知疗法

是通过改变人的认知过程以及这一过程中所产生的观念来纠正本人适应不良的情绪和行为。认知疗法常运用认知重建、心理应付、问题解决等技术进行治疗，其中认知重建为关键。艾利斯认为，个体对所发生的不同应急事件的态度和情绪反应，是因为个体对事件的不同解释所致，而不合理的认知和信念会引起不良的情绪和行为反应，只能通过疏导和辩论来改变和重建不合理的认知和信念，以达到治疗目的。

（四）行为矫正训练法

行为治疗以学习理论为指导，按照一定的治疗程序，消除或矫正个体不良行为的心理治疗方法。常用的行为治疗技术有松弛疗法、系统脱敏疗法、生物反馈疗法等。在实际工作中根据不同的心理疾病类型来选择不同的训练方式，如松弛疗法就不适用于注意能力集中欠佳的病人。

（五）音乐疗法

近年来很多研究证实，音乐旋律和曲调的欣赏能够改变生理状态，能使病人疏泄自身潜意识的内容，也能降低生活中的紧张刺激所导致的高应激水平，从而解除各种心理社会因素所引起的心身反应，是机体恢复自然生物节律。在音乐治疗中，要注意乐曲的选择，重视节奏、音调、和声以及旋律配合等因素。如有较强节奏感的音乐有激奋的作用；优美的旋律可使高度紧张焦虑的人降低其紧张度；而像风声、雨声等一些纯自然的声音，会产生类似自然环境的意象，也有利于进入放松状态。实验观察显示，原发性高血压病人听完一首优美的小提琴协奏曲之后，收缩压可以下降 10~20mmHg。

（六）森田疗法

是由已故日本东京慈善医科大学教授森田正马先生在 1919 年创立的，

是一种超越言语和理性的治疗方法，有着其独特的理论基础。其基本治疗原则就是"顺其自然、为所当为"。其中顺其自然就是指对出现的情绪和症状不在乎，要根据自己的目的去做应该做的事。森田疗法要求来访者承认现实，不强求改变，要顺其自然。对病人的苦闷烦恼不加劝慰，任其发展到顶点，也就不苦闷烦恼了。而为所当为就是要求来访者做自己应该做的事情，坚持日常工作和学习，不管心情如何。这也是森田疗法的关键措施，它要求病人通过治疗后，学习顺其自然的态度，不控制不可控制之事，如人的情感；但要注意为所当为，即控制可控制之事，如人的行为。

（七）简快身心积极疗法

是 20 世纪 60 年代在美国开始出现的一种心理治疗模式，由李中莹先生引进并逐渐推广。它的基本理念是让病人相信自己拥有解决问题的能力，重点放在"解决"而不是"问题"上。其主要方法有谈话法、注意力转移法、暗示法等。

（八）暗示疗法

护士可有意识地使用暗示去影响个体的行为，以此消除或减轻疾病带来的负面影响。暗示治疗可运用的方法很多，有随意暗示（你可以）和命令暗示（你必须）、肯定暗示（感觉良好）和否定暗示（不会疼痛）、直接暗示和间接暗示、言语暗示和非言语暗示等。

（九）家庭疗法

家庭治疗是将家庭作为一个整体来进行心理治疗的方法。在此过程中，通过与家庭中的所有成员接触和交谈，使家庭内部发生一些变化，并使病人的临床症状逐步减轻和消失，特别适用于躯体疾病的调试。

（肖书萍　陈冬萍）

第二节　介入科病人的心理护理

介入放射学是在影像学方法的引导下，采用经皮穿刺插管等方法对病人进行诊断和治疗疾病。虽然在我国近年来发展较快，但还是没有内、外科普及，仍有相当多的人群对介入放射学不了解，人们在心理上对介入治疗的方法和疗效存在疑虑；介入治疗是创伤性操作，治疗的同时会给病人带来创伤和痛苦，从而导致各种心理问题；目前，介入病房所收治的病种大多数为中、晚期恶性肿瘤病人，由于受到肿瘤疾病、疾病预后、癌性疼痛以及经济负担等因素的影响，部分病人可出现抑郁、恐惧、焦虑等消极表现，进而产生一系列的心理问题。研究证明，不良的心态会加重躯体疾病，因此，做好病人的心理护理对疾病的恢复起着重要的作用。作为介入科护士应了解心理学的有关知识，及时为病人进行心理疏导，促进其早日康复。

一、介入科病人常见心理问题及护理

（一）怀疑

是患病后普遍存在的心理现象，表现为病人过分关注自己的身体变化。

1. 主要表现　一是对诊断、治疗、病灶是否清除等表现出的疑虑；二是因为病人处在焦虑、抑郁的不良情绪，心理和生理都较为敏感，对自己的身体和心理变化过多关注而导致的疑虑。

2. 护理

（1）对这类病人，医护人员应视他们为敏感人群，与其交流时注意尊重病人，不可显出不耐烦的表情，交流时注意语速适中、简明扼要、突出重点，要向病人详细介绍疾病的性质、程度、所有治疗方案的优缺点以及治疗过程中的注意事项等，增加病人对疾病的控制感。

（2）重视病人的知情同意权：各种治疗和操作都应该在知情同意后方可进行，护士在执行医嘱前应向病人解释目的、方法、所用药物会引起哪些副作用，征得病人的同意后，再行操作。让病人感到自己是被尊重的，同时也可避免引起不必要的纠纷。

（3）心理暗示护理方法：医务人员的解释、鼓励、安慰、保证以及医务人员的权威性、仪器的先进性、环境的适宜性等对病人都有暗示的意义，如言语暗示、行为暗示、榜样暗示、治疗暗示等，可帮助加深病人对疾病的认识，潜移默化的改变病人对疾病的态度，从而积极配合治疗。

（二）抑郁、绝望

抑郁是一种特殊的心境，它是低沉、灰暗的情感基调，是由现时丧失或预期丧失引起的一种闷闷不乐、忧愁、压抑的消极情绪。身患重病、长期受疼痛折磨或病后久治不愈易导致病人出现严重的抑郁反应，而抑郁反应又常是引起病人萌生轻生意念和自杀行为的直接原因。众所周知，介入治疗不是万能的，尤其是针对恶性肿瘤的病人。它虽是非外科切除术的首选，很多时候只是姑息治疗的一种方法：可延长病人的生存期，但生活质量却不高；而且介入治疗的效果有很多不确定的因素。住院时间长、治疗效果不明显和后遗症较多的病人抑郁、绝望的程度相对更高。

1. 主要表现　情绪低落、表情淡薄、对事物毫无兴趣；以自我为中心、寡言少语、不思饮食、对自身病症表现无可奈何的样子、不肯配合相关的检查和治疗；活动量减少，认为自己的病很重，稍微活动就感到全身无力；入睡困难、多梦、易醒；有的病人不能忍受疾病带来的巨大痛苦，产生绝望的心理，想尽快结束生命，以摆脱疾病带来的煎熬。

2. 护理

（1）病人由于给家庭带来了沉重的经济负担，有时会导致家属的不满，护士不但要主动关心病人，与之建立良好的护患关系，还应说服家属多关心、支持病人，不要在病人面前表现出不耐烦的情绪；医护人员应尽可能降低医疗费用，减轻其经济负担；在病情允许的前提下，根据病人的具体情况开展各种文娱活动，例如参加健康教育座谈会、组织散步，以丰富其精神生活，提高病人重返社会的信心。

（2）指导病人正确用药：向病人讲解药物的作用和副反应，每次按剂量给药，看服到口，防止漏服或病人一次性大量服药而自残。

（3）对绝望的病人，护士每天应抽出至少5分钟的时间与其沟通，让其说出心中的困惑，护士认真倾听他们的心声，了解其心理状态，也可让治疗效果好、生活质量高的病人与其交谈，增强其战胜疾病的信心，尤其是夜间，加强巡视，随叫随到，不厌其烦，让病人感到随时都有医护人员的关怀，使病人有安全感。并联系家属多来探视，给病人更多的亲情和温暖，预防意外的发生。

（4）此类病人尽量不要安置在同一个房间，以免加重病人负面情绪。可安排一些治疗效果很好、性格开朗的病人入住同一个房间。

（三）焦虑

焦虑是人们对即将来临的、可能会给自己造成危险的重大事件或需要自己做出极大努力去应对某种情况时所产生的一种紧张和不愉快的情绪反应。适度的焦虑有利于病人对疾病的重视程度、增强治疗的信心，但过分的、持久的焦虑会破坏病人的免疫功能，不利于治疗和康复。

1. 主要表现　焦虑除了有情绪上的表现外，还有交感神经功能亢进的躯体症状。表现为烦躁、紧张、心神不定、坐立不安、失眠、头痛、面色苍白或潮红、血压升高、呼吸短促、心跳加快等；严重的可出现喉部阻塞感、濒死感、大汗淋漓、肌肉震颤。

2. 护理　住院期间为病人提供全程心理护理。

（1）入院时：由于医院环境气氛紧张，处处弥漫着消毒液、药液的味道，很多人一到医院就莫名地焦虑，认为医院是一个不吉利的地方，尤其是病人。因此，第一次接诊的护士非常重要，首诊护士应微笑主动迎接病人，帮助其尽快适应病人角色，详细向病人介绍病室的环境、规章制度、工作人员等，帮助其重建人际关系，学会在紧张的环境中放松自己，教会病人把病房想象成自己的卧室；与病人建立良好的护患关系，使病人信任医护人员，有困难主动找医护人员帮忙。护士除了自己做好病人的支持者外，还应积极鼓励其家属、亲朋好友经常探视，给予病人情感上的安慰和关爱，让病人感受到来自各方面的爱及自己存在的价值，激发起对生活的信心，树立起战胜疾病的信心，从而积极配合治疗。

（2）术前：由于对治疗的效果、不良反应、手术可能会给自己带来的痛苦以及放化疗后的副反应等不确定事件所担忧，也会加重焦虑的情绪。此时护士应告知病人焦虑会导致血压升高、血管痉挛，轻则耽误手术治疗，重则会导致血管破裂出血，危及生命。教会病人自我管理自己的情绪，控制焦虑。

（3）术中：护士应尽可能地陪伴在病人左右，时时询问病人的需要、有无不适，让其感受到无论在医院的哪里都有人关心他。

（4）术后：对于手术后的病人，虽然病情已被控制，但患癌的标签依然困扰他们，并且考虑到今后的工作以及疾病的反复，也使得病人处在焦虑的情绪中。护士要耐心倾听病人的想法，解答病人的疑问，并告知病人注意事项及配合的方法，多鼓励、安慰病人，使其放松心情，在病情正常的情况下尽量减少仪器设备、管道的使用。

（5）出院时：护士告知病人心理状态对疾病的预后起着重要的作用，应时刻学会自我调节负面的情绪。

（四）依赖心理

依赖心理是心理上或生理上不正常地依赖某种东西，属于角色冲突的一种。多发生在病人住院后担心病情反复或发病初期病情较重者以及家庭照顾较好的病人。

1. 主要表现　无助感、无独立性、对家属和医护人员过于依赖，病情允许的情况下宁可卧床也不愿活动。

2. 护理

（1）护士应理解病人的这种心理，在工作中要因人而异，满足病人的心理需求；应及时地帮助病人进入病人角色，并要及时识别各种角色冲突。

（2）护理时应向病人讲解有关疾病知识与活动的重要性，例如长期卧床会发生肺部感染、下肢深静脉血栓、泌尿系感染或压疮等，提高病人对疾病的认识和自我护理能力，并与家属配合制定适合病人的功能锻炼方案。当病人对训练积极主动时应给予适当鼓励，以达到预期的效果。不可过多地骄纵病人，让病人做力所能及的事。

（五）侥幸心理

病人希望意外的原因免去病痛。多发生在文化程度较低、年纪较轻、对疾病知识不了解的中青年病人。

1. 主要表现　迟迟不愿进入病人角色，总希望医生的诊断是错误的，对治疗护理不配合，对疾病的危害不够重视。有部分病人道听途说，盲目求医，片面追求偏方、草药，甚至有的求神拜佛以解除病痛。

2. 护理

（1）对这类病人护士应热情、耐心地向其介绍医学知识，让其相信科学。正确指导和提供有效治疗方案，消除幻想，面对并接受现实。

（2）从实际出发举例说明有的病人因为患病后到处寻求偏方，延误了治疗，以至于现在不得不饱受疾病的折磨，告诫病人要把握好治疗时机以免耽误病情。

（六）恐惧

恐惧是由于一种被认为对自己有威胁或危险的刺激所引起的不安的情绪状态。恐惧的心理可以发生在正常人群，例如刚就医时怀疑自己得了某种疾病，当检查正常时，症状就会随之消失。而恐惧心理更多的发生在癌症病人身上，不管是在诊断初期还是在治疗的过程中，恐惧的心理一直都存在，并且症状还会加重或病情恶化。究其原因，也就是病人认为癌症是不治之症，得了癌症就等于宣判了死刑这样的认知。另外像消化大出血、大咯血、主动脉夹层病人，易产生恐惧感，主要是因其意识到有危险因素存在，却又缺乏独自应对危险因素的能力，病人力不从心的内心冲突又可加剧其恐惧感；另外，现在全国很多医院介入科都拥有自己的介入手术室，医生安排科内手术很随意，有的病人被临时通知手术，没有充分做好思想准备也容易产生恐惧心理。

1. 主要表现　精神高度紧张，内心充满害怕，注意力无法集中，脑子一片空白，不能正确判断或控制自己的举止，易冲动，伴有肌肉颤动、四肢无力、心跳和呼吸加快、尿频尿急、出汗等症状。

2. 护理

（1）健康教育：向病人讲解有关疾病的科学知识，纠正他们的错误观念，如"癌症不能治愈、癌症等于死亡、化疗不能忍受等"，应通过各种宣传方式大力开展抗癌教育，使病人充分认识到医学在不断的发展，许多的疾病只要做到早诊断和综合治疗，是可以治愈和缓解的。另外也可以在癌症病人中宣传抗癌斗士热爱人生、豁达乐观、与病魔拼搏的精神，以增强他们抗癌的信心和勇气。

（2）认知重建：帮助病人改变不正确的认知和态度，特别是要矫正自我失败的消极思维。其目的就是帮助病人找出不现实的、不合理的错误观点，并帮助建立现实的认识问题的思维方法，减少不正确的认知。比如"得了肿瘤就等于宣判了死刑"这种观点，其实，很多的肿瘤都是可以通过治疗获得治愈或者是延长生存期。

（3）语言重构：用积极的语言代替消极的语言，但不改变说话的内容。如"我得了癌症，就要不久于世了"可以通过语言重构的方法换成"我得了癌症，就要不久于世了，但是人终有一死，我要积极勇敢地面对疾病，尽一切可能去延长我的生命"。通过语言重构，可以增强病人的信心和勇气，用一种积极的心态去面对疾病。

（4）术中：手术者之间对手术过程有争议时尽量在手术间外面进行沟通，不要让病人听到；而且沟通时尽量保证语气平和，杜绝大声训斥，引起病人恐慌。

（5）同病室有危重病人抢救时，用屏风遮挡，或尽可能将同病室的病人转移至其他房间，避免刺激病人。

（6）在病室进行严格的消毒隔离措施和卫生常识宣教，以消除病人被交叉感染的疑虑。

（7）积极处理介入手术后的不良反应，尽可能减轻病人的痛苦经历。

（七）愤怒

愤怒是指当一个人在追求目标的过程中遇到障碍、受到挫折时，认为这种障碍是不合理的、不公平的，甚至是有人故意设置的，就会产生一种莫名的怒火，这种怒火可能是潜意识的，可能会向周围的人无理智地发泄，这种情绪称为愤怒；另外临床有少部分癌痛病人，不能从常规镇痛治疗中获益，临床上常把此类疼痛称之为"难治性癌痛"。通常发生在恶性肿瘤全身多处转移的病人中。此类癌痛病人疼痛控制差，常伴有异常心理状态，剧痛时脾气暴躁。

1. 主要表现　易激惹、乱摔东西、辱骂和殴打医护人员、怒目而视、沉默不语、肌肉颤动、呼吸急促、心跳加快等。

2. 护理

（1）将病人安置在安静、舒适的单间，避免其受到刺激，同时也避免其他人受到伤害。

（2）护士应注意识别可能产生愤怒情绪的病人，当遇到处于愤怒情绪中的病人时，注意保持冷静，主动倾听病人提出的问题，找出原因，及时消除误会。

（3）正确对待处于愤怒中的病人，尊重和理解病人，耐心倾听病人表达情感，并适时转移冲突现场，积极寻求帮助，保证自身的安全。

（4）必要时请心理科医生会诊，遵医嘱给予药物治疗。病区可建立心理护理园地，针对病人易出现的心理问题进行开导（图7-1）。

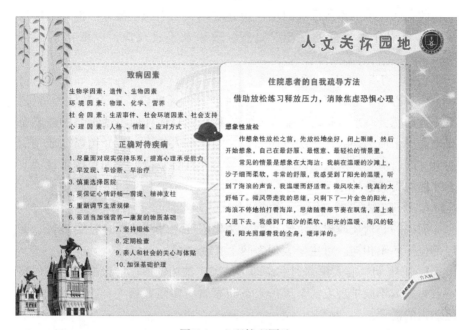

图7-1 心理护理园地

二、癌症病人的心理护理

肿瘤病人的心理反应随着病情发展一般分为下面四阶段，护士应根据不同的阶段采取不同的心理护理。

（一）患病等待确诊的阶段

病人怀疑但未确诊为癌症，病人主要心理反应是焦虑，表现为惊慌、紧张、出汗、心悸、失眠等。护士应动员家属一起协助病人做好各种检查，同时多安慰病人，不要过分担心，并在生活上给予必要的帮助。

（二）确诊至接受治疗阶段

大多数病人会经历下面的心理过程。

1. 否认期 病人拒绝接受这一现实，认为医生诊断错了。医护人员态度应保持一致，适当满足病人试图否定诊断而提出的要求，如做无谓的检查、倾听病人的诉说等。

2. 愤怒期 由于求生愿望不能达到，美好理想成为泡影，病人身心倍受痛苦，常会发无名怒火，对医护人员的工作百般挑剔。护士应同情和理解病人，亲切与其交谈，使其感受到亲人般的温暖。

3. 协议期 不可改变的事实使病人将求生的希望寄托在医护人员身上。此期病人迫切希望医师想尽一切办法延长他们的生命，医护人员应反复向其介绍介入治疗的优点、过程、效果及不良反应，以取得病人的配合。

（三）初步治疗后的康复阶段

病人心理反应较复杂，一方面感到欣喜，怀疑以往的诊断是否错了；另一方面感到焦虑，担心肿瘤复发、转移，将身体任何不适都与肿瘤联系起来。护士应为病人病情缓解而高兴，倾听病人的诉说，介绍以往成功的病例，同时应提醒病人定期复查，告诉病人只有坚持治疗和保持乐观的心态才能取得满意的疗效。

（四）肿瘤复发、转移、病情恶化进入晚期阶段

病人的心理反应根据不同年龄、文化程度、经济状况、社会地位、肿瘤部位等各不相同。可主要表现为两个心理过程。

1. 抑郁期 病人预感到生命即将结束，情绪低落。应根据病人的性格特点，采取不同护理方法。医护人员和家属应多陪在病人身边，尽可能满足病人的需要。

2. 接受死亡期 此期病人认为重要的事情都已安排妥当，显得平静，医护人员用安详的眼神，使病人放松对死亡的戒备。除了做好基础护理外，并要无声地去关怀他们，如轻轻地盖一下被子。尽管是无济于事或微不足道，但却能够减轻临终者的心理痛苦。

（五）护理评价

1. 病人是否能接受各种检查和治疗。

2. 病人是否能获得良好的休息、睡眠和足够的营养。

3. 病人能否适应癌症带来的冲击、并获得有效的适应能力。

无论对于哪种疾病的病人，对于医护人员而言，心理护理都是一项非常棘手的工作，美国推荐使用心理痛苦管理筛查工具（Distress Management Screening Measure，DMSM）进行心理痛苦程度及其相关因素的筛检，并作为进一步干预的依据。在加拿大，心理、情绪方面的痛苦状态已成为继体

温、脉搏、呼吸、血压、疼痛状态之后的第六项生命体征。而在我国，心理护理的评估、筛查以及干预等各工作还处于刚起步阶段。希望通过各界护理人士的共同努力，尽早完善适合我国国情的心理护理管理模式。

（肖书萍　陈冬萍）

参 考 文 献

［1］朱红. 实用心理护理技术［M］. 太原：山西科学技术出版社，2005.

［2］胡德英. 血管外科护理学［M］. 北京：中国协和医科大学出版社，2008.

［3］董志维. 肝癌介入治疗病人的心理分析及护理对策［J］. 实用肿瘤学杂志　2008，22（3）：279.

［4］董桂兰，沈民玉，沈珏，等. 肝癌介入治疗患者依从性及其影响因素的调查分析［J］. 解放军护理杂志，2009，26（14）30-32.

［5］潘芳. 心身医学［M］. 北京：人民卫生出版社，2013.

［6］刘晓虹. 护理心理学［J］. 护士进修杂志，2016，31（9）：769.

［7］刘林林. 心理暗示在敏感多疑肿瘤患者护理中的应用［J］. 护理学杂志，2013，28（5）：65-66.

［8］李红杰. 全程沟通结合心理护理对恶性肿瘤介入治疗患者及其家属的影响［J］. 当代医学，2015，21（29）：114.

第八章　介入科疼痛护理

第一节　介入科病人的疼痛护理评估及干预

疼痛已成为继体温、脉搏、呼吸、血压四大生命体征后的第五大生命体征而日益受到重视。介入科诊治病人中包括很多因疼痛来就诊者，介入手术术中、术后也会引起各种疼痛，另外，介入科收治的大多数病人为恶性肿瘤晚期，癌性疼痛居多。因此，为病人解除疼痛是介入科护理工作的重要内容之一。护理人员应掌握病人的疼痛信息，客观评估其程度，使病人得到更及时合理的治疗和护理。

一、疼痛的定义

疼痛是一种复杂的生理、心理活动，是机体对伤害刺激的一种保护性反应，包括两种成分：一是伤害刺激机体所引起的疼痛感觉；二是个体对伤害刺激的反应。国际疼痛学会（IASP）将疼痛定义为：一种令人不愉快的感觉和情绪上的感受，伴随有现存的或潜在的组织损伤。

二、介入科病人疼痛的原因

可能与下列因素有关：原发病导致的疼痛，如肺癌、肝癌、食管癌、主动脉夹层；栓塞剂使血管阻断、痉挛、栓塞；肿瘤本身体积过大使包膜紧张度增加或瘤体破裂出血；介入治疗后肿瘤坏死导致所在器官肿胀、被膜压力增高或释放炎性介质；栓塞导致靶器官和瘤体周围组织急性缺血；化疗药物刺激血管引起痉挛；误栓临近正常脏器导致其缺血；合并基础病伴有的疼痛，如合并腹腔感染；局部血栓形成导致的脏器缺血性疼痛；还有的疼痛与病人精神紧张、心理恐惧及个体差异有关。

三、疼痛的分类

疼痛的分类方法很多，按时间分类可分急性痛（<3 个月）、慢性痛（>3 个月）；按强度分可分为轻度、中度、重度；按病因分类：可分为创伤性、感染性、缺血性、代谢性、中毒性、癌性、心因性疼痛；按部位可分为躯体痛、内脏痛；按性质可分为刺痛、钝痛、触痛、绞痛、放射痛。

四、疼痛的分级

世界卫生组织将疼痛程度划分为 4 级：0 级为无痛；1 级为轻度疼痛，虽有痛感但仍可忍受，并能正常生活，睡眠不受干扰；2 级为中度疼痛，疼痛明显，不能忍受，要求服用镇痛药物，睡眠受干扰；3 级为重度疼痛，疼痛剧烈不能忍受，需要镇痛药物。

五、疼痛的影响因素

疼痛是一种主观感受，个体对于疼痛的感受和耐受力存在有很大差异。同样性质、同样强度的疼痛，不同的个体可引起不同的反应。个体对疼痛的耐受力受多种因素的影响，主要包括年龄、个性特征、社会文化背景、注意力、情绪、支持系统及医源性因素等。

六、疼痛护理的意义

1. 良好的疼痛护理有利于病人的愈后。如肝动脉造影化疗栓塞术后，可导致机体产生应激反应，使儿茶酚胺等物质分泌增加，引起脉搏、呼吸加快、血压、血糖升高，氧耗量增加等，干扰内环境的稳定，影响机体多个系统的功能，使机体免疫力下降，感染等并发症增加。有效的镇痛可减轻或防止疼痛对身体和心理造成的一系列的不利影响，促进康复。

2. 良好的疼痛护理有利于提高病人的生活质量。在疾病治疗过程中，强调生命质量，疼痛可以直接影响病人的日常生活，如睡眠、饮食、活动等，尤其是对癌症病人，疼痛可以引发或加剧癌症病人的抑郁、焦虑、失眠等症状，是影响生活质量的首要因素，严重者使病人产生自杀的念头。因此，应该积极控制疼痛。

3. 疼痛护理的效果是评定医护服务质量的指标之一。1995 年，全美医疗机构评审联合委员会（JCAHO）提出要对所有病人都进行疼痛评估。2004 年 IASP 确定 10 月 11 日为"世界镇痛日"，并提出了"免除疼痛，是患者的基本权利"的口号。因此，提高疼痛控制质量是提高医护服务质量的重要内容。

七、疼痛控制的目标

1. 癌性疼痛控制的标准　1986 年，WHO 在提出针对癌症病人的三阶梯止痛方案的同时，提出了对于癌性疼痛控制的标准，即要求达到夜间睡眠时、白天休息时、日间活动和工作时无疼痛。这是一个比较明确和完美的目标。经过多年的实践与研究，现在修订为 333 原则，即依据 0~10 数字评分量表（0~10 NRS），疼痛控制在 3 分以下，3 天完成剂量滴定，每日爆发疼痛和药物解救小于 3 次。

2. 非癌性疼痛控制的标准：依据 0~10 数字评分量表，当疼痛程度≤3 分时，护士应该选择权限范围以内的方法止痛，并可以报告医师；当疼痛程度≥4 时，护士应该报告医生遵医嘱使用有效的止痛药物。

八、疼痛评估

评估是疼痛处理的第一步，而选择简单、易行的评估工具是正确评估疼痛的前提。

（一）评估原则

1. 相信病人的主诉　疼痛是病人对其所经受疼痛的直接表述，只要病人说它存在，疼痛就存在。因此评估疼痛时自始至终都要相信病人，鼓励病人讲出疼痛的经历，使护士获得病人疼痛最客观的资料。

2. 注重病人的年龄、性别、性格和文化背景　一般来说，年长者较年幼者、男性较女性的疼痛耐受力高；性格外向者较性格内向者对疼痛的反应更强烈；疲倦、紧张、焦虑和恐怖能降低痛阈，增加疼痛的感觉。个人的经历、宗教信仰、家庭、文化背景等都会对疼痛的评估产生影响。

（二）常用的疼痛评估方法

1. 视觉模拟评分法（visual analogue scales，VAS）　VAS 是一条 10cm 长的直线，一端为 0，表示"无痛"；另一端为 10，表示"最痛"，中间部分表示不同程度的疼痛，由病人在上面标记出最能代表其疼痛强度的点（图 8-1）。VAS 使用灵活、方便，易于掌握，在临床上广泛应用。但此量表尺度难以掌握，个体随意性较大。

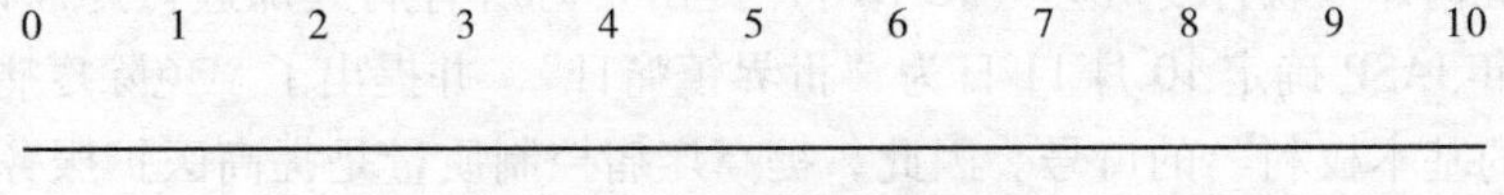

```
0    1    2    3    4    5    6    7    8    9    10
```

图 8-1　视觉模拟评分法

注：10cm 横线，一端代表无痛，另一端代表最剧烈疼痛。

2. 面部表情疼痛量表（faces pain scale，FPS）　用 6 种不同的面部表情从微笑至哭泣来表达疼痛程度，由病人指出表示其疼痛程度的表情（图8-2）。FPS 较直观，易于理解，适合于任何年龄，没有特定的文化背景或性别要求，不需要任何附加设备。

0 级：表示面带笑容全无疼痛

1 级：极轻微疼痛

2 级：疼痛

3 级：疼痛显著

4 级：重度疼痛

5 级：最剧烈疼痛

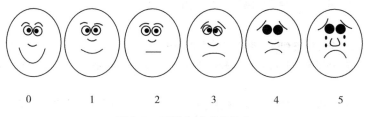

图 8-2　面部表情疼痛量表

3. 语言描述评分法（verbal rating scales，VRS）　VRS 是由一系列描述疼痛的形容词组成，最轻度疼痛的描述被评为 0 分，以后每级增加 1 分。常用的有四点口述分级评分法（VRS-4）和五点口述分级评分法（VRS-5）。此类方法简单，适用于临床简单的定量测评疼痛强度以及观察疗效指标。

0 级：无痛。

1 级（轻度）：虽有疼痛但可以忍受，能正常生活，睡眠不受干扰。

2 级（中度）：疼痛明显，不能忍受，入睡浅，易痛醒，要求服用止痛剂。

3 级（重度）：疼痛剧烈，不能忍受，需要服用止痛剂，睡眠受到严重干扰，可伴有自主神经紊乱或强迫体位。

4. 数字评分法（numeric rating scale，NRS）　NRS 用 0~10 之间的数字表示疼痛强度，其中 0 表示"无痛"，10 表示"最痛"，让病人自己选出一个最能代表其疼痛强度的数字。NRS 也是目前较为常用、有效的评估方法，尤其适用于老年人和文化程度较低者。

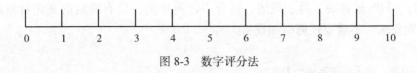

图 8-3　数字评分法

九、镇痛效果的评估

镇痛效果评估是有效缓解疼痛的重要步骤，包括对疼痛程度、性质和范围的重新评价；对治疗效果和治疗引起的副反应的评价，为下一步治疗提供可靠的依据。镇痛效果评估常用的是四级法。

0 级：完全缓解（CR）：疼痛完全消失。

1 级：部分缓解（PR）：疼痛较给药前明显减轻，睡眠基本不受干扰，能正常生活。

2 级：轻微缓解（MR）：疼痛较给药前有些减轻，但有明显疼痛，睡眠、生活仍受干扰。

3 级：无效（NR）：与给药前比较无减轻感。

十、常用疼痛治疗方法

（一）药物镇痛

药物镇痛是最常用最基本的方法。

1. 介入术前根据疼痛程度分别给以不同阶梯的镇痛治疗，每天评估镇痛疗效，疼痛 NRS 评分<3 分，随时调整用药及剂量。选用第一阶梯药物以非甾体类抗炎药为主，如布洛芬混悬液等；第二阶梯弱阿片类药物，如盐酸曲马多缓释片等；第三阶梯强阿片类药物，如盐酸吗啡等。对于手术当日因卧床时间较长导致腰痛的病人，护理人员要帮助病人穿刺一侧的肢体进行被动按摩，使肌肉放松，腰部酸痛得到缓解，或在保持压迫器的位置不偏移的情况下用手在腰部进行按摩。在物理疗法不能缓解疼痛症状时再遵医嘱给予药物镇痛。

2. 介入术后疼痛治疗原则　以三阶梯治疗原则为指导，体现急性疼痛的治疗特点。

（1）在第一时间首选第三阶梯药物治疗，即释强阿片类药物可使

52.5% 的重度疼痛病人在第一天内明显缓解；其余以定时口服盐酸羟考酮控释片为主，爆发痛时给予即释吗啡解救的治疗模式。

（2）呕吐严重者遵医嘱给予静脉滴注或静脉注射止吐药。

（3）估计疼痛时间较长者、有用药禁忌和偏好时，中度疼痛使用盐酸曲马多缓释片等二阶梯药物；重度疼痛治疗可以考虑使用芬太尼透皮贴，每班检查贴剂是否紧贴皮肤，有无气泡。若有轻度卷起，给予透明敷贴加固。如卷边超过 1/2 给予及时更换。每张贴剂均标注贴敷时间和更换时间，具体到分。向病人及家属宣教贴敷期间的注意事项，尤其是远离一切热源，若高热病人应避免使用。使用时调整剂量并注意有无不良反应；对于慢性癌痛较严重且常规方法疗效不佳时，应考虑使用多模式镇痛方法，如联合用药或使用自控镇痛（patient-controlled analgesia，PCA）等。

3. 超前镇痛　是防止中枢敏感化形成的一种抗伤害方法。即在手术前应用镇痛药，防止中枢致敏，减轻术后疼痛。术前应用镇痛药，不仅能减轻术后疼痛，并可减少术后镇痛药的用量，延长镇痛时间。

4. 药物镇痛的护理

（1）无创给药：在可能的情况下，尽量口服给药。口服给药经济、方便、副作用小，不会给病人带来额外痛苦，是一种简单、科学的给药方式。

（2）规律给药：根据药物药代动力学和药效动力学及病人的疼痛程度决定给药时间，让疼痛持续缓解。

（3）个性化给药：根据不同个体对药物敏感度的差异、既往使用镇痛药的情况及药物的药理特点来确定药物种类和剂量。要定期评估病人的疼痛强度和用药反应，及时向医生反馈疗效，以便调整用药。

（4）正确指导用药：许多病人害怕镇痛药延缓伤口愈合及术后恢复缓慢，害怕药物成瘾，他们宁愿忍受疼痛的折磨也不愿用药。护士要向病人讲解镇痛药的相关知识。

1）向其讲解“成瘾”的正确含义：成瘾是指心理依赖而非生理依赖。心理依赖是一种心理异常的行为表现，表现为病人不由自主和不择手段地渴望得到药物，以获得“欣快感”。经过临床经验证明，阿片类药物用来治疗癌症疼痛时，罕见产生心理依赖现象。据分析是因为疼痛感觉抵消了药物引发的“欣快感”。疼痛病人对阿片类药物的耐受潜力决非无痛病人可比，应遵医嘱调节剂量至疼痛完全缓解。

2）镇痛药物一般在用药后 20~30 分钟起效，有的病人不理解，应向其说明，如疼痛持续不能缓解，应遵医嘱调整用药。

3）用药后应让病人卧床休息，以免出现头晕、恶心、血压下降和跌倒等意外。

（5）镇痛药物的不良反应观察和护理

1）阿片类：部分病人在使用阿片类药的最初几天，可能出现不良反应。少数病人甚至在用药剂量尚未达到镇痛治疗作用的时候，即出现不良反应。常见的不良反应有便秘、恶心呕吐、嗜睡、头晕、尿潴留、精神错乱、呼吸抑制、成瘾等。除便秘外，阿片类药物的不良反应大多是暂时性或可耐受的，个别症状有时会很快减轻或消失。可遵医嘱给予缓泻、止吐药治疗，同时加强基础护理和饮食护理，以减轻病人不适。

2）非甾体类解热镇痛抗炎药：主要毒性反应是胃肠道溃疡、出血和穿孔、急性肾脏功能不全、间质性肾炎、肾坏死、中枢神经系统、血液系统、皮肤和肝脏等副作用，这些副作用的发生常与剂量有关；少数病人发生过敏反应，如风疹、过敏性鼻炎、哮喘。用药期间应观察有无上述不良反应，并及时向医师反应调整用药。如口服给药反应较重可更换为同类外用贴剂。

（二）PCA（自控镇痛）

PCA 是 20 世纪 70 年代初问世的一种全新的术后镇痛模式，自 20 世纪 90 年代以来已广泛应用于临床。它的最大特点即术后病人根据自己的镇痛需要自我控制给药的时机和剂量。将传统的一次性口服、肌内注射或静脉注射用药方式改为小剂量、分次给予，较为客观地满足了个体对镇痛药的要求，不仅使镇痛效果趋于完善，而且克服了传统用药不及时、起效慢、镇痛不全和副作用明显的缺点（图 8-4）；自控镇痛泵里面还有一种电子自控镇痛泵，其背景剂量为 5ml/h，病人无法追加药物，其以 5ml/h 的速度匀速滴入。

1. PCA 主要由三部分构成　①注药泵；②自动控制装置；③输注管道及单向活瓣（即防反流活瓣）。PCA 泵放置前医生根据病人病情选择镇痛药物并计算好用药量，当术后病人疼痛时，只需按压手控键钮，仪器就会给予预定的剂量。在一次注射后有一个不应期，即在此期间按压键钮而不能启动注药泵工作，由此达到安全用药目的。

2. PCA 泵病人的护理

（1）护士应了解 PCA 泵的正确使用方法，并能及时判断处理一般的故障和问题，如：PCA 泵报警多发生于输液管扭曲、打折、受压或针头脱开等情况，应仔细检查并加以排除或更换。

（2）保持静脉或硬膜外导管的通畅，防止药液外漏。

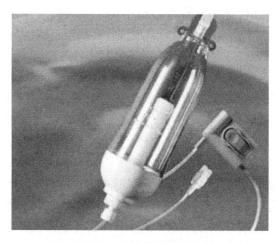

图 8-4　自控镇痛泵

（3）定时监测和记录病人在术后镇痛期间的各项生命体征。

（4）记录 PCA 泵使用的起止时间，熟悉并观察记录可能的药物副作用。常见的药物副作用有血压下降、呼吸抑制、便秘、尿潴留、成瘾、恶心呕吐、皮肤瘙痒、感觉异常、镇静、焦虑，并及时处理。

（5）评价疼痛的程度及镇痛效果。

（6）注意协助病人生活护理，预防尿潴留、压疮、下肢深静脉血栓等并发症。

（三）非药物镇痛

非药物镇痛是指采用松弛、音乐、按摩、针灸、冷热敷、意象、催眠等方法来帮助病人缓解疼痛。非药物治疗措施对身体无损伤，更倾向于机体、思维、精神的统一，适应病人的整体需要，在疼痛治疗中起着重要作用。

1. 松弛疗法　是指通过一定的肌肉松弛训练程序，有意识地控制自身的生理心理活动，降低唤醒水平，改善躯体及心理功能紊乱状态，达到治疗疾病的作用。常用的放松训练方法包括渐进性肌肉松弛方法、想象、沉思以及由其演变而来的生物反馈放松训练等，深呼吸、按摩、太极拳、瑜伽、气功等也可作为放松的技巧选择使用。松弛疗法在术前健康教育中起着尤其重要的作用。Baerlocher MO 等报道仅 6% 的人知道介入放射学，而87% 的介入科病人在就诊前对介入放射学一无所知。正因为病人对介入放射学的不了解，才产生一系列心理问题，进而加重病人术中疼痛的程度。因此术前对病人进行健康教育和心理干预，告知病人介入治疗的相关知识，并教会病人松弛疗法，有利于术中减轻疼痛。

2. 情感支持疗法　是介入科护士日常工作的一部分。包括尊重病人人格；认真倾听、相信病人的主诉；用安慰性的语言鼓励病人，给予关心和支持；协助病人进行日常活动；鼓励亲人陪伴；为病人提供合理化建议，教会其缓解疼痛的方法，给予病人情感上的支持，帮助其树立战胜疼痛的坚强信心，减轻其焦虑、恐惧等心理，可提高痛阈，以达到减轻疼痛的目的。

3. 音乐疗法　音乐疗法是一门新兴的、集音乐、医学和心理学为一体的边缘交叉学科，是以音乐活动作为治疗的媒介，增进个体身心健康的一种治疗方法。通过倾听舒缓优美的音乐，可缓解紧张、焦虑等情绪，提高对疼痛的耐受力，起到减轻疼痛的作用。研究表明，音乐不仅能减轻疼痛，而且还能减少止痛剂的需要量。

4. 认知疗法　认知疗法是根据人认知过程会影响其情绪和行为的理论假设，通过认知和行为技术来改变来访者的不良认知，从而减轻或消除其情绪问题和非适应性行为。医护人员引导病人正确认识疼痛的原因、机制和后果，可以消除病人的焦虑恐惧心理和紧张情绪，达到减轻疼痛的目的。

5. 暗示疗法　暗示疗法是利用言语、动作或其他方式，也可以结合其他治疗方法，使被治疗者在不知不觉中受到积极暗示的影响，从而不加主观意志地接受医师的某种观点、信念、态度或指令，以解除其心理上的压力和负担，实现消除疾病症状或加强某种治疗方法效果的目的。暗示治疗的具体方法很多，临床常用的有言语暗示、药物暗示、手术暗示、情境暗示等。此外，医护人员对病人的鼓励、安慰、解释、保证等也都有暗示的作用。

（肖书萍　张小洺　陈冬萍）

第二节　腹腔神经丛松解术的护理

腹腔神经丛松解（毁损）术（neurolytic celiac plexus block，NCPB）是解除或缓解上腹部脏器良、恶性病变所致顽固性疼痛的有效方法。此方法通过化学方法（如注射无水酒精、酚甘油等）中断腹腔神经丛痛觉反射弧，阻断来自内脏的交感传入神经通路，主要控制顽固性上腹部疼痛，特别是针对镇痛药治疗无效者，止痛效果确切。

一、概述

腹腔丛又称太阳丛，为不成对的神经丛，位于第 12 胸椎及第 1 腰椎上部水平，上与胸主动脉神经丛连续，下与肠系膜上丛及腹主动脉丛相连。腹腔丛在小网膜及胰腺的后侧，膈内侧脚及主动脉的前侧，左右肾上腺之间，包绕于腹腔动脉及肠系膜上动脉根部的周围。此丛由两侧的内脏大、小神经，腰上部交感神经节的分支及右迷走神经腹腔支所组成。有时左侧迷走神经的腹腔支也加入其中。丛内的左右两个神经节称为腹腔神经节。腹腔神经丛疼痛的特点是上腹部深在的钻孔样疼痛，常向背部放射。

二、适应证及禁忌证

（一）适应证

1. 上腹部恶性肿瘤，如晚期胰腺癌、肝癌、下段食管癌、胃癌及肾上腺转移癌等引起的上腹部持续性疼痛。

2. 肝癌栓塞前的神经阻滞，以防病人因疼痛不能耐受栓塞治疗。

3. 良性疾病（如慢性胰腺炎）所致持续性上腹部疼痛，仅用于药物治疗无效的顽固性疼痛。

（二）禁忌证

1. 哮喘及有碘过敏史者。

2. 严重心、肝、肾功能不全者。

3. 全身严重出血倾向或出血性疾病者。

4. 穿刺局部有感染者。

5. 对哌替啶（杜冷丁）或吗啡等麻醉性镇痛药成瘾者。

6. 癌肿累及骨骼、肌肉、腹壁淋巴结等处引起的疼痛，不属于 NCPB 的治疗范围。

三、手术方法

1. 病人准备　除常规的心肺肝肾功能检查外，出凝血功能及碘过敏试验等亦要列为常规。

2. 器械和药品准备　24G Cibba 针，针外径为 0.6～0.7mm，针长为 15cm，中间穿入一小橡皮，用以标志进针深度。连接管、直尺 1 把、消毒碗 1 个。无水酒精（或 5%～15% 酚甘油）、造影剂、升压药、2% 利多卡因。

四、手术步骤

1. 腹侧穿刺技术　病人仰卧于 CT 检查床上，根据 CT 片扫描从第 11 胸椎椎体开始向足侧扫描，扫描层厚 5～10mm，至第 2 腰椎中部，以了解 NCPB 的定位标志如主动脉、腹腔动脉和肠系膜上动脉开口的具体位置；穿刺层面选择在腹腔动脉干和肠系膜上动脉之间，选择从腹主动脉前缘至皮肤垂直线与皮肤的交点作为进针点，并测量进针深度；在进针点处贴上一金属标记物，将扫描线对准金属物，再对定位扫描面行一次扫描，核对进针点及进针深度，用色笔标记进针点，然后行皮肤常规消毒，局部麻醉；请病人暂时屏住呼吸，将针垂直于腹主动脉方向快速插入腹腔，达到预定深度后可感到血管搏动，通过穿刺针回抽无血、无液、无气时，经穿刺针注入 30% 泛影葡胺 1～2ml。如造影剂弥散于腹主动脉前方及两侧，直接紧靠腹腔动脉干上下，证明穿刺部位及深度正确（图 8-5）。如穿刺针位于主动脉壁内或膈角内应回抽穿刺针；试验性阻滞，经穿刺针直接注入 2% 利多卡因 5ml，若病人疼痛明显缓解或疼痛消失，且无双下肢麻木、运动障碍等并发症出现，可行永久性毁损；缓慢注入毁损剂（无水乙醇，2% 利多卡因，及 30% 泛影葡胺的混合液，其比例为 6∶3∶1），使用的阻滞剂总量一般为 30～60ml；推注过程中监测病人血压、心率，注射过程中若病人血压下降，可加快输液速度。及时询问病人感受，若病人感到心慌、恶心等并难以忍受时，可停止注射；用 1ml 等渗盐水冲洗掉针内残余阻滞剂，以防止回抽时针内残液进入腹腔引起疼痛；从第 11 胸椎平面向脚

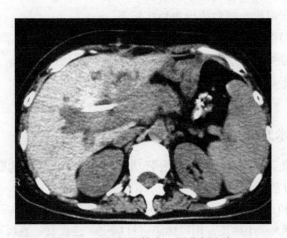

图 8-5　肝门部胆管癌，腰背部疼痛

侧行 CT 扫描，以了解和记录阻滞剂在腹腔内分布的范围（图 8-6）。

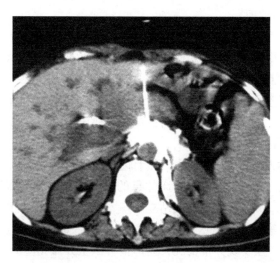

图 8-6　经腹侧将针穿至腹腔神经节区域，注入灭能剂

2. 背侧穿刺技术　病人取俯卧位，腹部下方置一软垫以利于弯曲脊柱，CT 定位扫描方向及方法同腹侧穿刺，穿刺分别从两侧腰椎横突旁进行，针尖方向指向腹主动脉侧壁，穿刺过程中应避免损害肾，可用 CT 扫描监测；当针尖抵达腹主动脉侧壁时，于每侧注入 60% 酒精阻滞剂 20～30ml；注射完毕后，行 CT 扫描以了解阻滞剂分布情况。

五、护理

（一）术前护理

1. 心理护理　晚期癌症病人一般病情严重，体质情况较差，情绪往往低落，加之疼痛的折磨，所以病人常有焦虑不安和紧张的心理状态，并对治疗缺乏信心。对此应主动介绍治疗的目的及手术过程，特别要强调手术的安全性及有效性，消除病人的恐惧心理，以取得病人及其家属的配合。还要教会病人分散注意力、自我放松的方法，以减轻焦虑，提高痛阈和耐受能力。

2. 告诉病人术前停止使用任何镇静和镇痛药，以免妨碍对阻滞术疗效的判断。

3. 对体质极差、血压偏低者，应建立静脉通道，适当补充液体，预防术中及术后可能出现的低血压反应。

4. 术前询问病人是否饮酒及饮酒量的多少。

（二）术中护理

1. 指导病人与医护人员密切配合，因腹腔脏器是随呼吸而活动的，穿刺时应训练病人呼吸，力求使病人每次屏气时呼吸幅度保持一致，以保证术者穿刺预定部位的准确性。

2. 密切观察血压、脉搏的变化，在注射阻滞剂时，询问病人的感受，如有明显心慌、恶心，可停止注射；如病人血压下降，可加快输液速度。

（三）术后护理

1. 协助病人平卧 4~6 小时。由于腹腔内脏血管扩张，致使回心血量减少，务必向病人和家属讲解卧床休息的必要性。次日起床活动时，指导其动作应缓慢，不可突然坐起或站立。

2. 严密观察血压、呼吸、脉搏的变化，术后 6 小时内应每小时测一次并做好记录，一旦发现异常情况，立即报告医生并做相应的处理。

3. 注意观察双下肢运动、感觉和大小便情况。

4. 观察穿刺点有无渗血、渗液，穿刺部位换药时应严格无菌操作，防止感染。

5. 上腹部疼痛的观察：术后 1~3 日疼痛逐渐减轻，可逐渐减少甚至停止吗啡类镇痛药的使用，或延长用药间隔时间。

6. 遵医嘱静脉滴注止血药物。

7. 并发症的观察及护理

（1）直立性低血压：伴有心率增快，与交感神经毁损后上腹部器官血管扩张致回心血量减少有关。低血压状态一般不超过 24 小时，可通过加快输液速度或给予适量多巴胺静脉滴注即可纠正低血压状态。

（2）腹泻：与交感神经被毁损后副交感神经兴奋性相对增高，引起肠蠕动增强有关。轻度腹泻者不需治疗，腹泻较重的病人可口服山莨菪碱治疗 1~2 日，并口服止泻药、及时补充水分和电解质，一般数日内可恢复正常。同时指导病人进食少渣饮食。

（3）醉酒反应：因毁损剂内含高浓度酒精，对无饮酒习惯的病人在注入阻滞剂后可出现颜面潮红、头昏等醉酒现象，均为一过性反应，数小时后可自行恢复正常，勿需特殊处理。

（4）局部疼痛：与毁损剂弥散至膈肌及背部肌肉有关。局部疼痛分三种：第一种为术后腹部、胸部和背中部的胀痛和烧灼性疼痛，常持续 30 分钟，术后 4 小时内保持俯卧位、用镇痛药可减轻；第二种为钝性疼痛，可持续48小时，被认为是阻滞剂对膈肌及背部肌肉的刺激所致；第三种为阻滞术后交感神经兴奋性减少，副交感神经兴奋缺乏抑制，如有便秘（麻醉药常见合并症）及其他肠道受阻导致肠道痉挛，可引起梗阻性疼痛。术前清洗肠道可以减轻。

（5）永久性截瘫：是 NCPB 术后最为严重的并发症，极少见，可能是经背侧穿刺时损伤动脉血管引起血管痉挛致脊髓缺血所致，亦可能是毁损剂扩散至腰肌间隙损伤腰丛神经所致。

（6）单侧肢体麻痹：侧卧位时作背侧穿刺，造成单侧腰丛神经损伤所致。

（7）化学性腹膜炎：毁损剂漏入腹腔所致。

（8）一过性血尿：穿刺针损伤肾所致，应观察尿液的颜色及性状，并做好记录。

（四）出院宣教

1. 饮食指导　鼓励病人进食高维生素、高蛋白、易消化的软食，多吃新鲜蔬菜、水果。

2. 注意卧床休息，以防直立性低血压。

3. 如有不适，及时复诊。

（李　玲　陈冬萍）

参 考 文 献

［1］赵继军，崔静. 护士在疼痛管理中的作用［J］. 中华护理杂志，2009，44（4）：383.

［2］李玉乐，吴欣娟. 疼痛的影响因素及非药物治疗研究进展［J］. 护理研究，2008，22（23）：2073.

［3］李玉乐，吴欣娟，谢瑶洁，等. 国内外疼痛的管理现状［J］. 护理管理杂志，2008，8（4）：20.

［4］李忱瑞，纪雪莲，李槐，等. 恶性肿瘤介入治疗后疼痛及镇痛疗效的临床观察［J］. 当代医学，2009，3（5）：46-48.

［5］Eisenberg E, Carr DB, Chalmers TC. Neurolytic celiac plexus block for treatment of cancer pain：a meta-analysis［J］. Anesth Analg. 1995, 80（2）：290-295.

［6］李麟苏，贺能树. 介入放射学-非血管性［M］. 北京：人民卫生出版，2001.

［7］花迎雪，乔德林，龚德根，等. 上腹部癌性疼痛的介入治疗-经皮腹腔神经丛阻滞术［J］. 介入放射学杂志，2002，11（1）：60-61.

［8］李小梅，刘端祺. 改进我国难治性癌痛的诊治现状［J］. 中国疼痛医学杂志，

2012, 18 (12)：709-712.

[9] 于晓侠.1例难治性癌痛并发情感障碍患者的护理 [J]. 护理学报，2014, 21 (11)：69-70.

[10] Baerlocher MO, Asch MR, Puri G, et al. Awareness of interventional radiology among patients referred to the interventional radiology department：a survey of patients in a large Canadian community hospital [J]. J Vasc Interv Radiol, 2007, 18 (5)：633-637.

第九章 头颈部疾病介入治疗护理

第一节 脑血管造影术

一、概述

脑血管疾病是危害人类健康的常见疾病之一，死亡率仅次于恶性肿瘤，且致残率高达70%以上。脑血管造影术（DSA）是现代先进的脑血管诊疗方法之一，它对诊断颅内血管病变真正实现了从模糊诊断向精确诊断的转变。通过经颅外不同途径注入造影剂，再行放射线摄影不仅能了解血管的走行、分布、移位等，还能确定血管的变化及病灶的位置，是诊断脑卒中病变的金标准。临床上常用的穿刺部位有股动脉、桡动脉、肱动脉，其中以股动脉穿刺行全脑血管造影术最为常见。

二、脑血管造影术的适应证及禁忌证

（一）适应证

1. 颅内外血管性疾病　如疑有动脉瘤、脑血管畸形、血管闭塞或狭窄、动静脉瘘和疑有脑内血肿形成的高血压动脉硬化性脑出血等。

2. 颅内占位病变　如颅内血肿、脓肿及肿瘤等。

3. 蛛网膜下腔出血　需确定出血原因者。

4. 气脑或脑室造影有禁忌或无阳性所见，而又必须明确病变位置或性质者。

（二）禁忌证

1. 哮喘及有碘过敏史者。

2. 严重心、肝、肾功能不全者，如严重心力衰竭、冠心病者。

3. 有全身严重出血倾向或出血性疾病者。

4. 全身或穿刺局部有感染者。

5. 1~2周内曾有过脑蛛网膜下腔出血者，应慎重选择。

6. 年老体弱者，严重脑动脉硬化及高血压病，且有出血可能者，应慎重考虑。

7. 主动脉夹层动脉瘤。

三、造影方法

1. **病人准备** 心电图检查；出、凝血时间检查。

2. **器械和药品准备** 常规血管性介入器械和药品外，备多用途导管、猎人头导管。

3. **手术步骤** 经股动脉穿刺全脑选择性造影技术：是行全脑选择性造影的最佳途径，容易掌握，病人的姿势也较舒服，即使穿刺部位发生血肿、血栓形成等并发症，也较颈部穿刺的危险性小。同时检查者距 X 线球管较远，接受 X 线曝光剂量相对少。常规消毒铺巾，要求暴露两侧腹股沟，以备一侧穿刺插管失败后改用另一侧。穿刺点在腹股沟韧带下 1.5~2cm 股动脉搏动最明显处。采用 Seldinger 技术穿刺成功后，根据病人的年龄和血管情况可选择不同导管如多用途导管、Simmons 导管等。导丝在导管内停留不能超过 90 秒，以防血栓形成。每当导丝抽出导管，都要用肝素盐水冲洗导管两次。在电视监护下选择性地插至颈内动脉或椎动脉，进行选择性插管，注射造影剂后拍片（图 9-1）。最感兴趣的血管应首先选择，以防万一机器故障或病人发生意外被迫中止造影，失去获得最重要信息的机会。插管结束后，穿刺处应压迫 10~20 分钟以预防局部血肿。

四、护理

（一）术前护理

1. **按血管性介入术前护理常规。**

2. **心理护理** 多数病人以突发头痛、呕吐起病，部分伴有运动障碍。病人心理负担重，担心会留后遗症，因此，护士要用高度的同情心、和蔼可亲的态度去做术前宣教，关心、鼓励病人，向其讲解介入手术的目的、方式、优点及重要性，使其积极配合治疗和护理，增强其战胜疾病的信心，消除对疾病的恐惧心理。为稳定病人情绪，可进一步讲解简单的手术过程及术中配合要点，使其对手术有所了解，并列举介入手术成功的病例，增强病人对手术治疗的信心，以赢得病人的最佳配合，保证手术的顺利进行。做术前宣教时可采用现场宣教或者移动新媒体如利用微信平台、康复助手等。

3. **饮食指导** 术前晚应进食清淡易消化的软食，术前 6 小时禁食水，若服用降糖药或者注射胰岛素，术晨临时停用；若服用降压药或抗凝药可用少量水吞服。

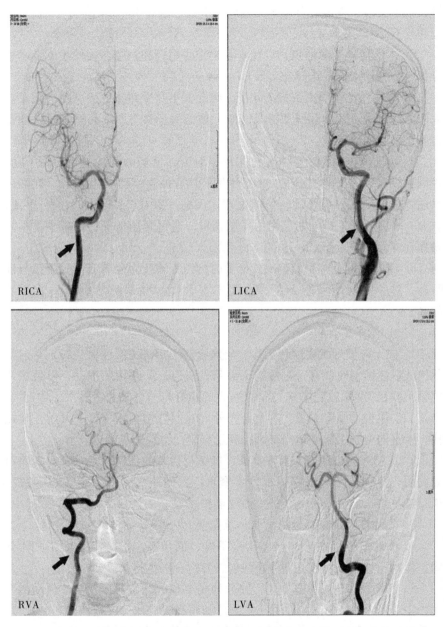

图 9-1　RCCA 右颈总动脉造影；LCCA 左颈总动脉造影；RVA 右椎动脉造影；LVA 左椎动脉造影

4. 做好个人卫生 术前一晚可洗澡。术晨病人着病号服，不穿内衣裤，取下义齿、眼镜、首饰等；铺好看护垫，术前 30 分钟排空大小便。年纪超过 65 岁者术前导尿。

5. 术前建立静脉通道，以便于术中临时用药和急救。为便于术者术中操作，静脉通道一般选择左上肢。

6. 观察并记录病人的神志状况、瞳孔大小及生命体征的变化。记录病人肢体活动及足背动脉搏动情况，便于和术后观察对照，能够及时发现是否有股动脉血栓形成。

7. 术前体位训练 手术体位采取平卧位，造影时病人必须保持不动，否则会影响到成像的清晰度，术后术侧肢体应伸直制动 6~8 小时。向病人讲述卧位和制动的重要性，使其配合。术前一天让其练习床上大、小便，教会其术后咳嗽、排便时需用手紧压伤口，避免腹压增加，以减少手术并发症。

8. 保证病人有充足的睡眠，必要时可给予地西泮或苯巴比妥等镇静催眠药。对颅内压增高、颅内占位性病变者遵医嘱静脉给予 20% 甘露醇静滴。

（二）术中护理

1. 护士应做好术中解释工作，向病人详细交待注意事项（特别是向动脉内注射造影剂时会有一过性的头面部发烧感，此时切勿乱动，以免照片模糊不清），解除思想顾虑，争取病人的良好配合。协助病人平卧于手术床上，采取桡动脉穿刺者，右上臂稍外展并保持伸直，手臂下方用托架托住，手掌向上，手腕下适当垫高以利于穿刺，协助消毒铺巾。

2. 保持呼吸道通畅，对于高龄、咳嗽反射差的病人，术中及时清除口腔内的分泌物，以防咳痰困难发生窒息；舌后坠病人及时使用口咽通气道，给予持续低流量吸氧、持续心电监护。

3. 按常规消毒穿刺处的皮肤，范围要大一些。

4. 注射造影剂时，病人若出现呕吐、面色苍白、呼吸急促、血压下降，提示药物过敏，应立即停止注射，并配合医生抢救。

5. 密切观察病人神志变化，瞳孔的大小和对光反射以及肢体活动的变化，注意有无头痛情况，注射一侧的球结膜有无充血，并监测血压、脉搏、呼吸、血氧饱和度的变化，控制血压在正常水平，血氧饱和度在 90% 以上。

（三）术后护理

1. 按血管性介入术后护理常规。

2. 密切观察病人生命体征、意识、瞳孔及肢体活动情况并与术前相比较。注意病人有无头晕、头痛、呕吐、失语、肌力下降、癫痫等神经系统症状，同时应严密观察病人血压的变化。

3. 体位护理　经股动脉穿刺血管造影后，使用动脉压迫止血器压迫止血，术侧肢体制动6~8小时，保持髋关节伸直；使用血管缝合器缝合的病人，术后也要给予加压6~8小时。为防止制动肢体下肢肿胀、肌肉酸痛、甚至下肢深静脉血栓形成，术后应指导病人进行膝关节远端活动，家属协助从远心端向近心端按摩患肢，以促进静脉回流。经桡动脉穿刺血管造影者，应保持术侧肢体略高，勿下垂。密切观察肢体色泽、指温、指腹张力及毛细血管回充盈情况。压迫的气囊可两小时放一次气，如病人手部发麻、手指颜色青紫、手部水肿等提示包扎过紧，可适当缓解压迫；如病人穿刺处有渗血或出现皮下血肿，提示包扎过松或者压迫位置不当，应及时调整气囊充气。一般情况下6小时可解除气囊，如果止血不理想可延长压迫时间。

4. 穿刺部位的观察　穿刺部位可能出现皮下血肿，假性动脉瘤等并发症，因此需密切观察穿刺部位有无淤血、渗血、出血，如出现血肿应行冷敷，假性动脉瘤的形成可能与拔鞘后压迫部位不准确有关，还可能与穿刺部位过于靠下有关，但多数假性动脉瘤经过局部压迫或超声引导压闭瘘口的方法均可治愈。病人卧床24小时期间，每2小时按摩1次穿刺侧肢体，防止静脉血栓形成。24小时后如无异常则可去除加压包扎，穿刺点常规消毒后，给予纱布覆盖。

5. 饮食指导　鼓励病人多饮水，以利造影剂的排泄，并给予高蛋白、高热量、含维生素丰富易消化的食物，避免辛辣刺激性食物，避免进食豆浆、牛奶等易产气食物，以免造成腹部不适引起呕吐。养成定时排便的习惯，保持大便通畅。

6. 防止腹压增高动作，如剧烈咳嗽、打喷嚏及用力排便等。及时给予镇静剂，控制剧烈咳嗽，咳嗽时要用双手加压动脉穿刺部位，缓冲动脉压力，排便困难者可给予开塞露或甘油灌肠剂灌肠，避免过度用力，防止血栓脱落。

7. 疼痛护理　局部疼痛明显者，观察和记录疼痛的性质、程度、时间、发作规律、伴随症状，遵医嘱给予镇痛药，并记录用药效果，调整舒适的体位。

8. 并发症观察及护理

（1）脑血管痉挛的观察：由于导管在血管内停留时间较长，加之栓塞材料等因素，容易诱发脑血管痉挛，表现为头晕、头痛、呕吐、失语、短暂的意识障碍、肌力下降等。操作人员应具有相关的专业知识、熟练的操作技能和从业经验。围手术期应密切注意病人意识、语言、肢体运动障碍情况，进行细致的动态观察和记录，与术前神经功能进行对比，及早发现脑血管痉挛症状，避免因脑缺血、缺氧时间过长而出现不可逆的脑功能障碍。遵医嘱术前两小时给予尼莫地平泵入，预防血管痉挛。严密观察血压，血压维持在 140~110mmHg/70~90mmHg，一旦出现脑血管痉挛立即终止各种刺激性操作。

（2）脑出血的观察：导管的机械刺激可导致动、静脉瘘（AVM）破裂再出血，也可因病人紧张、情绪激动、排便、剧烈活动时引起动脉压突然升高，头部静脉回流受阻引起再度出血。表现为头痛、恶心、呕吐、烦躁不安、颈强直、意识障碍等。应嘱病人保持心情平静、避免情绪激动，给予果导片，每日 2 片，以保持大便通畅。同时应注意病人的意识、瞳孔、血压、肢体活动的变化，如出现颅内高压综合征，应及时报告医生并处理。

（3）迷走神经反射性低血压：术后因迷走神经反射、血容量不足、应用扩血管药物不当而发生低血压，一般多发生在术后 4~6 小时，主要由于疼痛、精神紧张等多种因素刺激大脑，使胆碱能自主神经的张力突然增高，内脏及肌肉小血管反射性扩张引起。密切观察病人意识、心率、心律、血压、尿量变化，如出现头晕、面色苍白、血压下降时，应立即通知医生及时处理。拔管时分散病人注意力，按压穿刺部位、止血时用力要适度，以能够触摸到足背动脉搏动为宜。

（4）脑梗死：由于脑动脉对机械刺激特别敏感，介入治疗中在颈动脉过度迂曲的情况下，导管远端对血管弯曲处的刺激常导致血管痉挛或斑块脱落导致血栓形成，常可造成严重的后果。应密切观察病人的意识状态、瞳孔、语言、运动和感觉功能的变化，加强巡视，一旦发现异常，及时通知医生。

（5）造影剂肾病：造影剂在药物所致的肾功能不全中仅次于氨基糖苷类抗生素，病人可出现腰酸、腰胀痛、血尿、蛋白尿、少尿等情况，术后应指导病人多饮水，遵医嘱给予补液治疗，以利于造影剂从肾脏排出，密切观察病人的尿液颜色、尿量变化、有无水肿等。

（6）尿潴留：由于术肢制动加上病人不习惯在床上排尿，术后易出现尿潴留，术前应指导病人练习床上排尿，通过变换体位、腹部热敷、按摩、听流水声等诱导排尿，必要时遵医嘱给予导尿。

（四）出院宣教

1. 注意休息，避免劳累和不良的情绪。
2. 有高血压病史的病人积极控制血压。
3. 戒烟戒酒，低盐低脂饮食。
4. 预防腹压增高的动作。
5. 有不适随时复诊。

（刘云娥　李　玲　钱　坤）

第二节　颅脑肿瘤

一、概述

颅内肿瘤是指颅腔内的占位性赘生物。正常颅腔容积只比脑组织大10%左右，如果脑质量增加8%～10%，或者肿瘤体积占据150ml时，即可产生一系列的神经、精神症状和体征，严重时危及生命。常见的颅内高血供肿瘤包括脑膜瘤、血管母细胞瘤、听神经瘤及颈静脉球瘤等。下面以脑膜瘤为例介绍有关介入方法及护理。

脑膜瘤（meningioma）是中枢神经系统常见肿瘤，约占颅内原发肿瘤的13%～26%。肿瘤起源于结缔组织，绝大多数发生在蛛网膜颗粒的蛛网膜细胞，极少数发生在硬膜的成纤维母细胞。脑膜瘤生长缓慢，多见于中年人，脑膜瘤的高峰发病年龄为30～50岁。以女性多见，男女性之比为1∶2。随着神经介入放射学的出现和发展，介入放射学医师开始尝试术前对脑膜瘤供血动脉进行栓塞，以期达到减少术中出血、降低手术难度的目的。自1973年Manelfe等首次报道脑膜瘤术前栓塞以来，国内外已有多篇相关报道及其讨论，脑膜瘤术前栓塞能够降低手术难度、减少术中出血，利于手术切除。另外栓塞可缩小肿瘤体积，减轻临床症状，亦可应用于部分病人的姑息性治疗。

二、病因

脑膜瘤病因尚未明确，可能和基因变异，以及一定的内环境改变，如颅脑外伤、放射性照射、病毒感染等因素有关。

三、临床表现及分类

（一）临床表现

早期，可出现轻微头痛，呈间歇性。但经数月、数年，肿瘤较大时，随着颅内压力增高，头痛转为经常性，程度亦有所加重或伴有视力下降及精神症状。当颅内压力增高到相当严重时，病人视力会明显下降乃至失明，眼底检查可见视神经乳头高度水肿或继发性萎缩。若肿瘤位于重要功能区时，可较早地出现神经系统定位症状，如癫痫、对侧肢体肌力减退或感觉障碍、共济失调等。

（二）常用的分型为病理分型

1. 内皮型。

2. 纤维型。

3. 血管型。

4. 沙砾犁。

5. 混合型或者过渡型。

6. 恶性脑膜瘤（恶性脑膜瘤生长快、向周围组织内生长、肿瘤细胞常有核分裂象，易恶变为肉瘤、可以转移到颅外，血管型脑膜瘤发生恶变的机会大）。

7. 脑膜肉瘤，与恶性脑膜瘤不同，肿瘤一开始就是恶性的，多见于10岁以下的儿童。

（三）根据生长部位分型

1. 颅底脑膜瘤（蝶骨嵴、嗅沟、鞍结节、斜坡等）。

2. 非颅底脑膜瘤（大脑突面、矢状窦旁、大脑镰旁、脑室内等）。

四、临床检查

1. 一般临床检查　血、尿、大便三大常规，肝、肾功能，出凝血时间；心电图；超声波。

2. 影像学检查　CT平扫；CTA或MRA；DSA。

3. 病理学检查　检查脑膜瘤标本。

五、介入治疗的适应证及禁忌证

（一）适应证

1. 脑膜瘤手术早期主要供血动脉不易结扎止血者。

2. 肿瘤体积大，位置深（位于蝶骨嵴、幕下、鞍区或颅底）者。

（二）禁忌证

1. 哮喘及有碘过敏史者。

2. 严重心、肝、肾功能不全者，如严重心力衰竭、冠心病者。

3. 有全身严重出血倾向或出血性疾病者。

4. 穿刺局部有感染者。

六、介入治疗

脑膜瘤血供大多由颈外动脉供应，也可由颈外动脉及颈内动脉同时供应。脑膜瘤术前栓塞术即经皮股动脉穿刺超选择插管至肿瘤供血动脉行动脉栓塞治疗，能明显减少肿瘤的血液供应，减少术中出血，有利于提高肿瘤的全切率，并有利于对周围重要结构的保护，从而降低手术的难度、死亡率和病残率。因此，对颅内血供丰富的脑膜瘤手术切除时，采用血管内栓塞是一项重要的辅助措施。

1. 病人准备　血管性介入手术常规准备。

2. 器械和药品准备　微导管、微弹簧圈、可脱性球囊、液体栓塞剂（如醋酸纤维素聚合物）、血管内支架等。除血管性介入常用药外，另备氟哌啶醇、哌替啶、硫酸阿托品、东莨菪碱、地西泮、尼莫地平（尼莫同）注射液、罂粟碱、20%甘露醇等。

3. 手术步骤　术前采用神经安定镇痛麻醉，同时使用数字减影技术，降低造影剂的浓度，有助于减少血管痉挛。用 Seldinger 技术，经股动脉或颈动脉穿刺，插入导管鞘，将脑血管造影导管经导管鞘选择性地行脑血管造影，以了解脑膜瘤的供血来源、肿瘤染色情况、引流静脉、静脉窦受累情况、颈外动脉供血情况及其与颈内、椎基底动脉有无危险吻合。肝素化后，经导引管插入微导管行超选择插管。导管头端应尽可能超选择至靠近肿瘤的供养血管，由于肿瘤的供血动脉往往是主流方向，超选择性插管到脑膜瘤供血动脉的近端（如颈内动脉、枕动脉）后，不再做进一步的超选择。栓塞时低压缓慢注射固体栓子，使栓子顺血流漂到肿瘤内。栓子的大小应根据供血动脉的直径、血流速度、供血范围而定，所用栓塞材料包括明胶海绵颗粒、不同大小的聚乙烯醇颗粒（PVA）及碘油等，一般选用明胶海绵，栓子大小可自行决定，容易掌握，并具有可吸收性；用聚乙烯醇颗粒时其颗粒应大于 $300\mu m$，以防通过"危险吻合"而引起面神经等神经损害。栓塞应在电视透视监控下进行，注入一部分栓塞物后，应注入造影剂进行造影复查，观察栓塞后的改变及是否有反流。栓塞结束的指征为肿瘤供血动脉的血流明显减慢或出现逆流，停滞或反流以及颅内外循环危险吻合开放等，但术中应尽量保留颈外动脉分支主干。栓塞结束后再次做颈总动脉及颈外动脉各期造影与栓塞前进行比较。

七、护理

(一) 术前护理

1. 按血管性介入术前护理常规。

2. 心理护理 给予病人及其家属心理支持。颅内肿瘤的病人在得知其疾病的诊断结果后，将会给其带来极大的震撼，往往心理冲击很大，加之进行性的颅内压增高所带来的不适及对手术效果的不了解等因素，均会让病人产生无所适从、焦虑等心理反应。可通过安慰体贴病人，耐心解释，介绍手术的必要性、重要性、安全性，用成功的病例给病人进行心理指导。帮助病人作好术前心理准备，应将完善的治疗计划告诉病人，如脑膜瘤栓塞术 3~7 日后应行脑膜瘤切除术，使病人做到心中有数又能密切配合。还要指导病人学会放松，使病人紧张的神经得以松弛，让病人了解神经松弛有利于机体免疫力的增强及康复。

3. 观察并记录病人的神志、瞳孔大小及生命体征的变化。记录病人肢体活动及足背动脉搏动情况，便于和术后观察对照，并能及时发现是否有股动脉血栓形成。

4. 注意病人有无出血倾向，女病人要了解月经情况，避开月经期。

5. 术前体位训练 手术体位采取平卧位，造影时病人必须保持不动，否则会影响到成像的清晰度，经股动脉穿刺的病人，术侧肢体制动 6~8 小时，保持髋关节伸直；使用血管缝合器缝合的病人，术后也需给予动脉压迫器压迫止血 6~8 小时。术前指导病人练习将枕头垫于肩部，头尽量后仰，可增强介入手术过程中因特殊体位而带来不适的耐受性。应向病人讲述卧位的重要性，让病人练习在床上排便，及教会其术后咳嗽，告知排便时需用手紧压伤口，避免腹压增加，以减少手术并发症。

6. 维护病人的安全

(1) 对意识障碍或脑神经受损致吞咽困难者，须防止进食时食物误入呼吸道导致肺部感染、窒息或不慎咬伤舌头。

(2) 肢体无力或偏瘫者应防止压疮、坠床或跌倒。

7. 术前应保证病人有充足的睡眠，必要时可给予地西泮或苯巴比妥等镇静催眠药物，对颅内压增高者给予脱水剂。

(二) 术中护理

1. 按血管性介入术中护理常规。

2. 术中密切心电监护 栓塞时如出现颈动脉痉挛，可用硝酸甘油的贴敷剂或静脉注射制剂，舌下和静脉注射钙通道阻滞剂或静脉注射利多卡因，一般使用硝酸甘油贴敷剂对插管所引起的血管痉挛解除相当有效。但低血压、Ⅰ度以上房室传导阻滞、高度过敏的病人应避免使用上述药物。

3. 密切观察是否出现并发症　最危险的并发症是栓子反流到颈内动脉造成神经功能障碍。在栓塞过程中，应尽可能做到超选择性插管，避开危险吻合，而且掌握好推注微粒压力和速度以防止逆流误栓。导管的尖端应置于适当的位置，不能紧贴血管壁及血管分叉处，避免造成涡流而产生栓子逆流，必须在电视监视下缓慢分次推注栓塞剂，并不断观察屏幕上肿瘤及供血动脉情况，当出现肿瘤染色消失、肿瘤供血动脉血流明显减慢或出现逆流时，应立即停止栓塞。

（三）术后护理

1. 按血管性介入术后护理常规。

2. 严密观察病人神志、瞳孔、肢体活动及生命体征的变化，并与术前相比较。栓塞后肿瘤因缺血、缺氧而引起肿胀，颅内压比栓塞前进一步增高。术后应常规快速静滴 20% 甘露醇 250ml 以降低颅内压，防止脑疝形成，争取早日行脑膜瘤切除。

3. 给予吸氧、心电监护，根据血氧饱和度的高低调节氧流量。

4. 防止腹压增高动作，如剧烈咳嗽、打喷嚏及用力排便等，保持大便通畅，养成定时排便的习惯。及时给予镇静剂，控制剧烈咳嗽，咳嗽时双手加压动脉穿刺部位，缓冲动脉压力，防止血栓脱落。

5. 饮食指导　给予高蛋白、高热量、含维生素丰富易消化的食物，增加水果和蔬菜摄入。

6. 并发症的观察及护理

（1）头皮坏死：在实施明胶海绵栓塞术阻断头皮主要血管供应基础上，手术切口选择不当，进一步破坏已受损的血管床，可导致头皮坏死。为了防止头皮坏死，栓塞时保留颞浅动脉主干，同时也要注意手术时切口设计，皮瓣蒂要宽，以保证其血液供应。尤其老年病人或行双颈外动脉供瘤血管栓塞时，更要注意。栓塞后出现头皮坏死者，要及时清除，以保证肉芽生长，及时植皮，同时遵医嘱使用改善循环及神经营养等药物，以促进伤口早期愈合。

（2）局部缺血性疼痛：颈外动脉系统栓塞后可因缺血出现局部疼痛、张口伸舌困难等反应，观察记录疼痛的性质、程度、时间、发作规律、伴随症状，遵医嘱给予镇痛药，并记录用药效果，调整舒适的体位，术后给予糖皮质激素治疗以减轻症状，5 日左右疼痛可慢慢消失。

（四）出院宣教

1. 注意休息，避免劳累和不良的情绪。
2. 有高血压的病人应积极控制血压。
3. 戒烟戒酒，低盐低脂饮食。
4. 出院后 3 个月、6 个月、一年复查一次。出现不适立即随诊。

（刘云娥　李　玲　钱　坤）

第三节　颅内动脉瘤

一、概述

颅内动脉瘤（intracranial aneurysm）是颅内动脉的局限性异常扩张，可以发生于任何年龄，但多在 40~60 岁之间发病，女性略多于男性。颅内动脉瘤瘤壁局部薄弱，随时都有破裂出血的危险，是颅内出血最常见的原因。因其生长在危险部位，临床上发病凶险，致残率及致死率均较高。颅内动脉瘤多数（90%）发生在脑底动脉环的前半部，其中又以颈内动脉与后交通动脉的分叉处发生率最高；少数（10%）起自椎-基底动脉，多数为单发。

二、病因

颅内动脉瘤发病原因尚不十分清楚，概括有以下几种：
1. 先天性因素。
2. 动脉硬化。
3. 感染。
4. 创伤。
5. 此外还有一些少见的原因如肿瘤等也能引起动脉瘤、颅底异常血管网症、脑动静脉畸形、颅内血管发育异常及脑动脉闭塞等。

三、临床表现及分类

（一）临床表现
1. 动脉瘤破裂出血症状　动脉瘤一旦破裂出血，临床表现为严重的蛛网膜下腔出血。发病急剧、病人剧烈头痛，形容如"头要炸开"；频繁呕吐、大汗淋漓、体温可升高；颈强直、克氏征阳性；也可能出现意识障碍，甚至昏迷。部分病人出血前有劳累、情绪激动等诱因，也有的无明显诱因或在睡眠中发病。

2. 局灶症状　取决于动脉瘤的部位、毗邻解剖结构及动脉瘤大小。动眼神经麻痹常见于颈内动脉-后交通动脉瘤和大脑后动脉的动脉瘤，表现为单侧眼睑下垂、瞳孔散大，内收、上、下视不能，直、间接光反应消失。有时局灶症状出现在蛛网膜下腔出血之前，被视为动脉瘤出血的前兆症状，如轻微偏头痛、眼眶痛，继之出现动眼神经麻痹，此时应警惕随之而来的蛛网膜下腔出血。大脑中动脉的动脉瘤出血如形成血肿；或其他部位动脉瘤出血后，脑血管痉挛脑梗死，病人可出现偏瘫，运动性或感觉性失语。巨大动脉瘤影响到视路，病人可有视力障碍。

（二）国际采用 Hunt 及 Hess 五级分类法，将颅内动脉瘤病人按照手术的危险性分级：

1. Ⅰ级　无症状，或轻微头痛及轻度颈强直。

2. Ⅱ级　中度至重度头痛，颈强直，除有脑神经麻痹外，无其他神经功能缺失。

3. Ⅲ级　嗜睡，意识模糊，或轻微的神经功能缺失。

4. Ⅳ级　木僵，中度至重度偏侧不全麻痹，可能有早期的去皮质强直及自主神经系统功能障碍。

5. Ⅴ级　深昏迷，去皮质强直，濒死状态。

若有严重的全身疾患，如高血压、糖尿病、严重动脉硬化、慢性肺病及动脉造影上有严重血管痉挛，要降一级。

四、临床检查

1. 一般临床检查　血、尿、大便三大常规；肝、肾功能；出凝血时间；心电图。

2. 影像学检查　X线胸部平片；心脏彩超；CTA；MRA；DSA。

五、介入治疗的适应证及禁忌证

（一）适应证

1. 巨大的、手术难以切除的动脉瘤、外伤性假性动脉瘤等。

2. 除禁忌证以外的所有动脉瘤，均可首先采用栓塞治疗。

（二）禁忌证

1. 直径小于 2mm 的动脉瘤。

2. 动脉瘤壁已钙化。

3. 动脉严重硬化、扭曲，导管难以进入动脉瘤部位。

4. 蛛网膜下腔出血的急性期。

5. 病人的临床状况极差（Hunt&Hess 分级为四级或五级；Hunt 和 Hess 分级见表 9-1）。

6. 凝血障碍或对肝素有不良反应者。

7. 碘过敏者。

表 9-1　Hunt 和 Hess 分级

Hunt 和 Hess 分级	病情情况
0	未破裂动脉瘤
I	无症状或轻微头痛/颈项强直
II	中度或重度头痛/颈项强直
III	轻度局灶性功能缺损，嗜睡/精神错乱
IV	昏睡/重度或重度偏瘫，早期去大脑强直
V	深昏迷，去大脑强直，濒死状态

六、介入治疗

介入治疗技术是颅内动脉瘤较理想的治疗手段，其损伤较小，安全性相对较高。常用颅内动脉瘤介入治疗方法包括：①载瘤动脉闭塞术：该技术是颅内动脉瘤的重要治疗方法之一，适用于手术无法夹闭又不能进行囊内栓塞动脉瘤，栓塞材料为可脱球囊及弹簧圈。使用此项技术时应作颈内动脉球囊闭塞实验，判断血循环代偿情况，以防脑缺血的发生；②动脉瘤腔填塞术：是目前常用的一项技术，可达到永久闭塞动脉瘤囊腔的目的，适合各部位的口小囊大的动脉瘤。栓塞材料是微弹簧圈和液体栓塞剂；③血管内支架技术：当宽颈动脉瘤或梭形动脉瘤单纯用弹簧圈栓塞不可行时，应用内支架置入术，再经支架孔送入微导管至动脉瘤囊内放置弹簧圈或液体栓塞材料。支架起"栅栏"作用，防止后续填塞的弹簧圈突入载瘤动脉形成栓塞。

对于单一介入治疗不能完成或者风险过大（如颅内巨大动脉瘤）的病人，可行复合手术。复合手术可以整合介入和开颅手术的优势，减低手术风险，是一种新的手术方式的选择。复合手术避免了传统单一手术创伤严重、术后瘫痪风险大等缺点和局限，全面改变了既有陈旧工作流程，极大地提高了工作效率、降低风险、节约医疗资源及取得良好预后疗效。目前我国能开展复合手术的医院有北京火箭军总医院、上海长海医院、北京天坛医院等。

1. 病人准备　血管性介入手术常规准备。

2. 器械和药品准备　微导管、微弹簧圈、可脱性球囊、液体栓塞剂（如醋酸纤维素聚合物）、血管内支架等。药品准备除血管性介入常用药外，另备氟哌啶醇、哌替啶、硫酸阿托品、东莨菪碱、地西泮、尼莫地平注射液、罂粟碱、20%甘露醇等。

3. 手术步骤　在全麻及全身肝素化下，采用 Seldinger 技术穿刺股动脉并留置导管鞘，将 5F 或 6F 导引管插入到病侧颈内动脉或椎动脉平第 2 颈椎水平，行选择性全脑血管造影，了解供血动脉来源、管径、走向及位置，动脉瘤瘤体及瘤颈大小、形态等，并根据影像学资料制定治疗方案。根据病变情况选择不同直径微导管，在 X 线监视下调整微导管位置。当微导管进入动脉瘤后行超选择造影，了解动脉瘤蒂与载瘤动脉的关系，动脉瘤血液流向、流速，造影剂在瘤腔内滞留情况，以及动脉瘤壁是否发出血管分支。确定导管位置合适后进行栓塞治疗，填塞动脉瘤直至动脉瘤不显影为止（图 9-2、图 9-3、图 9-4）。常用栓塞物质有可脱性球囊、游离微弹簧圈、机械可脱性弹簧圈（MDS）、电解可脱性弹簧圈（GDC）、血管内金属支架或液体栓塞剂加血管内保护性支架等。栓塞后经导引管复查血管造影并对病人进行神经系统检查，了解栓塞的结果及颅内血流变化。栓塞结

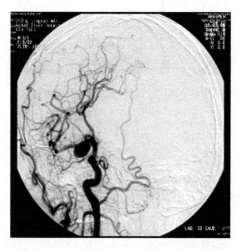

图 9-2　右颈内动脉造影示右侧大脑中动脉动脉瘤

束后，拔出导管鞘，穿刺部位压迫 10~15 分钟，加压包扎。

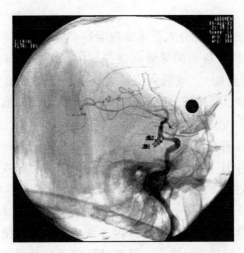

图 9-3　右侧颈内动脉后交通动脉瘤

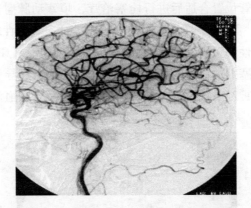

图 9-4　GDC 栓塞后造影见瘤腔填塞消失

七、护理

（一）术前护理

1. 按血管性介入术前护理常规。

2. 心理护理　患动脉瘤的病人都表现出轻重不等的临床症状，病人心理压力大，盼望早日得到治疗的心情迫切，但往往对栓塞手术方法不十分了解。加之介入费用高，担心治疗效果不佳，基于这种情况，应耐心细致地介绍这种治疗方法的优点、目的，术中和术后配合的方法和重要性，讲明动脉瘤再出血的危险性及手术的必要性，让成功手术的病人现身说法，以减轻或消除病人紧张、焦虑及恐惧的心理反应，使其在有心理准备的状态下接受治疗。

3. 防止动脉瘤破裂出血

（1）让病人处于安静的环境中，绝对卧床休息，尽量减少活动。保持病房安静，限制探视，避免各种导致病人情绪激动的因素，保证病人足够的睡眠。

（2）定时测量血压，发现血压升高，及时报告医生，遵医嘱给予降压药，并观察用药后效果。

（3）保持大便通畅，大便时不要突然用力。指导病人多食新鲜蔬菜、水果和粗纤维易消化食物。便秘病人可应用开塞露或甘油灌肠剂灌肠。习惯性便秘者给予导泻剂。

（4）注意预防感冒，避免用力咳嗽和打喷嚏。

（5）饮水、进食时速度不可过快，以防引起呛咳。

4. 严密监测血压变化，维持血压在正常水平或稍低于正常。严密观察意识、瞳孔、肢体活动变化，及早发现动脉瘤破裂的先兆症状，如头痛、头晕、恶心、眼痛、复视、颈部僵痛、癫痫、感觉或运动障碍等。

5. 进行神经功能的术前、术后对比检查，并做好记录，以观察栓塞效果及病情有无异常变化。

6. 指导病人做颈内动脉压迫耐受试验，了解颈动脉系统侧支循环并促进和加强侧支循环的建立。具体方法：健侧拇指用力触压患侧颈动脉，同时患侧示指触摸患侧颞浅动脉，如患侧颞浅动脉搏动消失，且颅内杂音明显减弱或消失，则说明颈动脉压迫确实。一般每次压迫持续 20 分钟以上，每天 4~5 次。

7. 术前 2 小时给予尼莫地平泵入，以防脑血管痉挛，利于术中操作。手术当日留置导尿。

（二）术中护理

1. 按血管性介入术中护理常规。

2. 术中持续心电监护　使用硝普钠控制血压；床旁备硝苯地平片，控制心率。

（三）术后护理

1. 按血管性介入术后护理常规。

2. 行心电监护，给予低流量氧气吸入，保持呼吸道通畅。

3. 严密观察病人神志、瞳孔、血压、肢体感觉和运动情况并记录，与术前神经功能对照检查，了解有无异常变化。

4. 对于行载瘤动脉闭塞的动脉瘤病人，术后早期要严格限制活动，防止球囊移位。卧床休息 36~48 小时，36 小时内在监护室，限制体力活动 1~2 周。

5. 由于手术本身或栓塞物质的刺激，病人可能出现较严重的头痛、呕吐，应让病人保持安静，可遵医嘱给予镇静剂和止吐剂。

6. 预防脑水肿　遵医嘱在 20~30 分钟内滴完 20%甘露醇 250ml。因为甘露醇不仅可脱水、降低颅内压，还可以增加脑血流量，保护脑组织。静脉滴注时应避免外渗。术后颅内压增高和原有高血压者应保持较高血压水平，以提高脑灌注压，满足患侧脑组织供血。一般控制在 130~150mmHg/80~90mmHg。对于填塞不完全的病人，必要时采取控制性低血压治疗，控制收缩压在 150mmHg 以内，平均动脉压 74~93mmHg，根据血压变化调整药量。

7. 扩容　遵医嘱给予补液，降低血液黏稠度，防止血栓形成，用激素适当升高血压。尤其是载瘤动脉闭塞后病人的患侧半球主要靠健侧颈内动脉和椎-基底动脉供血，局部血压较栓塞前显著降低。同时由于出血性休克所致血液浓缩、红细胞比积升高、高分子蛋白、脂蛋白的增多以及缺氧、组织 pH 降低，都可引起血液黏稠度升高。缺氧还可损伤内皮细胞，释放促血小板聚集因子，而引起血小板聚集，促进血液凝固性升高，容易形成微血栓。

8. 扩张血管　遵医嘱正确应用尼莫地平静脉滴注，尼莫地平为钙离子拮抗剂，主要作用为扩张脑血管和增加脑供血，可有效地预防脑血管痉挛并发脑缺血。用药期间注意观察不良反应，如血压下降、面部潮红、头痛、头晕、恶心、低热、多汗、皮疹等，并告知病人停药后症状均会很快消失。静脉给药时，使用配备的聚乙烯导管，注意避光。严格按说明控制剂量，最好使用输液泵，以保证单位时间内剂量的准确性。

9. 并发症的观察及护理

（1）动脉瘤破裂出血：是血管内栓塞术后严重的并发症之一，多因血压波动引起，应采取措施避免一切引发血压骤升的因素。术后使用心电监护仪持续监测血压 24~72 小时，每 30 分钟测量并记录血压变化。瘤体破裂早期表现为头痛、头晕、恶心、颈强直，出现上述情况须立即报告医生，并密切观察瞳孔，及时发现早期脑疝的征象，做好急诊开颅手术的各项准备工作。

（2）脑血管痉挛：由于导管在脑血管内停留时间长，机械刺激易诱发脑血管痉挛。表现为一过性神经功能障碍，如头痛、短暂的意识障碍、肢体瘫痪和麻木、失语。早期发现，及时处理，可避免脑缺血、缺氧而出现不可逆的神经功能障碍。每 2 小时观察病人意识、生命体征变化 1 次，同时注意有无语言、肢体运动障碍情况。为预防脑血管痉挛，常规应用尼莫地平、罂粟碱等药物扩张血管。应用尼莫地平时，注意输液管道避光，尼莫地平在增加脑血流量的同时，伴有不同程度的血压下降。因此要注意血压、心率的变化。

（3）脑梗死：是最严重的并发症之一，多因瘤内血栓脱落或栓塞材料脱落栓塞血管引起，术后早期应严密观察语言、运动和感觉功能的变化，经常与病人交流，嘱其回答简单问题或活动肢体，以便及早发现病情变化，并进行处理。如发生一侧肢体无力、偏瘫、失语甚至神志不清，应考虑有脑梗死的可能，需及时行抗凝、扩容治疗。因介入手术过程中会全身肝素化，而肝素钠的半衰期在 1~4 小时，因此病人刚返回病房时暂不给予使用抗凝药，应在术后 4 小时遵医嘱使用抗凝药物，如低分子肝素钙（fraxiparine）皮下注射、口服肠溶阿司匹林，以预防脑梗死。在使用抗凝药物期间，应监测出凝血时间，调整抗凝药物剂量，密切观察牙龈、结膜、皮肤有无出血点。

（四）出院宣教

1. 注意休息，避免劳累和不良的情绪。

2. 有高血压的病人积极控制血压。

3. 戒烟戒酒，低盐低脂饮食。

4. 遵医嘱按时服药　对于体内放置支架或弹簧圈的病人应坚持口服肠溶阿司匹林 6 个月，用药期间应定期监测出、凝血时间，注意有无出血征象；如果体内未放置支架或弹簧圈则可以不口服肠溶阿司匹林。

5. 出院后 3 个月、6 个月、一年复查一次。出现不适立即随诊。

（刘云娥　李　玲）

第四节　脑动静脉畸形

一、概述

脑动静脉畸形（arteriovenous malformation，AVM）是一种因胚胎早期

脑血管原始胚芽发育分化异常所致的先天性脑血管疾病。脑动静脉畸形病理特点是脑动静脉之间缺乏正常毛细血管网,代之以一团管径粗细不均、管壁厚薄不匀的异常血管团,使二者直接相通。该病发病的年龄轻,有较高的致残率和死亡率。脑动静脉畸形好发于 20～30 岁年轻人,发病率为0.02%～0.05%。

二、病因

病因为先天性发育异常。

三、临床表现

以出血、癫痫、头痛为主,其他症状包括进行性偏瘫、失语、偏身感觉障碍、同向偏盲、颅内血管杂音、智力减退、颅内压增高等。47.6%的AVM 以脑出血为首发症状,22.5% 表现为癫痫。颅内出血是 AVM 的最严重并发症,未破裂的 AVM 每年出血率为 2%～4%,其死亡率为 29%,致残率为 20%～30%。

四、临床检查

1. 一般临床检查　血、尿、大便三大常规,肝、肾功能,出凝血时间;心电图。

2. 影像学检查　头颅 CT 扫描;经颅多普勒超声;脑电图;CTA 或MRA;DSA。

五、介入治疗的适应证及禁忌证

(一) 适应证

1. 病变部位深、广,不适宜直接手术者。
2. 病变位于重要功能区,如脑干、基底节等部位。
3. 高血流、窃血严重的 AVM。
4. 供血动脉较少、畸形团较小的终末型 AVM。
5. 为巨大型高血流 AVM 的进一步治疗做准备。

(二) 禁忌证同脑血管造影术禁忌证。

六、介入治疗

脑血管畸形的治疗方法主要包括显微外科手术、血管内栓塞治疗和立体定向放射治疗 (γ-刀或 X-刀),由于 AVM 自身的复杂性 (病理解剖和血流动力学异常），使任何单一的治疗方法都不可能治愈所有类型的动静脉畸形，多数病人需选用两种以上的治疗方式。其中，立体定向放疗适于脑深部较小的 AVM，但有明显的局限性，对体积较大的 AVM、高血流和合并动静脉瘘的 AVM、尤其对有出血史的 AVM 不宜首选该治疗方法；对巨大的脑深部的、重要功能区、高血流伴动脉瘤、动静脉瘘的 AVM，传统的显微手术切除仍然有着较高的致残率和死亡率。近来，随着对 AVM 认识的不断加深和治疗方法的多样化及其联合应用，明显提高了 AVM 的治愈率，降低了致残率和死亡率。当前，多学科联合疗法是治疗 AVM 的趋势。

　　随着血管内介入治疗技术和材料的发展，血管内栓塞治疗已成为治疗 AVM 的重要手段。通过闭塞瘘口和供血动脉所属的畸形血管团，纠正病理性血流动力学变化，改善低灌注带来的脑组织缺血缺氧，同时降低病灶压力，减少颅内出血的可能性。血管内栓塞可阻断 AVM 的异常血流，预防 AVM 出血及血流动力学的改变，产生即时效果。对于小的 AVM 可一次达到治愈目的，对于较大的且供血动脉多的病人可先栓塞一部分，缩小体积，减少供血，后采取手术和放射联合治疗；对于非功能区，位于皮质的浅表较小的畸形团，可首先手术治疗，但对于只有一根供血动脉且导管容易到位者也可以选择栓塞治疗，血肿较大者可选择手术治疗，约15%的病人可以完全治愈。在多数情况下，栓塞术为手术和立体定向放射治疗奠定了基础。栓塞治疗可使病灶范围缩小、减少术中出血、易分离病灶、提高手术成功率、减少手术风险。尤其对于体积较大的伴有广泛供血和深静脉引流或位于功能区的 AVM，栓塞后手术病残率和手术死亡率明显降低。

　　1. 病人准备　血管性介入手术常规准备。

　　2. 器械和药品准备　血管性介入器械包括 Magic 导管，5-0 手术缝合线段，氰基丙烯酸正丁酯（N-butyl-2-cyanoacrylate，NBCA）与碘苯酯混合液，微弹簧圈等。药品：除血管性介入常用药外，另备氟哌啶醇、哌替啶、硫酸阿托品、东莨菪碱、地西泮、硝普钠。

　　3. 手术步骤　在神经安定镇痛麻醉及全身肝素化下，采用 Seldinger 技术穿刺股动脉并留置导管鞘，将 5F 或 6F 导引管插入到患侧颈内动脉或椎动脉平第2颈椎水平，行选择性全脑血管造影，了解畸形血管团的大小、造影剂弥散过程，供血动脉来源、管径、走向及位置，有无动脉瘤、有无正常供血动脉支，引流静脉大小、引流方向等情况，并根据影像学资料制定治疗方案。根据病变情况选择不同直径 Magic 漂浮微导管，在 X 线监视下借助血流导向将微导管插到畸形血管内进行超选择造影检查，证实确系畸形供血动脉，无供应正常脑组织分支后行栓塞治疗。注入 NBCA 浓度和用量根据 AVM 的血流速度决定。一般情况下使用 20%~50% 的 NBCA。在透视监视下缓慢注射，使 NBCA 弥散，填充铸形于 AVM 内。个别高流量的 AVM 可谨慎应用微弹簧或真丝线段（图 9-5）。栓塞后经导引管复查血管造影并对病人进行神经系统检查。栓塞后再次行脑血管造影，了解栓塞的结果及颅内血流变化。必要时可重复栓塞。栓塞结束后拔出导管鞘，穿刺部位压迫 10~15 分钟，加压包扎。对于大的 AVM，一次栓塞 1/3~1/2。1 个月后进行第 2 次栓塞。

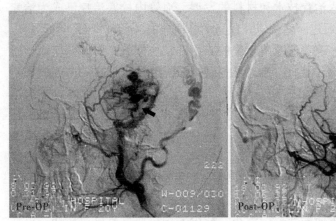
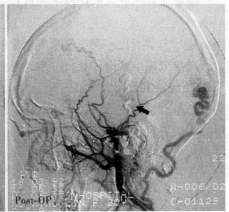

图 9-5　颈外动脉动静脉畸形栓塞术前及术后

七、护理

（一）术前护理

1. 按血管性介入术前护理常规。

2. 心理护理　AVM 发病高峰在 20~40 岁，病人比较年轻，要求治疗心情迫切，而介入治疗是一项新技术，病人对其手术过程及效果不了解，易产生紧张心理，因此应耐心向病人讲解手术全过程，并说明手术的配合要点及注意事项，并请术后好转的病人亲身讲解，让病人之间相互交流，消除病人紧张、恐惧的心理，使之配合治疗。

3. 严密观察病情变化　观察有无 AVM 破裂出血症状、癫痫发作的先兆，指导病人卧床休息，避免情绪激动，保持大便通畅，以防血压骤然升高诱发畸形血管破裂出血，排除一切干扰手术进行和术后康复的有害因素。

4. 观察并记录病人血压、视力、肢体活动及足背动脉搏动情况，以便与术后对照。

5. 术前 2 小时给予尼莫地平持续泵入，防止术中脑血管痉挛。手术当日留置导尿。

（二）术中护理

1. 按血管性介入术中护理常规。

2. 降低血压　常规给予尼卡地平持续泵入，控制血压下降至原水平的 80%，以防术后颅内压增高引起头痛。因 AVM 的血流动力学是低阻力高流量的变化，AVM 中动静脉短路的血流量是正常脑循环的 8~10 倍，大量本应供应正常脑区的血流转向 AVM 中灌注、脑缺血的加重使脑血管自动调节能力受损或丧失，栓塞时如立即阻断了动静脉短路，供血动脉近端的压力突然增高，正常的脑血管不能随灌注压增高而自动收缩，而将压力直接传给毛细血管，易发生"正常脑灌注压突破现象"，引起急性血管扩张、渗出、脑肿胀。

3. 持续心电监护及氧气吸入，严密观察病人血压、脉搏、呼吸和血氧饱和度的变化。

4. 在栓塞过程中，经常询问病人有无不适，注意有无神志、瞳孔的改变及肢体运动障碍。

（三）术后护理

1. 按血管性介入术后护理常规。

2. 控制血压

（1）遵医嘱继续给予尼卡地平泵入控制血压 24~72 小时，使血压下降至原水平的 80%，保持收缩压在 100~110mmHg，直至脑血管适应了新的血流动力学变化。

（2）尼卡地平应用现配，每瓶药使用时间不得超过 24 小时，整套输液装置应避光使用，以免药液遇光分解失效。最好使用静脉微量泵调节尼卡地平的用量，开始剂量为 3ml/h，根据病人的血压情况可适当调节。

（3）给予低流量氧气吸入，行心电监护，调节药液剂量时，每 5~10 分钟自动测血压 1 次，在调节过程中要遵循由小量逐渐加大剂量的原则，避免出现血压波动。

3. 严密观察病人的意识、瞳孔、血压、呼吸及肢体活动情况并与术前相比较，注意病人有无头晕、头痛、呕吐、失语、肌力下降、癫痫发作等局灶性神经症状出现。

4. 有癫痫病史的病人护理 注意病人安全，有专人护理。按医嘱用抗癫痫药，注意观察癫痫发作先兆，一旦发作及时控制。

5. 有偏瘫者做好皮肤护理，预防压疮及呼吸道感染等并发症。

6. 保持大便通畅 便秘者应多食用含纤维多的水果和蔬菜，必要时给予开塞露或甘油灌肠剂灌肠，避免用力排便而引起栓子脱落。

7. 记24小时液体出入量。

8. 并发症的观察及护理

（1）脑血管痉挛：为最常见的并发症，主要与导管、导丝、造影剂、栓塞剂反复刺激血管壁和病人精神紧张有关。表现为一过性神经功能障碍，如头痛、短暂的意识丧失、肢体瘫痪（多在术后12~24小时内发生）。早期发现及时处理可避免因脑缺血、缺氧而出现不可逆的神经功能障碍。术前做好有关栓塞知识的宣教，消除病人的紧张情绪，术后应严密观察病情变化，如发现有意识障碍，轻瘫等表现，应及时报告医师。同时安慰病人，多巡视陪伴病人，消除其紧张情绪。

（2）颅内出血：与球囊撑破 AVM 或导管牵拉 AVM 出血有关。导管与动静脉畸形粘连，拔除导管时可撕破血管引起出血。应根据不同部位的病变及供血动脉，灵活而熟练地应用不同的导管技术，以避免球囊撑破 AVM、导管黏住等并发症。术后 24 小时之内，应严密观察病人神志、瞳孔、肢体活动及生命体征的变化，注意病人有无头痛、恶心、呕吐等颅内压增高症状，若出血不多，则脱水降颅压，控制性低血压治疗，若出血量较大则需要外科手术治疗，做好配合医生抢救的准备。

（3）高灌注综合征：介入栓塞了畸形的血管团，使原来低灌注区的血流量急剧增加，变成了高灌注区，导致灌注过度，可引起剧烈的头痛、头胀、呕吐、意识障碍，严重者可发生颅内出血，危及生命。术后应密切观察病人的生命体征、神志、瞳孔变化，严格控制血压，持续尼卡地平泵入。当发现病人头痛不适、血压过高、处于兴奋状态及意识异常的时候，及时通知医生并配合处理。

（4）癫痫：与原发病灶及栓塞刺激有关（如造影剂的毒性、脑血管痉挛、颅内出血及脑缺血等）的癫痫发作。术中发生癫痫应停止栓塞。对术前有癫痫病史的病人，术后应密切观察有无癫痫发作，一旦发生，遵医嘱给予丙戊酸钠抗癫痫治疗，并注意病人的安全保护。

（四）出院宣教

1. 注意休息，避免劳累和不良的情绪。

2. 有高血压的病人积极控制血压。

3. 戒烟戒酒，低盐低脂饮食。

4. 加强自我保护意识，有癫痫病史者应避免一个人外出、高空作业及其他危险活动，按时服用抗癫痫药，如癫痫发作次数减少或停止后，应逐渐减量，半年后方能停药。

5. 出院后 3 个月、6 个月、一年复查一次。出现不适立即随诊。

（刘云娥　李　玲　钱　坤　董祥军）

<h2 align="center">第五节　颈动脉狭窄</h2>

一、概述

颈动脉狭窄（carotid artery stenosis）是指作为血液由心脏通向脑和头其他部位的主要血管的颈动脉出现狭窄的症状。颅外颈动脉硬化闭塞性疾病可引起颈总动脉和颈内动脉狭窄和闭塞。颈动脉狭窄是引起缺血性脑血管疾病的主要原因，约 1/3 的缺血性脑卒中是由颈内动脉粥样硬化性斑块破裂、脱落所致。近年来，随着腔内血管介入治疗技术的发展，颈动脉支架植入术（carotid artery stenting，CAS）已经成为主要的治疗方法之一。目前，CAS 已经成为治疗症状性和非症状性颈动脉狭窄的主要手段之一，特别适合对不宜接受内膜切除手术的高危病人以及高位狭窄、多发狭窄、颈内动脉狭窄或椎动脉狭窄的病人。

二、病因

颈动脉狭窄的原因很复杂，动脉粥样硬化是最常见的病因，约占 90% 以上。此外，还有大动脉炎、外伤和放射性损伤等少见原因。

三、临床表现

动脉粥样硬化所致的颈动脉狭窄多见于中、老年人，常伴存着多种心血管危险因素。头臂型大动脉炎造成的颈动脉狭窄多见于青少年，尤其是青年女性；损伤或放射引起的颈动脉狭窄，发病前有相应的损伤或接受放射照射的病史。

根据颈动脉狭窄是否产生脑缺血症状，分为有症状性和无症状性两大类。

1. 有症状性颈动脉狭窄

（1）脑部缺血症状：可有耳鸣、眩晕、黑矇、视物模糊、头昏、头痛、失眠、记忆力减退、嗜睡、多梦等症状。眼部缺血表现为视力下降、偏盲、复视等。

（2）TIA：局部的神经功能一过性丧失，临床表现为一侧肢体感觉或运动功能短暂障碍，一过性单眼失明或失语等，一般仅持续数分钟，发病后 24h 内完全恢复。影像学检查无局灶性病变。

（3）缺血性脑卒中：常见临床症状有一侧肢体感觉障碍、偏瘫、失语、脑神经损伤，严重者出现昏迷等，并具有相应的神经系统的体征和影像学特征。

2. 无症状性颈动脉狭窄　许多颈动脉狭窄患者临床上无任何神经系统的症状和体征。有时仅在体格检查时发现颈动脉搏动减弱或消失，颈根部或颈动脉行经处闻及血管杂音。

四、临床检查

1. 一般临床检查　血、尿、大便三大常规，肝、肾功能，出凝血时间；心电图。

2. 影像学检查　胸片、B 超、CTA、MRA、DSA。

五、介入治疗的适应证及禁忌证

（一）适应证

1. 无症状血管管径狭窄程度大于 80%，有症状（TIAs 或脑卒中发作）血管管径狭窄程度大于 50%。

2. 血管管径狭窄程度小于 50%，但有溃疡性斑块形成。

3. 某些肌纤维发育不良者，大动脉炎稳定期有局限性狭窄。

4. 放疗术后或内膜剥脱术后、支架术后再狭窄。

5. 颈部肿瘤压迫导致的狭窄。

6. 急性动脉溶栓后的残余狭窄。

（二）禁忌证

1. 3 个月内有颅内出血，2 周内有新鲜梗死。

2. 不能控制的高血压。

3. 对肝素、阿司匹林或其他抗血小板药物有禁忌者。

4. 碘过敏者。

5. 颈内动脉完全闭塞者。

6. 伴有颅内动脉瘤者。

7. 在 30 天内预计有其他部分的外科手术者。

8. 2周内发生过心肌梗死者。

9. 严重心、肝、肾疾病。

六、介入治疗

颈动脉狭窄血管成形术可有效预防脑缺血发作及动脉硬化斑块脱落引起的脑梗死，较手术治疗具有创伤小、成功率高、恢复快、并发症发生率低等优点，能提高生命质量。

1. 病人准备　血管性介入手术常规准备。

2. 器械和药品准备　除常规血管介入器材外，备7~8F血管鞘、7~8F长鞘（90cm）、0.018in微导丝、抗栓塞远端保护装置（保护伞），需要根据狭窄的部位、宽度选择合适的球囊和支架；降低血压和心率的药物；血管缝合器；除颤仪。

3. 手术步骤　常规准备，消毒铺巾，局麻下采用Seldinger技术穿刺右侧股动脉成功后，引入7~8F导管鞘，全身肝素化，导管鞘侧壁三通连接管与加压输液袋连接管连接。在连接前应注意管道内有无残余气泡，调节加压输液速度。将带Y形阀侧壁接头的三通连接管与加压输液袋连接，排尽残余空气，然后将Y形阀连接于导引导管尾端。选择0.018in微导丝，寻引导管头端一般放置在C_4~C_5水平。利用参照物准确测量狭窄程度及狭窄段近端血管的内径，以支架直径与狭窄段近端血管内径管径之比为1.1∶1的标准选择支架。支架长度要略大于狭窄段的长度（粥样硬化斑块的长度）。支架必须完全覆盖斑块，并且在斑块两端各延伸5mm左右，因为实际病变的长度要比造影显示的长。比如狭窄长度2cm，则支架长度应选择3~4cm。在示踪图下将微导丝小心穿过狭窄段，然后以快速交换方式沿导丝引入保护伞至狭窄段远端，并张开伞，然后沿保护伞导丝将球囊送至病变血管行扩张，如扩张效果不满意，可再次扩张。造影显示狭窄扩张满意后，回撤球囊，然后以快速交换方式沿导丝引入保护伞至狭窄段远端，并张开保护伞，然后沿保护伞导丝将球囊送至病变血管行扩张，如扩张效果不满意，可再次扩张。造影显示狭窄扩张满意后，回撤球囊，将支架通过保护伞导丝送至病变部位，造影确认位置合适后释放支架，观察支架的位置，并让已释放的支架充分贴壁、固定，然后缓缓释放全部支架（图9-6）。一般情况下支架未打开时的位置应略高于预定释放的位置，这样就可以抵消支架完全打开后由于支架缩短可能会达不到理想的位置。如果在前面1/3打开后位置偏高，可以稍稍下拉支架，达到最佳位置后完全释放支架。之后撤出保护伞。术毕拔管，用血管缝合器缝合股动脉，包扎创口，病人安返病房。

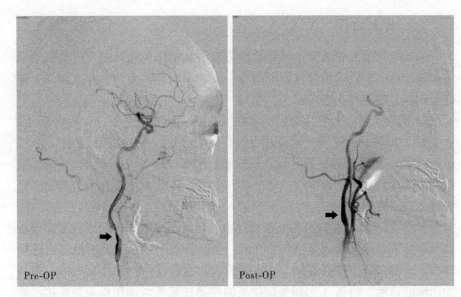

图 9-6　右颈动脉狭窄支架植入术前及术后

七、护理

（一）术前护理

1. 按血管性介入术前护理常规。

2. 心理护理　病人术前保持良好的心理状态，是保证手术成功的关键。病人对手术过程缺乏了解，表现出不同程度的紧张、焦虑、担心。护理人员应针对病人的心理状况进行耐心讲解，并充分解释介入治疗的优点、手术过程及注意事项，消除病人紧张、焦虑心理，取得病人的配合和信赖，使病人在良好的精神状态下手术，使手术顺利进行，以减少并发症的发生。

3. 术前准备　完善相关检查，术前对病人全身状况进行评估，包括既往史。术前给予对症处理，将血压、血糖调整到适当水平。

4. 术前用药　术前 2~5 天开始口服阿司匹林 300mg，每日 1 次。术前 2 天开始使用尼莫地平 100ml 以 2ml/h 静脉泵入，防止血管痉挛，同时根据监测的血压及时调整尼莫地平的滴速。术前 6 h 禁食，4 h 禁饮，监测病人的血压并详细记录，防止血压过低。

5. 饮食护理　指导病人戒烟戒酒；进低盐低脂饮食，少吃多餐，注意营养均衡，多吃新鲜的水果和蔬菜，保持大便通畅。

6. 病人卧床期间注意预防相关并发症如压疮、肺部感染、深静脉血栓、尿路感染等。

7. 手术当日给予留置导尿。

（二）术中护理

1. 按血管性介入术中护理常规。

2. 术中持续心电监护，注意观察病人神志及生命体征变化，重点监测血压的变化，预防脑血管意外。

3. 预防脑血管痉挛　继续按照术前用药给予尼莫地平持续微量泵泵入。

4. 循环系统并发症　颈动脉窦压力感受器是调节血压和心率的重要感受器，高张的压力可以产生明显的减压反射，并使心率减慢，严重的可能出现心脏骤停。颈动脉狭窄多位于颈内动脉起始部，正是颈动脉窦压力感受器的位置所在，支架的释放（特别是球囊的扩张）使这些反射经常出现。反射激烈时就可出现所谓的"循环系统并发症"。这些常表现为球囊扩张时病人突然心率减慢、血压下降，轻的出现短暂变化后很快恢复，心率降为 50 次/分，血压不低于 90mmHg；重者心率低于 40 次/分，血压低于 80mmHg。一般持续时间不长，在 1~3 分钟内可自行恢复，个别病人反应较为激烈，持续时间延长，不及时处理极为危险。术中给予心电监护，严密监测血压及心率的变化，必要时遵医嘱给予硫酸阿托品 0.5~1mg 静脉注射、升压药多巴胺 20~80mg 加入 5% 葡萄糖溶液中静脉滴入。

（三）术后护理

1. 按血管性介入术后护理常规。

2. 穿刺侧肢体的护理　术后穿刺部位加压包扎，嘱病人绝对卧床24h，避免头颈部剧烈活动，翻身时动作要轻柔，穿刺部位用动脉压迫止血器压迫 6 小时，穿刺侧下肢制动 12 小时。注意观察穿刺部位有无血肿、出血，足背动脉搏动是否减弱或消失，下肢皮肤色泽及温度等情况，若有异常及时报告医生。帮助病人按摩受压部位，防止静脉血栓形成。鼓励病人多饮水，以利于造影剂的排出。

3. 生命体征的观察　术后密切观察病人的意识、瞳孔、血压、心率变化，予以心电监护，每 30 分钟测量 1 次，术后使用 20% 甘露醇 125~250ml 快速滴入，每日 1~2 次。防止过度灌注脑损伤引起脑出血，防止血栓形成等。若出现头痛、头晕、偏盲、失语及肢体乏力等症状及时通知医生处理。

4. **药物护理** 为了预防支架内血栓形成，遵医嘱给予抗凝药如依诺肝素钠注射液（克赛）4000U，皮下注射，每 12 小时注射 1 次，连续 3 天；口服阿司匹林 300mg/d，波立维 75mg/d，行 6 周抗凝治疗；6 周后停服波立维，终生服用阿司匹林 100mg/d。向病人及家属说明术后服抗血小板药的重要性，不能漏服。同时术后要常规检查凝血功能，严密观察病人有无出血征象如皮肤、黏膜有无出血点或紫癜，有无黑便，有无牙龈出血，有无咳痰带血丝等。如果发现病人有出血倾向，应及时停用双抗血小板治疗，改用单抗血小板治疗。

5. **预防感染** 由于手术时间较长，因此术后应注意监测体温变化，如术后出现寒战、高热应及时抽取血常规和血培养，合理使用抗生素；限制陪护人员的数量，预防交叉感染。

6. **并发症的观察与护理**

（1）神经系统并发症：与颈动脉内膜切除术（CEA）有所不同，CAS 极少会造成周围神经损伤。造成神经系统并发症的主要原因是脑血管痉挛、脑动脉栓塞和脑动脉血栓形成。常在操作中发生，其发病急骤突然，轻则为一过性黑矇、失语、意识丧失，重则表现为持续的视野损伤、失明、烦躁、语言障碍、肢体感觉缺失、运动障碍、偏瘫、昏迷等大面积脑梗死症状，严重的可能死亡。因此，术中应使用脑保护装置，术后密切观察病人的意识、瞳孔变化及肢体活动情况。发现异常及时报告医生处理。

（2）过度灌注脑损伤：是一种很少见的并发症，仅见于双侧颈动脉狭窄闭塞的高血压病人。这类病人已经耐受了长期脑的低灌注量，突然开放的脑的高压灌注可能引起脑血流显著增加导致脑水肿，甚至脑出血。有报道 80% 的颈动脉病人术后有不同程度的过度灌注脑损伤，典型的过度灌注脑损伤表现为病人持续的高血压不能缓解、头痛或剧烈头痛、癫痫发作、抽搐、昏迷及严重脑缺血的表现。有效的控制血压是预防过度灌注脑损伤的主要手段。术后严密监测血压变化，将血压控制在病人平时或比平时稍低的水平上。

（3）脑血栓形成、栓塞：支架成形术中由于狭窄区的部分粥样硬化斑块处于不稳定状态，容易在操作中被导丝和支架碰撞而脱落形成血栓，可能造成脑梗死，在术中、术后有可能出现短暂或永久的功能障碍。故术中、术后应重点观察病人的意识、瞳孔大小、对光反射，是否有头痛、头晕、偏瘫、失语、偏盲等临床症状。对于合并有糖尿病、高脂血症的病人，术后应积极综合治疗，有效地控制血糖、血脂，防止术后局部新的粥样斑块的生成。另外术中造影时要预防空气栓塞，防止病人发生瘫痪，造成无法挽回的伤害。

（四）出院宣教

1. 注意休息，保持心情舒畅，避免劳累和不良的情绪，以增加大脑耗氧量。

2. 有高血压、高血糖、高血脂病史的病人积极控制血压、血糖、血脂。

3. 戒烟、戒酒，低盐低脂饮食，禁辛辣刺激性食物。

4. 遵医嘱服用抗凝药物，避免外伤。

5. 术后3个月门诊复查，行彩色多普勒检查支架血管通畅情况，以后每隔6~12个月随访检查1次。

（张华珍　肖书萍　董祥军）

第六节　舌　癌

一、概述

舌癌（carcinoma of tongue）是最常见的口腔癌，占全身恶性肿瘤的0.8%~1.5%，占头颈部恶性肿瘤的5%~7.8%。其恶性程度较高、生长快。由于舌体含丰富的淋巴管和血液循环，因此常发生颈部淋巴结转移。舌癌发病以40~60岁多见。男女之比为（1.2~1.8）：1。早期舌癌的治疗主要以根治性手术为主，但术后因舌的不同程度损伤常造成语音、咀嚼及吞咽等功能障碍，影响病人生存质量，并且术前、术后全身化疗存在疗程长、全身毒性大等缺点而使部分病人拒绝手术或全身化疗。动脉插管化疗栓塞术是通过导管将抗癌药物输注到所选动脉分布区的肿瘤组织中，以提高局部药物浓度，发挥较强的药物治疗效能，使局部肿瘤缩小，达到提高疗效、减少全身反应、提高手术切除率、减少复发和转移的目的，较全身化疗具有效果好、毒副作用小的优点，在综合治疗中、晚期舌癌中起着很重要的作用。中、晚期舌癌病人于外科手术前行超选择动脉插管栓塞化疗是一项有价值、可推广的治疗措施。

二、病因

本病病因尚未完全明确，可能与紫外线、X线及其他放射性物质、病变牙齿、义齿长期摩擦刺激、口腔卫生不良、长期吸烟、饮酒、内分泌功能紊乱、基因突变及舌黏膜白斑有关。

三、临床表现

初期表现为黏膜小硬结，逐渐形成明显的肿块及溃疡，多无明显症状或微痛，合并感染时产生剧烈疼痛，同侧面部和耳部有放射痛。舌癌向口底侵犯时，出现舌运动受限、舌固定、进食困难及语言不清等。晚期常并发组织坏死、出血、消瘦、吸入性肺病。

舌癌以鳞状细胞癌占绝大多数；腺癌少见。

四、临床检查

1. 一般临床检查　血、尿、大便三大常规，肝、肾功能，出凝血时间、肿瘤标志物等实验室检查；心电图。

2. 影像学检查　X线；CT；MRI。

五、介入治疗的适应证及禁忌证

1. 适应证　中、晚期舌癌。

2. 禁忌证

（1）恶病质者、肝肾功能衰竭、病人预期生存期小于2个月者。

（2）有严重出血倾向者。

（3）年龄大于70岁，伴有严重动脉粥样硬化和血管迂曲的病人应慎重选择，因为除增加选择性导管插入的难度外，还容易引起血管栓塞、破裂等严重并发症。

（4）造影剂过敏者。

六、介入治疗

经皮股动脉穿刺超选择性插管至舌动脉栓塞化疗，使肿瘤细胞处于大剂量抗癌药物的冲击和供血动脉血流阻断营养受阻的双重作用下，短期内发生变性、凝固、坏死或液化，邻近亚临床灶消失，癌灶明显缩小。手术时显示肿瘤边界清晰，缩小了手术范围，利于切除，减轻了功能损伤。且因舌动脉已被栓塞，舌切除时出血相对减少，减轻病人术后反应。

1. 病人准备　同常规血管性介入准备。

2. 器械和药品准备　除常规血管性介入准备外，备化疗药品。

3. 手术步骤　在局麻下采用Seldinger技术，经皮股动脉穿刺插管，用猎头导管或多用途导管超选择性插入舌动脉，以每秒3~4ml的速度注入非离子型造影剂8~10ml造影，并连续摄片了解肿瘤血供。"染色"及邻近转移灶的供血血管后，行肿瘤供血动脉超选择性插管，注入丝裂霉素（MMC）10mg 和顺铂（DDP）50mg 等抗癌药物，造成局部大剂量冲击化疗，并酌情用 300~500μm 明胶海绵颗粒行肿瘤供血动脉部分栓塞。

七、护理

（一）术前护理

1. 按血管性介入术前护理常规。

2. 心理疏导 介入治疗的成败，除了手术的因素外，与病人精神状态也有很大关系。精神紧张、恐惧易发生动脉痉挛、药物反应等异常情况，从而导致插管操作失败。由于大多数病人对治疗效果十分担心，常表现为悲观、失望、恐惧、紧张。对此要向病人讲明介入治疗的重要性、安全性和优越性。可请其他病友作自身介绍，使病人消除焦虑、恐惧、不安情绪，避免不必要的精神压力，以良好的心理状态接受治疗，增强病人与疾病作斗争的信心和决心。同时医护人员对病人要有同情心，如病人流涎时及时帮助其擦拭干净，使病人感觉很亲切；与家属沟通，给予亲情的支持、关怀和疏导，使其消极心理状态转化为积极心理状态，使介入治疗达到良好的治疗效果；有发音障碍的病人，护士应耐心倾听病人的问题，并适时鼓励病人发音。

3. 特殊体位的训练 指导病人练习将枕头垫于肩部，头尽量后仰，可增强介入手术过程中因特殊体位而带来不适的耐受性。

4. 口腔护理 舌癌病人的舌体溃烂、坏死、口腔分泌物长期滞留在口腔内等极易引起口腔黏膜感染，口腔有异味。为了预防口腔感染，术前给予病人 2% 双氧水含漱，5 次/天。如病人舌体溃烂较重，伴有疼痛时可以用利多卡因、维生素 C 和维生素 B_{12} 混合液漱口。

5. 饮食护理 加强病人饮食指导，增强病人的抵抗力，但舌癌病人舌肌紧张，导致吞咽困难，加之病人舌体溃烂等导致病人进食少或不愿意进食。对于不能进食者可给予留置胃管，留置胃管期间注意妥善固定胃管，防止滑脱、扭曲、打折。每 2~3 小时鼻饲一次，每次 200ml，用带有恒温器的营养管泵入，鼻饲前后均应注意检查胃管是否在胃内及用 20~30ml 温开水冲洗管道，防止管腔堵塞，待病人营养状况改善后拔出胃管；无胃管者遵医嘱给予静脉营养；可以正常进食者应进食高维生素、高蛋白、高热量的清淡、易消化软食，禁忌辛辣、刺激性食物。

6. 有吸烟史者告知病人吸烟的危害，劝其戒烟。

（二）术中护理

1. 热情接待病人，对病人态度和蔼，做好解释工作，解除其紧张情绪及恐惧心理，取得病人信任。要讲明手术中可能出现的感觉及简单的手术操作步骤，如注射造影剂时有温热感，栓塞时可能出现的疼痛、恶心等反应。使病人做好心理准备，尽量与医师很好配合。对不能消除紧张情绪者，可给地西泮 10mg 肌内注射。

2. 协助病人摆放正确体位，协助医生暴露手术野并配合皮肤消毒。密切观察穿刺一侧肢体动脉搏动情况，肢体的温度，皮肤颜色是否有改变，发现问题及时处理。如出现较严重的并发症如过敏反应、心律失常、心功能衰竭、休克等，应立即停止灌注药物治疗，配合医师进行抢救。

（三）术后护理

1. 按血管性介入术后护理常规。

2. 心电监护，密切观察病人生命体征、意识、瞳孔及肢体活动情况并与术前相比较。

3. 给予吸氧，根据血氧饱和度的高低调节氧流量。

4. 口腔护理 术后由于舌体活动受限，口腔自洁作用受到干扰，血液、分泌物淤积于口腔，细菌容易生长，极易并发口腔感染。

（1）术后 10 日内每天用 2% 双氧水含漱 3 次，用生理盐水进行口腔冲洗 2 次/天。

（2）护理工作要细致、彻底。指导病人使用软毛牙刷，刷牙时禁刷舌部肿瘤侧的牙齿内侧面及咬合面，避免舌部肿瘤受到物理刺激发生出血、疼痛。

（3）防止腹内压力增高时造成穿刺部位出血：指导病人咳嗽时要双手按压动脉穿刺部位，缓冲动脉压力，防止血栓脱落；保持大便通畅，养成定时排便的习惯。

5. 饮食和营养护理 病人常因舌体溃烂、疼痛，破坏了口腔的正常功能而影响进食。

（1）指导病人进食高蛋白、高热量的流质或半流质饮食，以蒸蛋、无刺鱼肉、豆腐、牛奶、面条、各种汤水、稀饭为主，少量多餐。

（2）严格掌握饮食的温度，避免过烫，以免刺激、损伤黏膜。进食宜缓慢，以防发生呛咳，以后逐渐改为软食、普食。避免进食辛辣食物，忌烟、酒。

（3）如疼痛影响食欲，应向其解释进食的必要性，鼓励并协助病人进食，可给予 2% 利多卡因喷雾于溃疡面，减轻疼痛后再进食。

（4）必要时遵医嘱静脉补充营养。

6. 并发症的观察及护理

（1）患侧舌胀痛并放射至患侧颞顶部：是由于栓塞组织缺血、水肿和坏死所致，病人常因此认为病情加重，治疗效果不好，情绪消极，烦躁不安甚至拒绝治疗。此时应对病人进行正确的引导，说明疼痛是介入治疗的一种常见反应，烦躁的情绪更会加重疼痛。指导病人克服消极心理因素，提高战胜疾病的信心，从而达到缓解疼痛的目的。该症状一般持续 3～7 日，以后逐渐减轻。

（2）发热：栓塞治疗后多因肿瘤组织坏死、吸收所致。首先要做好病人的心理护理，使其了解发热的原因，解除顾虑。如体温>39℃，遵医嘱给予口服布洛芬混悬液，配合物理降温即可缓解。1 周后逐渐恢复正常。此时，如病人出汗多，应及时更换内衣、内裤、床单，保持床铺清洁、干燥，防止感冒发生。

（3）恶心呕吐：为化疗药物的毒性反应，一般都能耐受，3～4 日缓解。呕吐严重者遵医嘱给予盐酸昂丹司琼 8mg 静脉推注，并静脉补充足够的营养液，保持电解质平衡，并注意观察呕吐物性质、颜色，防止消化道出血。

（4）肾毒性反应：部分抗癌药物、大量应用造影剂、加之肿瘤病人多数为老年人，肾代谢功能不能与正常健康者相比，可导致不同程度的肾损害，严重者可引起肾功能衰竭。所以要向病人作好解释工作，鼓励其多饮水，使尿液稀释，加速药物从肾脏排泄，减轻肾毒性反应。除每日常规补液外，必要时可给予利尿剂。将 24 小时出入量及时准确记录在体温单上，为治疗提供准确的依据。同时观察尿量、颜色及性质的变化，每日尿量少于 500ml、尿色改变时应留尿送检。

（5）短暂性脑缺血发作：多发生在治疗后 3～6 日，可能为导管或化疗药物刺激引起脑血管痉挛、收缩和（或）导管内微血栓脱落，一时性阻塞脑血管所致。一般起病急，治疗上以抗血管痉挛、抗血小板聚集、抗凝及改善脑部血液循环为主，必要时采取溶栓治疗。

（四）出院宣教

1. 要做好家属工作，教育其应保持乐观态度，鼓励病人树立战胜疾病的信心，动员病人配合治疗。

2. 保证病人足够营养，每天给予高热量、高蛋白、高维生素易消化的流质饮食。术后 1～2 周行手术根治术。

3. 加强口腔护理，预防感染。

4. 在行化疗时，可能出现一些不良反应，如食欲不振、脱发等，告知病人不要过度紧张，化疗结束后可自行缓解。

（陈冬萍　李　玲）

第七节　鼻腔大出血

一、概述

鼻出血（epistaxis）又称鼻衄，是临床常见病。它通常是指鼻腔出血经前鼻孔流出或后鼻孔流入到咽部，一次性或短时间内反复多次大量鼻出血达 300ml 以上，称为鼻腔大出血。

二、病因

鼻腔大出血引起的原因有：①鼻腔疾病（如鼻外伤、鼻腔异物、鼻炎纤维血管瘤、鼻咽癌放疗后坏死性血管炎或急性炎症等）；②全身性疾病（如高热、血管疾病、血液病、维生素 C 或维生素 K 缺乏症、高血压等）；③颅底骨折、颅底动静脉畸形破裂出血、颅底鼻窦、鼻咽部等处病变出血引起。

三、临床表现

鼻腔大出血多为鼻后部出血，位置在下鼻甲后部，其供血动脉多为颌内动脉。大量鼻出血时，出血呈喷射状，量多色鲜红，除了从鼻孔涌出、口中吐出，偶尔也出现在耳道。

四、临床检查

1. 一般临床检查　血、尿、大便三大常规，肝、肾功能，出凝血时间，备血等实验室检查；心电图。

2. 影像学检查　鼻内窥镜；头颅 CT；MRA；头颈部血管造影。

五、介入治疗的适应证及禁忌证

（一）适应证

1. 先天性出血性毛细血管扩张症（Osler-Weber-Rendu 病）。

2. 严重自发性和高血压性鼻出血。

3. 创伤性鼻出血。

4. 累及鼻部的血管畸形，如 Wyburm-Mason 综合征（额、鼻、眶周、网膜和中脑血管瘤病)。

5. 鼻部小动脉瘤。

6. 血液病，如 Fanconi 贫血（先天性骨髓发育不全）。

（二）禁忌证

1. 哮喘及有碘过敏史者。

2. 严重心、肝、肾功能不全者，如严重心力衰竭、冠心病者。

3. 具有全身严重出血倾向或出血性疾病者。

4. 穿刺局部有感染者。

5. 年老体弱者、严重脑动脉硬化及高血压病且有出血可能者，应慎重考虑。

六、介入治疗

手术方法常规治疗手段包括前后鼻孔填塞，内镜下激光烧灼、微波、射频治疗，颈外动脉或上颌动脉结扎，经上颌窦颌内动脉结扎等。但手术治疗创伤大、风险大、侧支循环建立导致复发出血、并发症多等而不易被病人接受。介入治疗经皮股动脉穿刺，超选择插管至鼻腔出血动脉并进行栓塞治疗，此法止血效果确切、安全、有效，以达成共识。

1. 病人准备　同常规血管性介入准备。

2. 器械和药品准备　除常规血管性介入准备外，备栓塞剂（PVA、弹簧圈等）。

3. 手术步骤　在局麻下采用 Seldinger 技术穿刺右股动脉成功后，将 5F 多用途导管及微导管超选择性插入左右颈外动脉及两侧上颌内动脉注入造影剂行数字减影血管造影（DSA）检查。观察颈外动脉分支及走行情况，颌内及面动脉出血分支的造影剂外溢程度及染色范围，有无畸形血管，上颌动脉与颈内动脉、眼动脉、椎动脉间有无危险的吻合支，颈内及颈外有无交通支。确定出血分支后，将导管进一步超选至出血动脉近端，注入造影剂观察无误后注入栓塞剂（栓塞剂多为明胶海绵、PVA 颗粒、弹簧圈、可脱性球囊等）。明胶海绵短期止血效果好，费用低；PVA 颗粒属于永久性栓塞剂，术后血管不会再通。因颈内外动脉系统潜在危险交通支直径为 $150\mu m$，而选用 $350\sim700\mu m$ PVA 颗粒不会通过危险交通支进入颅内造成误栓。注入血管栓塞剂应在 X 线屏幕监视下进行。栓塞结束的指征为肿瘤供血动脉（俗称：靶血管）的血流明显减慢，或出现逆流、停滞或反流以及颅内外循环危险吻合开放等，但术中应尽量保留颈外动脉分支主干。栓塞结束后再次做颈总动脉及颈外动脉各期造影与栓塞前进行比较

（图 9-7、图 9-8、图 9-9、图 9-10）。

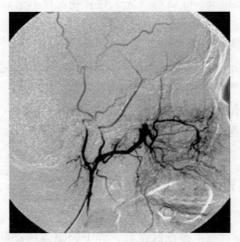

图 9-7　鼻出血病人。颈外动脉造影示颌内动脉
鼻咽分支增多、紊乱

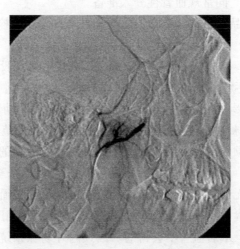

图 9-8　同一病人。颌内动脉栓塞后造影见鼻咽部血管闭塞

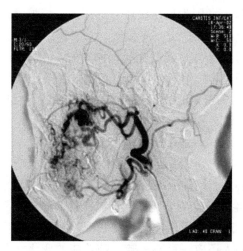

图 9-9　鼻咽纤维血管瘤病人。颈外动脉造影
见鼻咽部大量扩张不规则的肿瘤血管

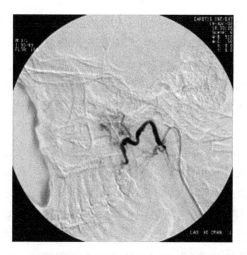

图 9-10　同一病人。颌内动脉栓塞后造影见鼻咽部肿瘤血管闭塞

七、护理

（一）术前护理

1. 按血管性介入术前护理常规。

2. 心理护理

（1）鼻出血病人，因为反复出血且量较多，精神紧张、恐惧，情绪激动又可诱发、加重出血。护士应多接触、关心体贴病人，根据病人的文化差异，采用适当的语言与其进行交流，同时虚心听取病人的意见和要求，及时了解病人心理变化。给病人精神上安慰，消除其紧张、焦虑心理。

（2）创造一个安静舒适的环境：病室保持安静，让病人安静卧床休息，保持平静的心情，使之尽快恢复。

（3）向病人及家属讲解手术过程，告诉病人在手术中采用先进的导管技术，能明确病变的供血情况，其止血效果确切，成功率高，尽量消除病人对手术的恐惧心理，增强病人接受手术的信心，使其能主动配合。

3. 密切观察生命体征的变化　估计出血量，注意有无贫血及出血性休克的早期表现，如烦躁、面色苍白、皮肤湿冷、脉搏增快、血压下降、尿量少等，对老年病人还应注意心、肺、脑功能的变化。迅速建立两条及以上静脉通道，给予抗休克、止血、备血；镇静处理，避免病人紧张、烦躁加重出血。注意将血压控制在 100～110/60～70mmHg 即可，血压过高易引起出血。

4. 鼻腔填塞凡士林纱条的护理　根据病人鼻腔出血的量及部位、病人鼻腔的大小等由耳鼻喉科医生为病人填塞凡士林纱条，填塞数量以鼻腔填满，达到止血即可。24 小时后视出血缓解酌情抽出纱条，边抽边观察，如仍有出血则继续填塞，直至介入手术结束后出血止住再抽取；告知病人及家属不要自行扰动鼻腔填塞纱条；避免使用过热水洗漱；控制血压；一侧鼻腔填塞纱条后病人只能单侧或使用口呼吸，导致口腔干燥，嘱病人少量多次饮水，床头悬挂湿毛巾，房间定时开窗通风，注意温度和湿度适中；鼻腔填塞导致病人的鼻咽部不适容易打喷嚏，教会病人如何避免打喷嚏如深呼吸，用舌尖抵住上腭，防止凡士林纱条脱出。

5. 鼻内镜直视下膨胀海绵填塞止血　在鼻内镜下边吸引鼻腔血性分泌物边寻找出血部位，视鼻腔大小选择合适大小及数量的膨胀海绵，注入生理盐水，待膨胀后使用 2～3 条往后鼻孔、鼻咽部填塞，抵达鼻咽部后壁及咽后壁，前鼻孔端膨胀海绵牵引线至鼻外。前鼻孔填塞少量凡士林纱条，避免牵引线损伤鼻黏膜。

6. 保持呼吸道通畅　病人取半卧位，勿做低头动作。出血性休克时取中凹卧位，用垫枕抬高病人的头胸部 10°～20°，抬高下肢 20°～30°，给予氧气吸入。嘱病人不要将鼻腔及口腔内的血液咽下，以免引起胃部不适，造成恶心、呕吐，加重出血。及时清除鼻腔及口腔内的血液，以免造成窒息。床边备吸痰器、气管插管、气管切开等用物，防止病人发生窒息。

7. 饮食指导　加强营养，提高机体的抵抗力。

（1）鼻出血病人口腔常有血腥味、食欲降低等情况，嘱其每日用复方硼砂液漱口，保持口腔清洁。

（2）后鼻孔填塞的病人，因进食困难，可饮牛奶、鱼汤等流质饮食；戒烟酒。

（二）术中护理

1. 交待注意事项　当向动脉内注射栓塞剂时，病人的栓塞侧面部有麻胀灼热感，此时应告诫病人切勿乱动，应与医生良好配合。

2. 密切观察生命体征的变化，定时测量血压、脉搏、呼吸，根据血压及脉搏情况补充血容量及静脉给药。密切注意病人神志、瞳孔、肢体活动情况，手术室备解痉药物避免血管痉挛引起脑缺血。

（三）术后护理

1. 按血管性介入术后护理常规。

2. 密切观察病人生命体征、意识、瞳孔及肢体活动情况，并与术前相比较。注意病人有无头晕、头痛、张口受限、面部感觉减退或麻木、呕吐、失语、肌力下降、癫痫等神经系统症状，及时发现，对症处理。如面部麻木可给予解痉、热敷、心理暗示、分散注意力、减轻疼痛，一般术后三天症状可以减轻。

3. 给予吸氧，上心电监护，根据血氧饱和度的高低调节氧流量。

4. 病人应绝对卧床 24 小时，平卧引起腰背部不适时，行局部按摩。头部垫高枕，减轻脑血管的压力，防止鼻腔再出血误吸入气管。环境要安静，使病人得到充分的休息和睡眠，消除疲劳，增加活力，早日康复。

5. 每天用薄荷油点鼻 2 次，尽量避免打喷嚏或连续咳嗽，嘱病人不要擤鼻或屏气，以免引起颅内压增高。

6. 预防再出血

（1）防止腹压增高：如剧烈咳嗽、打喷嚏及用力排便等。保持大便通畅，养成定时排便的习惯，及时给予镇静剂，控制剧烈咳嗽，咳嗽时要双手加压动脉穿刺部位，缓冲动脉压力，防止血栓脱落。

（2）介入手术后三天可分次将填塞在鼻腔内的止血纱条抽取出，但不可一次性将所有纱条抽出。抽取纱条过程中边抽纱条边观察出血情况，如仍有出血不可将纱条全部抽出，由于随时可能再次出现大出血，因此抽取纱条应该在介入手术室由耳鼻喉科医生取，万一发生再出血可以紧急行颌内动脉栓塞术止血。

（3）控制血压。

7. 并发症观察及护理

（1）栓塞侧头面部疼痛：栓塞引起头面部组织缺血、缺氧而致缺血性疼痛。给病人创造安静的休养环境，注意观察疼痛的性质及程度，耐心解释疼痛原因，给予局部热敷或理疗，严重者遵医嘱使用止痛药。并适时采取心理暗示、技巧性交流等方法分散病人的注意力，以减轻疼痛，一般 3 日后疼痛将会缓解。

（2）脑栓塞：潜在的颅内外血管吻合开放、栓子脱落、继发脑血栓形成等原因。应注意观察病人有无一侧肢体感觉活动障碍，有无神志及语言表达异常等，及时发现，及早治疗，避免给病人造成不必要的痛苦及医疗纠纷，以确保栓塞术治疗的效果。

（3）面神经麻痹：栓塞中可能会造成面部毛细血管床闭塞，以致引起三叉神经、面神经支配区缺血性麻痹。表现为轻度面瘫、张口困难。可给予热敷、营养神经药及指导面部肌肉功能锻炼，用吸管给予高营养、高蛋白流质饮食。

（4）发热：多为低热，可能是栓塞剂所致的吸收热或因鼻腔填塞后分泌物不能充分引流所引起。一般无需特殊处理，数日后或取出填塞物后低热会自行消退。若出现炎症所致的高热，应观察热型变化，给予额部冰敷，鼓励病人多饮水，同时严格执行无菌操作，切断感染途径，合理使用抗生素。

（四）出院宣教

1. 高血压性鼻出血者应保持环境安静、睡眠充足、情绪稳定，避免过度激动紧张，并遵医嘱服用降压药物，控制血压。

2. 先天性毛细血管扩张症致鼻出血者禁止挖鼻，不宜在阳光下暴晒，鼻腔干燥时可用少许油剂保持鼻黏膜润滑。

3. 患有心血管、血液和肝、肾疾病者要积极治疗原发病，避免过度兴奋与劳累，保持良好的心态，避免鼻出血再次发生。

4. 饮食指导　饮食宜清淡、富营养、易消化、忌辛辣刺激性食物、忌烟酒。同时应多吃水果、蔬菜，保持大便通畅，防止便秘所致腹压增高。当病人不再出血时，应鼓励其饮用含有电解质、蛋白质及热量的饮料，以补充循环血量、电解质，并增强体力。

5. 心理指导　将血管栓塞术后伴随症状及时间长短耐心细致给病人讲解，使其做到心中有数，能够积极配合治疗，保持乐观的态度，树立战胜疾病的信心。

（陈冬萍　李　玲）

第八节　颌面部血管瘤

一、概述

颌面部血管瘤（maxillofacial hemangioma）是先天性良性肿瘤或血管畸形，多见于婴幼儿出生时或出生后不久，女性多于男性，颌面部血管瘤约占全身血管瘤的 60%。

二、病因

源于残余的胚胎或血管细胞。

三、临床表现及分类

临床表现为面部肿物，约黄豆大小，突出表面，皮肤色素沉着。随着肿瘤不断生长，范围可占据整个面部甚至侵犯眼睑，导致眼睑外翻，影响病人视力、外观；瘤体较大者可导致面部畸形，张口困难。

可分为毛细血管瘤、海绵状血管瘤及蔓状血管瘤。

四、临床检查

1. 一般临床检查　血、尿、大便三大常规，肝、肾功能，出凝血时间等实验室检查；心电图。

2. 影像学检查　X 线；CT；MRI；超声检查。

五、介入治疗的适应证及禁忌证

（一）适应证

适用于各类颌面部血管瘤。

（二）禁忌证

1. 哮喘及有碘过敏史者。

2. 严重心、肝、肾功能不全者，如严重心力衰竭、冠心病者。

3. 具有全身严重出血倾向或出血性疾病者。

4. 穿刺局部有感染者。

5. 年老体弱者，严重脑动脉硬化及高血压病，且有出血可能者，应慎重考虑。

六、介入治疗

颌面部血管瘤的临床诊断比较容易，但其治疗一直是一个比较棘手的问题。传统的治疗方法很多，如手术、激光、冷冻、激素、鱼肝油酸钠硬化治疗等。由于颌面部结构的特殊性，发生在此部位的血管瘤多不宜手术，术后易造成形态及功能障碍；激光、冷冻等只适于表浅部位的血管瘤；激素对成年人不敏感；鱼肝油酸钠硬化剂注射后可引起组织血栓形成、组织肿胀，病人疼痛剧烈而限制其临床应用。选择性动脉栓塞术（TACE）治疗颌面部血管瘤，为该病治疗开辟了一条新的途径。经皮股动脉穿刺超选择插管至血管瘤供血动脉并进行栓塞，能选择性阻断供血动脉及其瘤床自身血运，防止侧支循环形成，控制肿瘤生长。故其既能作为术前预防性出血措施，也能作为一种根治性手段，用于手术难以奏效的颌面部血管畸形的治疗。

1. 病人准备　同血管栓塞性介入常规准备。

2. 器械药品准备　除常规血管性介入准备外，备栓塞剂明胶海绵、PVA、弹簧圈等。

3. 手术步骤　在局麻下采用 Seldinger 技术穿刺股动脉成功后，将导管超选择性插入颈总动脉、颈外动脉起始处行双侧颈内与颈外动脉数字减影血管造影（DSA）检查，以确定血管瘤供血动脉，了解颈外动脉的解剖，与颈内动脉、眼动脉、椎动脉间有无危险的吻合支及有无血管畸形。确定供血动脉分支后，经导管注入 2% 利多卡因 2ml，以防血管痉挛。然后，将导管进一步超选至供血动脉近端，注入造影剂观察导管头位置无误后注入栓塞剂（栓塞剂多为与造影剂混合的明胶海绵，可加用博来霉素）。注入血管栓塞剂应在 X 线屏幕监视下进行，栓塞结束的指征为供血动脉的血流明显减慢或出现逆流、停滞或反流以及颅内外循环危险吻合开放等，但术中应尽量保留颈外动脉分支主干。栓塞结束后再次做颈总动脉及颈外动脉各期造影与栓塞前进行比较（图 9-11）；如果血管瘤位于眼睑处则在局麻下采用头皮针穿刺眼睑血管瘤后，缓慢注入造影剂约 5ml 行 DSA 造影，造影可见明显引流静脉。术中将聚桂醇泡沫硬化剂约 4ml 经头皮针缓慢注入，术毕病人无明显不适，术毕拔管，病人安返病房。

七、护理

（一）术前护理

1. 同血管性介入术前护理常规。

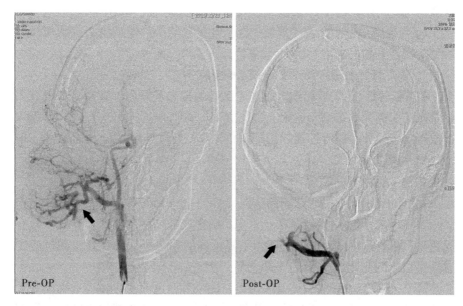

图 9-11　颌面部血管瘤栓塞术前及术后

2. 心理护理　由于颌面部血管瘤病人病史较长及面容毁坏导致病人自卑感强，护士应尊重病人，鼓励其勇敢地面对疾病、面对社会。向病人或家属讲解栓塞术简要过程和目的，消除其恐惧、紧张心理，还可通过同类病人术前、术后的照片或现身说法来解除病人的疑虑，增强其对手术过程的信心，以赢得病人的最佳配合，保证手术的顺利进行。

3. 体位训练　手术体位采取平卧位，造影时病人必须保持不动，否则会影响到成像的清晰度。术前指导病人练习将枕头垫于肩部，头尽量后仰，可增强介入手术过程中因特殊体位而带来不适的耐受性。向病人讲述卧位的重要性，让其练习床上排便，教会病人术后咳嗽、排便时需用手紧压伤口，避免腹压增加，以减少手术并发症。

4. 记录病人的神志状况、瞳孔大小及生命体征。记录病人肢体活动及足背动脉搏动情况，以便作为术后观察对照，能够及时发现是否有股动脉血栓形成。

5. 避免压迫、撞击患侧，导致血管瘤破裂出血。

（二）术中护理

1. 做好解释工作，交待注意事项。特别是向动脉内注射造影剂时会有一过性的头面部发烧感，此时切勿乱动，应与医生相互配合，以取得良好疗效。

2. 当栓塞过程中出现疼痛时，除应用镇痛药外，还应耐心细致地做好解释工作，鼓励病人配合治疗。

3. 建立静脉通道，给予吸氧及心电监护。

4. 向动脉内注入造影剂时，注意病人的神志、面色、脉搏、呼吸有无异常及注射侧的球结结膜有无充血，必要时测血压。如出现意识、呼吸障碍或癫痫大发作，应立即通知医师停止操作，及时处理。

5. 如病人为婴幼儿应注意镇静和制动。

（三）术后护理

1. 同血管性介入术后护理常规。

2. 密切观察病人生命体征、意识、瞳孔及肢体活动情况。注意病人有无头晕、头痛、呕吐、失语、肌力下降、癫痫等神经系统症状，同时应严密观察血压的变化。

3. 注意观察血管瘤瘤体有无出血、缩小及颜色的变化，局部黏膜有无坏死征象，栓塞部位有无疼痛、肿胀等不适。对于栓塞部位水肿时，局部可用50%硫酸镁湿敷，每日2次，每次30分钟；瘤体表面如有出血可用肾上腺素棉球轻压止血。

4. 加强皮肤护理，保持头面部清洁。

5. 防止腹压增高动作（如打喷嚏、咳嗽及用力排便）。打喷嚏、咳嗽时要双手加压动脉穿刺部位，缓冲动脉压力，防止血栓脱落。必要时给镇咳药；保持大便通畅，养成定时排便的习惯。

6. 栓塞综合征的观察及护理

（1）缺血性疼痛：因为血管瘤瘤体巨大，栓塞供血动脉后，瘤体组织逐渐缺血坏死，所以栓塞术后均伴有长期剧烈疼痛。护士应积极了解病人的思想状况，及时解除其思想顾虑，并通过交谈、分配病人一些细小的工作、游戏等方式分散病人注意力，以缓解疼痛。疼痛剧烈者，可给予镇痛药。

（2）恶心、呕吐：由造影剂刺激引起，在数天内可自行缓解。

（3）发热：多为低热，可能是栓塞剂所致的吸收热，一般无需特殊处理，数日后会自行消退。若出现炎症所致的高热，应观察热型变化，给予额部冰敷，鼓励病人多饮水，同时严格执行无菌操作，切断感染途径，合理使用抗生素。

7. 并发症的观察及护理

（1）误栓：密切观察病人四肢活动情况及有无语言功能障碍，防止栓子逆流入颈内动脉引起脑梗塞。

（2）张口受限：给予高蛋白、高热量、高维生素的流质饮食，保持口腔清洁，预防感染，可给予复方硼砂溶液（朵贝尔液）漱口。

（四）出院宣教

1. 与病人建立良好的护患关系，鼓励病人进行适当的化妆和修饰，尽可能改善自身形象。

2. 较大的血管瘤不易彻底清除，易复发。因此，出院时嘱咐家属或病人定期复查，如有特殊情况随时就诊。

3. 饮食指导 忌辛辣刺激性食物。

（陈冬萍 李 玲 钱 坤）

第九节 甲状腺功能亢进症

一、概述

甲状腺功能亢进症（hyperthyreosis）简称甲亢，是指多种原因引起甲状腺激素分泌过多所致的一组常见内分泌疾病。患病率约为 0.5%。

二、病因

甲亢是在遗传基础上因精神刺激等应激因素作用而诱发自身免疫反应所致，最常见的原因是弥漫性毒性甲状腺肿（Graves 病），占全部甲亢的80%~85%。

三、临床表现及分类

甲亢的典型临床表现为：

1. 甲状腺激素分泌过多综合征 如怕热、多汗、神经过敏、焦躁易怒、失眠不安；心悸、心动过速、心律失常；食欲增加、消瘦等。

2. 甲状腺肿大，并闻及血管杂音。

3. 突眼 严重病例会出现甲亢危象。

甲亢分原发性和继发性两种。原发性甲亢症，即 Graves 病（弥漫性甲状腺肿伴甲状腺功能亢进症，又称突眼性甲状腺肿）最常见，尤以 20~40岁女性多见；继发性甲亢，为继发于某种疾病所致。

四、临床检查

1. 一般临床检查 血、尿、大便三大常规，肝、肾功能，出凝血时间、甲状腺功能、BMR 等；心电图。

2. 影像学检查 甲状腺超声。

五、介入治疗的适应证及禁忌证

（一）适应证

1. 内科抗甲状腺治疗无效或有严重不良反应者，如药物过敏、粒细胞减少等。

2. 经长期、系统的抗甲状腺药物治疗，甲亢病情反复或无效的顽固性甲亢者。

3. 行放射性^{131}I 治疗或手术切除治疗指征不明显或有禁忌证者。

4. 甲状腺重度弥漫性增大，有手术切除指征，但难以用药物作好术前准备者。

5. 有外科手术指征，但病人不愿接受外科手术；外科手术复发者。

6. 无法保证定时服药，或不愿长期服药，又希望迅速控制病情者。

（二）禁忌证

1. 严重心、肝、肾功能不全，严重高血压未能控制及全身情况严重衰弱者。

2. 碘过敏者。

3. 穿刺入路的动脉闭塞或局部皮肤有疾患的病人。

六、介入治疗

甲亢的常规治疗包括抗甲状腺药物、手术及放射性^{131}I 治疗，都有一定疗效，但各有利弊。近几年来，用介入疗法治疗甲亢取得了显著效果。此疗法于 1994 年由俄罗斯专家 Galkin 率先开展，他为介入栓塞治疗甲亢开辟了一条新途径。

甲状腺血液循环丰富，其血供主要来源于双侧甲状腺上动脉及甲状腺下动脉。在甲状腺上下动脉之间、上下动脉与咽喉、气管及食管动脉分支之间存在着广泛的交通支。即使手术全部结扎甲状腺的上、下动脉，残存的甲状腺和甲状旁腺也不会缺血。因此，通过栓塞双侧甲状腺上动脉或加上一侧甲状腺下动脉，可达 70% ~ 80% 的栓塞体积，达到手术切除甲状腺而不会发生甲状腺功能低下或出现甲状旁腺功能障碍的目的。甲状腺功能亢进症的介入治疗，即经皮股动脉穿刺选择性甲状腺动脉栓塞术，原理是通过采用数字减影血管造影技术超选择性栓塞甲状腺动脉，阻断甲状腺组织血供，使部分甲状腺组织缺血和产生化学性炎症坏死及纤维化，以达到类似次全切除甲状腺的目的。较以往的外科手术治疗具有创伤小、定位准确、康复快、效果明显、费用低、可保留甲状腺等优点，也可减轻内科保守治疗中病人不能坚持长期服药或不宜长期服药的痛苦。

1. 病人准备 同血管性介入术前准备。

2. 器械和药品准备 同常规血管性介入器械和药品、另备抢救药品。

3. 手术步骤 穿刺点局部消毒铺孔巾，应用 Seldinger 技术，经股动脉穿刺引入导管，在电视监视下选择性行双侧甲状腺上动脉和甲状腺下动脉插管并造影，明确甲状腺动脉的走向、形态、分支以及甲状腺的供血情况，然后分别经导管在每一条甲状腺动脉内注入末梢型栓塞剂如 PVA 颗粒。PVA 可永久性栓塞细小甲状腺动脉，明胶海绵颗粒较大不能到达末梢水平栓塞，且可吸收再通，一般用于甲状腺手术术前栓塞。透视下观察甲状腺动脉栓塞的情况，直至细小动脉分支闭塞，造影证实甲状腺腺体染色消失为止。然后测量该支动脉干的直径，选用合适的不锈钢弹簧圈栓塞该支动脉主干，再次造影证实。常规栓塞双侧甲状腺上动脉，必要时加栓单侧或双侧甲状腺下动脉，可根据造影中甲状腺染色的多少及供血情况而定。

七、护理

（一）术前护理

1. 同血管性介入术前护理常规。

2. 心理护理 甲亢病人性情急躁，容易激动，极易受环境因素的影响，对手术的顾虑较多，要体贴、关心病人，耐心倾听病人的主诉。向病人介绍介入栓塞疗法的优点、术中及术后可能出现的反应及应对措施，使病人做好充分的心理准备，消除紧张、恐惧心理，更好地配合手术治疗。亦可通过手术成功病人的现身说法，有利于病人消除顾虑，树立战胜疾病的信心。

3. 病室环境 病人基础代谢率增高而怕热，因此，需安排安静凉爽的环境，保持病室安静和轻松和蔼的气氛。建议白天适当活动，避免精神紧张和注意力过度集中，保证夜间充足睡眠。

4. 卧位 睡眠时垫高枕头侧卧，颈部微屈位，以减轻肿大的甲状腺对气管的压迫。

5. 眼部的护理　甲状腺素分泌过多而致浸润性突眼, 病人感觉眼部胀痛、畏光、视物疲劳。指导病人保护眼睛, 预防眼睛受到刺激和伤害, 必要时可用抗生素滴眼液或 0.5% 氢化可的松液滴眼, 以减轻眼局部刺激症状。晚上睡觉时抬高头部, 带眼罩或用纱布覆盖眼睛, 每日做眼球运动以锻炼眼肌, 改善眼肌功能。眼睛勿向上凝视, 以免加剧眼球突出和诱发斜视。外出时戴深色眼镜, 减少光线和灰尘的刺激, 避免暴露于易感染的环境。

6. 做好术前准备以减少术后并发症的发生。病人心率>100 次/分时使用普萘洛尔使心率<90 次/分; 手术病人术前口服抗甲状腺药物使甲亢症状缓解和稳定; 口服卢戈液每次 10~16 滴, 每日 3 次, 使基础代谢率≤20%。

7. 特殊体位的训练　指导病人练习将枕头垫于肩部, 头尽量后仰, 可提高病人对介入手术过程中因特殊体位而带来不适的耐受性。

（二）术中护理

1. 当病人进入介入治疗室后, 应热情接待病人, 做好病人的解释工作, 解除紧张情绪及恐惧心理, 取得病人信任。在为病人调整体位、进行准备工作的同时要详细介绍仪器的用途、手术时间及过程、术中医生的指导语和应答方法、手术中可能出现的感觉, 如注射造影剂时有温热感, 栓塞时可能出现的疼痛、恶心等反应。使病人有心理准备, 能够与医生配合。对不能消除紧张情绪者, 可肌内注射地西泮 10mg。

2. 病人体位摆放正确, 协助医生暴露手术野。再次观察手术侧足背动脉搏动情况, 并做好记录, 及时反馈病人生命体征的情况。对病情较重者应建立静脉通道并保持通畅, 确保意外时用药抢救。

3. 栓塞前向靶动脉内注入 1% 罂粟碱 5ml 预防血管痉挛, 然后在 X 线监视下缓慢注入栓塞剂, 避免栓塞剂反流入颈内动脉导致眼动脉、脑动脉等异位栓塞。

（三）术后护理

1. 同血管性介入术后护理常规。

2. 密切观察病人生命体征、意识、瞳孔及肢体活动情况。

3. 观察穿刺部位有无淤血、渗血、出血, 如出现血肿应行冷敷。防止腹内压力增高时造成穿刺部位出血。指导病人咳嗽时用双手按压动脉穿刺部位, 缓冲动脉压力, 防止血栓脱落。保持大便通畅, 养成定时排便的习惯。

4. 饮食指导

（1）由于甲状腺位于会厌部前, 为减少术后局部充血, 术后 6 小时内禁食，术后 2 日内禁热饮食，可给予流质或半流质饮食，以后改为普通饮食。

（2）由于病人的基础代谢率高、蛋白质分解加速而致消瘦、腹泻，应给予高碳水化合物、高蛋白、高维生素食物，如牛奶、鸡蛋、瘦肉、禽类、水果、蔬菜（低纤维素蔬菜，如黄瓜、西红柿）、豆制品等。以每日 3~6 餐，餐间辅以点心为宜，主食应足量。

（3）每日饮水 2000~3000ml，以补偿因腹泻、大量出汗及呼吸加快引起的水分丢失。

（4）忌高碘、生冷及增加肠蠕动及导泻的食物，忌饮酒、咖啡、浓茶；忌食辛辣、刺激性强或粗纤维食物。慎用卷心菜、甘兰等易致甲状腺肿的食物。适当补充维生素（复合维生素 B）及矿物质。

5. 栓塞综合征的观察及护理

（1）颈前部及咽喉部疼痛、声音嘶哑、下颌痛、牙痛：主要是由于甲状腺动脉栓塞区持续缺血，腺泡细胞肿胀坏死所致；甲状腺上动脉和下动脉各发出分支供应食管、气管，当侧支循环建立后症状会减轻。一般术后 1 周会出现颈前区明显疼痛，吞咽时加重，严重者影响进食。疼痛剧烈时可放射至头部，故护士应耐心解释引起疼痛的原因、听取病人的主诉、及时对疼痛进行评估并根据疼痛的程度使用镇痛剂，以减轻病人痛苦，促进睡眠。可给予地塞米松雾化吸入消肿、镇痛，抗生素预防感染，并静脉补充能量，一般术后 2~4 日疼痛缓解或消失。

（2）恶心、呕吐：为造影剂反应，解释呕吐的原因，呕吐时让病人头偏向一侧，声音嘶哑可逐渐恢复，不需特殊处理。

（3）发热：甲状腺动脉栓塞后，部分甲状腺组织缺血、坏死可产生吸收热。在 37.5~39℃之间，经物理降温处理后，2~4 日内可恢复正常。部分病人不引起体温升高。

6. 并发症的观察及护理

（1）局部肿胀：甲状腺动脉内注入栓塞剂后发生化学性炎症所致。护士应注意测量颈围 3 次/日，并作好记录，以便与术前比较，观察有无因颈部肿大压迫气管而引起的呼吸困难，床边备气管切开包和吸痰器，肿胀灼热感明显者给予吸氧和局部冰敷。

（2）心律失常：栓塞甲状腺动脉后，甲状腺组织因缺血、坏死，大量释放甲状腺激素入血所致，严重者可发生甲亢危象。因此，对于长期服用抗甲状腺药物的病人，术后不能立即停药，应继续按原剂量甚至加大剂量服药一段时间后，再根据血中 T_3、T_4 值的变化逐渐减量直至完全停药。出现心率加快时可给予普萘洛尔等 β 受体阻断药对症处理，并常规服用丙基

硫氧嘧啶以抑制 T_4 向 T_3 的转化，控制症状。发生甲亢危象时要应用氢化可的松等糖皮质激素类药物迅速控制病情，以防发生生命危险。

（3）异位栓塞：如果动脉穿刺口内有血栓形成，栓子可被动脉血流冲脱，可能到达肢体远端，甚至可能发生肺栓塞、脑栓塞。因此，术后 24 小时内严密观察生命体征及神志、尿量的变化，前 3 小时每 1 个小时测血压、脉搏、呼吸 1 次，如无异常可改为每 2 小时 1 次。观察下肢的血液循环情况，如皮肤色泽、湿度，足背动脉搏动，肢体有无疼痛、麻木等。

（4）急性颈淋巴结炎：由于栓塞过程有时累及咽升降支动脉所致，反应性的颈淋巴结炎及咽喉呈急性咽炎样，且伴有高热，颈部皮肤潮红，双侧甲状腺区痛，咽喉痛，胸背部出现皮疹，巩膜轻度黄染。可使用抗炎、抗过敏及护肝药等对症治疗。

（5）甲状旁腺低下症：供应甲状旁腺的部分血流被栓塞阻断后，甲状旁腺的血流供应有时会受到影响而发生短暂的功能低下，因此应经常询问病人有无头面部四肢麻木，并密切观察有无出现抽搐、窦性心动过缓、少语、动作缓慢、厌食、腹胀、便秘、记忆力减退等甲减症状。给予改善微循环、补钙、口服左旋甲状腺素片，并定时监测血清钙值。

（6）肾功能衰竭：造影时短时间内注射大量碘剂，可能会加重肾脏负担，引起尿量减少，甚至肾衰。术后一周内应观察尿量、尿色、尿的气味及透明度，并根据医嘱常规输液，每天输液量 1500ml 以上，并嘱病人多饮水，以利碘剂排出。

（7）甲亢危象：由于双侧甲状腺上动脉被栓塞，导致甲状腺腺泡破坏，大量甲状腺素释放入血，导致甲亢危象，多见于术后 1~3 天。表现为烦躁、谵妄、呕吐、恶心、高热、血压高和心率快。给与吸氧、镇静、降温、服用丙基硫氧嘧啶（逐渐减量）及泼尼松（必要时需加服普萘洛尔），加强安全防护，防止发生坠床等意外情况。

（四）出院宣教

1. 坚持按医嘱继续服用抗甲状腺素药物，定时门诊复查甲状腺功能，并调整用药剂量，逐渐减量直至停药。

2. 注意休息：应保持休养环境安静，避免噪音等不良刺激，加强自控，防止情绪激动。

3. 指导病人每日清晨卧床时自测脉搏，定期测量体重，如出现脉搏减慢、体重增加则是治疗有效的重要标志。每隔 1~2 个月门诊随访作甲状腺功能测定，以巩固疗效并降低本病的复发率。

（陈冬萍　李　玲）

参 考 文 献

[1] 凌锋. 介入神经放射学 [M]. 北京：人民卫生出版社，1991.

[2] 王明霞，尚晓霞，陈静. 颈动脉狭窄支架植入术后患者的护理 [J]. 中国实用神经疾病杂志，2013，16（22）：106-107.

[3] Picard L, Bracard S, Anxionnat R, et al. Endovascular treatment of intracranial aneurysms [J]. Ann Fr Anesth Reanim, 1996, 15 (3)：348-353.

[4] Nichols DA, Meyer FB, Piepgras DG, et al. Endovascular treatment of intracranial aneurysms [J]. Mayo Clin Proc, 1994, 69 (3)：272.

[5] 龙海秋，潘宁萍，伍翠芳. 全脑血管造影及介入治疗缺血性脑血管疾病的护理 [J]. 微创医学，2009，4（4）：449-450.

[6] 刘亚红，徐格林，许亮，等. 缺血性脑血管病血管内介入治疗并发症的预防和护理 [J]. 护理研究，2007，21（1）：63-64.

[7] 孙一兵，王文静，孙柏松，等. 急性脑梗塞 96 小时内介入性溶栓治疗效果及其并发症（附 17 例报告）[J]. 广西医学，2000，22（6）：1209-1210.

[8] 胡显玲. 血管内栓塞治疗颅内动脉瘤病人的护理 [J]. 护理研究，2003，17（5）：278.

[9] 刘建民. 脑血管病的介入治疗 [J]. 介入放射学杂志，2003，12（3）：161-162.

[10] 顾雪梅，李京雨. 上颌动脉栓塞术治疗严重鼻出血七例 [J]. 中华放射学杂志，1997，31（12）：846-847.

[11] 马廉亭. 神经外科血管内治疗学 [M]. 北京：人民军医出版社，1994.

[12] 张晓波，金征宇. 脑膜瘤术前栓塞的临床应用 [J]. 中国医学科学院学报，2003，25（2）：168-171.

[13] 李波. 脑血管造影并发症 330 例临床分析 [J]. 中国实用神经疾病杂志，2015，18（21）：111-112.

[14] 魏琳. 脑卒中高级护理临床实践 [M]. 北京：人民军医出版社，2014.

[15] Korogi Y, Hirai T, Nishimura R, et al. Superselective intraarterial infusion of cisplatin for squamous cell carcinoma of the mouth：preliminary clinical experience [J]. AJR Am J Roentgenol, 1995, 165 (5)：1269.

[16] 乔德林，赵玉隆，龚德根，等. 介入性颞浅动脉-舌动脉插管治疗舌癌 1 例报告 [J]. 实用放射学杂志，2002，18（3）：251.

[17] 何璇凌，梁剑虹，黄志虹，等. 心理教育干预在舌癌并发抑郁症患者的应用 [J]. 广东牙病防治，2003，11（1）：69.

[18] 韩俊，张汉东，潘卫红. 平阳霉素注射治疗颌面部血管瘤疗效观察 [J]. 华中科技大学学报（医学版），2002，31（3）：329-330

[19] 江孝清，金康业，陈同芳，等. 动脉栓塞与平阳霉素注射治疗鼻面部血管瘤 4 例报告 [J]. 临床耳鼻咽喉头颈外科杂志，2000，14（3）：114-115.

[20] 赵福运，曾祥辉，孙开华，等. 口腔颌面部血管瘤和血管畸形 [J]. 中华口腔医学杂志，1994，29（2）：88-90.

[21] 陈亚丽，许玲. Graves 病放射性^{131}I 治疗研究进展 [J]. 国外医学内分泌学分册，1997，17（3）：131-134.

[22] 庄文权，陈伟. Graves 病介入治疗的病理及临床研究 [J]. 中华放射学杂志，2000，34（7）：452-455.

[23] 黄俊卿，吴惠平. 数字减影血管造影选择性血管栓塞治疗顽固性鼻出血的护理 [J]. 中华护理杂志，2002，37（10）：746-747.

[24] 尚京伟，戴建平，王忠诚，等. 颅内动脉瘤的介入放射治疗 [J]. 中华放射学杂志，1996，30（1）：33-36.

[25] 王忠诚，吴中学. 可脱性球囊闭塞治疗 132 例颅内动脉瘤 [J]. 中华神经外科杂志，1997，13（6）：319-321.

[26] Cross DT 3rd. Endovascular treatment for cerebral aneurysms will replace clipping [J]. J Neurosurg Anesthesiol. 2003，15（1）：58-60.

[27] 张浩，田雨霖. 甲状腺功能亢进的介入治疗 [J]. 中国实用外科杂志，2006，26（7）544-547.

[28] 赵波，杨培，王东. 甲状腺功能亢进症介入治疗的护理 [J]. 护理研究，2005，19（2）：166-167.

[29] 宁锦龙，钟向球，何木良. 内镜下膨胀海绵填塞法治疗颅底骨折致鼻腔大出血 [J]. 吉林医学，2013，34（4）：704.

[30] 余群，舒萍芬，叶勤慧，等. 老年颈内动脉狭窄支架植入术后并发症的观察及护理 [J]. 护理与康复，2012，11（10）：928-929.

[31] 宋松林，周国锋，郑传胜，等. 血管内栓塞治疗顽固性鼻出血的中远期疗效分析 [J]. 临床放射学杂志，2011，30（6）：872.

[32] 田锦林，陈硕飞，杜亚辉，等. 甲状腺动脉栓塞治疗 Graves 病与外科切除术长期疗效比较 [J]. 介入放射学杂志，2012，21（3）：194-195.

[33] 杨伟，刘启榆，王忠，等. 甲状腺功能亢进症介入治疗的临床应用 [J]. 影像诊断与介入放射学，2011，20（1）：53-54.

[34] 缪中荣，黄胜平. 缺血性脑血管病介入治疗技术与临床应用 [M]. 北京：人民卫生出版社，2011.

[35] 邓晓东，杨志刚，张磊，等. Solitaire 支架治疗复杂症状性颅内动脉狭窄的初步评价 [J]. 第二军医大学学报，2013，34（5）：521-525.

[36] 罗望池，李贵福，李铁林，等. Wingspan 支架治疗症状性颅内动脉狭窄的疗效及随访 [J]. 介入放射学杂志，2011，20（7）：513-517.

[37] 韩建峰，袁兴运，霍康，等. 症状性颅内血管狭窄患者支架成形术治疗前后的对

比研究 ［J］. 西安交通大学学报（医学版），2014，35（4）：499-503.

［38］刘艳华. 颅内动脉狭窄支架成形术病人的监测及护理 ［J］. 全科护理，2012，10（27）：2524-2525.

［39］郭奕彤，谭志刚. 血管内支架材料特点与缺血性脑卒中的治疗效果 ［J］. 中国组织工程研究，2013，17（12）：2257-2264.

第十章　胸部疾病的介入治疗护理

第一节　肺　　癌

一、概述

　　肺癌（lung cancer）发生于支气管黏膜上皮，亦称支气管肺癌，是呼吸系统最常见的恶性肿瘤。在欧美一些工业发达国家和一些工业发达城市，肺癌发生率在男性恶性肿瘤中居首位，在女性常见的恶性肿瘤也占第2位或第3位。早期多无症状，很多人缺乏定期的身体检查，几乎2/3肺癌病人发现时已到晚期。肺部为双重血液循环，即肺动脉系统和支气管动脉系统，前者为功能血管，后者为营养血管。目前比较一致的观点是支气管动脉是原发性肺癌的营养血管。介入治疗是治疗肺癌的重要方法之一，近年来已受到越来越多的人关注。按照治疗时是否利用血管通道，肺癌的单纯介入治疗可分为血管性介入治疗和非血管性介入治疗。

二、病因

　　肺癌的高危因素有吸烟、职业和环境接触、放射物质、肺部慢性感染及其他家族遗传和先天性因素、免疫功能降低等。

三、临床表现及分类

　　根据发生部位不同，临床上将肺癌分为中央型肺癌、周围型肺癌及弥漫性肺癌三类；根据病理分型可分为鳞状细胞癌、腺癌、大细胞癌。最常见的转移部位有肾及肾上腺、淋巴结、脑、肝、骨等。

　　肺癌的临床表现多与肿瘤的部位、类型、大小密切相关。中心型肺癌多表现为刺激性干咳、憋气、咯血或哮喘及上腔静脉压迫症状。周围型肺癌多见胸痛、憋气或胸腔积液等症状。大的周围型病灶、中心坏死、空洞多为类似肺脓肿的表现。

四、临床检查

1. 一般临床检查　血常规、尿常规、大便常规、血糖、电解质、肝肾功能、凝血全套等实验室检查；心电图。

2. 影像学检查

（1）胸部 X 线和痰细胞学检查为筛查肺癌的首选检查方法。

（2）胸部 CT 扫描定位清晰，分辨率高，对肺内微小病灶能及早发现，是肺癌分期、治疗后最基本、最常用的检查方法。

（3）PET-CT 对肺部单发小结节的诊断和非小细胞肺癌的分期有重要意义，可明确是否有转移。

（4）支气管检查、肺穿刺活检可明确诊断和判断组织学类型。

五、介入治疗的适应证和禁忌证

（一）适应证

1. 适用于中晚期肺癌，或因其他原因不能手术或不愿手术的肺癌病人，或外科手术未能全部切除肿瘤者。

2. 用于手术之前的局部化疗来提高疗效和降低术后复发率。

3. 肺内多发转移性肿瘤，虽不属于支气管肺癌，但采用支气管动脉灌注化疗仍可以获得很好疗效。

（二）禁忌证

1. 恶病质或严重心、肝、肾功能不全者。

2. 严重凝血机制障碍或造影剂过敏者。

六、介入治疗

（一）血管性介入

血管性介入治疗肺癌的原理是：根据肺癌的循环特点，经支气管动脉灌注化疗药物，可以提高药物局部浓度，更有效地杀灭癌细胞，并且可以减轻全身毒副作用。经支气管动脉给药与静脉给药比较，进入肿瘤组织的药物浓度可以高达 8~48 倍，而化学药物浓度每增加 1 倍，杀灭肿瘤细胞的数量即增加 10 倍。所以血管性介入治疗在临床上被广泛应用。

1. 病人准备　同常规血管性介入术前准备。

2. 器械和物品准备　介入治疗手术包、Seldinger 穿刺针、导丝、血管鞘、5F 猪尾巴导管、5F Cobra 导管；栓塞材料如明胶海绵等；根据肿瘤不同的组织学类型准备化疗药物，选用丝裂霉素、阿霉素、顺铂、卡铂、氟尿嘧啶脱氧核苷、羟基喜树碱等，常选择 2~3 种联合使用。

3. 手术步骤　常规消毒、局麻下采用 Seldinger 技术，经皮穿刺股动脉，在 DSA 数字减影引导下，将导管选择性或者超选择性插入靶血管，行支气管动脉造影判断肿瘤的供血动脉即靶血管（图 10-1），观察有无脊髓支、食管支，必要时选择微导管，向靶血管内缓慢灌注稀释后的化疗药物。如果肿瘤为多支供血血管，则分别灌注。必要时添加明胶海绵或者碘油栓塞肿瘤供血动脉（图 10-2），结束治疗后加压包扎。

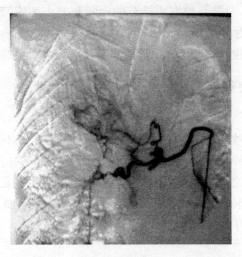

图 10-1　右肺癌，支气管动脉造影见支气管动脉增粗，右肺门上部见大量的肿瘤血管及肿瘤染色

（二）非血管性介入治疗

非血管性介入治疗包括肺肿瘤射频消融术、^{125}I 粒子植入术。肺肿瘤射频消融术同肝癌射频消融术。^{125}I 粒子组织间植入近距离放疗是近年来治疗肿瘤的新型手段之一，此种治疗方法主要是利用^{125}I 粒子持续发射低能射线，持续破坏不同周期的肿瘤细胞内 DNA 分子链，抑制有丝分裂；同时持续低剂量照射可使乏氧细胞氧化后再氧化，增加肿瘤对射线的敏感性，使肿瘤乏氧细胞失去生长能力，以提高局部控制率。放射性^{125}I 粒子植入治疗是肿瘤组织间三维立体定向放射治疗，其最主要特点是局部"适形"治疗，肿瘤靶区高剂量而周围正常组织受辐射量较低，有效地提高了治疗增益系数，增加了疗效，减少了并发症的发生。

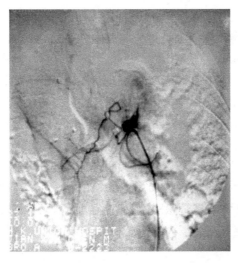

图 10-2　支气管动脉灌注化疗（BAI）后肿瘤血管明显减少

1. 病人准备　同非血管性介入术前准备。

2. 器械和物品准备　根据病变的大小和位置准备无菌粒子枪、无菌手术包及其他常规手术用品：注射器、纱布、生理盐水、2% 利多卡因、0.5% 活力碘棉球、止血药品等；防护设备包括铅眼镜、铅衣、围脖；^{125}I 粒子使用前需经高温、高压消毒。

3. 手术步骤　病人一般取仰卧或俯卧位，行常规 CT 扫描并导入 Pin-point 激光导航系统，确定进针点，设定进针的方向、深度及角度，一般选择相应的肋间隙进入，体位适宜呼吸监测管理、穿刺针经过肺组织的路径最短为基本原则，并尽可能避开肋间神经、支气管、心包及肺内的大血管等；根据治疗方案，按照设定进针路线进针，到达病灶靶点后，边植入 ^{125}I 粒子边退针，针尖距肿瘤边缘<1cm，粒子间距约为 1cm；然后变换进针方向进针，到达病灶不同层面靶点后再分别依次植入 ^{125}I 放射性粒子，直到达到治疗要求；然后缓慢拔除穿刺针。术后立即行 CT 扫描复查粒子分布情况。

七、护理

（一）血管性介入护理

1. 术前护理

（1）按血管性介入术前护理常规。

（2）训练病人有效咳嗽、咳痰。

（3）肺癌致胸腔积液的护理：胸腔积液是肺癌最常见的并发症之一。随着胸腔积液量的增加对病人的肺膨胀产生很大影响，病人会出现呼吸困难的症状。应及时给予 B 超检查，根据 B 超结果合理安排抽取胸水的频率，必要时安置胸腔引流管引流胸水；也可在抽取胸水后用 20ml 生理盐水溶解金葡素注入胸腔内，协助病人不断变换体位，使金葡素均匀分布在胸腔内。操作完毕后协助病人取半卧位休息，持续低流量吸氧。

（4）心理护理：肺癌病人的心理问题主要是对癌症的焦虑、恐惧和绝望，对介入手术治疗存在着认知方面的缺陷。入院后应由责任护士接待，进行详细的入院介绍，请管床医生及时与病人及家属见面并回答他们提出的有关问题，拟定治疗方案，告知其积极配合治疗的效果，增强其对治疗的信心。

（5）咯血的处理：在咯血期间给予低流量吸氧，指导病人绝对卧床休息，取患侧卧位，防止出血顺位流入健侧肺，并减少搬动。翻身时注意动作轻柔，不做大幅度的活动，防止发生吸入性肺炎或堵塞健肺气道，加重呼吸困难和窒息。饮食以低盐、无刺激的软食为主，少量多次饮水，避免刺激咯血。咯血病人常伴有胸闷、咳嗽等症状，甚至还会有低血压、休克、窒息等危险，因此要建立静脉双通道，有喉痒、胸闷等咯血先兆时勿紧张，告知病人头偏向一侧，必要时坐起。床旁应准备吸引器，必要时行气管切开。遵医嘱给予二乙酰氨乙酸乙二胺注射液（迅刻）0.6g 加入生理盐水 250ml 静脉滴注。为降低肺动脉高压可给予甲磺酸酚妥拉明 50mg 加入生理盐水 500ml 中静脉滴注，同时注意监测血压，避免引起低血压。

2. 术中护理

（1）按血管性介入术中护理常规。

（2）保持呼吸道通畅，给予氧气吸入。

3. 术后护理

（1）按血管性介入术后护理常规。

（2）血管性介入术后并发症的观察及处理

1）血管痉挛：主要原因是病人有动脉硬化史，术中反复穿刺插管，刺激血管内膜引起的痉挛。指导病人深呼吸，使其全身放松并遵医嘱给药。

2）咯血：动脉灌注治疗后呼吸症状可明显缓解，但少数肺癌病人可因介入术后肿瘤组织坏死脱落至瘤体血管破裂引起咯血症状。轻度表现为痰中带血、血丝；重度表现为咯大量鲜血痰、血凝块。处理同术前处理。

3）化疗药物副作用：消化道反应、骨髓抑制。应鼓励病人多饮水，症状严重时及时报告医生，对症处理。

4）动脉栓塞：出现肢体剧烈疼痛，皮肤苍白或发绀可能是肢体动脉栓塞。应立即报告医生给予溶栓治疗。

5）肋间动脉炎：支气管动脉与肋间动脉共干，化疗药物进入肋间动脉后引起皮肤损害。遵医嘱给予地塞米松 50mg 加入 50% 硫酸镁 500ml 中，持续局部伤口冷湿敷，配制好的药液应放入冰箱冷藏使用效果更好。如果病人受损皮肤出现疼痛，可遵医嘱在硫酸镁湿敷液里加入 2% 利多卡因 0.2g。

6）脊髓损伤：是最严重的并发症。由于支气管动脉与脊髓动脉有吻合，高浓度的造影剂或药物损伤脊髓或者脊髓动脉阻塞，造成脊髓缺血。表现为术后数小时开始出现躯体感觉、运动能降低或缺失以及尿潴留等。遵医嘱给予营养神经、地塞米松、甘露醇等药物。

4. 出院宣教

（1）饮食护理：鼓励病人进食高热量、高蛋白、高维生素、易消化、低盐饮食、少量多餐，并多食新鲜蔬菜、水果，忌油炸、辛辣等刺激性较强的食物。

（2）指导戒烟，预防感冒。

（3）向病人强调肿瘤治疗需长期综合治疗，嘱咐病人按时返院复查 CT、肿瘤标志物、血常规等。

（二）非血管性介入护理

1. 术前护理

（1）按非血管性介入术前护理常规。

（2）指导病人做深呼吸运动及咳嗽、排痰训练。剧烈咳嗽者术前遵医嘱给予肌内注射地西泮注射液（安定）10mg 或口服磷酸可待因 30mg，以免术中误伤正常组织。

（3）控制呼吸道感染：遵医嘱用药，对呼吸道分泌物多者给予排痰、雾化治疗，促进排痰。

（4）心理护理：病人对放射性粒子不了解，担心对身体其他部位及家人有影响，护士应详细向病人及家属解释，^{125}I 粒子射线能量低，穿透力弱，不论对周围组织或是接触人是相当安全的。

（5）射频消融术的护理同"肝癌射频消融术"护理。

（6）行穿刺活检的病人：术前护士应向病人及家属介绍检查的目的、方法、大致过程、注意事项及可能出现的并发症，告知病人尽量控制住咳嗽，以减少肺组织损伤，向病人强调术中配合的重要性，安慰体贴病人，使病人有充分的心理准备，并积极配合手术；根据医嘱准备好局麻药、镇静药和镇咳药。剧烈咳嗽者术前遵医嘱给予肌内注射地西泮注射液（安定）10mg 或口服磷酸可待因 30mg。

2. 术中护理

（1）按非血管性介入术中护理常规。

（2）严密监测病人的呼吸、面色、血压和脉搏，询问病人有无胸闷、胸痛等不适。

（3）肺癌病人常有刺激性咳嗽，而病灶周围往往是大血管或重要脏器，手术又采用局部麻醉，因此术中止咳和制动至关重要，从而避免损伤大血管、重要脏器。方法是术中密切观察病人，如病人无法控制咳嗽时，可取 20ml 注射器抽取适量温开水，注入病人口中，减缓咳嗽的发生。待穿刺针固定于安全部位时可允许病人轻咳，以减轻病人痛苦。

3. 术后护理

（1）按非血管性介入术后护理常规。

（2）穿刺部位疼痛，指导病人术后卧床休息 6~8 小时，必要时应用止痛药物。

（3）并发症的观察与护理：①气胸，密切观察病人有无胸痛、胸闷、头晕、咳嗽、面红等情况，病人如有明显胸闷、气急感，尤其出现胸部压迫感，应立即通知主管医生处理，行胸腔抽气或闭式引流。②咯血和休克。定位不准穿刺伤及肺血管可导致大出血，术后应严密观察病人的血压和心率及胸痛等异常情况。③粒子迁移。

（4）肺穿刺活检术后护理

1）病人平卧休息 4 小时，低流量吸氧 2 小时，防止气胸的发生。3 天内避免剧烈咳嗽和剧烈运动。

2）严密监测生命体征的变化；观察穿刺部位有无出血情况，保持敷料干燥。

3）术后并发症的观察和护理：气胸是肺部针吸活检最常见的并发症，多发生在活检时或活检后 1 小时左右，与活检方式、年龄以及术者的经验有关。表现为胸闷、气促、呼吸困难，故术后应注意观察病人有无上述症状出现。已发生气胸的病人，肺压缩在 15%~20% 之间，无明显憋气症状，可指导病人卧床休息 2~3 天，并给予氧气吸入，气胸可自行吸收；咯血发生率低，多数为血色痰、痰中带血丝，一般不需处理。遵医嘱给予止血药物 3 天，症状可缓解；空气栓塞发生率低，但后果严重。为防止空气栓塞，活检时禁止病人站立或半立位，病人应避免咳嗽和过度紧张。

4. 出院宣教

（1）指导注意休息，适当的户外运动，避免劳累。

（2）指导进食高蛋白、高热量，易消化软食，有刺激性干咳的病人指导多饮水，必要时应用镇咳药物。

（3）术后 3 个月、6 个月复查 CT 及肿瘤标志物。

（肖书萍　张建初　杨丽芹）

第二节　大　咯　血

一、概述

咯血（hemoptysis）是指喉部及喉部以下的呼吸道出血，血液经口腔咯出。呼吸系统疾病 9%～15% 可引起咯血，其中大咯血约占 1.5%，咯血量 24 小时>500ml 或一次咯血>100ml 是当今国内外定义大咯血的统一标准。大咯血多来自体循环系统，最常见的是支气管动脉或其分支动脉的破裂出血。由支气管动脉破裂而引起大咯血的疾病大多病情凶险，短期内即可危及病人生命。因此，及时有效的止血措施是有效治疗大咯血疾病的关键。临床采用支气管动脉栓塞术治疗大咯血，可依支气管动脉及分支直径大小、有无血管瘘及有无脊髓动脉侧支血管等情况，选择合适的栓塞材料实施栓塞治疗，通过选择性堵塞靶血管，实现"立竿见影"的止血效果。

二、病因

诱发咯血的病因很多，其中以呼吸和循环系统疾病为主。

1. 支气管疾病　常见于支气管扩张症、支气管肺癌、支气管内膜结核、慢性支气管炎等。

2. 肺部疾病　常见于肺结核、肺炎、肺脓肿等；其次是肺梗死、肺吸虫等。其中引起肺结核咯血的原因包括毛细血管通透性增高，血液渗出，以及空洞内小动脉瘤破裂或继发的结核性支气管扩张形成的小动静脉瘘破裂出血；前者咯血较少，后者可引起致命性大咯血。

3. 循环系统疾病　主要是风湿性心脏病左房室瓣狭窄。由肺淤血致肺泡壁或支气管内膜毛细血管破裂，黏膜下层支气管静脉曲张破裂，肺水肿致血液渗漏到肺泡腔或并发出血性肺梗死。其咯血各有特点：小量咯血痰中带血、大咯血咯粉红色浆液泡沫样血痰。

4. 其他　血液病（如血小板减少性紫癜、白血病、再生障碍性贫血）、急性传染病（如流行性出血热、肺型钩端螺旋体病）、风湿病（如结节性大动脉炎）、肺出血、肾炎综合征等均可因出凝血机制障碍与血管炎性损坏而咯血。

三、临床表现

1. 大多为反复咯血，有咳嗽、咳痰等症状，为持续或间断痰中带血。

2. 青少年咯血多见于肺结核、支气管扩张等。40 岁以上病人大多有长期吸烟史，应高度警惕为支气管肺癌。

3. 颜色和性状　肺结核、支气管扩张、肺脓肿，咯血颜色鲜红；肺炎球菌肺炎和肺吸虫病咯血颜色为铁锈色；肺炎杆菌肺炎为砖红色血痰；二尖瓣狭窄肺淤血咯血一般为暗红色；左心衰竭肺水肿时咯浆液性粉红色泡沫样血痰。

四、临床检查

（一）一般临床检查

1. 血液学检查　炎症时白细胞总数常增多，嗜酸性粒细胞增多常提示有寄生虫病的可能。有出血性疾病时，应测定出凝血时间、凝血酶原时间及血小板计数等，必要时做骨髓检查。

2. 痰液检查　通过痰涂片和培养，查找一般致病菌、结核菌、真菌、寄生虫卵及肿瘤细胞等。

（二）影像学检查

1. 胸部 X 线检查　胸部 X 线片对咯血的诊断意义重大，故应作为常规检查项目。

2. 胸部 CT　是一项无创检查，在发现与心脏及肺门血管重叠的病灶及局部小病灶等方面，CT 检查有其独特的优势。在评价稳定期支气管扩张病人方面，胸部 CT 已基本取代了支气管造影。目前对大咯血病人，胸部 CT 仍只作为二线检查项目。

3. 气管镜检查　对大咯血病因诊断不清，或经内科保守治疗止血效果不佳者，目前多主张在咯血期间及早施行支气管镜检查。

4. 气管造影　随着胸部 CT 及纤维支气管镜的广泛应用，现已能够对直径仅几毫米的气道进行直视观察。因此，对于近期或活动性咯血病人而言，其诊断价值相当有限。目前，支气管造影主要用于：为证实局限性支气管扩张（包括隔离的肺叶）的存在；为排除拟行外科手术治疗的局限性支气管扩张病人存在更广泛的病变。

五、介入治疗的适应证及禁忌证

（一）适应证

1. 经内科短期止血治疗仍反复咯血。

2. 反复大量咯血可引发窒息的病人。

3. 隐源性咯血，希望明确诊断并治疗者。

（二）禁忌证

1. 有严重出血倾向、感染倾向、重要脏器衰竭、全身一般情况差以及不能平卧者。

2. 导管不能牢固插入靶血管开口者。

3. 造影剂过敏者。

六、介入治疗

1. 病人准备　血管性介入术前常规准备。

2. 器械和药品准备　介入治疗手术包、Seldinger 穿刺针、导丝、血管鞘、5F 猪尾巴导管、5F Cobra 导管、微导管；栓塞材料 PVA 颗粒、明胶海绵、弹簧圈等。

3. 手术步骤　局麻下采用 Seldinger 技术经皮穿刺右股动脉成功后，用 5F 猪尾巴导管于升主动脉造影，再分别选择性对支气管动脉、肋间动脉等进行全面造影（图 10-3）。检查如发现有食管动脉、肋间动脉及脊髓动脉

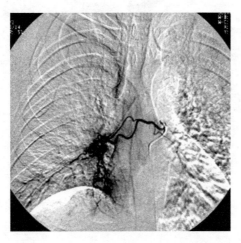

图 10-3　肺癌，咯血，右支气管动脉出血

共干，要避开食管动脉、肋间动脉及脊髓动脉，超选进入靶血管主干内行血管造影。发现有明确的出血征象或病理血管者，使用微导管行超选择性插管至病变动脉分支，选择明胶海绵颗粒、PVA 颗粒和（或）弹簧钢圈进行栓塞（图 10-4）。当主要出血血管被栓塞后，对其余支气管动脉或肋间动脉等应进行仔细检查，以免漏栓影响疗效。确定出血动脉均被栓塞后拔管，加压包扎（图 10-5）。

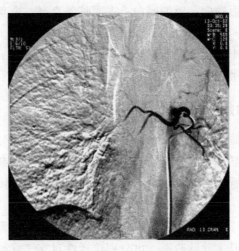

图 10-4　肺癌，咯血，右支气管动脉 PVA 栓塞术后

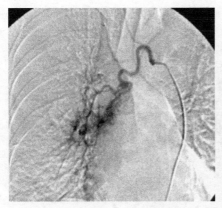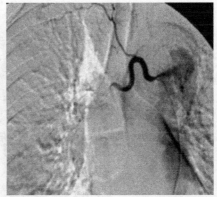

图 10-5　支气管扩张并急性大咯血右侧支气管动脉栓塞前后

七、护理

（一）术前护理

1. 按血管性介入术前常规护理。

2. 咯血的处理 同"肺癌"咯血的处理。

3. 遵医嘱合理应用镇静、镇咳药物 遵医嘱入睡前给予肌内注射地西泮注射液（安定）10mg 或口服磷酸可待因 30mg。

4. 心理护理 反复大咯血的病人，一方面迫切希望得到有效的治疗、尽快康复，另一方面也易于对治疗缺乏信心而出现悲观、绝望。护士应耐心解释咯血有关问题，安慰病人，使病人产生安全和信任感，解除顾虑，消除紧张、恐惧心理。保持病区安静、尽量减少探视，定时消毒病室，定时通风换气，保持室内空气新鲜。及时倾倒咯出的血液，更换血迹污染的衣物及被服，以减少对病人的不良刺激。

（二）术中护理

1. 按血管性介入术中护理常规。

2. 病人取平卧位，头偏向一侧，备吸引器及时清除呼吸道的血液防止窒息。

3. 密切监测生命体征的变化，若病人诉剧烈背痛、下肢麻木等，应立即通知医生停止操作。

（三）术后护理

1. 按血管性介入术后护理常规。

2. 饮食护理 术后无咯血病人可从温流质饮食逐渐过渡到普通饮食、禁食辛辣、生硬等刺激性食物。有少量咯血者予少量冷或温流食，大咯血者要禁食。

3. 预防感染 遵医嘱静脉滴注抗炎药物 3~5 天。

4. 术后咯血发生原因有如下几点：栓塞剂选择不当、支气管动脉栓塞不够彻底、明胶海绵短期内吸收造成部分血管再通、病变部位侧支循环建立、迷走支气管动脉供血等。处理同"肺癌咯血的处理"。

5. 并发症的观察和护理

（1）栓塞反应综合征：为支气管动脉栓塞最常见的并发症，是由于动脉被栓塞后组织缺血、水肿、坏死所致。临床症状包括胸闷、肋间痛、胸骨后烧灼感及发热等，主要是由于纵隔、食管及胸壁组织栓塞后缺血引起的，一般不需特殊处理。

（2）脊髓损伤为术后最严重的并发症。由于支气管动脉与脊髓动脉有吻合支，高浓度的对比剂流入脊髓动脉，造成脊髓细胞损伤或脊髓血供被阻断，导致脊髓缺血引起脊髓损伤。护士应密切观察病人术后 2~3 天内有无剧烈背痛、双下肢运动、感觉障碍及有无尿潴留的发生。一旦发生，立即通知医生，遵医嘱使用血管扩张剂丹参酮 ⅡA 磺酸钠等改善脊髓循环，应用地塞米松或甘露醇脱水治疗减轻脊髓水肿等。

（四）出院宣教

1. 合理安排休息与活动，避免过度疲劳，注意营养搭配，增强抗病能力。

2. 结核病人详细说明，抗结核药物坚持规律、全程用药的重要性，药物的剂量、用法和副作用；以取得病人和家属的主动配合。

3. 病人定期复查，以了解病情变化，及时调整治疗方案。

（肖书萍　张建初　杨丽芹）

第三节　上腔静脉阻塞综合征

一、概述

上腔静脉阻塞综合征（superior vena cavaobstruction syndrome，SVCS）是由于各种不同原因引起完全或不完全的上腔静脉阻塞，使上腔静脉血液回流受阻，从而引起上腔静脉所支配区域及脏器淤血、水肿、缺氧、侧支循环形成并开放。上腔静脉位于纵隔右前方，升主动脉和右主支气管之间，血管壁薄，压力低，易被肿块压迫或侵犯产生静脉回流受阻。本病发展迅速，严重者可引起呼吸困难甚至引起严重的脑水肿而危及生命。一般放疗及化疗对于缓解恶性肿瘤所引起的不完全性上腔静脉梗阻有一定的效果，但对于肿瘤复发及放疗后纤维化所致的阻塞则疗效欠佳。既往主要是依赖外科手术治疗，但其创伤大、适应证少。随着医学影像的发展，应用介入放射技术溶栓、粒子植入术、球囊扩张、自膨式支架植入，为血管狭窄及阻塞性疾病提供了全新的诊断治疗方法。

二、病因

上腔静脉阻塞的原因多数为肿瘤压迫或侵犯上腔静脉所致，以支气管肺癌及淋巴结转移压迫最为常见；其次慢性纵隔炎、上腔静脉血栓；先天性上腔静脉阻塞比较少见。

三、临床表现及分类

临床表现取决于起病的急缓、梗阻部位、阻塞程度及侧支循环的形成情况。慢性病人常见的症状为：

1. 头颈部、面部、上肢水肿，严重者波及胸背部；皮肤发绀，呈紫红色，进而发展为缺氧、颅内压增高的表现。

2. 进行性呼吸困难、咳嗽、端坐呼吸、胸痛、声音嘶哑及进食困难。

3. 浅表皮下侧支循环形成。

4. 原发病的表现。

四、临床检查

1. 一般临床检查　血、尿、大便三大常规，肝、肾功能，出凝血时间等实验室检查；心电图。

2. 影像学检查

（1）X线检查：X线透视及平片可发现上纵隔、右肺上叶、上腔静脉周围有占位影，可能为上腔静脉本身炎症或肿块压迫。

（2）多普勒超声：了解上腔静脉梗阻部位及程度。

（3）CT及磁共振：显示上腔静脉阻塞的具体部位及侧支循环情况，可清楚显示胸内结构，明确病因。

（4）上腔静脉造影：血管造影可明确梗阻部位、程度、长度以及静脉内血栓形成情况。

五、介入治疗的适应证及禁忌证

（一）适应证

1. 肿瘤所致的上腔静脉狭窄，静脉回流障碍明显，特别是伴有呼吸困难及颅内压增高症状者。

2. 对放疗、化疗不敏感的恶性肿瘤及经正规治疗后肿瘤复发者。

3. 良性病变所致的SVCS、同时存在手术治疗禁忌证者。

（二）禁忌证

1. 存在血管造影的禁忌证。

2. 肿瘤侵入上腔静脉内是腔内血管介入治疗的相对禁忌证，因为在操作过程中可能使瘤栓脱落而导致转移及肺栓塞。

3. 上腔静脉阻塞合并广泛性血栓形成者应先行溶栓或腔内血管取血栓治疗，盲目开通可导致致命的肺栓塞。

4. 阻塞发展较慢、侧支循环建立良好、无临床症状者。

5. 对于阻塞症状较轻的小细胞型肺癌不宜首选支架植入，约80%病人于正规化治疗后2~7天症状可消失。

六、介入治疗

1. 病人准备　按血管性介入术前准备。

2. 器械和物品准备　介入治疗手术包、Seldinger穿刺针、导丝、血管鞘、5F多用途导管、5F Cobra导管；常规抢救药品、球囊导管及支架。

3. 手术步骤　病人取平卧位，给予心电监护和低流量吸氧。常规右侧腹股沟区消毒、铺巾后，应用2%利多卡因进行穿刺部位局部麻醉，穿刺右侧股静脉后置入血管鞘。用导丝反复探查，应用猪尾导管通过狭窄段进入右侧锁骨下静脉，DSA造影确定上腔静脉狭窄部位、程度、范围（图10-6），同时观察有无血栓及瘤栓，若有血栓，尿激酶参考剂量为5万~10万U/h，或按总量1万~2万U/(kg·d)；一般首先给予25万U冲击量，然后酌情保留导管溶栓12~24小时，在溶栓的同时可用专用导管进行血栓抽吸，以清除较大的栓子，送入超滑导丝使之通过狭窄或阻塞段，接着沿导丝送入球囊导管扩张梗阻区（图10-7），扩张时先用直径8~10mm

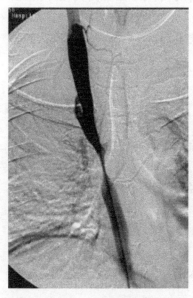

图10-6　纵隔肿瘤压迫上腔静脉，造影示上腔静脉狭窄

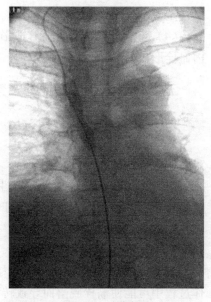

图10-7　球囊扩张

球囊导管，然后酌情用 20mm 直径球囊，再置入支架于狭窄段（图 10-8），选用支架的直径应比所用最大球囊的直径大 15%～30%，以保持有足够的支撑力、防止支架游走移位，重复造影、测静脉压，最后拔管（图 10-9），撤鞘后压迫止血。

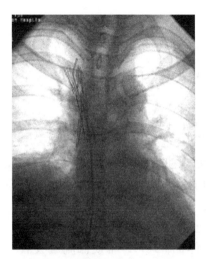

图 10-8　上腔静脉植入 Z 形支架

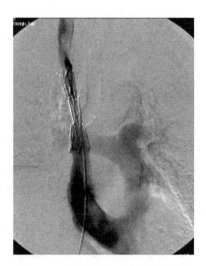

图 10-9　复查造影示上腔静脉通畅

七、护理

（一）术前护理

1. 按血管性介入术前护理常规。

2. 改善呼吸困难　保持病人安静，取半卧位或坐位有利于呼吸，及时清除呼吸道分泌物；给予氧气吸入，纠正缺氧。必要时遵医嘱应用止咳平喘药物。

3. 减轻颅内压增高症状　密切观察生命体征及瞳孔的变化，遵医嘱静脉快速滴注 20% 甘露醇 250ml，每日 1～2 次。卧床休息，保持安静；保持排便通畅，指导病人排便不要过于用力，便秘者可遵医嘱服用缓泻剂。病人面部颈部、双上肢进行性水肿，应指导穿棉质宽松的衣服，防止压疮。记录病人的出入量。

4. 心理护理　病人对疾病知识缺乏了解，缺乏治疗的信心。护士应当详细讲解疾病相关知识，治疗成功的经验，消除病人紧张的心理。

（二）术中护理

1. 按血管性介入术中护理常规。

2. 球囊扩张疼痛严重时，遵医嘱使用止痛药物。

3. 若操作过程中出现呼吸困难、咳嗽等症状，可能是瘤栓掉入肺动脉所致。可经导管注入尿激酶溶栓。

（三）术后护理

1. 按血管性介入术后护理常规。

2. 术后常见并发症及护理

（1）尿潴留：病人不习惯床上卧位排尿为主要因素，指导病人按摩、热敷腹部、听流水声等协助床上排便。

（2）支架异位、出血：因使用抗凝、抗血小板凝聚药物有关。术后指导病人卧床休息24小时，头颈部活动幅度不宜过大。

（3）肺栓塞：血栓、瘤栓脱落所致。常规使用低分子肝素一周，后改为口服阿司匹林、华法林等抗凝药物。服用抗凝药期间应定期监测凝血时间，观察有无鼻腔、牙龈出血、脑出血等，并及时调整药物剂量。

（4）肺水肿、心衰、心梗：因血管开通后回心血量骤然增加及原有潜在心功能不全引起。动态监测病人的生命体征，ECG，常规低流量吸氧；观察病人有无胸闷、气促、心慌、大汗淋漓及神志改变；严格控制输液速度和输液量。

（四）出院宣教

1. 血管支架置入后终身服用抗凝药物，定时监测凝血功能。

2. 术后1个月、3个月复查胸部X线平片、超声波检查，了解支架情况。

3. 注意休息，避免劳累，进食高热量、高蛋白、富含维生素易消化饮食。

（杨丽芹　陈冬萍）

第四节　食管狭窄

一、概述

食管狭窄（esophagostenosis）可因各种原因引起。当食管腔直径<12mm，病人进食困难，虽可通过静脉途径给予营养但却不能满足人体活动的需要，可造成病人营养不良，甚至危及生命。食管癌是发生在食管上

皮组织的恶性肿瘤，占所有恶性肿瘤的 2%，是我国常见的恶性肿瘤。食管癌晚期可致食管狭窄（stenosis of the esophagus）、食管-气管瘘，使病人吞咽困难，不能进食，严重影响病人的生活质量及生存期。食管成形术（球囊扩张、支架置入）是一种新型的治疗手段，能有效解决病人的进食困难，改善晚期食管癌病人的营养状况，提高免疫力，为癌症的治疗争取时间。目前我国常用的食管支架是钛镍记忆合金支架，钛镍合金具有温度记忆特性，在 4℃ 以下相当柔软，可随意塑型，但在 37℃ 时则恢复刚性，具有很强支撑力。支架表面被覆一层生物膜，既能扩张食管保持通畅，又能阻止肿瘤或肉芽组织向支架内生长而堵塞，同时还能有效减少出血。

二、病因

1. 食管胚胎发育过程中，气管、食管隔膜基底部或食管侧嵴中胚叶成分过度增生的结果，多发生在气管分叉以下位置。

2. 食管黏膜上皮因炎症破坏或化学药品腐蚀，修复后形成瘢痕性狭窄。

3. 食管肿瘤如食管癌不同程度阻塞食管管腔，食管周围组织病变从外部压迫食管所致，如肺及纵隔肿瘤、动脉瘤、甲状腺肿等。

三、临床表现

1. 胸骨后烧灼感或疼痛为本病的主要症状　症状多在饭后 1 小时左右发生，剧烈运动可诱发，食用过热、过酸食物则可使症状加重。严重食管炎尤其在瘢痕形成后，可无或仅有轻微烧灼感。

2. 胃、食管反流　每日餐后，躯体前屈或夜间卧床休息时，有酸性液体从胃、食管反流至咽部或口腔。

3. 吞咽困难初期常可因食管炎引起继发食管痉挛而出现间歇性吞咽困难。

4. 出血及贫血严重食管炎者可出现食管黏膜糜烂而致出血，多为慢性少量出血。

四、临床检查

1. 一般临床检查　血、尿、大便三大常规，肝、肾功能，出凝血时间等实验室检查；心电图。

2. 影像学检查　胃镜和食管钡餐或碘水检查。

五、介入治疗适应证及禁忌证

（一）适应证

1. 恶性肿瘤引发的重度食管狭窄，吞咽困难，不宜手术或失去手术机会。

2. 恶性肿瘤引发的食管纵隔瘘或食管-气管瘘。

3. 良性肿瘤出现食管破裂瘘，如外伤、化学性灼伤破裂、术后吻合口瘘等，保守治疗无效或不能耐受手术治疗者。

（二）禁忌证

1. 未纠正凝血机制障碍者。

2. 心、肺功能严重衰竭者。

3. 碘过敏者。

4. 严重恶病质状态病人。

六、介入治疗

1. 病人准备　术前当天禁食、禁饮，去除头、颈、胸部的金属物。术前 10 分钟用地卡因对咽喉黏膜进行表面麻醉。

2. 器械物品准备　介入治疗手术包、直径 15～25mm 球囊导管、金属支架、导管、导丝、硬导丝、造影剂、开口器、液状石蜡、一次性吸痰管、电动吸引器等。

3. 手术步骤　病人取仰卧位，清除气道和口腔分泌物，有义齿者取下义齿，在内镜下或 X 线透视下观察并测量狭窄段的位置及长度。经口腔先插入导丝，再沿导丝送放导管进入食管，撤出导丝，在病变处上方注入造影剂以确定狭窄的位置。严重狭窄的病人先进行球囊扩张，球囊扩张成功后，经导管插入交换硬导丝，退出球囊导管，将支架置入器送入，准确定位后释放支架。为了使支架紧贴食管壁，可以用球囊再放入支架内扩张（图 10-10）。

七、护理

（一）术前护理

1. 按非血管性介入术前护理。

2. 心理护理　护士应当关心病人，经常巡视病房，给其提出问题的机会，耐心解释病人及家属的疑问。由于病人及家属对支架置入术缺乏了解，故有不同程度的焦虑和恐惧心理，因此护士应向病人及家属解释该项

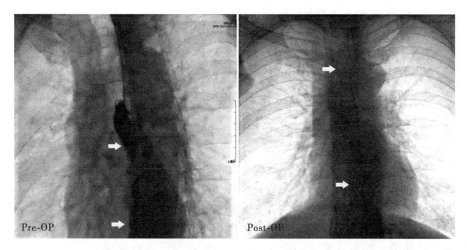

图 10-10　食管支架植入术前及术后

技术的先进性和优越性以及同种疾病治疗成功的案例。

3. 饮食护理　存在食管气管瘘的病人术前应禁食禁水；根据病人吞咽情况，给予清淡易消化流质，少量多餐，安排舒适的进餐环境；吞咽能力差，无法完全由进食获得身体所需营养的病人，可遵医嘱给予静脉营养，并观察输液情况及效果。

4. 口腔护理　每天定时检查病人口腔卫生情况及有无破损，指导病人饭后和呕吐后温水漱口。

5. 加强抗感染　存在食管气管瘘的病人如果已经发生肺部感染，应遵医嘱使用抗生素，积极控制肺部感染症状。

（二）术中护理

1. 按非血管性介入术中护理。

2. 热情接待病人，态度和蔼，尽量减轻病人进入手术室后的陌生感、无助感。

3. 术中必须及时用吸痰器清除口咽部的分泌物及食管反流物，防止误入气管，同时注意观察病人的面色、呼吸、脉搏及心电图有无异常变化，必要时给予吸氧。

4. 在操作中，病人疼痛难忍，恶心呕吐时，可暂停操作，稍作休息，必要时遵医嘱使用止痛药和止吐药物。

（三）术后护理

1. 按非血管性介入术后护理。

2. 密切观察病情变化，术后取半卧位休息，观察有无吸入性肺炎、呛咳、窒息、呼吸困难、胸骨后疼痛等症状。

3. 饮食护理　术后 2 小时指导病人温热的流质饮食，如米汤、粥汤等，不宜选用牛奶、豆奶或甜食等易引起胀气的食物。术后第 2 天逐渐过渡到半流质，可给予稀粥、烂面、菜末或鸡蛋羹等，1 周内进软食，1 个月以后可进普通饮食，少量多餐，禁食质硬、冷饮、粗纤维、黏性食物。

4. 并发症的观察和护理

（1）出血：支架置入过程中，狭窄段可有不同程度食管黏膜或肿瘤撕裂致出血。术后应严密观察生命体征及呕吐物和大便的性状变化，及早发现出血征象，如有异常立即报告医生，遵医嘱给予止血处理。

（2）疼痛和异物感：是食管支架置入术后最常见的并发症，支架置入后病人出现胸骨后疼痛和咽喉部有异物感，是因手术创伤和置入支架膨胀支撑所致。疼痛严重时可应用止痛药物镇痛。

（3）支架移位：术后嘱病人服温开水，使支架迅速膨胀，术后当天给予镇静、止吐药物可防止因呕吐而使尚未牢固支撑的支架滑移，指导病人勿进冷饮。

（4）支架阻塞：嘱病人少量多餐，进食时不可过急过快，应细嚼慢咽，避免吞食较大食团或高黏度及粗硬食物。餐后多饮水，以清除残留于支架上的食物残渣。

（5）呃逆：产生的原因可能与食管支架扩张过程中刺激迷走神经有关。给予山莨菪碱、东莨菪碱等治疗后呃逆症状可消失。

（四）出院宣教

1. 指导病人养成规律的饮食习惯，避免暴饮暴食，食物要充分咀嚼后吞咽，进食后饮用温开水冲洗食物残渣。

2. 忌冰冷食物，以免支架再次脱落，告知病人若出现呛咳、进食困难、黑便等现象及时返院治疗。

3. 勿做剧烈运动和长时间双手向上举动作。

4. 出院后 1 周、2 个月、6 个月复查。

（肖书萍　杨丽芹）

第五节　气管狭窄

一、概述

气管狭窄（tracheostenosis）是由于气管软组织和软骨支架结构损伤、缺失导致气管腔内发生畸形、缩窄性病变，肺癌、食管癌，纵隔肿瘤等压迫或侵犯引起的气管严重狭窄，晚期大多失去手术机会，保守治疗几乎无效。病人病情危急，呼吸困难症状较重，如遇痰液堵塞狭窄的气道，病人随时有窒息死亡的危险，紧急进行气道内支架置入是缓解呼吸困难、挽救病人生命的唯一有效措施。

二、病因

1. 瘢痕性气管狭窄　气管结核、长期气管插管或气管造瘘术后、气管创伤、吸入性烧伤、气管良性肿瘤、复发性多发软骨炎、气管放疗后狭窄等。

2. 恶性气管狭窄　主要是腔内肿瘤导致的恶性气管狭窄，即内生性狭窄。

3. 气道软骨性狭窄　气管软化症是一组比较常见的疾病，特征表现为气管壁的异常塌陷，可单独发生或与其他气道压迫或损害的病变同时存在；多症状轻微并伴有相应的气道阻塞症状，因此常被误诊为慢性哮喘或气管炎。

三、临床表现及分类

1. 临床表现　气管狭窄的病人多表现为吸气性呼吸困难、三凹征、端坐前倾、局部喘鸣音、满肺哮鸣音、血氧饱和度下降且吸氧后不缓解、顽固性肺炎、肺不张。

2. 分类　瘢痕性气管狭窄、恶性气管狭窄、气道软骨性狭窄。

四、临床检查

（一）一般临床检查
传染病四项、血常规、尿常规、大便常规、血糖、电解质、肝肾功能、凝血全套等实验室检查；心电图。
（二）影像学检查
1. X线胸部摄片。

2. 胸部螺旋 CT 检查，详细了解狭窄的部位、范围、程度与病因，准确测量和设计支架。

3. 磁共振、纤维支气管镜。

五、介入治疗的适应证及禁忌证

（一）适应证

一般来说，所有失去手术机会或不愿意接受手术治疗的良恶性气道狭窄均适用。

（二）禁忌证

以下几种情况需谨慎对待。

1. 病人为儿童。因儿童气管的长度和宽度在不断发育变化，而支架内径，长度一经选择就定形，不会适应气管的生长。

2. 气管、支气管存在严重感染者，宜在感染控制后，再考虑置入支架。

3. 体质极度虚弱，不能耐受支架置入手术者。

4. 碘过敏者。

六、介入治疗

介入治疗主要是气管内支架的置入治疗，快速开通气道。支架置入的方法目前主要有两种，即经纤维支气管镜置入和介入放射学置入法。经纤维支气管镜方法简便易行，可在病床旁进行，但在严重狭窄的病人，纤维支气管镜不能通过狭窄部则支架安装困难。介入放射学置入法是在 DSA 下将纤细的导管和导丝送入气管，较容易越过狭窄段，用较小外径的置入器，经导丝导引释放支架，痛苦较小，严重的狭窄也能安装。

1. 病人准备　同非血管性介入术前准备。

2. 器械和药品准备　5F 猎人头导管或 Cobra 导管、椎动脉导管、0.035in（0.89mm）水膜导丝、加强导丝、开口器、8～12F 长鞘管、纤维支气管镜活检钳、个体化气道内支架（图10-11）。

3. 手术步骤　病人仰卧于 DSA 检查床上，置开口器，吸氧、心电监护、吸痰。透视下导管与 0.035in（0.89mm）黑泥鳅导丝配合，经口腔、喉腔后进入左/右主支气管，退出导丝，经导管推注 2% 利多卡因 3～5ml，必要时喷洒生理盐水稀释后的肾上腺素或凝血酶，交换加硬导丝，退出导管。活检与球囊预扩张，沿导丝送入合适型号的气道内支架及其输送系统，调整支架位置，位置合适后快速完全释放（图10-12），退出输送器及导丝。

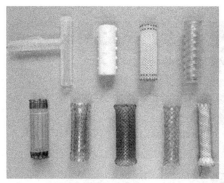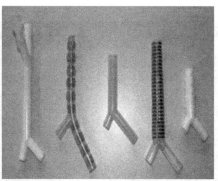

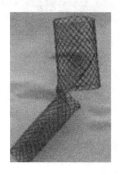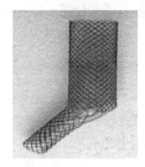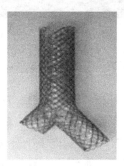

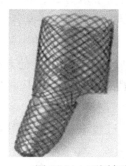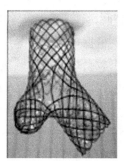

图 10-11　不同年代各型气道内支架

七、护理

（一）术前护理

1. 按非血管性介入术前护理　术前做好病人及家属的心理指导，以解除病人的紧张情绪，以免加重呼吸困难。向病人及家属说明术前检查的目的及注意事项，协助完成各项辅助检查。帮助病人了解介入治疗相关知

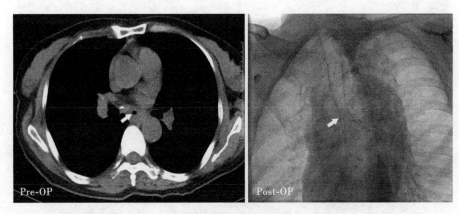

图 10-12　气管支架植入术前及术后

识：可利用图片资料、宣传手册、录音、录像或小讲课等多种形式介绍有关知识，手术方式，麻醉方式等。

2. 指导病人半坐卧位，持续吸氧，以改善呼吸困难及低氧血症，必要时吸痰，观察病人氧疗效果，持续氧饱和监测。

3. 呼吸功能及有效咳嗽训练　根据手术方式，指导病人进行呼吸训练，教会病人有效咳痰，告知病人戒烟的重要性和必要性。

4. 床上排泄　根据病情，指导病人练习在床上使用便器排便。

5. 体位训练　教会病人自行调整卧位和床上翻身的方法，以适应术后体位的变化；根据手术要求训练病人特殊体位，以适应术中和术后特殊体位的要求。

6. 饮食指导　指导病人多饮水，进食高蛋白、高营养、富含维生素饮食。

7. 遵医嘱术前 30 分钟肌内注射 654-2 针剂 10mg、地西泮 10mg，极度呼吸困难病人静脉注射地塞米松 10mg。

（二）术中护理

1. 按非血管性介入术中护理，调节室内温度，准备术中用品及急救器材。

2. 协助病人取仰卧位，颈肩部抬高，头尽力后仰并偏向右侧，口含牙托。

3. 心理护理　使病人增强承受术中不适的信心，减少恐惧心理。

4. 心电监护，密切观察生命体征和血氧饱和度的变化。

5. 建立静脉通路，根据病人病情调整滴速。

6. 术中随时吸痰和气道分泌物，保持呼吸道通畅，根据病情需要吸氧。

7. 做好术中并发症的防治及护理　如病人出现疼痛不能耐受，可遵医嘱使用镇痛剂；少量出血，不需要特殊处理，量较多者遵医嘱给予止血药物和抗生素应用；呼吸困难者可给予吸氧或暂停手术；如病人需先行气道球囊扩张后再行内支架置入，需观察扩张时病人可有撕裂样疼痛，若病人出现撕裂样疼痛应停止操作，避免气管穿透，引起致命性大出血。

（三）术后护理

1. 按非血管性介入术后护理　根据病人病情取合适体位，一般取半坐卧位或侧卧位，有利于呼吸和有效排痰。根据病情准备急救用品，如氧气、吸引器、急救药品及急救包等。连接各种治疗性管路，妥善固定，保持通畅。根据需要给予床档保护和保护性约束，观察并记录病情变化。

2. 饮食护理　术后病人需禁食、水 2 小时以免造成误吸，2 小时后可进食少量温凉食物。48 小时内忌食硬、烫食物，可依情况进流质饮食。特殊病人遵医嘱执行治疗饮食。

3. 排痰护理　病人不可用力咳嗽、咳痰，以免支架脱落引起肺出血或呼吸困难。术后每天两次雾化吸入，以达到减轻局部疼痛和刺激、抗炎、消除水肿、稀释痰液、预防内膜过度增生的作用。

4. 疼痛护理　有效控制疼痛，保证睡眠，必要时遵医嘱应用止痛剂。

5. 休息及早起活动　术后病人应少讲话，适当休息。尽量鼓励其下床活动，可协助其床旁活动。

6. 术后并发症的观察与护理

（1）出血：大多数病人出血量均小于 10ml，术后间断性痰中带血，2～3 天后即可停止。密切观察出血情况，必要时遵医嘱应用止血药物。

（2）气管管腔内分泌物阻塞：气管腔内分泌物阻塞常见于介入术后1～2 天，狭窄段气管经腔内介入治疗后局部组织水肿、坏死、分泌物潴留，阻塞气管，应及时复查支气管镜，清理坏死组织及分泌物。

（3）支架膨胀不全：支架膨胀不全是由于金属内支架支撑力不足，在支架放置后不能完全膨胀，常见于瘢痕挛缩所致的气管狭窄，通常应在支架植入前采用高压球囊进行充分扩张，以便支架植入后可获得足够大的直径，如果在支架植入后发现支架未能充分膨胀，同样可以在支架腔内实施高压球囊扩张使支架充分膨胀。

（4）支架移位：需及时调整支架位置或取出后重新植入。

（5）支架断裂：需及时取出支架。支架断裂是少见但可引起严重后果的并发症。支架断裂与病人反复剧烈咳嗽时气管平滑肌的强力收缩引起气管压力增高使金属内支架的金属丝产生疲劳性断裂有关，一般发生在气管膜部。一旦发生支架断裂、解体时，应尽可能将支架取出，以免损伤周围组织及大血管而引起致命性并发症的发生。

（6）纵隔、皮下气肿及气胸：是由于球囊扩张后致气管黏膜撕裂引起。应给予卧床休息、吸氧后可缓解，必要时行穿刺置管引流。

（7）胸痛：术后胸痛与高频电刀、球囊扩张、支架置入等介入治疗刺激、扩张、撕裂气管壁有关。一般疼痛较轻微，无需特殊处理。疼痛明显者遵医嘱给予口服止痛药。

（8）咽痛、声嘶：无需特殊处理。告知病人属正常反应。

（9）发热：术后少数病人可有发热，一般不超过 38.5℃，考虑与术中操作和治疗有关，一般不需处理。

（10）肉芽组织增生：腔内肉芽组织增生是良性气管狭窄介入治疗最常见的并发症。小的不引起临床症状的肉芽肿一般不需处理，但当肉芽组织增生阻塞气管引起症状时需处理。可采用高频电刀、氩气刀、激光对增生肉芽组织进行烧灼切割，而对于其根部进行冷冻治疗以抑制肉芽组织的增生。

（四）出院宣教

1. 避免刺激性气体吸入，劝告吸烟者戒烟。

2. 改进膳食，增强营养，防止劳累。

3. 支架置入术后 1 个月、3 个月、6 个月复查胸部 CT 及纤维支气管镜，以了解支架位置及病变局部情况。

4. 气道狭窄病人 3 个月内应将支架取出。请牢记支架置入日期，并于取支架日期之前就诊。支架如置入时间过长，会增加支架取出风险和并发症发生率。

（宋丽娜　周国锋）

第六节　肺动静脉畸形

一、概述

肺动静脉畸形（pulmonary arteriovenous malformations，PAVMS）又称

肺动静脉瘘，是一种罕见的肺部疾病，为肺动脉和肺静脉之间的异常沟通。病变部位血管扩大迂曲或形成海绵状血管瘤，肺动脉血液不经过肺泡直接流入肺静脉，造成不同程度的右向左分流，使得体循环动脉血氧含量不同程度的降低。PAVMS 有先天性和后天性之分，大多数为先天性。70%病人合并有遗传性出血性毛细血管症，该病女性病人是男性的两倍。传统的治疗方法是外科手术开胸肺叶切除，创伤大，甚至还会损伤部分正常的肺组织，且对于多个肺叶小病变或巨大病变外科手术往往无能为力。近些年随着介入放射学的发展，经导管栓塞术因其创伤小，可多次分期治疗等优点成为治疗 PAVMS 首选治疗方法。

二、病因

PAVMS 大多数为先天性疾病，因胚胎发育时肺动脉支和静脉丛间隔形成发生障碍，使毛细血管发育不全或退化，肺动脉支直接与肺静脉支相通，从而形成动静脉短路。少数后天性多为转移性肿瘤、外伤、感染等原因引起。

三、临床表现及分类

1. 临床表现　分流量大可出现活动后呼吸困难、发绀，杵状指，红细胞增多等症状；约25%病人出现神经系统症状（中风、脑脓肿）如抽搐、语言障碍、复视等；咯血和血胸比较少见，但是可以危及生命，多为肺动静脉瘘破裂而引起。

2. 分类　根据供血动脉、引流静脉及病变的数量 PAVMS 可分为三型：单纯型、复杂型和弥漫型。单纯型为 1 支供血肺动脉与 1 支引流肺静脉直接沟通，瘤囊无分隔；复杂型为 2 支以上的供血肺动脉与引流肺静脉直接沟通，囊腔常有分隔；弥漫型局限于一个肺叶或遍及两肺动静脉之间仅有多数细小瘘道相连，而无瘤囊形成。

四、临床检查

1. 一般临床检查　血常规、尿常规、大便常规、血糖、电解质、肝肾功能、凝血全套等实验室检查；心电图。

2. 影像学检查

（1）胸部 X 线检查：为 PAVMS 的一线筛选检查，据报道约 98%病人胸部异常表现，为肺内实质性肿块阴影，难以鉴别良性肿瘤及转移性肺癌。

（2）无创性多层螺旋 CT 检查：单发或多发具有瘤囊者平扫可显示大小不等呈中等密度的圆形、椭圆形或分叶多囊状影能提供准确的诊断信息。

（3）MRI 检查：特别是动态增强 MRA 不仅可以在形态上确认病灶，还可用以评价血流动力学改变和评估预后。

（4）肺动脉造影：是诊断 PAVMS 的金标准，可清晰显示肺动静脉瘘图像，特异性高，而 CTA 可以提供与肺动脉造影相同的诊断信息，在某种程度上可取代肺动脉造影。

五、介入治疗的适应证及禁忌证

（一）适应证

1. 任何有手术指征的 PAVMS，特别是供应畸形血管的肺动脉直径>3mm者。

2. 外科治疗难度较大、风险较高，或有外科治疗的禁忌证者。

3. 多发性肺叶小病变或巨大型病变。

（二）禁忌证

1. 存在肺动脉造影的禁忌证。

2. 呼吸道感染或肺炎。

3. 合并中度以上有肺动脉高压，特别是用球囊导管试验性阻断供血肺动脉后压力明显升高（平均压力绝对值升高>5mmHg）。

4. 弥漫性毛细血管扩张型，一般不首选栓塞治疗。

5. 碘过敏者。

六、介入治疗

1. 病人准备　血管性介入手术常规准备。

2. 器械和物品准备　介入治疗手术包、Seldinger 穿刺针、导丝、血管鞘、5F 猪尾巴导管、5F Cobra 导管、微导管栓塞材料弹簧圈、可脱式球囊。

3. 手术步骤　以 Seldinger 穿刺技术行右侧股静脉穿刺，置入静脉鞘，非选择性和（或）选择性肺动脉造影检查，以明确病变部位、供血动脉与引流静脉特点，并由 2 名以上专科医师测量供血动脉、引流静脉和 PAVMS 囊腔直径。考虑做弹簧圈栓塞，重复造影、测静脉压，最后拔管（图10-13）。

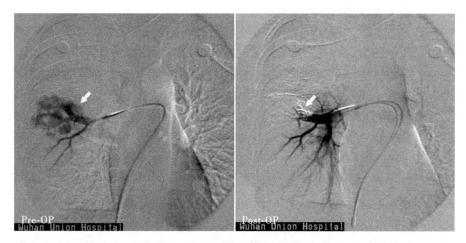

图 10-13 肺动静脉畸形术前及术后

七、护理

（一）术前护理

1. 按血管性介入术前护理常规。

2. 密切观察病人的血氧饱和度及氧分压变化情况、四肢指端甲床及口唇发绀现象，并做好记录。

3. 有咯血的病人指导保持呼吸道通畅，防止窒息，其他处理同"肺癌咯血的处理"。

4. 心理护理 该病在临床上比较少见，病人对该病的治疗不了解，对治疗效果及预后缺乏信心和安全感，甚至产生焦虑、恐惧心理。护士应主动向病人及家属说明情况，介绍该治疗的必要性、安全性、优越性、基本方法等以及术中及术后可能出现的情况及注意事项，使病人产生安全感和信任感。

（二）术中护理

1. 按血管性介入术中护理常规。

2. 术中并发症包括逆栓塞与误栓塞。弹簧栓子脱落可导致逆栓塞，这主要见于对囊状 PAVMS 的栓塞治疗。其预防措施为栓子直径不能过小，或使用可控弹簧栓子。因操作不当使空气经导管进入肺动脉亦可导致逆栓塞。此时应立即给予病人吸氧，酌情应用硫酸阿托品及血管扩张药，一般20 分钟内即可缓解。

（三）术后护理

1. 按血管性介入术后护理常规。

2. 观察病人的缺氧状态有否改善，检查血气分析。

3. 术后不良反应的观察及沟通　病人术后诉胸背部轻度胀痛，结合介入手术中畸形血管内置入弹簧圈，考虑为栓塞术后一过性胸膜反应，告知为正常反应，一般 3 天后上述症状会逐渐缓解。

4. 常见并发症的预防和观察

（1）异位栓塞（大多发生于术后 1 天内）：较少见，弹簧圈脱落造成异位栓塞为术后最严重的并发症，需密切观察病人有无胸痛、心悸、呼吸困难、咯血、头晕、乏力、胸闷、晕厥等现象。

（2）栓塞后复发或再通：大多因栓塞不彻底，栓塞材料选择不当及新生畸形血管或原有微型血管畸形生长所致。术后观察病人缺氧症状缓解不明显，积极与医师沟通必要时复查 CT 肺动脉三维重建，如有必要可择期再次行介入治疗。

（3）肺梗死及肺脓肿：目前仅有个案报道栓塞后肺叶梗死继发化脓性感染，导致死亡。可能与病变广泛、栓塞范围大有关。

（四）出院宣教

1. 饮食护理　加强营养，给予高热量、高蛋白、高维生素、易消化、含铁丰富食物，避免冰冷、辛辣等刺激性食物。

2. 注意休息，适当活动，加强锻炼。

3. 术后 1 个月、半年、1 年各复查 1 次，以后每 3~5 年复查 1 次。

（杨丽芹　肖书萍）

第七节　锁骨下动脉狭窄

一、概述

动脉狭窄或闭塞性病变主要引起供血区域或器官的缺血，其严重性与急性或慢性发病、阻塞程度和侧支血供的代偿能力等有明显关系。既往欧美国家发病率较高，在我国并不多见，但随着生活水平的不断提高，发病率逐年增加，以中老年人为主。自 1964 年 Dotter 等首次报道经皮腔内血管成形术（PAT）以来，随着球囊扩张导管的不断改进，PAT 已广泛应用于治疗动脉粥样硬化疾病。锁骨下动脉狭窄（subclavian stenosis）的介入治疗主要是经皮腔内血管成形术和血管内支架置入术。

二、病因

锁骨下动脉狭窄或梗阻性病变常见的原因有动脉粥样硬化和多发性大动脉炎，前者为胆固醇在血管内膜沉积形成粥样斑块使管腔狭窄或梗阻，后者为动脉壁全层增厚、弥漫纤维化及钙化，病变僵硬。因两者病理改变不同，导致其对 PTA 治疗的反应不同，实施介入治疗时，应区别对待。

三、临床表现

头晕、头痛、晕厥、发作性视物模糊等椎-基底动脉供血不足症状；上肢缺血症状，如患侧脉搏减弱或消失，双上肢血压测定相差 20mmHg 以上，甚至测不到患侧上肢血压；患侧上肢疼痛、麻木、无力、苍白、指端发凉或运动障碍。

四、临床检查

1. 一般临床检查　血常规、尿常规、大便常规、血糖、电解质、肝肾功能、凝血全套等实验室检查；心电图。
2. 影像学检查　CTA；MRA；脑血管造影。

五、介入治疗的适应证及禁忌证

（一）适应证
1. 锁骨下动脉盗血综合征中的部分病例，即狭窄度>80%以上者。
2. 一侧锁骨下动脉、椎动脉狭窄伴有脑供血不足症状。
3. 椎动脉近端狭窄，不伴有颈动脉病变者。
（二）禁忌证
1. 狭窄段粗糙、溃疡，有新鲜血栓或病变已钙化。
2. 锁骨下动脉闭塞。
3. 靠近或累及椎动脉口部的锁骨下动脉狭窄。
4. 碘过敏者。

六、介入治疗

PAT 是一种安全有效的非外科治疗方式，可多次扩张，并发症的发生率极低，外科手术治疗并发症达 19%~23%，死亡率为 5%~8%；PAT 成功率为 73%~100%，并发症为 0~10%，无死亡报告。PAT 及血管内支架是治疗锁骨下动脉狭窄或梗阻性病变有效及安全的治疗方法。

1. 病人准备　血管性介入术前常规准备。

2. 药物和器械准备

（1）肝素、地塞米松、局麻药、尿激酶以及必备的急救药品。

（2）介入治疗手术包、Seldinger 穿刺针、导丝、6F 长血管鞘（90cm）、5F 猪尾巴导管、5F 多用途导管（125cm）；根据病人血管情况准备球囊，一般为直径 6~8mm、长度 2~4cm 球囊；长度 2~4cm、直径 7~10mm 支架数个。

（3）三通软接管、三通开关、加压输液袋和注射器等。

3. 手术步骤　采用 Seldinger 技术穿刺股动脉，成功后立即给予肝素 5000U 静脉注射，插入 5F 猪尾巴导管，置于狭窄近端造影，明确狭窄部位、程度和长度，导引导丝通过狭窄部位到达远端。将诊断导管置换成球囊导管并将球囊段置于狭窄区域。用对比剂充盈球囊反复扩张 2~5 次，每次扩张持续时间为 20~30 秒。球囊直径一般与狭窄部位相邻的正常动脉直径相等，若病变部位较长可用球囊自远而近分次扩张。当血管重度狭窄或完全闭塞时，可先用 3~4mm 直径球囊导管行预扩张，再用常规球囊导管行扩张术。当两侧锁骨下动脉均狭窄时，应选择狭窄严重的一侧行 PAT 治疗。当狭窄段扩张后弹性回缩明显、夹层形成或预防 PAT 术后再狭窄时放置支架时，将球囊导管置换成支架，在导丝导引下将支架置于狭窄段并释放支架（图 10-14、图 10-15），最后拔管，加压包扎伤口。

PAT 成功标准为：

（1）术后残余狭窄小于 30%。

（2）术后狭窄远端与近端压力梯度差小于 20mmHg 或术后患肢血压与健侧血压之差小于 20mmHg。

（3）临床症状改善。

（4）随访 3 个月以上经颅多普勒（简称 TCD）及颈部血管超声检查未发现再狭窄。

七、护理

（一）术前护理

1. 按血管性介入术前护理常规。

2. 遵医嘱抗凝治疗　术前 2~5 天开始口服抗血小板聚集药，阿司匹林 250~300mg，每日 3 次。

3. 注意休息，减少活动　可适当散步，促进动脉血液循环，但当腿部

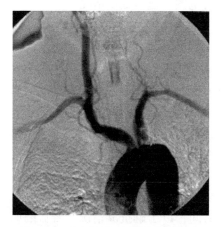
图 10-14　左侧锁骨下动脉起始部狭窄

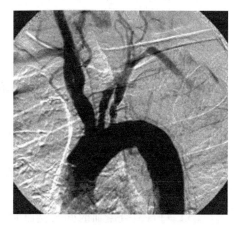
图 10-15　左侧锁骨下动脉支架植入术后，复查造影示血管恢复通畅

有溃疡和坏疽时，应绝对卧床休息。

4. 促进局部血液循环，注意保暖　避免暴露在寒冷的环境中，室温最好保持在 18~22℃。天冷外出时应戴好手套、围巾和穿厚棉袜，避免造成血管收缩而减少患肢的血流。因为末梢神经对热敏感性降低，所以不可使用热水袋或在电热器上暖脚，以免烫伤。应将热水袋放在腹部，使四肢血管反射性扩张，增加血流量，从而使四肢温暖。避免穿会阻碍循环的衣物，如领带、皮带过紧，束腰带。

5. 饮食护理　给予低热量、低糖、低脂和高维生素饮食，因过多的脂肪会增加病人动脉的负担，从而无法及时供给组织血液；鼓励病人多饮水，因大量水分可降低血液黏滞度，增进废物排泄，防止血栓形成。

6. 足部的护理　部分病人因全身多处动脉粥样硬化，导致足部出现缺血、缺氧症状，此时需做好足部的护理。保持足部清洁，用温水泡脚并擦干，皮肤干燥时可涂滋润霜；选择合适的鞋袜，勤更换，保持干燥，预防真菌感染，每天至少换一次袜子，冬天宜穿毛袜保暖。

7. 避免情绪激动，使身心放松　情绪激动会刺激交感神经，导致血管收缩。

（二）术中护理

1. 按血管性介入术中护理常规。

2. 术中经导管或静脉给肝素 5000U，使全身肝素化。

3. 心电监护，密切观察病人症状、心电图、血压变化情况。

（三）术后护理

1. 按血管性介入术后护理常规。

2. 遵医嘱正确使用抗凝剂，避免形成血栓。

（1）在抗凝过程中，需密切注意有无皮肤、黏膜、牙龈、内脏及颅内出血，观察大小便颜色。

（2）严格掌握肝素剂量。一般给予生理盐水 500ml 加肝素 5000U 每12 小时静脉滴注 1 次；或低分子肝素钠 4000U 每日 1 次皮下注射，抗凝治疗 24~48 小时，继续抗血小板聚集治疗半年（阿司匹林每次口服 300mg，每日 1 次），以预防血栓形成。

（3）每日复查凝血时间及凝血酶原时间，以了解抗凝情况。凝血酶原时间应控制在正常标准的 1.5 倍以内。

（4）防止皮肤黏膜出血：嘱病人用软毛刷刷牙；勤剪指甲，勿用指甲抓破皮肤、黏膜。

3. 患侧肢体的观察和护理 术后每 30 分钟观察脉搏是否有力、均匀，测量双上肢血压及观察指端皮肤温度是否正常，并记录。置入内支架，使锁骨下动脉即刻开通，可立即摸到患侧上肢的动脉搏动，并测到血压，指端皮温转暖，疼痛、麻木、无力等症状可逐渐缓解，如果发现异常及时与医师联系，及时予以处理。

4. 密切观察病情变化，若有突然头晕、头痛的感觉应考虑内支架脱位，应重新做血管造影检查，确定是否因支架移位或血栓形成。

5. 疼痛的观察与护理 锁骨下动脉狭窄所选用的内支架均为自膨式支架，不易移位，弹性好，遇正常人体体温时充分膨胀，使狭窄血管开通。病人感觉狭窄部位有不适和疼痛，术后 2~4 天明显，5 天后明显减轻，一般不需处理，由于个体差异，对疼痛的阈值不同，可遵医嘱给予镇痛药。

6. 发热 体温 37~38℃，可持续 3~5 天。可常规给予抗生素静脉滴注，以预防感染。

7. 并发症的观察与护理

（1）支架内血栓的预防和护理：支架内血栓形成是最严重的并发症。栓子来源有两类，一为病变本身的碎屑组织，如脱落的动脉粥样硬化斑块；二为操作过程中所形成的栓子。加强抗凝及抗血小板聚集治疗并放置支架是解决血栓形成的方法之一。术中置入支架前先经导管缓慢推注尿激酶、肝素钠，再行球囊扩张，最后将内支架置入动脉狭窄部位。术后 6 小时检验凝血指标，无穿刺部位出血，再维持静滴尿激酶、肝素钠 24 小时，同时给予阿司匹林口服。常规检验凝血指标每日 1 次，必要时可做 2 次，随时根据检验结果调整药物使用，如凝血时间大于正常值 3 倍，立即停药。

（2）穿刺处出血和皮下血肿：每 30 分钟巡视病人 1 次，观察穿刺部位和观察足背动脉搏动。病人穿刺一侧的肢体呈水平伸直、制动并用动脉压迫止血器压迫 6~8 小时，卧床休息 24 小时，48 小时避免剧烈运动，以免引起穿刺部位出血。

（四）出院宣教

1. 随访 3~24 个月，测量双上肢血压、脉搏和 B 超检查，观察血管内血流通畅情况。

2. 避免剧烈运动，防止内支架的滑脱移位；应适当休息和合理运动，促进血液循环；采取正确的姿势，避免长时间维持同一种姿势，坐着时不要将一腿翘在另一条腿上，以免阻碍动脉血流。

3. 进行长期、严格、系统的抗凝治疗　指导病人口服抗凝药，如阿司匹林 6 个月，不要间断，预防血栓形成。

4. 宣传戒烟的重要性　吸烟可导致动脉的长期痉挛收缩并可损伤血管内皮，提高血管黏滞度，是发生血栓性疾病的危险因素。让病人了解吸烟对疾病的危害，鼓励病人彻底戒烟。

5. 保持平静心理，避免情绪激动，改变饮食习惯，给予低脂、低热量饮食，严格控制动脉粥样硬化病人的血压。

（肖书萍　陈冬萍）

第八节　胸主动脉瘤

一、概述

胸主动脉瘤（thoracic aortic aneurysm，TAA）是由于各种原因造成的胸主动脉局部或多处不可逆的扩张或膨出，超过正常血管直径的 50%，即称之胸主动脉瘤。本病是由于先天性发育异常或后天性疾患引起，随着人口老龄化的增长及饮食结构的变化，发病率逐渐增高，男性患病率明显高于女性（10 : 1）。大多数病人会因瘤体破裂而死亡，因而必须加强对胸主动脉瘤的诊断和治疗。传统的治疗方法主要通过开放手术治疗，但是病人年龄均较大，开放手术对病人造成的创伤较大，因而并发症发生率和病死率较高。随着微创手术的发展，血管内隔绝治疗成为一种主要的治疗方法，通过股动脉穿刺和切开将覆膜支架导入血管，使人工血管两端能够稳定地固定在正常动脉壁上，从而使血液在人工血管腔内流动，与病人的瘤体腔隔绝，避免了瘤体破裂的危险。经过近 20 年的发展，介入治疗已成为胸主动脉瘤的主要治疗方法。

二、病因

1. 动脉粥样硬化，多见于 50~80 岁病人，男性多于女性。

2. 囊性中层坏死或退行性病变，多见于中青年男性，好发主动脉根部，伴有主动脉关闭不全，为国内首位病因。

3. 外伤性动脉瘤，多见于加速伤，减速伤。

4. 感染 细菌、真菌、梅毒等原因。

5. 先天性胸主动脉瘤较少见。

6. 夹层动脉瘤其病因尚未明确，多认为与遗传性结缔组织疾病、动脉炎、动脉瘤、高血压、医源性损伤如安置主动脉内球囊泵等有关。

三、临床表现及分类

（一）按病理形态学分（图 10-16）

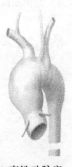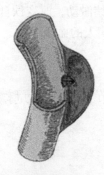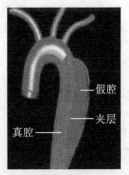

真性动脉瘤　　　　　　假性动脉瘤　　　　　　主动脉夹层

图 10-16　胸主动脉瘤分类

1. 真性动脉瘤 主动脉壁和主动脉瘤壁全层均有病变，扩大或膨出形成。

2. 假性动脉瘤 大多由于血管外伤，血液通过破口进入周围组织形成的血肿。

3. 主动脉夹层　主动脉管壁由三层结构组成，即内膜、中膜和外膜（图10-17）。当内膜或中膜发生撕裂，血液进入主动脉壁中层，顺行和（或）逆行剥离形成壁间假腔，并通过一个或数个破口与主动脉真腔相交通，成为主动脉夹层。因通常呈继发瘤样改变，故将其称为主动脉夹层动脉瘤（aortic dissection，AD）。该病好发于中老年男性。起病急、进展较快、主动脉破裂死亡率高。

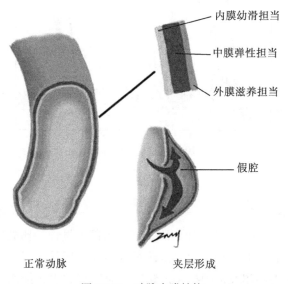

图 10-17　动脉内膜结构

由于主动脉内膜或中膜撕裂，血液冲击形成的夹层分离。主动脉夹层 Debakey 分型，根据主动脉夹层累及部位分（图10-18）：

1. Ⅰ型　夹层起源于升主动脉，扩展超过主动脉弓到降主动脉，甚至腹主动脉。此型最常见。

2. Ⅱ型　夹层起源并局限于升主动脉。

3. Ⅲ型　夹层起源于降主动脉左锁骨下开口远端，并向远端扩展，可直至腹主动脉。

另有一种分型，根据主动脉夹层发生的部位和累积范围分为：

1. Stanford A 型　夹层累及升主动脉和主动脉弓。相当于 De Bakey Ⅰ型和Ⅱ型。

2. Stanford B 型　夹层累及降主动脉起始以远的部位。相当于 De Bakey Ⅲ型。

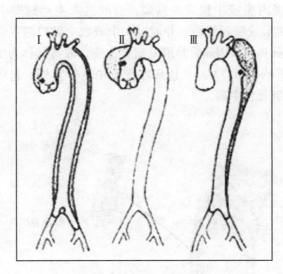

图 10-18　夹层动脉瘤分类

（二）临床表现

1. 早期多无症状，高血压、胸、背、腹部突发性、撕裂样、刀割样剧痛，病人常伴有高血压和心动过速，面色潮红、烦躁不安、大汗淋漓等休克表现，随着夹层累及范围扩大，导致相应器官和组织缺血。若疼痛突然加剧，出现撕裂样剧痛，预示破裂可能。

2. 压迫症状　声音嘶哑、呼吸困难、吞咽困难、邻近血管受压可出现上腔静脉阻塞综合征。

3. 心功能不全与心绞痛，常伴有主动脉瓣关闭不全。

四、临床检查

1. 一般临床检查　血常规、尿常规、大便常规、血糖、电解质、肝肾功能、凝血全套等实验室检查；心电图。

2. 影像学检查

（1）CTA（CT 血管造影）：是一种较好的无创性检查。可明确诊断，了解主动脉夹层病变部位，确定分型，为治疗的选择提供依据。

（2）胸部 X 线检查：是简便可靠的诊断方法，在胸部 X 线平片上显示上纵隔增宽、主动脉壁双影、升主动脉和降主动脉宽度不一；心包积液或胸腔积液征象，特别是左胸。

（3）超声心动图检查：可显示主动脉某段的梭形和囊状扩张，还可显示动脉瘤内附壁血栓的情况。

（4）主动脉造影：检查胸部 X 线检查显示上述异常者应立即做主动脉造影检查，要求充分显示主动脉全长（从主动脉瓣到腹主动脉分叉处），主动脉造影可显示主动脉壁剥离形成的血流异常通道压迫主动脉腔，了解主动脉壁剥离段的长度，内膜裂破的部位。

五、介入治疗的适应证及禁忌证

（一）适应证

1. 合并心、脑、肺、肾等疾病的高危病人或者高龄病人，无法耐受传统手术。

2. 夹层内膜破裂口距左锁骨下动脉开口 1.0～1.5cm，人工血管近端能固定于内膜破裂口以上而又不会阻塞左锁骨下动脉的动脉瘤病人。

3. De Bakey 分类属Ⅲ型的主动脉夹层。

（二）禁忌证

1. 动脉瘤的解剖结构不适合介入手术者。

2. 病人合并有重要脏器损伤，生存期<30 天者。

3. 未能控制的全身感染性疾病、活动性结缔组织疾病。

4. 碘过敏者。

六、介入治疗

1. 病人准备　按血管性介入常规准备。

2. 物品和器械准备　除血管性介入常规准备外，还应备 13～14F 血管鞘、260cm 导丝、特硬导丝、5F 血管标记猪尾导管、血管缝合器；球囊导管（AB46）；制定匹配的内支架-移植物；降压药物、溶栓药物和抢救药物。

3. 手术步骤　全麻或局麻下切开腹动脉或采用穿刺缝合器方法，引入5F 血管标记猪尾导管，送入导丝至胸主动脉内，注入适量造影剂，分段行主动脉造影。在监视屏上标记左锁骨下动脉开口和瘤体部位，选择合适口径和长度的移植物，引入移植物至主动脉弓处释放。并再次行胸主动脉造影，注意观察左锁骨下动脉是否通畅，移植物是否通畅，有无异位，移植物近端或远端是否存在内漏，如存在可再次置入另一移植物连接于原移植物近端或远端，封闭内漏。造影位置满意，拔管缝合股动脉，包扎伤口（图10-19、图10-20、图10-21、图10-22）。

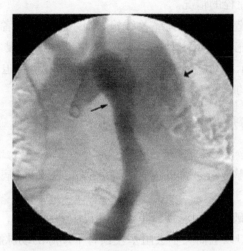

图 10-19　胸主动脉造影见造影剂自动脉内膜破口进入假腔内

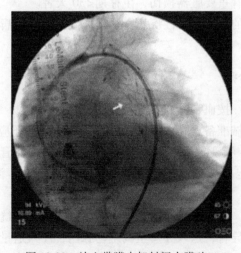

图 10-20　放入带膜支架封闭内膜破口

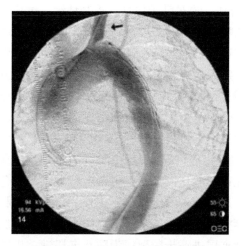

图 10-21 造影剂未流入假腔内

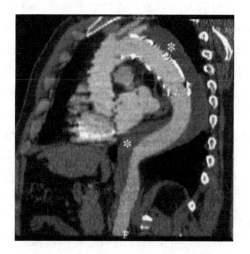

图 10-22 术后复查 CTA 示假腔内血栓形成

七、护理

（一）术前护理

1. 按血管性介入术前护理常规。

2. 观察病人有无少尿、无尿，准确记录出入量。

3. 预防腹压增高　绝对卧床休息；控制情绪，避免情绪波动导致血压升高；急诊收治的病人在与病房进行转运交接时注意转运前评估病人生命体征，转运过程中避免剧烈震荡，注意预防病人转运途中发生猝死，做好抢救的准备工作；病人检查项目尽量集中进行，避免反复搬运；检查途中应有医生全程陪同；预防感冒，避免咳嗽、打喷嚏；避免大笑；给予饮食指导，保持大便通畅，防止用力排便而诱发动脉瘤破裂出血或主动脉夹层继续撕裂，必要时遵医嘱每天灌肠一次。

4. 镇静、镇痛　疼痛可导致病人出现不良的情绪反应，而不良的情绪可刺激机体产生儿茶酚胺从而抑制去甲肾上腺素及 5-羟色胺的分泌，降低病人的疼痛阈值，加重病人的疼痛感，疼痛和负面情绪相互影响，不利于病人康复，控制疼痛的药物首选吗啡。当病人疼痛突然加重或缓解后又出现，应警惕主动脉夹层进一步撕裂；为防止夹层进一步撕裂应嘱病人注意休息；因在病人身上使用的仪器和设备较多，如监护仪、氧气、输液泵等，加之血压控制不理想时监护仪会发出报警的声音导致病人烦躁不安，应注意尽量减少噪音对病人的刺激，适当给予镇静，避免引起血压升高。

5. 持续生命体征监测，持续心电监护、持续低流量吸氧

（1）胸主动脉瘤的病人90%合并有高血压，尤其是主动脉夹层。因夹层发生后血压会因血流动力学的改变而进一步升高，甚至恶性升高，通常测量右上肢血压，因夹层可能撕裂累及左锁骨下动脉，测量左侧血压并不能反映病人真实的血压水平。因此，首次必须测量四肢血压的变化，比较有无差异，避免贻误病情，为医生判断病情与治疗提供准确依据。根据病人基础血压水平，将血压尽可能控制在较低的状态，一般为 110/80mmHg 左右，以保证心、脑、肾等重要器官的供血；根据血压的变化调整降压药的用量。首选降压药盐酸乌拉地尔注射液（利喜定）50~100mg 加生理盐水至 50ml 微量泵滴入。如降压效果不明显可联合使用硝普钠。硝普钠是一种强效快速的血管扩张剂，可反射性地引起心搏增强。使用硝普钠时注意药物现用现配，避光输注。配制方法为硝普钠 50mg 加入 5% 葡萄糖水 50ml 中，从小剂量开始微量泵输注，然后根据血压的高低可逐渐增大硝普钠的用量。用药过程中要保证药物的连续性，切忌因为中途换药连接不上导致血压忽高忽低，连续使用时注意观察病人有无恶心、呕吐、头痛、精神错乱甚至昏迷等氰化物中毒的表现，通常使用时间不得超过 72 小时。

（2）减慢心率：由于病人焦虑、恐惧和血压异常，常出现心率加快，超过 100 次/分，心率加快可加快胸主动脉瘤进展。应及时报告医生，减慢

心率至 60~70 次/分。通常给予 β 受体阻滞剂如美托洛尔 50mg 每天两次，使心率控制在 60~70 次/分。

6. 心理护理　由于此病发病急、病情凶险、变化快、死亡率高、治疗费用较高，病人入院后会产生恐惧、焦虑的心情。因此医护人员应多巡视、多观察、多询问病人主诉、耐心解答病人疑问、向其讲解介入手术成功的案例、充分履行告知病情的义务，使病人自身意识到疾病的凶险，同时减轻心理负担并能够积极配合治疗。多向病人讲解针对此病的健康的生活方式，使病人在惧怕疾病的同时感受到医务人员的关爱，进而减轻其焦虑的心情，更好地配合治疗。

7. 饮食护理　指导病人戒烟戒酒；大多数胸主动脉瘤病人都患有高血压，应指导病人低盐低脂饮食，少吃多餐，注意营养均衡，多吃新鲜的水果和蔬菜，保持大便通畅；长期便秘者给予便乃通茶口服，必要时每天一次甘油灌肠。

8. 病人绝对卧床期间注意预防相关并发症如压疮、肺部感染、深静脉血栓、尿路感染等。

9. 主动脉夹层病人注意关注夹层累及远端脏器时出现的症状

（1）夹层累及颈动脉、无名动脉：病人出现头晕、一过性晕厥、精神失常，甚至发生缺血性脑卒中。

（2）夹层累及脊髓前动脉出现截瘫、大小便失禁。

（3）夹层累及腹主动脉或股总动脉出现下肢缺血表现，如下肢足背动脉搏动微弱、肢体发凉、发绀等。

（4）夹层累及肾动脉：出现血尿、少尿。

（5）夹层累及肠系膜上动脉：出现肠坏死。

10. 手术当日给予留置导尿。

（二）术中护理

1. 按血管性介入术中护理常规。

2. 术中并发内漏，大量内漏必须及时处理，可经股动脉再次导入另一较大口径腔内移植物，固定于前一移植物近端或远端，封闭破口，必要时开胸手术。

3. 术中持续心电监护，监测生命体征，特别是血压。术中每 5 分钟测量一次，血压应控制在收缩压 100~80mmHg、舒张压 70~80mmHg，手术室应备硝普钠和床旁备硝苯地平片，控制血压和心率。

4. 术中病人疼痛可遵医嘱给予肌内注射吗啡 10mg。

（三）术后护理

1. 按血管性介入术后护理常规。

2. 术后控制血压和心率仍然是治疗的关键。降血压和心率同术前。术后血压控制在目标范围或疼痛明显减轻后，将输液用的降压药逐步减量直至改为单纯口服降压药，继续监测血压，避免血压波动过大会造成支架移位、扭曲。

3. 控制疼痛　同术前处理。

4. 预防感染　由于手术时间较长，因此术后应注意监测体温变化。通常支架置入术后一周内病人会出现发热，但体温一般不超过 38.5℃，可能与移植物的异物反应、瘤腔内血栓形成后的吸收、造影剂等有关，不需做特殊处理。如术后出现寒战、高热应及时抽取血常规、C 反应蛋白和血培养，合理使用抗生素。限制陪护人员的数量，预防交叉感染。

5. 预防腹压增高导致支架移位　术后 2 天视伤口恢复和血压控制情况适当下床缓慢活动；其他同术前处理。

6. 体温升高，多为支架置入后引起体内的排异反应所致，可给予物理及药物降温，必要时遵医嘱给予抗生素静滴 3~5 天。

7. 并发症的观察与护理

（1）预防出血：因使用血管缝合器，因此动脉压迫止血器通常可以不再使用。但护士应注意观察伤口有无出血，因血管缝合器使用不规范、病人剧烈活动、术后使用抗凝药等均可导致伤口出血。

（2）支架覆盖左锁骨下动脉：术后注意观察病人左上肢皮温及颜色，肢体有无麻木、无力、指端发凉，左侧桡动脉搏动是否异常。

（3）急性肾损伤：由于术中大量使用造影剂或夹层累及肾动脉导致肾缺血导致。术后应遵医嘱给予补液、利尿。

（4）高血钾：病人因为下肢血运的重建，原先坏死的肌肉细胞释放大量钾离子入血，造成血钾浓度较高。术后应关注病人心率，监测电解质，利尿处理。必要时做心电图，防止出现高血钾。

（5）逆行性 A 型主动脉夹层的出现：除监测血压和心率外还应询问病人有无头晕、突发胸痛、视物模糊等症状，如出现上述症状应警惕逆行性 A 型主动脉夹层的出现，做好外科手术准备。

（6）内漏：支架未完全隔绝假腔。术后应立即造影了解有无内漏，如有应再次置入一枚支架封堵破口。

8. 抗凝治疗的护理　为了预防血栓的形成，术后给予抗凝治疗易导致病人出血。应密切观察皮肤、牙龈有无出血情况。定期检查凝血功能，及时调整抗凝药物的用量。

9. 术后并发症的护理

（1）动脉瘤破裂：可导致病人迅速死亡，因此术后应密切监测血压变化，发现剧烈胸痛等动脉瘤破裂先兆及时报告医生，并尽快为开胸手术做好准备。

（2）截瘫：是术后最严重的并发症，一般认为脊髓缺血性损伤是发生术后截瘫的主要原因，术后应注意观察四肢活动及感觉情况。

（3）腹部体征和尿量的护理观察：有时降主动脉内膜撕裂口位置较低，接近胸腹主动脉交界处，此处放置支架有可能堵塞腹腔干，或术后支架移位堵塞腹腔干。术后应注意观察腹部体征，有无腹胀、腹痛，经常听诊肠鸣音，明显减少及时通知医生。降主动脉放置支架后引起夹层血栓形成有时可压迫肾动脉，注意观察尿量能及时发现肾功能不全。

（四）出院宣教

1. 注意休息，避免劳累和不良的情绪。

2. 指导病人低盐及低胆固醇饮食，禁烟酒，避免剧烈活动，情绪激动，保持大便通畅。

3. 坚持抗凝治疗3～6个月；有高血压病史的病人积极控制血压，遵医嘱服用降压药，严格控制血压，告知控制血压的重要性，理想血压是110～120/60～70mmHg。

4. 术后1个月、3个月、6个月复查超声，了解支架情况。

5. 预防腹压增高的动作。

（肖书萍　陈冬萍　杨丽芹　宋松林）

参 考 文 献

［1］张孟增. 介入放射学基础与临床［M］. 北京：中国科学技术出版社，2001.

［2］秦笃祥，李道堂. 临床胸部肿瘤学［M］. 济南：山东科学技术出版社，1995.

［3］马勇，宁志芳，陶智慧. 由恶性肿瘤引起的上腔静脉阻塞综合征的血管内支架介入治疗［J］. 航空航天医学杂志，2011，22（7）：785.

［4］陈文彬，程德云. 呼吸系统疾病诊疗技术［M］. 北京：人民卫生出版社，2000.

［5］卢美秀. 最新内外科护理［M］. 北京：科学技术文献出版社，1999.

［6］叶芳. 纵隔肿物合并上腔静脉阻塞综合征支架置入术25例护理［J］. 福建医药杂志，2013，35（4）：165.

［7］陈孝平，汪建平. 外科学［M］. 第8版. 北京：人民卫生出版社，2013.

［8］葛均波，徐永健. 内科学［M］. 第8版. 北京：人民卫生出版社，2013.

［9］Wang L, Lv K, Chang X, et al. Contrast-enhanced ultrasound study of primary hepatic angiosarcoma: a pitfall of non-enhancement［J］. Eur J Radiol, 2012, 81（9）：2054-2059.

［10］郑小琴, 马蓉, 唐小娇, 等. 覆膜支架腔内隔绝术治疗 Stanford B 型主动脉夹层的护理［J］. 中国现代药物应用, 2012, 6（22）：110-111.

［11］李麟荪. 介入放射学-非血管性［M］. 北京：人民卫生出版社, 2001.

［12］李文华. 食管影像学［M］. 北京：人民卫生出版社, 2002.

［13］郭启勇. 介入放射学［M］. 北京：人民卫生出版社, 2000.

［14］杨冬华. 消化系统现代介入诊疗技术［M］. 北京：人民卫生出版社, 1998.

［15］陈伟鹏. 临床症状护理［M］. 北京：科学技术文献出版社, 1999.

［16］潘蕴倩,［美］袁剑云. 系统化整体护理临床应用［M］. 济南：山东科学技术出版社, 1997.

［17］毛燕君. 介入治疗护理学［M］. 北京：人民军医出版社, 2007.

［18］蒋慧仙. 食道破裂的抢救及护理［J］. 护士进修杂志, 2009, 24（3）：237.

［19］杨健. 肺癌的血管性介入治疗现状［J］. 微创医学, 2008, 3（5）486.

［20］张文洁. 射频消融治疗肺癌的配合及护理［J］. 现代中西医结合杂志, 2005, 14（4）：546.

［21］朱晓红, 杨莘. 25 例晚期肺癌患者行射频消融术的护理［J］. 中华护理杂志, 2008, 43（9）795.

［22］官泳松. 肺癌介入治疗的现状及展望［J］. 中华临床医师杂志, 2012, 6（10）：14-17.

［23］罗红梅. 肺癌中晚期介入治疗及并发症发生的临床护理［J］. 临床合理用药, 2010, 3（12）：120-121.

［24］王迎秋, 孙锐, 牛晓南, 等. ^{125}I 粒子联合胶体 32P 组织间介入治疗中晚期非小细胞肺癌的近期疗效观察［J］. 标记免疫分析与临床, 2015, 22（4）：313-315.

［25］夏冰, 谭艳榕, 张秀菊, 等. CT 引导经皮穿刺植入^{125}I 放射性粒子治疗肺癌的观察和护理［J］. 医学影像学杂志, 2008, 18（7）：733-735.

［26］于经瀛, 邓晓涛, 周诚. 肺动静脉瘘的栓塞治疗和并发症的预防与对策［J］. 中国介入影像与治疗学, 2008, 5（3）：200-203.

［27］朱文玲, 罗耀昌, 黄军祯, 等. 1 例肺动静脉瘘患者行介入栓塞治疗的护理［J］. 当代医学, 2011, 17（14）：104.

［28］田素红, 李燕, 陈俊卯, 等. Roy 适应模式在主动脉夹层患者焦虑护理中的应用［J］. 实用医学杂志, 2011, 27（6）：1093-1094.

［29］刘亚州. 血管内隔绝治疗胸主动脉瘤的临床效果观察［J］. 临床和实验医学杂志, 2014, 13（11）：907.

［30］刑星敏, 姚媛媛, 许艳, 等. 1 例 Stanford B 型主动脉夹层术后合并急性肾损伤患者的护理［J］. 护理学报, 2015, 22（18）：44-46.

［31］张燕. 微创介入治疗 Debakey Ⅲ 型主动脉夹层的护理［J］. 护理实践与研究,

2012，9（6）：65.

［32］曹晖.超选择性靶血管栓塞治疗大咯血的临床护理观察［J］.海南医学，2014，22（13）：3429-3430.

［33］李艳红.经皮支气管动脉栓塞术治疗大咯血的临床护理［J］.当代护士，2014，8月中旬刊，72-73.

［34］胡艳东.支气管动脉栓塞治疗大咯血的临床分析［J］.中国实用医药，2015，12（10）：67.

［35］李麟荪，徐阳，林汉英.介入护理学［M］.北京：人民卫生出版社，2015.

［36］卢晖，崔会芳，舒逸，等.局部应用苦参素注射液治疗结核瘢痕增生性气管狭窄三例并文献复习［J］.中华临床医师杂志，2014，8（6）：163-166.

［37］江立斌，徐婷贞，徐峻.复发性多发软骨炎累及气道二例并文献复习［J］.中国呼吸与危重监护杂志，2012，11（1）：80-83.

［38］韩新巍.介入治疗临床应用与研究进展［M］.第4版.郑州：郑州大学出版社，2013.

［39］张惠琼.30例食管支架置入术护理体会［J］.医学理论与实践，2009，22（9）：1135.

［40］崔岩.食管支架植入术治疗晚期食管癌的临床价值分析［J］.中国医药指南，2014，12（25）：163.

［41］叶美娟，冯建宇.1例De Bakey Ⅲ型主动脉夹层腔内修复术后出现骨筋膜室综合征患者的护理［J］.护理学报，2015，22（18）：50.

第十一章 心脏疾病介入治疗护理

第一节 冠状动脉造影术

一、概述

冠状动脉造影术（coronary angiography，CAG）是指经皮穿刺外周动脉将冠状动脉造影管送至主动脉根部或左、右冠状动脉口，推注造影剂，用X线机连续摄像，用电影胶片或者光盘记录冠状动脉血管（包括用于冠状动脉旁路移植术的血管）及分支的走行、分布、病理解剖和功能异常（包括动脉粥样硬化、血栓、先天性异常或冠状动脉痉挛），尤其是显示血管畸形以及血管远端走向、回流等情况，以便明确冠状动脉解剖和冠状动脉管腔狭窄程度的一种心导管技术。冠状动脉造影不仅可以清楚显示心脏冠状动脉的结构，同时还可以记录冠状动脉间和冠状动脉自身侧支循环情况，是临床上评价冠状动脉解剖的金标准，为冠心病的诊断、治疗方案的选择和预后判断提供依据。同时，冠状动脉造影术也是冠状动脉介入治疗的影像和技术操作基础。

二、介入治疗的适应证和禁忌证

（一）适应证

凡是需要显示冠状动脉解决的临床问题都是冠状动脉造影的指征。

1. 已知或高度怀疑为冠心病的病人。

2. 无症状/稳定型心绞痛。

3. 不稳定型心绞痛，如新发生的心绞痛、梗死后心绞痛。

4. 冠心病的诊断不明确，需做冠状动脉造影予以明确。

5. 难以解释的心力衰竭或室性心律失常。

6. 血运重建后再复发。

7. 拟进行其他较大手术而疑似冠心病的病人。

8. 非心脏手术前的冠脉评价。

9. 心脏瓣膜病。

10. 特殊职业者（飞行员或高空作业者）的健康体检。

（二）禁忌证

冠状动脉造影无绝对禁忌证，相对禁忌证为：

1. 不明原因的发热、未控制的感染、未控制的高血压。

2. 主要脏器功能衰竭。

3. 严重的贫血（血红蛋白低于 80g/L）、严重的电解质紊乱。

4. 严重心、肾功能不全。

5. 凝血功能异常或者严重出血倾向。

6. 洋地黄中毒。

7. 对比剂过敏史且未用糖皮质激素预处理和进展性脑卒中。

8. 活动性心内膜炎。

9. 有精神疾患不能配合手术。

三、介入治疗

1. 病人准备　血常规、尿常规、电解质和出凝血时间、肝肾功能检查，X 线胸片和心电图检查、动态心电图检查、超声心动图等。

2. 器械和物品准备

（1）常规心血管介入器械包、动脉鞘管（6F、7F 或 8F）、造影导丝（活动性芯导丝或泥鳅导丝）、造影导管（包括 Judkins 导管、Amplatz 导管）、三联三通、压力延长管、环柄注射器、压力传感器等。

（2）除常用急救药物外，另备利多卡因、硝酸甘油、肝素钠、多巴胺、阿托品、造影剂、除颤器、吸氧和吸痰装置、呼吸机等。

（3）手术步骤：冠状动脉造影术主要有经股动脉途径和经桡动脉途径两种方法，现在普遍使用经桡动脉。经股动脉穿刺途径时，选择腹股沟韧带中点下 2.0~2.5cm 股动脉搏动最强点进行穿刺；经桡动脉穿刺途径时，选择桡骨茎突近心端 1cm 处桡动脉搏动最强点进行穿刺。病人取仰卧位，局部消毒后用 2% 利多卡因进行局部麻醉，将穿刺部位皮肤做一小切口，左手按压穿刺动脉以明确动脉走行，右手持穿刺针以与皮肤 30°~45° 角进针，当穿刺针尾部动脉血流呈搏动性线样喷出时停止进针，左手固定穿刺针，右手将导引钢丝软端经穿刺针插入动脉内，拔出穿刺针沿导丝将血管鞘送入动脉内，用肝素盐水冲洗血管鞘后再静脉注射 5000U 肝素，后在导引钢丝的指引下，将心导管由血管鞘送至需要检查的部位，拔出导引钢丝后进行造影检查，根据病人冠状动脉直径的大小及血流速度决定注射造影剂的剂量和力量，并选择合适的造影方位，以明确冠脉病变部位及狭窄程度。检查完毕拔出鞘管，用左手的食指和中指压迫止血 10~15 分钟，如无出血，以无菌敷料和弹力绷带包扎后，以 0.5~1.0kg 盐袋压迫 6~8 小时，肢体制动 12~24 小时。经股动脉途径时可根据情况选择使用动脉压迫止血器，经桡动脉途径时可使用桡动脉压迫器。

四、护理

（一）术前护理

1. 按血管性介入术前护理常规。

2. 心理护理　了解病人术前准备情况、心理状况和对手术的认知程度，关心鼓励病人，讲解手术目的、方式及配合要点，使其对手术过程有所了解，增强其对手术的信心，嘱其保证良好的休息和睡眠。

3. 完善相关检查，如血常规、凝血功能、输血前八项、心脏超声等。

4. 检查穿刺部位的搏动情况，经桡动脉途径要行 Allen 试验（图 11-1）。

5. 术前训练病人有效咳嗽、吸气、呼气和屏气动作以及卧位大小便。

6. 手术当日可正常进食，但不宜过饱、不进难消化、生冷食物。

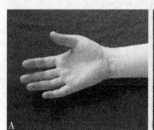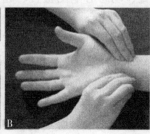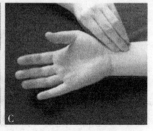

图 11-1　Allen 试验

注：A. 正常状态；B. 压迫桡动脉和尺动脉；C. 放松对尺动脉的压迫，继续压迫桡动脉，观察手掌颜色变化。

（二）术中护理

1. 按血管性介入术中护理常规。病人平卧在 X 线诊断床上，暴露穿刺部位。连接心电监护仪，建立静脉输液通道。

2. 严密监测病人生命体征，尤其是心率、心律、呼吸、血压及心电图变化。

3. 术中随时观察病人反应和询问其感受，重视病人主诉。当导管进入冠状动脉后，因机械刺激、插入过深或导管在冠脉内嵌顿，可引发冠状动脉痉挛，导致严重的心律失常，故在手术过程中，须严密观察心电图变化，以便及时发现和处理心律失常。

4. 配合医生供给术中所需物品，确保检查顺畅、安全的进行，测定各部位的压力，留取标本等。

5. 心理护理 术中注意观察病人心理状况，经常安抚病人，并避免不良语言的刺激。

（三）术后护理

1. 按血管性介入术后护理常规。连续心电监护，密切监测生命体征。

2. 严密观察有无术后心绞痛，观察血压、脉搏等情况及病人有无腹痛等主诉。

3. 严密观察穿刺局部有无出血、淤血、血肿、穿刺肢体动脉搏动和血运情况。

4. 术后卧床休息，经股动脉途径的病人平卧位休息，术肢伸直或略外展，必要时以约束带约束以防止鞘管扭曲、断裂或出血。拔管后以弹力绷带包扎，沙袋压迫 6~8 小时，术肢制动 24 小时，咳嗽、打喷嚏时以手按压局部，防止出血和血肿的发生。股动脉穿刺处放置动脉压迫止血器，病人需卧床休息 6~8 小时，无特殊情况可下床活动。卧床期间注意活动脚趾，做足背操，避免深静脉血栓形成。可以使用气垫床或腰部垫软枕等方法避免术后卧位带来的腰痛。经桡动脉手术者无需严格卧床，术肢自然放松放置，适当做手指运动，但手腕不宜活动。

5. 指导病人进流质饮食，根据造影剂的剂量适当补液和饮水，以帮助造影剂排出，建议病人术后 4 小时内饮水 400~600ml。尿潴留病人给予诱导排尿，无效时遵医嘱导尿。

6. 并发症的观察及护理

（1）心律失常：多与导管在冠状动脉口反复刺激导致冠状动脉痉挛和造影剂在血管内滞留有关。在造影过程中嘱病人用力、有效地咳嗽，可加快造影剂从冠状动脉排出，从而缓解症状。

（2）心肌梗死：多与导管堵塞冠状动脉时间较长、冠状动脉痉挛、血栓形成或栓塞以及导管直接造成冠状动脉内膜撕裂和夹层形成有关。持续肝素化，操作时务必轻巧，尽量降低冠状动脉内注射造影剂的次数。术中、术后出现心前区的疼痛应立即记录心电图，并做对比，发现异常及时处理。

（3）出血、血肿：穿刺不当、拔出鞘管后压迫止血不当、肝素用量过大、术后过早下床活动均可引起穿刺部位出血和血肿，预防的关键在于严格、规范、准确的穿刺方法和拔管止血方法，严格肝素用量。术后不宜过早下床活动。

（4）造影导管嵌顿：可因冠状动脉痉挛、冠状动脉开口病变、导管插入过深引起，严重时导致室颤。护士应在造影过程中密切观察心电图波形，发现室颤立即给予电除颤。

（5）冠状动脉开口夹层：由于操作不当，导管直接损伤冠状动脉内膜引起，尤其是左主干夹层非常危险，一旦夹层扩大或血栓形成造成血管闭塞，病人可迅速死亡。

（6）假性动脉瘤：一般易发生在冠状动脉造影后一至数天内，表现为穿刺部位的搏动性肿块（图11-2），处理不当可不断扩大并压迫周围软组织及血管、神经，引起疼痛及股神经损伤，甚至瘤体破裂引起大出血。

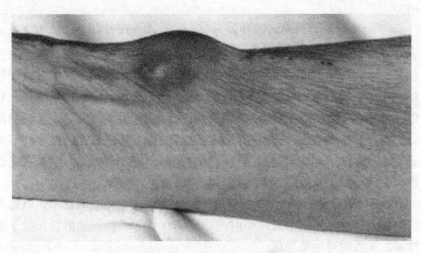

图 11-2　桡动脉假性动脉瘤

（7）血管迷走反射：多发生在股动脉穿刺和术后拔出鞘管时，发生的比例为3%～5%，可表现为大汗、面色苍白、恶心、呕吐、心率减慢、血压下降。发生的原因主要与精神紧张、疼痛、低血容量有关。预防的关键主要是消除病人紧张、焦虑情绪，减轻疼痛刺激，严密心电、血压监测，及时补充血容量，另备阿托品、多巴胺等急救药品。

（8）尿潴留：术前未训练床上排尿，术后病人不习惯床上排尿引起。预防的方法是术前训练病人床上排尿，做好心理疏导，消除病人紧张心理。发生尿潴留时可给予温水冲洗会阴部、听流水声、按摩膀胱区等，必要时行无菌导尿。

（四）出院宣教

1. 注意生活规律，早睡早起，劳逸适度，防止受凉，预防感染，避免情绪激动。

2. 适当运动 恢复期病人不宜长期卧床，因长期静止不活动会使冠状动脉脂质沉积加重，管腔更加狭窄，会加速病情发展。可进行广播体操、散步、扩胸运动、深呼吸运动、气功、自我按摩等活动，但需在医生指导下，选择 1~2 种锻炼方式，切忌盲目进行。

3. 饮食指导

（1）严格控制体重，体重超重者，要低热量饮食，限制糖类，食用富含蛋白质的豆类及其制品、瘦肉、鱼虾等，热量控制在每天 2000~2200kcal。

（2）多吃水果、新鲜蔬菜，尤以苹果、橘子、西瓜、茄子、鲜藕、大白菜、菠菜等为宜。适当吃些食用醋，可软化血管，减少心绞痛发作。

（3）避免进食高脂肪、高胆固醇食物，如蛋黄、肥肉、内脏，过多动物性脂肪或富含胆固醇的食物可引起高血脂和动脉粥样硬化。减少刺激性饮食，如胡椒、洋葱、浓茶、咖啡等。

（4）避免暴饮暴食、过饱过饥，纠正偏食的不良习惯。

（5）戒烟可减少和防止心绞痛的发生。烟中的一氧化碳和尼古丁可使血管收缩、血压增高、心率增快、心脏负担加重，同时还可以使心肌易于激惹，诱发心律失常。吸烟越多，对心脏的损害愈严重，当出现严重心律失常如心室纤颤时，则可导致猝死。

（6）减少醇类饮料，如高度白酒、烈性酒，可少量饮啤酒、黄酒、低度酒。过量饮酒和长期嗜酒，可使心脏弹性和收缩力减低，血管壁脂肪物质堆积，发生管腔变窄，管壁不光滑等变化；如果长期大量喝啤酒，会使心脏扩大，产生"啤酒心"；大量酗酒或长期饮酒还可引起酒精性心肌炎；晚期心脏病人饮酒，易促使心功能代偿失常，引起心力衰竭。

（武　婷　肖书萍　唐晓艳）

第二节　冠状动脉腔内成形术和支架植入术

经皮腔内冠状动脉成形术（percutaneous transluminal coronary angioplasty，PTCA）（图 11-3），是使用经皮穿刺外周动脉的方法将球囊导管沿主动脉逆行送入冠状动脉病变部位，利用加压充盈球囊的机械作用，直接扩张狭窄的冠状动脉，从而增加血管内径，改善心肌缺血，达到缓解症状和减少心肌梗死发生的目的（图 11-4）。其后发展了经冠状动脉内旋切术、旋磨术和激光成形术等，1987 年开发了冠状动脉内支架植入术，这些技术统称为冠状动脉介入治疗（PCI）（图 11-5）。

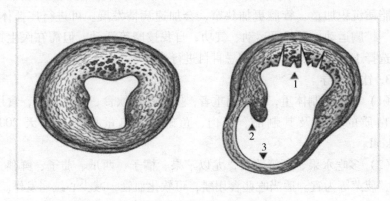

图 11-3　PDCA 的作用机制

注：右图为左图经 PDCA 后的结果：1. 斑块碎裂；2. 内膜与中膜分离；3. 无斑块血管壁的扩张。

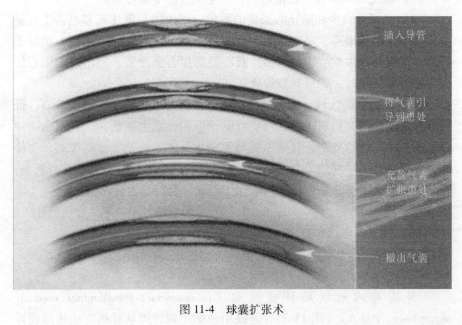

图 11-4　球囊扩张术

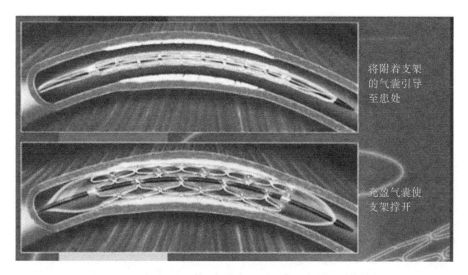

将附着支架
的气囊引导
至患处

充盈气囊使
支架撑开

图 11-5　支架植入术

一、概述

冠状动脉粥样硬化性心脏病（coronary atherosclerotic heart disease）简称冠心病，是因冠状动脉循环改变引起冠状动脉血流与心肌需求间不平衡而导致的心肌损害，故又称缺血性心脏病。本病多见于 40 岁以上男性与绝经期后的女性，脑力劳动者较多。主要危险因素为高血压、高脂血症、糖尿病、吸烟、冠心病家族史等。冠心病可由功能性改变和器质性改变引起，功能性改变是指冠状动脉痉挛导致冠状动脉动力性狭窄，器质性改变是指冠状动脉粥样硬化导致冠状动脉的固定性狭窄。无论是动力性改变还是器质性改变，当冠状动脉管腔狭窄达到或超过其直径的 50% 时，即可出现临床症状。由于冠状动脉狭窄的支数和程度的不同，其临床症状也有不同。

目前治疗方法有药物治疗、经皮冠状动脉腔内成形术和支架术介入治疗，严重者可考虑进行外科搭桥手术。PTCA 技术至 20 世纪 80 年代以来广泛应用于冠心病的治疗，单纯 PTCA 术后血管的再闭塞及狭窄率达 30% 以上，在此基础上的支架植入术使再闭塞和再狭窄发生降至 10% ~ 20%。其治疗效果比药物可靠，比心外科冠脉搭桥术简便且创伤小，已成为治疗冠心病的重要手段。

二、介入治疗的适应证和禁忌证

（一）适应证

1. 各种类型的心绞痛。

2. 有充分证据说明部分心肌缺血面临危险的左心功能不全。

3. 心肌梗死（包括急性的和陈旧性的），旁路术后的再狭窄。

4. 冠脉搭桥后心绞痛再发。

5. PTCA 或者支架术后再狭窄。

6. 高龄心绞痛病人。

7. 新近完全阻塞（<6 个月），经核医学证实有存活心肌，冠状动脉造影显示远端血管侧支循环充盈者或病变等。

（二）禁忌证

1. 绝对禁忌证　冠状动脉病变狭窄程度小于50%。

2. 相对禁忌证

（1）严重弥漫性粥样硬化病变的多支血管病，左冠状动脉主干狭窄大于50%。

（2）陈旧性完全阻塞病变。

（3）无外科搭桥术条件的病人，因为发生严重血管并发症时无法进行紧急旁路移植术。

（4）严重心功能不全、病人存在未控制的感染。

（5）凝血功能障碍者或有不宜抗凝治疗的其他疾病。

（6）近期出现过脑出血，消化性溃疡出血。

（7）血管内径小于 2.5mm。

三、介入治疗

1. 病人准备　常规血管性介入术前检查；做血、尿常规及肝肾功能检查；出、凝血时间检查；血小板、血沉检查；运动试验检查等。

2. 器械和物品准备（图 11-6、图 11-7）　除冠状动脉造影所需要物品外，还需准备导引导管、导引导丝、直径不同的球囊导管、匹配的支架、血管成形术三件套、充盈压力泵等。备临时起搏器。除血管性介入常用药外，另备欣维宁、硝酸甘油、阿托品、多巴胺、胺碘酮等抢救药。

3. 手术步骤　采用 Seldinger 技术经皮穿刺股动脉并放置动脉鞘，在导

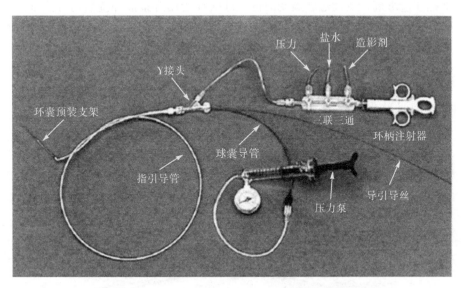

图 11-6 冠状动脉介入治疗常用器械与连接方法

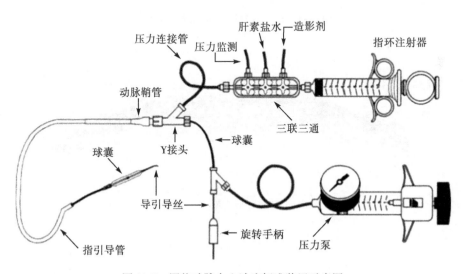

图 11-7 冠状动脉介入治疗标准装置示意图

引导丝的引导下，采用 CAG 操作技术将导引导管顶端送至狭窄处，在 DSA 下推注造影剂，明确冠脉病变部位。球囊导管用肝素液冲洗后与球囊加压装置连接，将导引导丝轻柔的插入球囊导管中心腔内，把已准备好的球囊导管和导引导丝一起经 Y 形连接器上的止血活瓣插入导引导管内，沿导丝将球囊向前推送并骑跨在狭窄处，加压充盈球囊以扩张病变，使冠状动脉管腔增大（图 11-8），然后球囊减压并回导管内，导引导丝留置数分钟，观察造影血管情况，如无血管并发症，扩张效果满意，则释放支架支撑冠脉扩张处（图 11-9），重复造影证实支架到位后，将导引导丝和导引导管撤出体外。股动脉鞘可保留术后 3 小时或次日拔除，人工加压止血后用股动脉压迫器包扎。桡动脉鞘管术后可拔除，给予桡动脉压迫器止血。

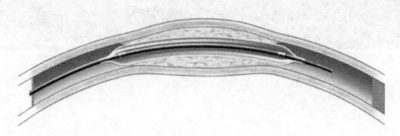

图 11-8　充盈球囊使冠状动脉管腔增大

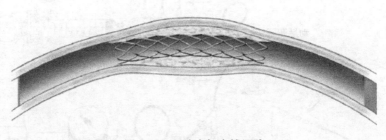

图 11-9　释放支架支撑冠脉

四、护理

（一）术前护理

1. 按血管性介入术前护理常规。

2. 心理护理　可利用图片给病人讲解手术的目的、方式及简要手术过程，使其配合治疗和护理，增强其战胜疾病的信心，消除对疾病的恐惧心理。列举成功的病例，增强病人对手术过程的信心，以赢得病人的最佳配合，保证手术顺利进行。

3. 术前常规检查　血常规、血型、凝血功能、血生化检查等，描记12 导联心电图。

4. 术前 2 天对病人进行呼吸、屏气、咳嗽训练，以保证其在手术中顺利配合。进行床上排尿、排便训练，以更好地适应手术后卧床需要。

5. 术前口服扩血管药和钙拮抗剂药、抗凝药物等。

（二）术中护理

1. 氧气吸入，建立静脉通道。

2. 进行心电监护，严密监测生命体征变化。

3. 当指引导管进入冠状动脉时，因机械性刺激、插入过深或导管在冠脉内嵌顿，可引起冠状动脉痉挛，发生严重的心律失常；当球囊导管对狭窄的冠脉进行扩张时，扩张的球囊导管使冠脉血流暂时中断，导致心肌缺血，可引起心率减慢、房室传导阻滞、室早、室速等。因此，在手术过程中，要严密观察心电图变化，如 ST 段突然明显下移，病人自觉胸闷、胸痛应立即告知术者，停止操作，同时给予硝酸甘油 100～300mg 冠脉内推注。冠脉再通时可出现再灌注心律失常，严重的可发生室颤，应随时做好除颤准备。球囊扩张时还应观察冠脉内压力的变化，若压力明显下降或曲线不正常，伴随有心律失常，应及时提醒术者。

4. 随时检查各类导管连接固定是否完好、通畅，遵医嘱及时、准确给药，积极配合医生。

5. PTCA 手术时间较冠状动脉造影时间长，病人处于清醒状态，面对陌生的环境和器械，易产生紧张、恐惧心理，导管护士应及时做好解释安慰工作，给予语言和非语言的鼓励。

（三）术后护理

1. 按血管性介入术后常规护理。

2. 严密监测生命体征　术后护送病人回监护病房（CCU）进行连续的心电监护，随时观察病人有无频发的期前收缩、室速、房室传导阻滞等，观察 T 波及 ST 段等有无心肌缺血的改变，做好急救准备。

3. 严密观察术侧肢体血液循环及动脉搏动情况，按要求制动，并定时给予减压。

4. 遵医嘱准确使用抗凝药物，观察皮肤有无皮疹或瘙痒，预防过敏。

注意观察有无皮肤或穿刺部位淤斑、牙龈或者鼻腔出血，有无血尿或便血，观察意识情况，以防颅内出血。

5. 动脉鞘的护理　经股动脉途径 PCI 术后常需保留动脉内血管鞘 3~24 小时。

（1）注意动脉鞘的固定情况，防止因胶布过紧或动脉鞘脱落出现下肢血液循环障碍及出血。

（2）监测病人的血压、心率情况，拔除鞘管时约 3% 病例发生迷走神经反射，病人可出现心率减慢、血压下降、面色苍白、心律失常等反应。因此，拔管时要保持静脉通道通畅，备齐抢救药品，如阿托品、多巴胺等。

（3）拔除动脉鞘管前向病人简单介绍拔管的方法及注意事项，以减轻病人的紧张情绪。

（4）拔管时动作要轻快，拔出后按压 15~20 分钟，用绷带加压包扎。沙袋加压 6~8 小时，术肢制动 24 小时，观察伤口处有无渗血，足背动脉搏动是否良好，防止下肢动脉血栓形成。

6. 并发症观察及护理

（1）急性血管闭塞：多发生在术中和术后短时间内，由冠状动脉痉挛、血栓形成、内膜撕裂或者三者合并存在。可使用硝酸甘油 100~300mg 冠脉内直接推入可缓解，如为血栓形成的急性闭塞，在球囊扩张后可予冠脉内注入适量尿激酶，如由内膜撕裂所致，迅速送入原球囊到闭塞段重新进行 PTCA。必要时请胸外科急诊手术抢救。

（2）亚急性血栓：支架植入术后 2~4 天易出现亚急性血栓，术后如出现剧烈胸痛伴心电图 ST 段改变应疑有血栓出现。为防止冠脉内血栓形成，除术中经导管注入肝素 5000U 达到全身肝素化外，术后仍需抗凝治疗。

（3）冠状动脉痉挛：大部分痉挛可由药物缓解，但部分可导致心肌梗死。术前和术中适时给予硝酸甘油可预防。

（4）内膜撕裂：发生率为 25%~60%。且与病变的复杂程度有关，可由各种器械引起，可发生在病变处，也可发生在病变远端或者近端。术中要选择合适的球囊，并注意手法要轻柔。轻度撕裂可不处理，注意观察病人胸闷情况，重者紧急冠脉搭桥手术。

（5）出血、血肿：穿刺不当、拔出鞘管后压迫止血不当、肝素用量过大、术后过早下床活动均可引起穿刺部位出血和血肿，预防的关键在于严格、规范、准确的穿刺方法和拔管止血方法，严格肝素用量。术后不宜过早下床活动。

（6）对比剂肾病和过敏：术前正确评估病人的病情和危险因素，抽血查肾功能。术中尽量减少对比剂的用量，术后适当增加饮水量促进排尿或给予水化治疗。严重肾功能不全者术后可直接行血液透析治疗。

（7）尿潴留：术前未训练床上排尿，术后病人不习惯床上排尿引起。术前训练病人床上排尿，并做好心理疏导，消除病人紧张心理。发生尿潴留时可给予温水冲洗会阴部，听流水声，按摩膀胱区，必要时行无菌导尿。

（8）肠梗阻、深静脉血栓形成、直立性头晕：由于病人长期卧床所致。鼓励病人术后 24 小时下床活动。

（四）出院宣教

1、2、3 同第二节冠状动脉造影术。

4. 遵医嘱坚持服用抗凝药物，可有效防止术后再狭窄。

5. 定期复查　PTCA 及支架术后 3~6 个月易引起再狭窄，应注意有无胸痛发作，如出现心肌缺血症状随时复查。

6. PTCA 术后注意休息，逐渐增加活动量，切不可操之过急。多数 PTCA 成功的病人可恢复工作。

7. 应积极预防和治疗动脉粥样硬化。

（武　婷　肖书萍　唐晓艳）

第三节　心脏起搏器植入术

心脏起搏器植入技术是心律失常介入性治疗的重要方法之一，根据应用的时间可分为永久性起搏器植入术和临时心脏起搏两种。

心脏起搏器是一种医用电子仪器，由脉冲发生器和起搏电极导线组成（图 11-10）。它通过发放一定形式的电脉冲，刺激心脏，使之激动和收缩，即模拟正常心脏的冲动形成和传导，以治疗由于某些心律失常所致的心脏功能障碍（图 11-11）。起搏治疗的目的就是通过不同的起搏方式纠正心率和心律的异常，以及左右心室的协调收缩。起搏电极导线植入主要有两种主要途径：一种是经心外膜途径，需全麻和外科手术；另一种是经静脉途径，送电极导线进入心内膜，只需局麻，必要时加用镇静剂，临床上常采用经静脉途径的方法，主要为锁骨下静脉（图 11-12）和头静脉。

穿刺前触摸锁骨全长及锁骨由内向外上的弓形转折点，皮肤穿刺点

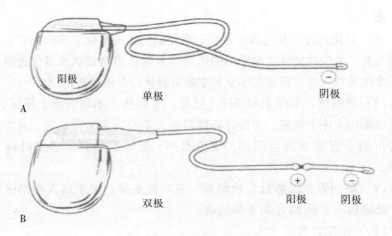

图 11- 10　起搏器及电极导线

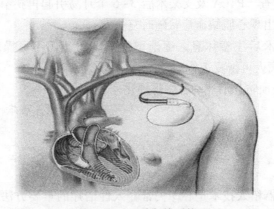

图 11-11　心脏起搏系统

（圆圈）通常在锁骨穿刺点向外、向下偏离 1~2cm。

随着电子计算机技术和生物医学工程技术日新月异的发展，起搏器的功能逐渐完善，新型起搏器不断问世。心脏起搏已从单纯治疗缓慢性心律失常，扩展到治疗快速性心律失常、肥厚梗阻型心肌病、扩张性心肌病、顽固性心力衰竭和神经介导性晕厥等领域，对降低病死率，改善病人生存质量起到积极作用。近年来，起搏器的储存和分析诊断功能不断完善，对心律失常的诊断和心脏电生理的研究也起到积极作用。

近年来，我国植入起搏器的数量逐年递增，植入种类和途径也在逐年

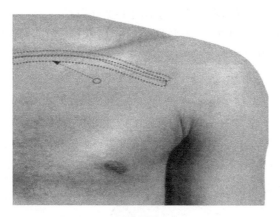

图 11-12　皮肤穿刺点的体表位置

变化。心脏起搏概念的出现虽然只有短短 50 多年的时间，但是在心律失常治疗领域取得了飞速发展。除了对明确的病态窦房结综合征和房室传导阻滞有肯定的治疗效果外，一些非心动过缓型疾病如充血性心力衰竭、肥厚型梗阻性心肌病也列入起搏治疗适应证范围。植入性心律转复除颤器（implantable cardioverter defibrillator，ICD）和心脏再同步化治疗的问世更使起搏治疗适应证的范围进一步扩展。目前，随着起搏工程技术的不断发展，起搏器不仅具有起搏功能，而且能记录心脏活动情况以便医生诊断疾病和调整起搏参数。

永久性起搏器植入术

一、概述

永久性起搏器植入术（permanent cardiac pacemaker implantation）是通过皮下埋植心脏起搏器，起搏器产生电脉冲经过起搏电极导线传送至心脏，刺激心脏激动和收缩，以治疗某些心律失常所致的心脏功能障碍的一种方法。

永久性起搏器根据电极导线植入的部位不同可分为单腔起搏器、双腔起搏器和三腔起搏器。单腔起搏器将一根电极导线放置于一个心腔，如右心室（心尖部）或右心房（右心耳）（图 11-13）。双腔起搏器有两根电极导线分别置于心房和心室进行房室顺序起搏治疗（图11-14）。三腔起搏器电极导线的放置方法根据治疗目的不同主要分为双房+右室、右房+双室两种。双房+右室（图11-15）主要用于治疗房室传导阻滞合并阵发性房颤，右房+双室主要用于治疗扩张性心肌病、心力衰竭，以协调房室和（或）室间活动，改善心功能。

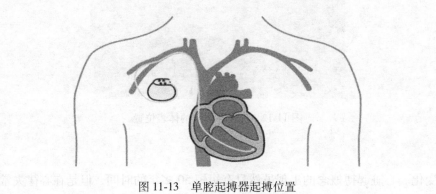

图 11-13　单腔起搏器起搏位置

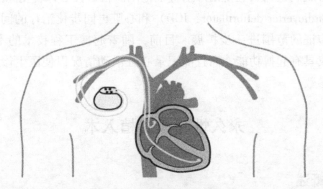

图 11-14　双腔起搏器起搏位置

心脏起搏器的植入部位已从单腔发展到双腔、三腔、甚至四腔。功能也从固律（率）型发展到按需型、生理型及自动化型。永久起搏器使用时间担保期一般为7~8年，ICD平均3~5年（表11-1）。

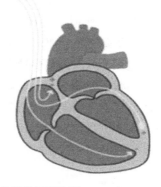

图 11-15　三腔起搏器起搏位置

表 11-1　北美心脏起搏和电生理学会/英国心脏起搏和电生理组织的起搏器 NBG 代码

第一位 起搏心腔	第二位 感知心腔	第三位 感知后反应方式	第四位 程控/功能	第五位 其他
	O 无	O 无	O	略
A 心房	A 心房	I 抑制	P 简单程控	
V 心室	V 心室	T 触发	M 多项程控	
D 心房+心室	D 心房+心室	D 双重（I+T）	C 遥测	
S 心房或心室	S 心房或心室		R 频率调整	

　　起搏器识别：第一位字母表示起搏的心腔，第二位字母表示感知的心腔，第三位字母表示感知后的反应或起搏器感知自身电活动后的反应方式，第四位字母表示起搏器的可程控性或频率适应性，目前该位字母常单独被用来标明是否具有频率适应性功能，第五位字母表示抗心动过速功能。

　　第一代起搏器为频率固定型起搏方式（VOO），第二代起搏为按需型起搏方式（VVI），第三代为生理型起搏方式（DDD 或具有变时性功能的 DDDR），第四代为自动化起搏，自动化起搏的起搏器工作的各项参数自动调整，不经随访就能获得最佳的血流动力学治疗效果。

二、介入治疗的适应证和禁忌证

传统的心脏起搏治疗主要针对缓慢性心律失常，治疗的适应证主要是"症状性心动过缓"。所谓"症状性心动过缓"是指直接由于心室率过于缓慢导致心排血量下降，重要脏器及组织尤其是大脑供血不足而产生的一系列症状，如一过性晕厥、先兆性晕厥、头晕、黑矇等；长期的心动过缓也可引起全身性症状，如疲乏、运动耐力下降以及充血性心力衰竭等。

心动过缓的程度是确定是否需要起搏治疗的指征之一，通常认为症状性（如头晕）心动过缓，如心率<40 次/分为起搏治疗的指征。如果病人清醒时窦性停搏的时间超过 3 秒，且出现与心动过缓相关的症状时，通常也需要起搏。

（一）适应证

1. 伴有临床症状的任何水平的完全或高度房室传导阻滞。

2. 束支-分支水平阻滞，间歇发生二度 II 型房室阻滞，有症状者。

3. 房室传导阻滞　包括有症状的房室传导阻滞和窦房传导阻滞，心室率<40 次/分，需使用药物维持心率者。

4. 慢性双束支和三束支阻滞。

5. 病态窦房结综合征：心室率<40 次/分，窦性停搏≥3 秒。

6. 起搏治疗心动过速。

7. 动脉窦过敏和恶性迷走反射综合征。

8. 肥厚性心肌病和扩张性心肌病。

（二）禁忌证

无绝对禁忌证。相对禁忌证为：

1. 感染性疾病。

2. 严重肝肾功能不全。

3. 严重水、电解质及酸碱平衡紊乱。

三、介入治疗

（一）病人准备

常规心脏介入术前检查，包括血、尿常规、肝肾功能、血型和出凝血功能检查、心电图和动态心电图检查、X 线检查等。

（二）器械和药品准备

1. 心血管介入物品、起搏器、电极导线、电生理记录仪、起搏器测试仪、程控仪等。

2. 急救物品和用物　备阿托品、1%利多卡因、1%异丙肾上腺素、硝酸甘油、庆大霉素、75%酒精、1kg沙袋、除颤监护仪、吸氧吸痰装置等。

（三）手术步骤

锁骨下静脉入路是临床最常用的方法。其他入路还有右颈内静脉入路、腋静脉入路、头静脉和颈外静脉入路。

病人取平卧位，双臂置于身体两侧，双肩平展，常规消毒。局部麻醉后，切开胸大肌皮肤达表层筋膜，做钝性分离制作皮下囊袋，将左锁骨外侧段下沿三角肌胸大肌沟切开寻找头静脉。在X线透视下，利用电极导管内导丝钢丝的塑形，将电极导线从头静脉、锁骨下静脉或颈内静脉送至右心室心尖部并嵌入肌小梁中，以X线正、侧位显示电极导管处于正确位置后，取出导引钢丝，用起搏分析仪检测起搏器参数是否符合要求，嘱病人深呼吸、咳嗽，观察电极位置、心电图形态及起搏电压阈值无变化后，在静脉切口处缝扎固定电极导管。将起搏器植入囊袋，通过皮下隧道将起搏电极导管引入囊袋，与起搏器连接并拧紧固定螺丝，分层缝合皮肤切口，敷盖消毒纱布，7天后拆除缝线。使用双腔起搏器需将心房起搏电极导线顶端置于右心房，心室起搏电极置于右心室。三腔起搏时如为双房起搏则左房电极置于冠状窦内，若为双心室起搏时，左室电极经过冠状窦放置于左室侧壁。

四、护理

（一）术前护理

1. 关心鼓励病人，为病人讲解手术目的、方式及配合要点，使其对手术过程有所了解，增强其对手术的信心。

2. 抗生素过敏试验。

3. 术前1天皮肤准备　范围包括颈部、左前胸、腋下皮肤。上及下颌，下及剑突；内至胸部正中线，外至腋中线。目前认为，术前1小时内进行皮肤准备有助于减少术后感染的发生。嘱病人洗澡，更换干净衣服。

4. 建立左上肢静脉留置针通道。

5. 安装ICD起搏器者术前4~6小时禁食水。

6. 术前停用抗凝药两个半衰期以上，糖尿病病人术日晨暂停8∶00降糖药。

7. 术前1天训练病人床上大小便，必要时留置尿管，术前排空膀胱。

8. 术前3~5天停用阿司匹林等对凝血和止血有影响的药物，以免增加术后起搏器囊袋内出血及感染的发生率。

9. 指导病人进低脂、易消化、清淡的饮食，保证良好的休息和睡眠。

（二）术中护理

1. 连接心电监护，严密监测病人心率、心律、呼吸、血压变化。心电监护电极避免贴于左上胸，除颤器处于备用状态。

2. 加强术中巡视和观察，主动询问并重视病人主诉。起搏器电极插入并通过三尖瓣环时，会发生频发的室性期前收缩或短阵室性心动过速甚至室颤，应严密监测。术中严密观察病人有无肺栓塞、脑栓塞及心脏穿孔导致心包填塞的表现，备好心包穿刺用物等急救用物，预见性做好抢救准备。

3. 观察病人精神状态，经常安抚病人，做好解释工作，使其能顺利配合手术。

4. 记录病人术中基本情况及所测的各项起搏参数。

（三）术后护理

1. 术后 3 天卧床，术肢勿过度活动，不宜做外展运动，以防电极脱位。避免右侧卧位，可略向左侧卧位并将床头抬高 30° 左右，勿用力咳嗽，如咳嗽应用手按压伤口，必要时给予止咳药。进流质易消化饮食，衣着宜舒适宽松。3 天后可下床活动。

2. 严密监测生命体征的变化，连接心电监护 24 小时，常规描记 12 导联心电图，监测脉搏、心律、心率及心电图变化以及起搏器起搏、感知功能。若脉搏、心率超过或少于预置心率的 5 次/分以上，即为异常；若脉搏、心率<40 次/分，要警惕阿-斯综合征的发生。术后常规测量血压，如发现不明原因的低血压，应警惕心肌穿孔、心脏压塞的可能，做好抢救准备。观察体温变化，常规使用抗生素 5~7 天预防感染。术后 3 天体温一般<38.5℃，如持续发热，应考虑感染的可能。

3. 局部伤口以 1kg 沙袋压迫 6~8 小时，观察伤口有无渗血、出血、血肿及皮肤温度、颜色及囊袋积液情况。保持穿刺部位清洁干燥，每日更换敷料，术后 7 天拆线。

4. 并发症的观察和护理

（1）出血：术后若囊袋出血，可做穿刺抽吸，必要时打开创口清除血肿及止血，但需严格无菌操作。

（2）感染：术后常规应用抗生素预防感染，若发生感染，除有效使用抗生素外，局部可切开引流，或取出囊袋进行清洗，对起搏器进行消毒后再植入。

（3）电极导线脱位：重新安置起搏器电极导管。

（4）皮肤压迫性坏死：对于体质消瘦或胸部皮下脂肪少的病人，起搏器埋藏部位局部皮肤张力大，易引起组织缺血缺氧坏死，影响伤口愈合，以致起搏器移位漏出皮肤，应注意观察。

（5）起搏器综合征：安置 VVI 起搏器后发生头晕、晕厥、乏力、低血压、心功能不全等症状，但起搏器功能正常者，称起搏器综合征。发生的原因有长期心室起搏者心室充盈量下降、心排血量下降，或房室失去顺序活动及发生心电活动的房室逆转。可通过启动起搏器的滞后功能，尽量增加自身心律，如有必要，可改用 DDD 或 AAI 等房室顺序起搏方式。

（四）出院宣教

1. 指导病人妥善保管和随身携带记录有病人姓名、年龄、住址、单位、起搏器安装信息的起搏器卡，以便发生意外时及时抢救。

2. 教会病人自测脉搏，出现脉率明显改变（比设置频率低 10%）或再次出现安装起搏器前的症状时应及时就医。

3. 注意休息　植入起搏器一侧的肢体避免做过度用力或幅度过大的动作，避免做伸展、提举和突然的提拉活动，以免影响起搏器功能和使电极脱落。恢复期应逐渐增加手臂活动的力度和幅度。

4. 保持起搏器部位皮肤的清洁、干燥，衣服宜宽松，防止摩擦。洗澡时勿用力揉搓起搏器及导管部位的皮肤，也勿抚摸、移动、打击或撞击皮肤下的起搏器。

5. 避免接触、靠近强磁场和高压电场所，放置和使用移动电话时注意将移动电话与起搏器距离保持在 20cm 以上，但家庭用电一般不影响起搏器工作。

6. 饮食指导　忌饮酒，勿饱食，饮食应清淡、低脂、营养丰富。

7. 活动指导　规律运动，量力而行锻炼身体。植入起搏器 2 周内勿高举手臂，6 周内勿游泳、打高尔夫球、网球、提重物。6 周后可进行一般的活动，但应避免接触性运动（篮球、足球等）和有剧烈震动的运动（骑马、碰碰车等）。

8. 定期复查，测定起搏器功能　出院后 2 个月内每周随访，半年内每 3 月随访 1 次，半年后若情况稳定可改为半年随访 1 次，接近起搏器使用年限时应将随访时间缩短，并及时更换起搏器电池。

临时心脏起搏

一、概述

临时心脏起搏是将电极导线经外周静脉（股静脉或锁骨下静脉）送至右心室心内膜，将临时起搏器置于体外发放脉冲电流来刺激心脏起搏，是治疗严重心律失常的有效措施，也是心肺复苏的急救手段，应用时间为1~2周，一般不超过1个月。临时心脏起搏可采用不同的电刺激途径，有经静脉起搏、经皮起搏、经食管心脏起搏、经胸起搏和外科术后心外膜起搏等，目前常用经静脉起搏。根据需要临时心脏起搏的缓急程度，可分紧急临时心脏起搏和择期临时心脏起搏。前者主要用于因突发心动过缓所致脑供血不足、晕厥等情况，以保证在最短时间内恢复正常的心率以保证重要器官供血。择期临时心脏起搏则主要是预防性或保护性应用。

二、介入治疗的适应证和禁忌证

（一）适应证

主要适用于需紧急心脏起搏，病情可能恢复的病人。

1. 急性心肌梗死伴严重房室传导阻滞、束支阻滞或心动过缓伴循环不良症状。急性心肌梗死时，由于心肌缺血，可导致窦房结、房室结功能障碍或传递阻滞，病人可出现血流动力学改变，此时置入临时起搏器，可避免心肌缺血的进一步加重，防止晕厥的发生。

2. 频率缓慢的心室逸搏、有症状的二度或三度房室传导阻滞。

3. 病窦综合征。

4. 严重房室传导阻滞。

5. 安置永久性起搏器前或在更换永久起搏器时做紧急过渡性起搏。

6. 心脏骤停。

7. 具有心律失常潜在危险的病人，要施行外科手术时作为保护性措施。

8. 某些电生理的研究。

（二）禁忌证

因临时心脏起搏一般用于抢救和保护性应用，故无绝对禁忌证。但严重低温所致的心动过缓者在心脏起搏时偶尔会发生室颤且难于复律，故建议先保暖升温，如无改善再慎重考虑起搏。

三、介入治疗

1. 病人准备　常规心脏介入术前检查，包括血、尿常规、肝肾功能、血型和出凝血功能检查、心电图和动态心电图检查、X 线检查等。

2. 器械和药品准备

（1）常规心血管介入物品、起搏器、电极导线。

（2）常规急救物品和用物，备利多卡因、庆大霉素、75% 酒精、1kg 沙袋、除颤监护仪、吸氧吸痰装置等。

3. 手术步骤　病人取平卧位，局部麻醉后，经股静脉或锁骨下静脉将双电极导管在 X 线引导下，经上腔或下腔静脉到右心房，通过三尖瓣到达右心室中部，将电极接触心内膜，然后将头端电极接负极，近端电极接正极，起搏器置于体外而起搏。电极导管的静脉入口需以缝线固定并敷盖消毒纱布。

四、护理

（一）术前护理

1. 心理护理　关心鼓励病人，为病人讲解手术目的、方式及配合要点，使其对手术过程有所了解，减轻病人焦虑不安。

2. 皮肤准备　择期临时起搏病人应准备会阴部及双侧腹股沟皮肤准备。

（二）术中护理

1. 连接心电监护，严密监测病人心率、心律、呼吸、血压变化。

2. 观察病人反应并询问其感受，重视病人主诉。

3. 观察病人精神状态，经常安抚病人，做好解释工作，减少病人担心，使其顺利配合手术。

（三）术后护理

1. 密切监测心电图和生命体征变化，术后持续监测和定期描记起搏器心电图，同时监测血压，观察起搏器的起搏与感知功能是否正常，检查起搏器脉冲发生器与导线连接是否固定，观察电池是否耗竭并及时更换。确定电极位置，起搏阈值太高，说明电极与心内膜接触不良。

2. 术后绝对卧床休息，取平卧位或左侧卧位，尽量减少穿刺部位活动，避免手术侧肢体屈曲和过度活动，防止电极移位、脱落或刺破右心室。

3. 术后加强局部护理，注意预防感染，保持穿刺入口处的起搏导管应尽可能固定不动，观察局部有无渗出或红肿热痛等现象，穿刺处每天更换敷料。

4. 术侧肢体应按时按摩，促进血液循环，防止静脉血栓的发生。

5. 观察有无导管移位、心律失常、心肌穿孔、血栓形成、感染等并发症的发生。

（武　婷　肖书萍　唐晓艳）

第四节　射频消融术治疗快速心律失常

射频消融术（radiofrequency catheter ablation，RFCA）是经外周血管穿刺、插管，将射频消融导管前端送至心腔内特定部位，利用射频电流在局部产生阻抗性热效应，使病变部位产生可控性的局部组织凝固性坏死而达到治疗快速心律失常的目的。

一、概述

正常心律起源于窦房结，成人频率60～100次/分，比较规则。窦房结冲动经正常房室传导系统顺序激动心房和心室，传导时间恒定（成人0.12～1.21秒）；冲动经束支及其分支以及普肯耶纤维到达心室肌的传导时间也恒定（<0.10秒）。心律失常（cardiac arrhythmia）指心律起源部位、心搏频率与节律以及冲动传导等任何一项异常。

按心律失常时心率的快慢，心律失常可分为快速性和缓慢性心律失常。心率缓慢（<60次/分）而规则的，以窦性心动过缓、2：1或3：1或完全性房室传导阻滞、窦房阻滞、房室交接处心律为多见。心率快速（>100次/分）而规则的，常为窦性心动过速、室上性心动过速、心房扑动或房性心动过速伴2：1房室传导，或室性心动过速。

心律失常的治疗包括发作时治疗和预防发作治疗。除病因治疗外，还可分为药物治疗和非药物治疗两方面。非药物治疗包括机械方法兴奋迷走神经、心脏起搏器、电复律、电除颤、射频消融术等。机械方法兴奋迷走神经的方法有压迫眼球、按摩颈动脉窦、捏鼻用力呼气和屏住气等。心脏起搏器多用于治疗缓慢心律失常，以低能量电流按预定频率有规律地刺激心房或心室，维持心脏活动。直流电复律和电除颤分别用于终止异位性快速心律失常发作和心室颤动。电除颤和电复律疗效迅速、可靠而安全，是快速终止上述快速心律失常的主要治疗方法，但并无预防发作的作用。

射频消融术采用射频电流作为消融的能量。射频电流是一种高频电磁波，导入心脏组织后，在局部产生阻抗性热效应，使局部组织细胞内外水分蒸发，导致干燥性坏死。主要用于治疗一些对药物治疗反应不佳的顽固性心律失常。其创伤范围小，与周围正常组织界限分明，因而并发症较少，操作时无需麻醉，更安全有效，自1991年引入我国以来，得到了迅速的发展与普及。

二、适应证和禁忌证

（一）适应证

1. 预激综合征合并阵发性心房颤动并快速心室率。

2. 房室折返性心动过速、房室交界区折返性心动过速、房性心动过速、典型心房扑动和特发性室性心动过速反复发作者、合并有充血性心力衰竭者、有血流动力学障碍者。

3. 非典型房扑，发作频繁、心室率不易控制者。

4. 不适当的窦性心动过速合并心动过速心肌病。

5. 慢性房颤合并快速心室率且药物控制效果不好、合并心动过速心肌病者进行房室交界区消融。

6. 手术切口折返性房速反复发作者。

7. 不适当窦速合并心动过速心肌病。

8. 发作频繁和（或）症状重、药物预防发作效果差的心肌梗死后室速。

（二）禁忌证

1. 显性预激无心动过速、无症状者。

2. 不适当窦速药物治疗效果好者。

3. 阵发性房颤药物治疗效果好或发作症状轻者。

4. 频发室性期前收缩，症状不严重，不影响生活、工作或学习者。

5. 心肌梗死后室速，发作时心率不快并且药物可预防发作者。

6. 妊娠期妇女。

7. 全身衰竭伴严重心功能不全者。

三、介入治疗

1. 病人准备　血管性介入常规检查，查血常规、凝血功能、肝肾功能等，对于并存器质性心脏病的病人对其心脏结构和功能进行全面检查，如超声心动图、食管电生理检查、心内膜标测、阻抗监测等。

2. 器械和药品准备　常规血管性介入准备；心电监护仪、除颤仪、氧气、吸引器、临时起搏器、心血管病常用的急救药品，如利多卡因、阿托品、异丙肾上腺素、地塞米松等。

3. **手术步骤**　在局麻下经皮穿刺右股静脉及左颈内静脉，分别置 4 根 4 极 6F 标测电极至高位右心房、右心室、希氏束及冠状静脉实行电生理检查。确定心动过速类型，标测靶点位置，将导管顶端固定在发生心动过速的异常兴奋点或导致心动过速的关键部位，然后发放射频电流，将这些异常兴奋点或关键部位消融掉，再送入大头电极导管消融。消融成功后观察 20 分钟，重复电生理检查，进一步判断旁道消融效果或房室结改良情况。若房室分离或未诱发阵发性室上性心动过速，即可拔出电极导管，穿刺点压迫止血后加压包扎。

四、护理

（一）术前护理

1. 按血管性介入手术术前护理常规。

2. **心律观察**　当心电图或心电监护中发现以下任何一种心律失常，应及时与医师联系，并准备急救处理。

（1）频发室性期前收缩（每分钟 5 次以上）或室性期前收缩呈二联律。

（2）连续出现两个以上多源性室性期前收缩或反复发作的短阵室上性心动过速。

（3）室性期前收缩落在前一搏动的 T 波之上。

（4）心室颤动或不同程度房室传导阻滞。

3. **遵医嘱调整术前用药**

（1）术前 3 天口服肠溶阿司匹林 50mg，每天 1 次。

（2）术前 4 小时开始禁食，术前半小时肌内注射地西泮 10mg。

（3）绝大多数病人术前应停用所有抗心律失常药物至少 5 个半衰期，少数术前心动过速频繁发作的病人，尽可能使用半衰期短的抗心律失常药物或通过非药物手段（如食管心房调搏）终止心动过速发作。部分预激综合征并发房颤且伴快速心室率的病人，术前口服胺碘酮（0.2g/次，每天 2 次，每周 1~2 次）可明显减少或避免术中因导管机械性刺激所诱发的房颤，便于手术顺利进行。

4. 由于射频消融术要经大腿上的血管进行，所以需术前 1~2 日练习床上大小便。

5. **心理护理**　病人对 RFCA 缺乏了解而产生精神紧张、恐惧不安情绪，护士应根据病人提出的问题及焦虑的原因，进行有针对性的解释和安慰，使其以平稳的精神状态配合手术。

（二）术中护理

1. 按血管性介入手术术中护理常规。建立静脉通路以便补液、静滴药物或注射抢救药物。

2. 密切监护病人的心电、血压和一般情况；由于导管在心腔内移动，对心房及心室壁产生刺激，可诱发心律失常，常见有房早、房颤、室早、室速、房室传导阻滞，及时发现并协助医师进行抢救。

3. 专人使用除颤器。

4. 给病人心理安慰，介绍手术的每一个步骤及可能出现的不适，消除不安情绪。

5. 协助医师完成电生理检查、心内膜标测、阻抗监测、心电和压力监测，准确无误做好测试记录。

（三）术后护理

1. 按血管性介入术后护理常规。

2. 持续心电监护，密切监测病人的心电、血压、体温、脉搏及呼吸等，每 4 小时测 1 次至正常。监测心率、血压和心电图改变以及双肺呼吸音改变；注意有无房室传导阻滞、室性心动过速、室颤等心律失常。经常询问病人有无心慌、气急、胸痛等心脏压塞症状，发现异常及时报告医生并积极协助抢救。

3. 病人术后回到病房后取平卧位，搬动时，托住病人臀部、背部，下肢与头部平直搬动。如为动脉入路者，嘱病人术后 6~8 小时内尽量减少穿刺侧活动。6~12 小时后可左右翻身，12~16 小时后方可下床活动，卧床期间注意活动脚趾，做足背操，避免深静脉血栓形成。如为静脉入路者，则平卧 4 小时后下床活动。可以使用气垫床或腰部垫软枕等方法避免术后卧位带来的腰痛。

4. 注意观察穿刺部位有无渗血、血肿　术侧肢体血运情况、皮温、皮色是否正常，观察足背动脉搏动情况。足背动脉搏动减弱或消失时，要立刻报告并处理。

5. 预防感染　注意观察体温的变化，防止心内膜炎的发生，术后遵医嘱用抗菌素静脉滴注 3~7 天。

6. 对于年老体弱的病人，应适当注意液体的补充，可有效防止低血容量性休克。

7. 并发症观察和护理

（1）急性心脏压塞：术中导管机械性刺激导致心脏破裂所致，病人表现为烦躁、淡漠、面色苍白，心率多为减慢、血压降低，透视下可见心影增大（或不增大）、搏动减弱或消失，严重者意识丧失、呼吸心跳停止；心脏超声可见心包积液和心脏压塞征。护士术中应密切观察病人的病情变化，协助医生进行抢救，立即行心包穿刺引流术，同时做好开胸手术修补术准备。

（2）肺动脉栓塞：主要发生在解除卧位开始活动时，栓塞范围小者症状轻、恢复快，大的栓塞很快导致呼吸心跳停止而丧失抢救机会。①护士应指导病人早期下床活动，仅穿刺股静脉者下肢限制活动不超过 6 小时、穿刺股动脉者不超过 12 小时；②有深静脉血栓高危因素者，如高龄、静脉曲张、栓塞史、肥胖、长期口服避孕药物等，可在血管包扎 2 小时后常规应用肝素预防血栓形成。

（3）迷走反射：因空腹时间太长、血容量不足、疼痛所致。可发生在术中和术后，表现为意识模糊、血压低、心率慢、甚至会有心音搏动消失，严重者会有呼吸、心跳骤停。遵医嘱静脉注射阿托品 1~2mg、补充血容量、使用升压药物如多巴胺。

（4）与血管穿刺有关的并发症：误穿锁骨下动脉、血/气胸、血肿、动静脉瘘、假性动脉瘤、动脉夹层、血栓形成及栓塞、损伤左冠状动脉主干。护士在密切观察病情的同时，遵医嘱给予溶栓等对症处理，并做好急诊手术的准备。

（四）出院宣教

1. 注意休息，劳逸结合，避免重体力劳动，适度活动，维持日常生活自理即可，待心功能恢复后再逐渐加大活动量，以保护心功能。

2. 保持环境清静，禁止喧哗、嘈杂；避免喜怒忧思等精神刺激，以免加重病情。

3. 严格按医嘱服用药，口服肠溶阿司匹林 3 个月，防止静脉血栓形成。

4. 饮食指导　给予高热量、维生素丰富、易消化的食物，有水肿者，宜低盐或无盐饮食，忌吃刺激性食物和药物，如辣椒、生姜、胡椒、烟、酒和大量饮浓茶、咖啡等，以免增加心脏负担。

5. 教会病人测量脉搏并记录，如发现异常应与医生联系。

6. 复诊　出院 3 个月内每 2 周门诊复查 1 次，如有不适随时到医院就诊。

（武　婷　肖书萍　唐晓艳）

第五节 主动脉内球囊反搏监护及护理

主动脉球囊反搏（intraaortic balloon pump，IABP）是一种以左心室功能辅助为主的循环辅助方式。通过放置在主动脉内的充气气囊，使动脉压在舒张期获得增益，增加心肌血流灌注；在下一个心动周期，心脏排血前，气囊放气形成的负压作用，使左心室排血阻力（后负荷）降低，左心室排血更充分，进而降低左心室收缩末期容量（前负荷）。经过上述两方面连续交替作用，使低心排血量导致的心肌低灌注和心脏负荷、心肌氧供以及氧耗的失衡得以纠正，心功能得以恢复。

一、概述

IABP 是重要的左心机械辅助装置，它能提高血压的舒张压，从而增加冠状动脉血液及心脏输出。技术的实现需要：IABP 机器+IAB 导管+压力换能器。双腔的 IAB 导管经股动脉穿刺逆行放置在降主动脉内，导管尾端与机器相连接，机器对球囊进行自动充放气循环（图 11-16）。IAB 球囊与心脏周期同步工作。IABP 应用于心源性休克、严重的血管病变需要行急诊介入治疗或外科手术者，亦可又或需要紧急转院前作稳定病情之用，现在更成为公认的抢救心力衰竭的重要方法之一，是医院急诊科、手术室、监

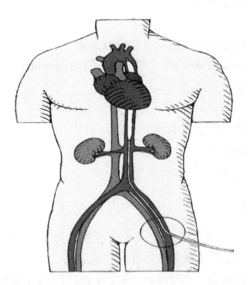

图 11-16　主动脉球囊反搏泵工作原理示意图

护病房内必备装置。

二、介入治疗的适应证和禁忌证

（一）适应证

1. 心脏外科直视手术后发生低排综合征经常规药物治疗药效不佳者。

2. 急性心肌梗死合并以下情况者　心源性休克、严重左心功能不全、室间隔穿孔、持续缺血性胸痛。

3. 心脏手术后脱机困难者，或者脱机后血压不能维持者。

4. 多支病变合并瓣膜病变拟行换瓣术的围手术期辅助循环。

5. 心脏移植手术的辅助治疗。

6. 预防性支持　严重的搭桥病人和复杂心脏病病人行非心脏手术。

（二）禁忌证

1. 绝对禁忌证

（1）中、重度主动脉关闭不全。

（2）主动脉夹层动脉瘤、主动脉瘤、窦瘤破裂。

（3）主动脉、大动脉损伤。

（4）全身出血倾向，脑出血者。

（5）严重周围血管病使气囊导管插入困难者。

（6）心脏停搏。

（7）严重低血压状况。

2. 相对禁忌证

（1）心率>160次/分，或频发期前收缩者。

（2）收缩压>180mmHg和（或）舒张压>120mmHg。

（3）严重贫血，血红蛋白<80g/L。

（4）肾功能不全。

（5）严重的凝血功能障碍。

（6）终末期心肌病。

（7）疾病终末期。

三、介入治疗

1. 病人准备　常规血管性介入术前准备，查血、尿常规、肝肾功能、出凝血时间、双侧髂外动脉及股动脉超声检查等。

2. 器械和物品准备　穿刺包、球囊导管、压力传导组、加压输液袋、反搏泵（包括电源系统、驱动系统、监测系统、调节系统和触发系统），多巴胺、肾上腺素、除颤仪等抢救药品及物品。

3. 操作步骤　连接心电和动脉压监测系统，将信号输入后启动反搏机。在 X 光引导下，经股动脉穿刺置入 IABP 导管，导入一个 30~50ml 的球囊，使 IABP 气囊远端标记达左锁骨下动脉开口远端 1~2cm 的降主动脉内。将气囊系统连接管内空气以抽负压方式吸出，连接反搏仪。触发反搏，可选择心电触发模式或者压力触发模式。根据大小适量充气，以免影响辅助效果。

四、护理

（一）术前护理

1. 按血管性介入术前护理常规。

2. 心理护理　了解病人心理状况，向病人及家属解释治疗的目的、方法和必要性，以取得配合。

3. 了解双侧股动脉以及足背动脉搏动情况。

4. 检查 IABP 是否正常工作，选择合适的气囊导管。

（二）术中护理

1. 密切监测生命体征，关注病人的主诉，如有无胸痛、胸闷、呼吸困难等症状，及时发现缺血、心律失常及栓塞表现，若发生上述症状应立即停止插管，给予对症处理。全程监测插管过程，协助医生选择合适导联触发反搏，使之与心动周期同步。

2. 固定导管与三通外连接管，术侧下肢术后保持伸直，弯曲不超过30°，以防导管打折、弯曲或脱位，保持气囊管道通畅。

3. 在穿刺过程中可能会发生如血栓形成、髂动脉内膜剥脱、循环梗阻、主动脉穿通等并发症。发现异常应立即停止操作并给予对症处理。

（三）术后护理

1. 病人在进行 IABP 治疗期间专人护理，记录生命体征 1 次/15~30 分钟，严密观察病人心率和心律的变化，观察肢体末梢循环状态和组织灌注状态，监测血压、中心静脉压，了解心功能的情况，指导输液治疗，及时处理心律失常。

2. 借助主动脉内球囊反搏泵连续监测心电监护，主动脉内压力监护，同时测量上肢无创血压每 30 分钟 1 次，观察体温、呼吸、尿量及颜色并记录。

3. 进行血气分析，观察电解质、酸碱情况和动脉血氧浓度，及时根据结果处理病情变化。

4. 密切观察并记录双下肢皮肤温度，皮肤颜色及足背动脉搏动情况，必要时行血氧饱和度监测，一旦发现下肢缺血及时报告医生处理。

5. 固定导管防止移位，必须用胶布和绷带妥善固定气囊导管，病人床头抬高应小于 30°，肢体保持平直以防导管扭曲、移位、脱出、打折、局部受压或缠绕过紧，在更换床单或搬动病人时应注意导管位置，密切观察主动脉内压力曲线的变化。用生理盐水 500ml 加入肝素 5000U 使用加压输液袋冲管，每小时 1 次，每次 10~15ml，每 12 小时更换一次肝素盐水。每日更换敷料，严格无菌操作，检查穿刺部位有无渗血、肿胀或分泌物，保持穿刺部位干燥和清洁。

6. 做好皮肤护理，定时协助病人翻身，做床上下肢功能锻炼，同时加强营养支持，增加机体抵抗力。

7. 并发症的观察和护理

（1）肢体缺血：严密观察有无下肢疼痛、足背动脉搏动情况、肢体皮肤温度和颜色变化，同时也应该注意有无偏瘫、血尿、胀痛、咯血等其他脏器动脉栓塞的临床表现。

（2）血栓形成：加强导管护理，保持管路通畅，防止发生管内阻塞。反搏过程中持续肝素稀释液（500ml 盐水注入 6250U 肝素钠，24 小时更换一次）冲管，必要时 3~5ml/h 加强冲管，以保持管路的通畅，并注意监测全血凝固时间。避免 IABP 泵停止>30 分钟带来的循环影响或血栓形成。

（3）感染、出血：按照无菌原则对插管部位进行包扎处理，将主动脉内球囊反搏导管纵行固定在病人的下肢，每日予以消毒、更换穿刺处敷料，并注意观察穿刺点附近有无红肿、出血、感染等。常规给予抗凝药物，观察伤口敷料有无渗血，导管有无脱位，出血多与手术止血不严、脱管、凝血机制紊乱及肝素用量过多所致，嘱患肢伸直制动。

（4）球囊破裂：严密观察球囊是否有破裂，通常表现为反搏波形消失，管内出现血液。严密观察压力波形图变化，一旦发生异常立即停止 IABP，通知医生及时处理。

（5）动脉破裂：表现为病人腰背疼痛，穿刺部位局部隆起，低血压，低血容量。一旦发生要快速输血维持血压，并行急诊手术修补。

8. 拔管及护理

（1）根据病人病情恢复情况，逐渐调整反搏比，由 1∶1（气囊充气∶心率）调整为 1∶2 或 1∶3。当病人心排血量增加，血压逐渐回升至平稳，心率、心律恢复正常，尿量增加，手脚温暖，病人一般情况良好，则可停机。

（2）在撤气囊导管前，气囊停止充气，排尽球囊内气体后，手指按压穿刺处上方，将气囊与鞘管一同撤出，并让动脉血冲出数秒，将可能附着在管壁上的血栓轻轻带出。拔管要在无菌操作下进行，可给予2%利多卡因局部麻醉，手法要轻柔，可减轻疼痛，减少血管迷走神经反射的发生。

（3）拔管时要严密观察病人血压、心率、心律，及时询问病人的感受，备好抢救药品，如阿托品、多巴胺等，如发现病人血压下降、心率减慢、面色苍白、出冷汗等迷走神经反射症状时，立即给予阿托品、多巴胺静脉推注，待血压、心律恢复正常。

（4）拔管后按压穿刺处15~30分钟，给予无菌敷料覆盖，弹力绷带加压包扎，砂袋压迫6~8小时，术侧肢体制动12小时。同时观察动脉及肢体皮肤温度、颜色以保证下肢血供，并注意保护皮肤，防止张力性水疱。拆除绷带后，触诊有无搏动性包块，听诊有无血管杂音。

（5）继续观察有无出血情况。

（武　婷　肖书萍　唐晓艳）

第六节　经皮二尖瓣球囊成形术

经皮穿刺二尖瓣球囊成形术（percutaneous balloon mitral valvuloplasty，PBMV）是经外周静脉穿刺、插管，将球囊导管经股静脉、下腔静脉由右心房经房间隔达到二尖瓣区并扩张二尖瓣膜，达到解除或减少左心房血流阻力的目的。PBMV是治疗风湿性心脏病二尖瓣狭窄的一项较新的技术。

一、概述

绝大多数二尖瓣狭窄（mitral stenosis）是风湿热的后遗症。极少数为先天性狭窄或老年性二尖瓣环或环下钙化。风湿性心脏病最早出现的症状为夜间阵发性呼吸困难，严重时端坐呼吸；极重者可产生肺水肿、咳嗽、咳粉红色泡沫样痰，常于睡眠或活动后加重，可伴有咳痰，痰中带血，咯血，随着病情进展，出现下肢水肿、尿少。体检可发现二尖瓣面容，口唇轻度发绀；心前区隆起，心尖部可触及舒张期细震颤，心界于第三肋间向左扩大。

正常二尖瓣质地柔软，瓣口面积 $4 \sim 6cm^2$。当瓣口面积减小为 $1.5 \sim 2.0cm^2$ 时为轻度狭窄；$1.0 \sim 1.5cm^2$ 时为中度狭窄；$< 1.0cm^2$ 时为重度狭窄。心脏瓣膜狭窄以往主要采取外科治疗。1984年日本心脏科医生 Inoue 首先将 PBMV 用于临床，因其方法相对简单、疗效可靠、创伤小、并发症

低，对适应证病人是理想的外科手术替代方法。

二、介入治疗的适应证和禁忌证

（一）适应证

1. 中、重度单纯二尖瓣狭窄，瓣膜无明显变形、弹性好、无严重钙化，瓣膜下结构无明显异常，左心房无血栓，瓣口面积 $\leqslant 1.5cm^2$，窦性心律。

2. 二尖瓣交界分离手术后再狭窄，心房纤颤，二尖瓣钙化，合并轻度二尖瓣或主动脉瓣关闭不全，可作为相对适应证。

3. 二尖瓣狭窄伴重度肺动脉高压，外科手术治疗危险性很大者，不宜换瓣者，也可作为 PBMV 的选择对象。

（二）禁忌证

1. 风湿活动期，未经系统抗风湿治疗；虽风湿停止活动但时间不足3个月。

2. 半年内有体循环栓塞史或左心房内有血栓，长期房颤服用抗凝药不足6周者。

3. 严重心律紊乱、心功能不全者。

4. 瓣叶明显僵硬、变形、严重钙化者。

5. 存在房间隔穿刺禁忌证，如主动脉根部瘤样扩张、房间隔修补术后、巨大右心房、心脏异位或严重移位等。

6. 近期内有心内膜炎。

三、介入治疗

1. 病人准备　常规血管性介入术前准备；心脏 X 线检查了解瓣膜钙化情况；超声心动图观察二尖瓣形态、功能、瓣口大小及左房是否有血栓。

2. 器械和药品准备　常规血管性介入准备；术前检查多导生理记录仪、除颤仪、临时起搏器等仪器性能是否完好；球囊扩张术用物，包括 Inoue 球囊导管、左房穿刺针、房间隔扩张管、球囊卡尺等；心血管病常用的急救药品，如利多卡因、阿托品、异丙肾上腺素、地塞米松、溶栓药物、心包穿刺包等。

3. 手术步骤　采用 Seldinger 技术，经右股静脉穿刺插管，行右心导管检查，观察各部血氧饱和度、肺动脉压、肺毛细血管嵌顿压以及测定心排出量，再行右心房造影，观察三尖瓣环、左心房及主动脉根部的相对解剖关系。穿刺股动脉，送入 5F 猪尾导管，测量主动脉及左心室压力以及血氧饱和度，再做左心室造影，观察二尖瓣有无反流，然后将 5F 猪尾导管后退至降主动脉，作为监测血压用。经右股静脉送入 Brockenbrough 穿刺针，穿刺房间隔。穿刺成功后，用 12~14F 扩张器扩张股静脉穿刺孔和房间隔穿刺孔（图 11-17），然后经导丝送入球囊导管（Inoue 球囊导管系统，图 11-18）至左房，退出导丝，测左房压。将指向导丝插入球囊导管，使球囊进入左室，推入造影剂，在荧屏连续监视下充胀球囊扩张二尖瓣口，扩张结束后。重复左右心导管检查，观察扩张的效果。

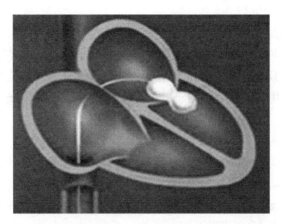

图 11-17　二尖瓣球囊扩张示意图，经右股静脉送入 Brockenbrough 穿刺针

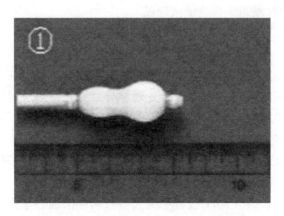

图 11-18　二尖瓣扩张用的 Inoue 球囊导管

四、护理

（一）术前护理

1. 按血管性介入术前护理常规。

2. 心理护理　病人对手术的方法、手术的成功率顾虑较多，存在紧张、恐惧心理。护士应耐心细致向病人讲解有关知识，说明手术的必要性、安全性、介绍手术的目的、方法、注意事项、术后效果等，消除思想顾虑，使其能顺利接受手术。

3. 减轻心脏负荷

（1）适当卧床休息，保证充足睡眠，避免过度疲劳。

（2）呼吸困难时，给予氧气吸入，可采取半卧位，减轻呼吸困难。

（3）鼓励病人多进食蔬菜和水果，以保持大便通畅养成良好的排便习惯，避免排便用力；便秘时给予开塞露或生理盐水低压灌肠，必要时给予缓泻剂。

（4）保持心情愉快，避免过度激动。

4. 饮食护理　病人可进高热量、维生素丰富、易消化的食物。但心衰病人的饮食要清淡，宜软食或半流质，少食多餐，忌暴饮暴食，限制钠盐摄入。严重心衰病人，要准确记录液体出入量，当出现水肿时，每日水的摄入量应控制在 1500ml 以下。

（二）术中护理

1. 协助病人取平卧位，穿刺侧下肢稍外展，充分暴露穿刺部位。

2. 建立静脉通道，保持输液通畅。

3. 监测病人生命体征及多功能心电监护的各项指标，及时发现并发症。

（1）急性心包填塞：是 PBMV 过程中最为严重的并发症，穿刺房间隔过程中穿破心房壁所致，如不及时处理常导致死亡，当房间隔穿刺针进入左房后应协助医生密切观察左房压力曲线及心电监护变化。同时注意观察病人面色、神态、呼吸，询问病人有无胸闷，测血压、脉搏，如发生心脏压塞应及时行心包穿刺或切开引流，必要时行紧急开胸心脏破口修补，闭式二尖瓣分离和心包切开引流术。

（2）心律失常：PBMV 过程中绝大多数病例出现心律失常，主要是由于导管的刺激作用，常见的有房性期前收缩、室性期前收缩、心房纤颤、阵发性室性心动过速、房室传导阻滞、甚至室颤等。其中较严重的是室性心动过速、高度房室传导阻滞和室颤，一般在机械刺激停止后可自行消失，无需特别处理。但室颤的发生主要与球囊嵌在二尖瓣口处时间过长有关，故术中球囊扩张时间一般应在 $5\sim8s$，若发生室颤，应尽快退回球囊，及时行电除颤或心脏按压。因此，术中必须认真做心电监护，有任何异常的心电异常均应及时提醒手术医生。

（3）急性左心衰：二尖瓣球囊导管对心脏的刺激、病人心脏基础功能较差以及手术创伤均可使心率加快，心排血量减少，从而诱发急性左心衰。术中如出现呼吸急促、烦躁、心率增快、满肺湿啰音等症状，立即给予高流量吸氧、镇静、利尿、强心、解痉、扩张血管等处理。

（4）急性肺水肿：行房间隔穿刺时如出现呼吸困难、大汗淋漓、心率增快应提醒手术医生停止操作，采取半卧位，给氧。及时遵医嘱应用吗啡、去乙酰毛花苷、呋塞米等药物，等病情逐渐好转、平稳后继续手术。

（5）二尖瓣反流：主要原因是术中机械性扩张刺激使腱索断裂致二尖瓣脱垂或瓣膜严重撕裂。每次扩张后立即协助医生听诊或做超声心动图，同时注意病人面色、呼吸改变，随时询问病人有无胸闷、气促等情况。如出现压力增高，V 波增大，提示有反流，应停止操作。对临床症状重且影响血流动力学状态者，需急诊行二尖瓣置换术。

（6）栓塞：多因术中肝素用量过小或未及时补充肝素有关，也可因球囊导管在左房内操作时间过长使心内膜损伤有关，故术中应及时提醒医生补充肝素。

（三）术后护理

1. 按血管性介入术后护理常规。

2. 24 小时内心电监护，监测心率、心律、呼吸、血压每小时 1 次，并做记录。

3. 穿刺部位护理　严密观察穿刺处有无渗血、渗液，保持穿刺处清洁无菌。

4. 并发症观察与护理

（1）体循环栓塞：主要是因导管的移动刺激致使血管内膜破损及心腔内附壁血栓脱落产生的。多为脑栓塞，其他栓塞部位依次为肠系膜动脉栓塞、冠状动脉栓塞、脾动脉栓塞等。①护士在术中、术后应密切观察病人的神志表情、术后足背动脉搏动情况及肢体远端皮肤颜色、温度、运动和感觉等；②对于原有房颤病史、年龄大、二尖瓣超声积分高的病人，术中应充分肝素化，操作时间>2 小时者，应提醒医生补充肝素。

（2）感染：有感染性心内膜炎、肺炎合并败血症、切口感染等。①术前、术后监测病人体温变化，术前病人如有呼吸道等感染症状，应提醒医生延迟手术；②手术室及手术器械严格消毒，术中认真执行无菌操作；③术后遵医嘱给予抗生素治疗；④术中、术后注意给病人保暖，保持病室清洁通风，控制探视。

（四）出院宣教

1. 注意休息，劳逸结合，避免过重体力活动。但在心功能允许情况下，可进行适量的轻体力活动或工作。

2. 保持平稳心态，因精神紧张，情绪激动会发生心动过速，增加心脏负担，造成心功能不全，应指导病人学会自我调节，保持良好心态。

3. 预防感冒，防止扁桃体、牙龈炎等；如果发生感染应及时到医院就诊；如需拔牙或作其他小手术，术前应采用抗生素预防感染。

4. 饮食指导

（1）给予高热量、维生素丰富、易消化食物，少吃高脂肪饮食，因脂肪饮食摄入后不易消化，会增加心脏负担，有时会引发心律失常，所以要少吃或不吃高脂肪饮食。

（2）心功能不全者应控制水分和钠盐摄入，进水每次不宜超过 500ml，食盐每日 2g 以下为宜；忌食用盐腌制品；服用利尿剂者应补钾或吃些含钾高的水果如橘子等。

（3）忌吃刺激性食物和药物，如辣椒、生姜、胡椒、烟、酒和大量饮浓茶，服咖啡因等，以免增加心脏负担。

5. 复诊　半年内每月复查一次，半年后每 3~6 个月复查一次，以便及时调整药物用量，及时发现并发症并及时处理。

（武　婷　肖书萍　唐晓艳）

第七节　动脉导管未闭堵塞术

动脉导管未闭堵塞术（transluminal closure of patent ductus arteriosus）是先行主动脉弓部造影，明确动脉导管未闭（patent ductus arteriosus，PDA）的形状、长短、部位后，将与之合适的闭塞器经外周静脉及右心房、室送至 PDA 处，堵塞左向右分流，达到阻断异常血流及通道的目的。

一、概述

PDA 是一种较常见的先天性心血管畸形，占先天性心脏病总数的 12%~15%，按其形态可分为管型、窗型、漏斗型。该病主要见于幼儿和儿童，男女之比为 1∶3，许多病人在儿童期没有症状。动脉导管原本系胎儿时期肺动脉与主动脉间的正常血流通道。由于胎儿时期肺没有参与呼吸，来自右心室的肺动脉血经导管进入降主动脉，而左心室的血液则进入升主动脉，故动脉导管为胚胎时期特殊循环方式所必需。出生后，肺膨胀并承担气体交换功能，肺循环和体循环各司其职，不久导管因废用即自行闭合。如持续不闭合，则构成病态，称为 PDA。

传统治疗以外科手术结扎或切断为主要治疗方法。1967 年 Porstman 首次应用 Ivalon 封堵 PDA 成功，开创了非手术治疗动脉导管未闭的新途径。介入治疗该病创伤小、康复快、病人痛苦少，操作简便。

二、介入治疗的适应证和禁忌证

（一）适应证

1. 先天性 PDA。

2. 动脉导管结扎术后再通。

（二）禁忌证

1. 新生儿。

2. 合并严重肺动脉高压已产生右→左分流且有发绀者。

3. 合并复杂的先天性心脏病，特别是当动脉导管成为维持其生存的重要通道时。

三、手术方法

1. 病人准备　常规血管性介入术前检查、心脏三位片、超声心动图等。介入治疗前禁食 12 小时，禁水 4 小时，适当补充液体，预防患儿脱水及哭闹，术前 30 分钟肌内注射鲁米那和阿托品。

2. 器械和药品准备　除常规血管性介入器械外、备堵闭器和传送器；备抢救器械、心电监护仪、除颤仪、氧气、吸引器、临时起搏器、气管插管等；药物准备：利多卡因、地塞米松、阿托品、多巴胺、硝酸甘油等。

3. 手术步骤　动脉导管未闭堵塞术有 Porstman 法、Rashkind 法、Sideris 法、弹簧栓子封堵截法及 Amplatzer 法。下面以弹簧栓子封堵法为例介绍。

病人取仰卧位，局麻或全麻下用 Seldinger 法穿刺右股静脉和股动脉，常规经股静脉途径行右心导管检查（图 11-19）。经股动脉送 5F 猪尾导管行主动脉弓降部侧位造影，明确 PDA 位置、形状、直径及长度。选择比 PDA 最窄处直径>2 倍的可控弹簧栓子装置到传送导丝的顶端，若经静脉途径顺行封堵 PDA 则输送导管自主动脉经未闭的降主动脉，小心将栓子送至导管顶端外 2~3 圈，回撤全套装置使栓子封堵 PDA 主动脉侧，然后固定传送导丝，轻轻后撤输送导管至 PDA 使栓子在该侧形成 1~2 圈（图 11-20）。10 分钟后重复主动脉弓降部造影，证实栓子位置合适（图 11-21），无残余分流，撤出全部装置。局部穿刺点压迫止血包扎。

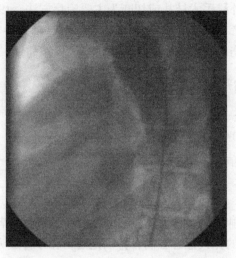

图 11-19　动脉导管未闭病人，胸主动脉造影见动脉导管，呈管状

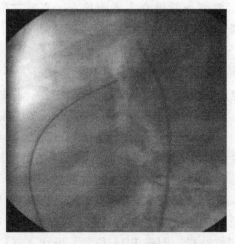

图 11-20　同一病人，经肺动脉将封堵器放至动脉导管内

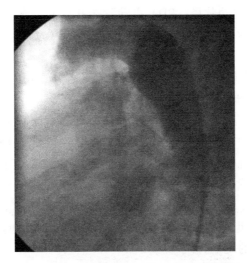

图 11-21　复查胸主动脉造影见动脉导管闭塞

四、护理

（一）术前护理

1. 按血管性介入术前护理常规。

2. 心理护理　PDA 病人年龄各异，心理反应也不同。婴幼儿易受分离的困扰，应让患儿术前用药产生效果，在患儿入睡以后再送手术室，护士可多接触患儿以获得他们的好感；年长儿和成年人主要担心封堵术过程中的疼痛反应，可用图片向病人及家属介绍介入手术的优点、目的、手术过程，使其消除恐惧、紧张和焦虑心理，在手术过程中能保持心理稳定，减少血管痉挛发生的机会，增加对疼痛的耐受性，保证手术顺利进行。

3. 监测心率、心律、血压、体温变化，注意心脏杂音的部位、性质、程度及双侧足背动脉搏动情况，详细做好记录。

4. 遵医嘱用血小板抑制药　术前 3 天口服阿司匹林 100mg，每日 1 次。

（二）术中护理

1. 心电监护，密切观察心电、血压、神志变化，随时询问病人有无不适反应，一旦出现异常及时通知医生采取措施。

2. 建立静脉通路并保持通畅。

3. 导管进入主动脉弓，PDA 主动脉端开口处，连接压力换能器、测压管，进行主动脉、肺动脉的测压并记录 PDA 主动脉、肺动脉端压力阶差，并报告医生。

4. PDA 堵闭前后，心前区听诊杂音的变化，以了解 PDA 堵闭情况。

（三）术后护理

1. 生命体征监测　心电监护 48 小时，严密监测心率、心律、血压变化，及时发现各种心律失常及四肢活动的变化。每隔 2 小时听诊病人心前区杂音，及早发现栓子是否脱落征象并报告医生，以及时进行手术取出并同时结扎动脉导管。

2. 氧气吸入，根据血氧饱和度的高低调节氧流量。

3. 全麻的患儿，术后要注意保持呼吸道通畅，头侧向一边，床旁备吸引器，防止窒息的发生。

4. 穿刺部位护理

（1）切口包扎处沙袋压迫 6 小时，5 岁以下患儿局部需护理人员协助压迫 2 小时左右；术侧肢体禁屈曲，绝对卧床 24 小时。

（2）密切观察切口有无渗血、渗液，切口以下肢体皮肤温度、色泽、感觉、肢体远端动脉搏动。婴幼儿若有尿湿时随时更换衣物，防止逆行感染。

（3）观察穿刺侧血液循环情况，必要时去掉一层纱布、放松，防止血栓形成。

5. 预防感染　遵医嘱常规静脉滴注抗生素 3 天。

6. 饮食护理

（1）全麻患儿清醒后先喝少量水，半小时不吐者可以喂奶，或吃清淡易消化食物。

（2）给予半流质、高蛋白、低盐、高纤维素的饮食，少量多餐，勿暴饮暴食。

7. 并发症的观察及护理

（1）封堵器装置的脱落及异位栓塞：是 PDA 封堵术的严重并发症，多由堵塞装置型号选择不当或放置位置不好引起。堵塞装置脱落常常脱入肺循环。因此，术后应密切观察病人有无胸闷、气促、呼吸困难、胸痛、发绀等症状，注意心脏杂音的变化。

（2）机械性溶血的护理：机械性溶血是 PDA 封堵术的严重并发症。主要原因是残余分流所致高速血流通过封堵器使红细胞破坏。因此，术后要密切观察小便的颜色，及时送检尿常规，注意有无皮肤黄染。当出现溶血现象时要做好再次封堵的准备。

（3）感染性心内膜炎的预防及护理：为预防感染，术中应严格无菌操作，术后按医嘱使用抗生素，术后3天监测体温变化。

（四）出院宣教

1. 注意休息，3~6个月内要限制剧烈活动和重体力劳动，患儿应避免剧烈哭闹。

2. 防止呼吸道感染　预防肺部感染，一旦感染要积极治疗。

3. 饮食指导　进普食，以半流质、高蛋白、低盐、高纤维素饮食为主，少量多餐，勿暴饮暴食。

4. 遵医嘱按时服药，不可随意停药及增减药物用量。

5. 术后3个月、6个月、1年复查心电图，胸片和心脏彩超等。

（武　婷　肖书萍　唐晓艳）

第八节　房间隔缺损封堵术

房间隔缺损（atrial septal defect，ASD）封堵术是采用经股静脉穿刺的方法，将封堵伞送入心房，补贴固定在房间隔缺损处（图11-22），阻断左向右分流，恢复正常血液循环途径的一种治疗方法。

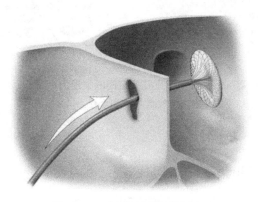

图 11-22　房间隔缺损封堵原理

一、概述

房间隔缺损（atrial septal defect，ASD）是小儿时期常见的先天性心脏病，该病的发病率约为活产婴儿的 1/1500，占先天性心脏病发病总数的 5%~10%。是房间隔在胚胎发育过程中发育不良所致。女性较多见，男女性别比例为 1：2。根据胚胎发生，房间隔缺损可分为以下 4 个类型：原发孔型房间隔缺损（Ⅰ型）、继发孔型房间隔缺损（中央型）（图 11-23）、静脉窦型房间隔缺损（上腔型和下腔型）以及冠状静脉窦型房间隔缺损。自 1997 年以来，房间隔缺损封堵器系列产品的开发成功，使部分先心病的介入治疗变得越来越简便易行且安全可靠。

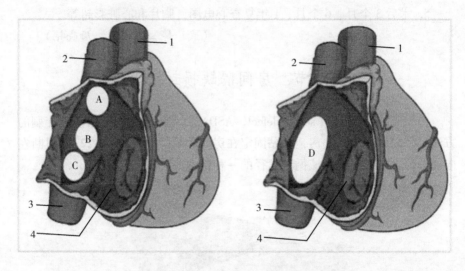

图 11-23　继发孔型房间隔缺损示意图

注：A. 上腔型；B. 中央型；C. 下腔型；D. 混合型；1. 主动脉；2. 上腔静脉；3. 下腔静脉；4. 三尖瓣。

二、适应证和禁忌证

1. 适应证

（1）年龄通常≥3 岁，体重>5kg。

（2）直径 5~36mm 的继发孔型左向右分流房间隔缺损，伴右心容量负荷增加。

（3）缺损边缘至冠状静脉窦，上下腔的静脉及肺静脉的距离>5mm、房室瓣≥7mm。

（4）房间隔的直径大于所选用封堵伞左心房侧的直径。

（5）不合并必须外科手术的其他心脏畸形。

（6）外科术后残余分流。

2. 禁忌证

（1）原发孔型房间隔缺损及静脉窦型房间隔缺损。

（2）心内膜炎及出血疾患。

（3）严重肺动脉高压导致右向左分流。

（4）伴有与房间隔缺损无关的严重心肌疾患或瓣膜病。

（5）合并部分或完全性肺静脉异位引流。

（6）房间隔缺损合并需要行外科手术治疗的其他心脏畸形。

（7）不宜行心导管检查的其他情况，如发热、封堵器安置处有血栓存在。

三、介入治疗

1. 病人准备

（1）常规行血常规、尿常规、肝肾功能、血生化检查。

（2）行 X 线胸片、心电图、超声心动图检查，了解房间隔缺损的基本情况，对于直径较大的房间隔缺损，必要时行经食管心脏超声检查，决定是否给予封堵治疗。

（3）其他按一般心导管检查的术前要求准备。

2. 器械和物品准备

（1）常规心血管介入器械包，除封堵器外还应准备输送鞘管、推送杆、加硬导丝、测量球囊和其他材料，如：Seldinger 穿刺针和动脉鞘管、右心导管或者右造影导管等。

（2）除准备常用急救药物外，另备利多卡因、硝酸甘油、肝素钠、多巴胺、阿托品、造影剂、除颤器、吸痰器和吸氧装置、呼吸机等。

3. 手术步骤　在局麻或全麻下，穿刺右股静脉行常规右心导管检查，将 6F 或 7F 端孔导管置于右上肺静脉，行左房造影，观察 ASD 形态特点，经 7F 端孔导管送入 0.035in 的 260cm 交换导丝，置于左上肺静脉，沿该导丝送测量球囊导管至左房，用稀释造影剂充盈球囊，在 TEE 监测下调整球囊大小，把能从左房撤向右房时球囊作为 ASD 大小直径。按该直径或比其大 1~2 mm 选择好封堵器，于输送器内芯连接。送相应直径输送鞘管入左房，封堵器经鞘管送入左房，待封堵器的左房侧盘及"腰部"张开后，回撤输送器内芯，在 TEE 监视下使左房盘与左房壁紧密相贴，"腰部"完全卡于 ASD 内，回撤鞘管使右房盘张开，经 TEE 证实封堵器位置合适后，顺钟向旋转输送器旋钮将封堵器释放，撤出输送装置完成操作（图11-24）。

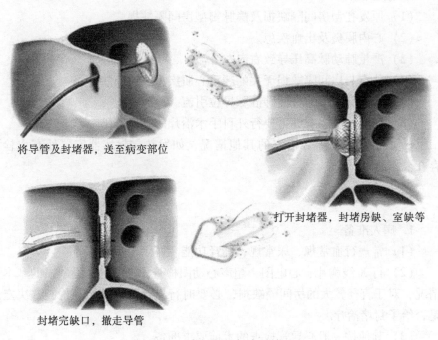

将导管及封堵器，送至病变部位

打开封堵器，封堵房缺、室缺等

封堵完缺口，撤走导管

图 11-24 房间隔缺损术封堵过程

四、护理

（一）术前护理

1. 按血管性介入术前护理常规。

2. 心理护理 了解病人术前准备情况、心理状况和对手术的认知程度，关心鼓励病人，讲解手术目的、方式及配合要点，使其对手术过程有所了解，增强其对手术的信心，嘱其保证良好的休息和睡眠。

3. 完善相关检查，如血常规、凝血功能、输血前八项、心脏超声等。

4. 术前训练病人卧位大小便。

5. 手术当日可正常进食，但不宜过饱、不进难消化、生冷食物。

（二）术中护理

1. 体位　病人平卧在 X 线诊断床上，暴露穿刺部位。连接心电监护仪，建立静脉输液通道。

2. 心电监护，严密监测病人生命体征，尤其是心率、心律、呼吸、血压及心电图变化。

3. 术中随时观察病人反应和询问其感受，重视病人主诉。

4. 配合医生供给术中所需物品，确保检查顺畅、安全地进行，测定各部位的压力，留取标本等。

5. 心理护理　术中注意观察病人心理状况，经常安抚病人，并避免不良语言的刺激。

（三）术后护理

1. 连续心电监护，密切监测生命体征。监测病人心率、心律、血压的变化，经常询问病人主诉，发现异常情况及时通知医生。

2. 严密观察穿刺局部有无出血、淤血、血肿、足背动脉搏动和穿刺肢体血运情况。

3. 穿刺处沙袋压迫 2~4 小时，保持术侧肢体伸直位 8~12 小时，绝对卧床 24 小时，观察术侧肢体足背动脉的搏动情况。去除压迫后可渐进活动，预防血栓。

4. 监测体温，术后遵医嘱给予抗生素治疗，预防感染。

5. 术后有轻微的疼痛，注意听取病人主诉，适当给以解释和安慰，有疼痛不能忍受者可给予对症处理。

6. 舒适护理　保持床单位平整干燥，协助病人床上大小便。腰背部给予适当按摩或者垫软枕，以缓解长时间保持同一体位带来的不适。

7. 并发症的观察和护理

（1）心脏压塞：突发胸闷、呼吸困难、心悸、面色苍白、全身出冷汗、脉搏细弱、血压下降、颈静脉怒张，容易与病人精神紧张、血容量低、迷走反射相混淆，若经升压、补液或静脉注射阿托品后血压仍不见回升者要考虑是心脏压塞引起。心脏压塞者应立即行心包穿刺引流。

（2）残余分流：多发生于封堵术中，一般无需特殊处理，随着时间的推移会自行闭合。在操作中一定要规范，并选择合适的封堵器。

（3）血栓栓塞：发生率较低。术中和术后应用抗凝剂及应用抗血小板药物可减少其发生。

（4）空气栓塞：通常由于导管及输送鞘管内排气不彻底或推送封堵器时带入气体。在操作过程中要完全排尽空气，如气体量少，可自行缓解。

（5）封堵器移位或脱落：封堵器脱落的发生率与 ASD 边缘较短及选择的封堵器偏小有关。术中应用经食管超声心动图或心腔内超声心电图监测，应用球囊测量有可能避免封堵器脱落的发生。

（6）心律失常：常见于房性心律失常、一过性传导阻滞等。一般认为与导管刺激、封堵器压迫或缺损边缘靠近房室传导束有关。预防措施：操作时要轻柔，封堵器直径选择不宜过大。

（7）股动静脉瘘：主要与输送鞘管较粗、穿刺点不当或局部血管走行异常有关。一旦发生可采用局部压迫法。

（四）出院宣教

1. 饮食指导　给予清淡易消化的乳类、瘦肉、鱼虾等富于营养的食物，可适当进食水果、蔬菜，少食多餐，控制零食和饮料摄入。病情复杂、心功能低下及术后持续有充血性心力衰竭者，应控制食盐的摄入。

2. 活动指导　术后半年内活动要适度，心功能较差、需长期服用强心药者更要注意。半年后可根据心功能恢复情况逐渐增加活动量，但避免剧烈运动。活动原则是先户内后户外，活动量由小到大，循序渐进。

3. 规律睡眠、休息　修养环境应安静舒适，保持室内适宜的温湿度，避免情绪激动，保证充足睡眠。前胸正中切口者为防止术后胸骨畸形成"鸡胸"，睡眠时尽量仰卧，避免侧卧。

4. 预防感染　尽量减少公共场所活动，外出时戴口罩，并随天气变化及时增减衣物。居室应勤通风，保持清洁。术后注意温度变化，如有感冒、腹泻、牙龈炎、扁桃体炎、不明原因发热等，应及时就医。

5. 嘱病人避免剧烈运动和皮肤破损，如出现出血情况应及时就医治疗。

6. 遵医嘱口服阿司匹林抗凝 3 个月以上，注意观察抗凝治疗的不良反应及并发症。

7. 1 个月、3 个月、半年、1 年及 2 年定期复查心脏情况。

（武　婷　唐晓艳）

参 考 文 献

[1] 朱国英. 心脏疾病介入性治疗经皮冠状动脉成形术［J］. 中国医师进修杂志，1994，17（6）：13.

[2] 李晔，李京芳. 经皮二尖瓣球囊成形术并发症观察及护理［J］. 护理学报，2000，7（2）：20.

［3］ 贾国良，李成祥. 冠心病介入治疗的并发症及处理对策 ［J］. 中国介入心脏病学杂志，1999，7（4）：188.

［4］ 王永武，李钦传. 带阀门内支架在动脉导管未闭介入治疗中的应用 ［J］. 中华心血管病杂志，2000，28（2）：102-103.

［5］ 张艳红，王亚飞. 可控弹簧栓介入治疗动脉导管未闭的护理 ［J］. 中华护理杂志，2002，37（2）：110-111.

［6］ 郭继鸿，王伟民. 介入性心脏病学 ［M］. 北京：中国科学技术出版社，1991.

［7］ 中国生物医学工程学会心脏起搏与电生理分会导管消融学组，《中国心脏起搏与心电生理杂志》编辑部. 射频导管消融治疗快速心律失常指南 ［J］. 中国心脏起搏与心电生理杂志，2002，16（2）：81-95.

［8］ 李洁，何振山，崔俊玉，等 . 896 例永久心脏起搏器植入患者的随访与管理 ［J］. 中国循证心血管医学杂志，2009，1（2）：177.

［9］ 马长生. 介入心脏病学 ［M］. 第2版. 北京：人民卫生出版社，2012.

［10］ 周丽娟，梁英. 心脏病专科护士培训教程 ［M］. 北京：人民军医出版社，2010.

第十二章　腹部疾病介入治疗护理

第一节　门静脉高压症

一、概述

门静脉系统血流受阻和（或）血流量增加，导致门静脉压力持续升高超过正常值 6~10mmHg 时称为门静脉高压症（portal hypertension）。目前，对门脉高压症的治疗多为对症治疗，且缺乏绝对有效的方法。药物治疗的效果短暂；内镜下注射硬化剂（聚桂醇）和人体组织粘合剂（α-氰基丙烯酸正丁酯）以及食管静脉套扎术对食管静脉曲张破裂出血有效，但复发率较高；传统外科手术治疗的病例呈下降趋势，肝移植逐渐成为外科手术发展的方向。介入治疗门脉高压症因其创伤小、对病人一般情况要求低、肝功能打击小、严重并发症的发生率低而逐渐被临床认可，取得了较满意的临床效果。

二、病因

在我国，门脉高压症主要是由肝炎后肝硬化引起的，肝硬化在门脉高压症中所占的比例是 80%~90%；除此之外还有肝癌、肝动脉-门静脉瘘、门静脉癌栓等。

三、临床表现及分类

（一）临床表现

腹水、食管胃底曲张静脉破裂出血、脾功能亢进、门体侧支循环建立、肝性脑病、肝肾综合征、细菌性腹膜炎及肝功能衰竭等。食管胃底曲张静脉破裂出血是最危急、最严重的并发症，是致死的原因之一。

（二）按门静脉血流阻碍的部位分型

1. 肝内型　常见于肝炎后肝硬化所致。

2. 肝前型　常见于门静脉主干先天性畸形或主干血栓形成。

3. 肝后型　由肝静脉或下腔静脉阻塞所致。

四、临床检查

1. 一般临床检查　做血、尿、大便常规加潜血试验，肝肾功能，出凝血时间等实验室检查；心电图。

2. 影像学检查　超声、门静脉 CTV 或门静脉 MRV、脾动脉造影可间接评估门静脉。

五、介入治疗

介入手术治疗方式有分流术和断流术之分。两者各有千秋，理想的手术效果应该是既能有效地降低门静脉压力，又能保证肝脏血供，因而联合术式在临床上应运而生，取得较好的效果；如果是肝动脉-门静脉瘘引起的门静脉高压可以使用弹簧圈和（或）PVA 颗粒封堵瘘口。

经颈静脉肝内门体静脉支架分流术

（一）概述

经颈静脉肝内门体静脉支撑架分流术（transjugular intrahepatic portosystemic stent-shunt，TIPSS 术）是 20 世纪 80 年代末兴起的一种介入治疗门脉高压症的新技术。如果单纯使用球囊在分流道扩张，未放置支架，则手术方式为"经颈静脉肝内门体静脉分流术"，简称 TIPS 术。TIPSS 术是采用经皮穿刺右侧颈静脉的方法建立肝内的位于肝静脉及门静脉主要分支之间的分流通道，并以金属内支架维持其永久性通畅，达到治疗门静脉高压症后同时治疗继发的静脉曲张性消化道出血（图 12-1）。该技术对病人的打击小、损伤轻、复发及出血率低。但术后肝功能衰竭、分流道阻塞及肝性脑病的发生率增高，加上复杂的操作和较高的费用，制约着这一技术的广泛推广应用。

（二）适应证及禁忌证

1. 适应证

（1）慢性、复发性食管、胃底静脉曲张出血，不论有无连续硬化治疗病史。

（2）硬化治疗后伴有溃疡或腐蚀性病变的复发性出血。

（3）来源于胃壁大静脉的反复性出血，对硬化治疗无效者。

（4）外科手术分流后分流通道阻塞引起的再出血。

（5）TIPSS 可以有效降低门静脉压力，控制出血，使病人获得等待肝

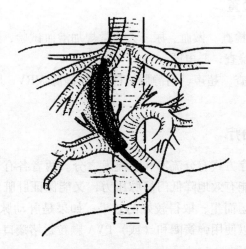

图 12-1   经颈静脉肝内门体分流术 TIPSS 示意图

移植的时间。

（6）对外科手术分流具有极大的危险和不能接受外科手术的病人。

（7）难治性腹水。

（8）某些遗传代谢障碍性肝病，如 Wilson 病。

2. 禁忌证

（1）右心功能衰竭或其他会导致右心室压力增高的心肺疾病，如慢性或急性左心衰、肺心病等。

（2）感染：包括肺部感染、硬化剂治疗所致的吸入性肺炎、自发性腹膜炎及其他腹膜感染等。

（3）非出血原因所致的急性肝功能衰竭。

（4）各种原因导致门静脉主干或分支血栓形成。

（5）碘过敏者。

（三）手术方法

1. 病人准备   做血管性介入手术常规准备。

2. 器械仪器药品准备

（1）心血管造影机、多普勒超声诊断仪、自由门静脉压测定装置。

（2）Rups-100 针（COOK 经颈静脉肝内穿刺套件）：包括 0.038in/62.5cm 套管针针芯、5.0F 导管、14G/51.5cm 加强套管、10.0F/40cm 导入器（导引鞘）、12.0F 扩张器。

（3）COOK经皮导入套装：包括22G/15cm穿刺针、0.018in/60cm导入器（图3-12）。

（4）球囊导管：根据病人情况备数根，一般备6~10mm球囊导管。

（5）支架：根据病人情况备数根。一般推荐选用直径8~10mm，长度60~80mm的自扩式金属内支架。

（6）常规器械：鞘：5F或6F穿刺鞘1套、8F穿刺鞘1套；导管：5F单弯导管1根、5F Cobra导管1根、5F PIG导管1根；导丝：0.035in导丝（长150cm）1根、0.035in金属加硬导丝（长260cm）1根；常用硬化剂无水乙醇；栓塞剂可选用钢圈和PVA。

（7）其他：压力泵、三通1个、5ml注射器1支、l0ml注射器2支、20ml注射器2支、一次性高压注射器1支、连接管1根。

（8）药品：镇痛药物盐酸曲马多、吗啡。

3. 手术步骤

（1）病人取仰卧位，肩部略抬高，头转向左侧略后仰，常规准备，消毒铺巾，局麻下超声导向下采用Seldinger技术穿刺右颈内静脉，有回血后将J型导丝在电视透视监控下送入下腔静脉，拔出针后沿导丝送入多用途单弯导管至肝静脉内（图12-2），穿刺点应在肝静脉入口后1~2cm，门静脉一侧，穿刺针要穿入门静脉分叉后至分叉后2cm的分枝上，这需要在知晓每个病人门脉分支与肝静脉解剖关系的前提下才能实现。

（2）门静脉穿刺成功后可经穿刺针导入一根坚硬的导丝到达肠系膜上

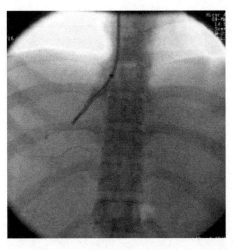

图12-2　TIPSS病例，经颈静脉将穿刺针放至肝右静脉

静脉或脾静脉内，随后送入多用途导管测量门脉及心房压力，记录压力差，并行门静脉造影（图 12-3）。造影的目的在于了解门脉内血流的流速及流向，食管胃底静脉的曲张程度及数目。造影结束后用直径为 6~8mm 球囊导管对肝实质通道充分扩张（图 12-4）。对于疼痛剧烈的病人可以遵医嘱给予肌内注射吗啡 10mg，但应注意吗啡使用过量导致的呼吸抑制，因此手术室应备有纳洛酮，用来缓解吗啡过量导致不良反应，并密切监视病人生命体征的变化。随后可送入支架（图 12-5）。

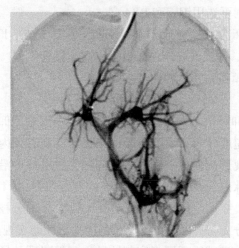

图 12-3　穿刺门脉右支成功后，将导管插至门脉内造影

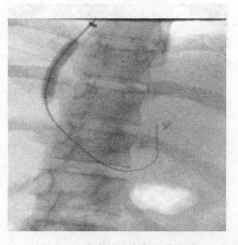

图 12-4　球囊扩张穿刺的分流道

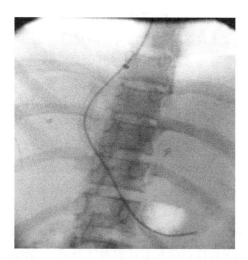

图 12-5　植入支架

（3）支架置入完毕后可行门静脉造影，以了解支架解剖位置及通畅情况（图 12-6），并再次测量门静脉的压力。一般将门-体静脉压差降到 12~15mmHg 范围内，分流道的口径一般在 6~10mm 之间。

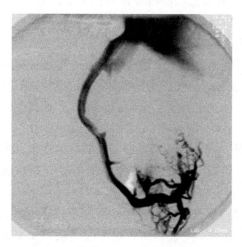

图 12-6　复查门脉造影示门脉血流大部分进入下腔静脉

（4）曲张静脉的栓塞治疗：TIPSS 建立后，可选用 Cobra 导管插入胃冠状静脉阻断门脉逆向血流，栓塞剂一般可选用无水乙醇、血管硬化剂或弹簧圈，注射量据静脉曲张的程度和范围而定，一般为 20~60ml，如胃冠状静脉主干过粗，最后可使用弹簧圈将其闭塞，以达到永久性栓塞目的。TIPSS 术加胃冠状静脉栓塞术有利于减少旁路分流，可改善 TIPSS 术后肝门静脉血流灌注；其次，可在一定程度上预防支撑架闭塞后再引起食管胃底曲张静脉破裂出血。

（5）TIPSS 术结束后拔出血管鞘，病人取半卧位，颈部穿刺点压迫止血 5~10 分钟，回病房后取半卧位保持 6 小时。

（四）护理

1. 术前护理

（1）按血管性介入治疗术前护理常规，做好颈部皮肤清洁。

（2）监测病人生命体征变化，注意有无呕血、黑便的发生：呕血、便血，与食管胃底静脉曲张、直肠静脉曲张破裂出血有关；备血，行交叉配血试验；如果病人此次住院没有出血，但既往有过出血史也应备血，尤其是血小板计数低的病人，以免突发出血时无血可输导致病人抢救不及时。

（3）腹水的护理：由于门静脉高压、肝静脉输出受阻、肝内压增高致肝淋巴过度生成、外渗、血浆蛋白降低等综合因素引起病人体液过多出现腹腔积液、少尿、水肿。注意做腹水常规，加用抗生素预防腹膜炎；当血钠在 120~125mmol/L 时宜限制输液量和饮水量；必要时进行放腹水治疗。放腹水时注意一次放腹水不能超过 1000ml，避免腹压突然下降引起腹腔脏器出血以及有效循环血容量减少。放腹水后遵医嘱给予输注人血白蛋白，因白蛋白输注可以使血浆胶体渗透压上升，进而减少腹水生成量；准确记录病人 24 小时尿量，评价利尿剂的效果；利尿同时注意监测电解质情况，必要时遵医嘱给予补充电解质；指导病人每日测量腹围和体重，动态观察腹水消退情况。

（4）饮食指导：同活动性出血病人术前应禁食水；术后饮食以低蛋白为主，禁忌油炸、质硬、温度过高的饮食；肝硬化腹水病人应限制钠盐的摄入。

（5）心理护理：肝硬化病人多伴病情较长、体质虚弱，加之支架费用较高，病人易出现焦虑等不良情绪。护士应向病人及家属介绍效果非常显著的病例，给予病人正面积极的引导，树立战胜疾病的信心，从而积极配合治疗。

（6）肝硬化使脾脏长期充血而肿大，长期脾大、脾功能亢进使病人出现贫血，注意预防跌倒。

（7）门脉高压最严重的的并发症是食管–胃底静脉曲张破裂出血。静脉曲张分三度，轻度：食管静脉曲张呈直线形或略有迂曲；中度：食管静脉曲张呈蛇形迂曲隆起；重度：食管静脉曲张呈串珠状、结节状或瘤状。如果胃镜提示中重度食管静脉曲张应警惕消化道出血。上消化道出血抢救措施：①立即通知医师，保持呼吸道通畅，取仰卧或平卧位，头偏向一侧，给氧 2~4L/min 吸入，避免不必要的搬动；告知病人绝对卧床并禁食、禁水；出血原因明确后可以置胃管，但如果是胃黏膜病变引起的出血尽量避免置胃管，以免加重出血；②迅速建立两条及以上静脉通道，并抽血进行交叉配血，一条通道输注血管活性药物，目前主要使用生长抑素及其类似物如奥曲肽，常用5%葡萄糖250ml+善宁0.3mg，6 小时内持续输液泵泵入，维持出血停止后 3 天。由于奥曲肽持续时间较短，因此应该联合使用持续时间较长的降低门静脉高压的药物如特利加压素，常用翰唯 1mg 加入生理盐水 100ml 中静脉滴注，每 8 小时一次。使用微量输液泵时注意检查仪器是否处于正常运转状态，不能过于依赖输液泵，如药液没有输注，而输液泵却没有报警，界面依然显示输注中；另一条通道立即静脉推注奥美拉唑40mg，皮下注射善宁 0.1mg；输注抗生素，预防出血后感染；血红蛋白<70g/L 时输全血以补充血容量；必要时给予多巴胺升压治疗，但血压不可过高，收缩压控制在 90~100mmHg，舒张压控制在 50~70mmHg；出血期间慎用激素、非甾体类抗炎药，避免诱发出血；③食管静脉曲张引起的大出血也可放置三腔二囊管压迫止血。置管期间每 12 小时放气一次，放气30 分钟后再充气。气囊压迫时间一般为 72 小时，确认出血停止后，则放气观察 24 小时无出血后方可拔管；必要时做好介入手术准备；④警惕再出血。如果出血控制后再次出现呕血或便血、收缩压降低>20mmHg、心率增加>20 次/分、在没有输血的情况下血红蛋白下降>30g/L，警惕再出血。早期再出血定义为，出血控制后 72 小时至 6 周内出现活动性出血；而迟发性再出血则定义为，出血控制 6 周后出现活动性出血。因此护士不能放松警惕，应严密观察血压、心率的变化，开始时每 15~30 分钟测 1 次，病情稳定后 1~2 小时测 1 次；⑤观察呕血、便血的量、颜色和性状，注意肠鸣音是否亢进，以判断是否继续出血；⑥观察肢体的温度及色泽变化，若出现面色苍白、四肢湿冷常为大出血、休克的表现，应迅速给予处理，注意保暖；⑦观察神志的变化，对躁动或意识不清者，应使用床栏，以防坠床；给予保护性约束加强安全管理，预防管道滑脱；⑧给予病人及家属心理支持，尽量消除病人的紧张不安，以利疾病康复；⑨关注温度变化：温度突然下降时可以使外周血管收缩、增加内脏血流而导致曲张静脉破裂出血。

（8）肝性脑病的预防和处理：肠腔内出血吸收后致血氨升高，可导致病人出现肝性脑病。应注意观察病人神志、定期抽血查血氨，并预防性使用支链氨基酸、门冬氨酸鸟氨酸注射液（瑞甘）静脉滴注或给予乳果糖口服等。

（9）术前晚：肌内注射安定 10mg，促进病人睡眠。

2. 术中护理

（1）按血管性介入术中护理常规：心电监护，密切观察生命体征变化，血氧饱和度变化，及时发现心脏压塞、气胸并发症，必要时给氧，

（2）建立静脉通道。

（3）预防血栓形成：手术过程中注意全身肝素化。12500U 肝素钠 2 支加入 2000ml 生理盐水中每 1~2 小时冲洗管腔一次。

（4）提醒病人屏气或小幅度呼吸，劝其不移动身体。协助医生测肝静脉、门静脉压力并记录。

（5）心理护理，与病人交谈，询问其感受、减轻心理负担。

（6）球囊导管对肝实质通道扩张时病人会剧烈疼痛，可提前 20 分钟给予肌内注射吗啡 10mg。

3. 术后护理

（1）按血管性介入术后护理常规。

（2）警惕胸腹腔出血：术后病人卧床休息，心电监护 24 小时，重点监测病人心率、血压和疼痛的情况，询问病人大便颜色和性质，观察有无胸腹腔出血。（胸腹腔内出血与穿刺误伤肝包膜有关）应及早发现，必要时急诊行床边 B 超，发现出血尽早处理，否则会导致病人死亡。值得注意的是，如果病人临床表现和监护仪上显示的生命体征的不一致时，护士应该使用水银血压计进行复核，避免耽误抢救的时机。

（3）观察腹腔积液量，记录 24 小时尿量，每天测量腹围、记录体重。遵医嘱用利尿剂和补充白蛋白、液体和电解质。

（4）饮食和营养护理：门脉高压症病人常伴有营养不良，应注意加强营养。①肝功能不正常者术后为预防肝性脑病应在术后七天内进食低蛋白饮食，以高热量、高维生素、易消化饮食为主，忌辛辣、刺激、粗糙、坚硬食物，避免对消化道静脉壁造成损伤，可以进食蜂蜜、葡萄糖、果汁、面条、稀饭等；②术后较长时间内口服乳果糖及多食富含纤维素的食物，以保持大便通畅；③腹腔积液和水肿病人给予低盐饮食；④食欲不振、恶心、呕吐与分流后肝内门脉血供锐减，肝细胞营养不良有关。遵医嘱给予静脉营养，以利于肝细胞修复。

（5）术后 24 小时如无出血可以指导病人适当下床活动，避免劳累，加强自身的抵抗力，降低机体代谢率，从而减轻肝脏的负荷。两周内避免剧烈活动，防止支架移位或脱落。

（6）抗凝治疗：①手术当天，术前凝血功能较差者，不需抗凝处理。对术前凝血酶原水平大于正常 60% 以上者，遵医嘱给予肝素 5000U 皮下注射，在 45%~60% 之间者用 2500U；抗凝药物使用 7 天后改用口服用药；②口服 3~6 个月抗血小板功能的药物，如阿司匹林每日一次，每次 100mg，宜饭后服用。建议 50 岁以上的病人终身口服阿司匹林，当出现胃肠道出血并发症时暂停服用，就诊；③密切注意病人有无皮肤、黏膜、牙龈、内脏及颅内出血，观察大小便颜色；④指导病人用软毛刷刷牙；勤剪指甲勿用指甲抓破皮肤黏膜，防止皮肤、黏膜出血；⑤调整病人凝血功能，纠正低蛋白血症。给予输注人血白蛋白 10~20g，每日一次。术后如果尿量正常可不用利尿剂；TIPSS 术后病人腹腔积液可在短期内快速吸收，导致凝血功能降低，甚至出现弥漫性血管内凝血。术前输血、补液，纠正病人失血状态和电解质紊乱。

（7）遵医嘱常规静脉滴注抗生素，预防感染。

（8）并发症观察与护理：①发热：术后病人有反应性低热，体温在 38℃左右；有肺部感染及合并败血症时体温可在 38.5℃ 以上，遵医嘱用抗生素和给予物理或药物降温；②肝性脑病：可能与病人术前严重急性出血，TIPSS 术后肠道内蛋白质吸收过多有关。观察病人神志，注意安全，留专人守护；限制蛋白摄入，遵医嘱给予乳果糖口服或灌肠、导泻，清除肠内积血和含氮物质，观察血氨变化，以早期发现肝性脑病；遵医嘱给予支链氨基酸每天 250~500ml，以补充能量，降血氨；同时给予门冬氨酸鸟氨酸（瑞甘）输注；禁用镇静、镇痛、麻醉类药物；做好基础护理，预防压疮；③出血倾向：注意皮肤、口腔护理，观察出血征兆，注射尽量做到一次成功；④溶血性黄疸：与病人的红细胞脆性，金属丝与血流中的红细胞相互作用及金属表面的均匀性、光洁度有关；⑤颈部穿刺点血肿：穿刺点压迫不当或穿刺颈静脉时损伤颈动脉所致。处理见介入术后护理常规；⑥心脏压塞：穿刺针刺破心房所致，应严密观察病情，及时抢救；⑦右心衰竭：介入术后大量血液回心，加重心脏负担。严格控制输液量、输液速度和药物品种，尤其注意避免输注损害肝功能的药物。

4. 出院宣教

（1）术后 1 个月、3 个月、6 个月、1 年复诊；出现呕血、黑便等不适及时就诊。

（2）注意休息，保证充足睡眠，避免大运动量的活动。

（3）饮食指导：少吃多餐，禁食油煎、生冷刺激性食物；适当进食水果、蔬菜，保持大便通畅；忌烟酒。

（4）遵医嘱坚持服用抗凝、护肝药物，观察有无出血倾向。

脾动脉栓塞术和胃冠状静脉栓塞术联合治疗门脉高压症

（一）概述

1973 年 Maddison 介绍了脾动脉栓塞术治疗门静脉高压伴脾亢病例，1980 年 Spigos 对其术式进行了改进，采用部分性脾栓塞术（partal splenic embolization，PSE），因其对病人损伤小，术后反应轻，操作简便而广泛应用。1974 年 Landerquist 和 Vang 报道了经皮肝穿刺胃冠状静脉栓塞术（peroutaneous transhepatic embolization of gastroesophageal varices，PTE）治疗食管曲张静脉破裂出血，止血效果显著。目前，国内部分医院将 PSE 和 PTE 联合运用，一次操作完成，取得了较满意疗效。

联合介入断流术，即在一次操作中先后行经皮经肝食管胃底曲张静脉栓塞术和部分性脾栓塞术，以改善脾胃区高动力血流状态，在一定范围内降低门静脉压力，对脾功能亢进和食管-胃底曲张静脉破裂出血均有明显治疗效果，是一种简便、安全、有效的介入治疗门脉高压症的方法。

（二）适应证及禁忌证

1. 适应证

（1）肝硬化门脉高压症病人急性食管胃底曲张静脉破裂大出血。

（2）经内科药物或内窥镜止血效果较差再发出血者。

（3）中度以上的食管静脉曲张和脾功能亢进者，有食管胃底曲张静脉破裂出血病史。

（4）有明确外科断流术治疗适应证的门脉高压症病人，但不愿或一般情况较差不能接受外科手术者。

2. 禁忌证

（1）严重的心、肝、肾功能不全者。

（2）顽固性大量腹水，经治疗后不能消退者。

（3）肝内穿刺路径上有大的肝血管瘤或肝癌等占位性病变者。

（4）门静脉主干及大的分支内有不稳定的血栓、瘤栓或门静脉海绵样变者。

（5）有股动脉穿刺禁忌者。

（6）碘过敏者。

（三）手术方法

1. 病人准备　同 TIPSS 术。

2. 器械和药品准备　心血管造影机、床边穿刺超声仪；多普勒超声诊断仪、自由门静脉压测定装置；弹簧钢圈；穿刺系统有 21G Chiba 针、0.018in 导丝、金属扩张器、外径 4F 扩张器及导管鞘，或 COOK 经皮导入套装；99.7%医用乙醇、PVA 颗粒（350~560μm）。

3. 手术步骤　①取病人右腋中线第 8、9 肋间隙，在超声或 X 线透视监视下，用 21G 的细 Chiba 针穿刺门静脉肝内分支，引入 4F 血管鞘至门静脉内；置导管于脾静脉近脾门处行门脉造影，并测定自由门静脉压力（free portal pressure，FPP）；②穿刺股动脉，分别置导管于肝总动脉、脾动脉主干近脾门处，做选择性动脉造影；透视监视下注入混有造影剂的 PVA 颗粒，控制栓塞面积在 75%左右；测定脾动脉栓塞后门静脉主干的 FPP；③选择性地分别插管于胃冠状静脉内，注入栓塞材料栓塞侧支静脉，并测定栓塞后 FPP；用弹簧圈封堵肝内穿刺道，拔管，加压包扎（图12-7~图 12-10）。

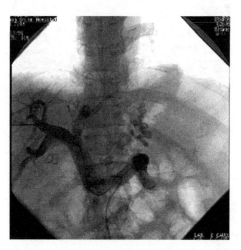

图 12-7　食管-胃底静脉曲张破裂出血，经皮穿刺直接门脉造影示胃冠状静脉、食管-胃底静脉曲张

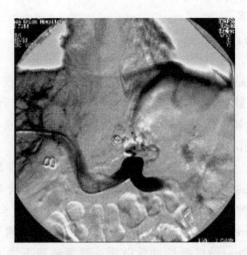

图 12-8　胃冠状静脉栓塞术后，复查门脉造影见曲张的胃冠状静脉、食管-胃底静脉未显影

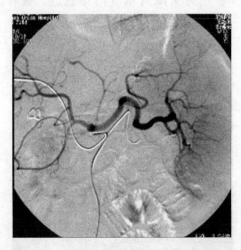

图 12-9　同一病人，腹腔动脉造影示脾动脉增粗，脾脏明显肿大

（四）护理

1. 术前护理　同经颈静脉肝内门体静脉支撑架分流术。

2. 术中护理

（1）按血管性介入术中护理常规。

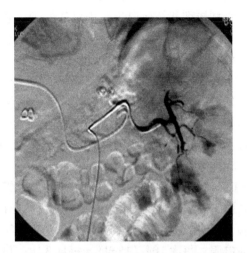

图 12-10　脾动脉栓塞后复查造影见大部分脾脏未显影

（2）镇痛：经皮肝穿门静脉时，导管导丝刺激门静脉周围神经引起疼痛；栓塞胃冠状静脉时，引起胸前区疼痛，遵医嘱给予肌内注射吗啡 10mg，使手术能顺利进行。

（3）镇吐：少数病人因栓塞胃冠状静脉刺激胃黏膜出现恶心、呕吐。使病人头偏向一侧，及时清除呕吐物，静推盐酸昂丹司琼 8mg 止吐。

（4）止血：病人凝血机制差，穿刺前预防性静脉注射立止血 1~2kU。

（5）预防感染：术中操作严格遵守无菌原则，并在栓塞脾动脉主干时注入抗生素，以预防感染。

（6）超选脾中下极动脉分支栓塞可以准确估计栓塞面积，也可防止误栓供应胰腺的动脉。

3. 术后护理

（1）按血管性介入术后护理常规。

（2）心电监护 24 小时，必要时给氧；监测病人生命体征变化、注意有无急腹症征象（警惕腹腔内出血）。

（3）术后并发症观察与护理：①发热和左上腹痛：发热和腹痛持续时间不同，平均体温在 38.5℃，持续 1~2 周，用解热镇痛药物可缓解；退热后应及时更换汗湿衣被，防止病人受寒。指导病人卧床休息 1 周，协助做好生活护理；②肺炎、肺不张、胸腔积液，多见于左侧，与术后腹部疼痛限制呼吸运动和脾梗死后产生的反应性积液有关。每日记录 24 小时尿量，测腹围，遵医嘱给予利尿剂和补充白蛋白等对症处理；③糜烂性胃炎：术后每日静脉滴注质子泵抑制剂（奥美拉唑），鼓励病人进食，有预防作用；④出血：观察生命体征、面色、尿量，有无皮肤出血点、黑便情况，及时给予对症处理；⑤脾脓肿、感染、脾破裂、脾梗死：是较严重的并发症。术后观察病人有无发热、腹痛、腹胀、恶心症状，及时给予对症处理可缓解症状；⑥预防门静脉及其分支血栓形成：术后监测血小板计数，一般认为血小板计数超过 $400×10^9/L$ 应行阿司匹林肠溶片抗凝祛聚疗法，同时加用活血化瘀的中药输注效果更好。

（4）饮食护理：合理的饮食是预防术后再出血的关键因素。一般病人术后 4 小时可进高糖、高维生素、高蛋白、少渣食物；有消化道出血者应禁食，待粪便转黄后给予低蛋白流质或半流质饮食，逐渐过渡到正常饮食，并给予乳果糖口服，每次 10g（15ml），每日 3 次，口服以清除肠内积血，减少氨的吸收；有胸水、腹水者应给予低盐饮食。

4. 出院宣教　同 TIPSS 术。

（肖书萍　陈冬萍）

第二节　肝　癌

一、概述

原发性肝癌（primary carcinoma of the liver）是指肝细胞或肝内胆管细胞发生的癌，是我国常见恶性肿瘤之一。死亡率在消化系统恶性肿瘤中列第三位，仅次于胃癌、食管癌。在部分地区的农村中则占第二位，仅次于胃癌。我国每年死于肝癌约 11 万人，占全世界肝癌死亡人数的 45%。本病可发生于任何年龄，以 40~49 岁最多，男女之比为（2~5）：1。

二、病因

肝细胞癌可由于多种病因引起。已被流行病学证明与肝癌有关的危险因素中，在我国以 HBV 感染最为重要。其次是丙型肝炎病毒（HCV）感染、黄曲霉素 B、酒精、亚硝胺、肝寄生虫等。研究还证明，死于肝硬化的病人中，尸检发现 30%~40% 有肝细胞癌；而 90% 的肝细胞癌病人发生于肝硬化的基础上。不论肝硬化的病因为何，可将其看作是肝细胞癌最重要的高危因素。肝细胞癌起病隐匿，多在肝病随访中或体检普查中应用

AFP 及 B 超检查偶然发现，此时病人既无症状，体格检查亦缺乏肿瘤本身的体征；一旦出现症状者其病程大多已进入中晚期。

三、临床表现及分类

（一）不同阶段的肝癌，其临床表现有明显差异。

1. 典型表现有肝区疼痛、肝肿大，表面硬结节；黄疸、腹水、脾肿大等肝硬化症状；发热、衰竭、消瘦等全身症状。

2. 特殊表现多为内分泌异常，包括高血钙、低血糖、高血脂、红细胞增多症等。

3. 肿瘤转移可产生相应症状。

4. 肝肿大是原发性肝癌的主要体征，多呈进行性肿大，质地坚硬，表面高低不平，呈结节状，边缘钝而不规则，有不同程度压痛。位于右叶顶部的肿瘤可使右侧膈肌抬高，肝浊音界升高。

（二）原发性肝癌

1. 肝细胞癌（hepatocellular carcinoma，HCC） 是肝癌最常见的类型，约占 80% 以上，多伴有肝硬化。

2. 胆管细胞癌 占肝癌的 5%～20%，可分为弥漫型、巨块型、结节型 3 类。

3. 混合型肝癌 由肝细胞癌及胆管细胞癌组成。

4. 肝母细胞瘤 为儿童先天性肝脏恶性肿瘤。

5. 纤维板层样肝细胞癌 为肝细胞癌的一个罕见和特殊类型，左叶多见，为膨胀性生长，包膜完整，有明显纤维组织包绕。该型手术切除率高，预后较好。

四、临床检查

1. 一般临床检查 做血、尿、大便三大常规，肝、肾功能、既往有乙肝病史者查乙型肝炎 DNA、AFP、CEA、糖类抗原（CA125、CA199、72-4）、NSE 以及出凝血时间等实验室检查；做心电图。

2. 影像学检查

（1）超声：为首选影像学检查。可显示肿瘤的大小、形态、所在部位以及肝静脉或门静脉有无癌栓等。有经验的超声科医生能发现直径 1.0cm 左右的微小癌灶。可作为高发人群中的普查工具。彩色多普勒血流成像可分析测定进出肿瘤的血液流量，有助于鉴别病变的良恶性质。

（2）上腹部 CT 平扫+增强：CT 具有较高的分辨率。可检出直径

1.0cm 左右的微小癌灶。应用动态增强扫描可提高分辨率并有助于鉴别血管瘤。

（3）MRI：血管瘤的鉴别优于 CT，并可进行血管和胆道的重建成像，可显示出这些管腔内有无癌栓。

（4）选择性腹腔动脉或肝动脉造影：属于创伤性检查，当上述检查不易确诊，必要时才考虑采用。

（5）放射性核素肝扫描：不易发现直径小于 3cm 的肿瘤。

（6）肝穿刺活检：多采用在 B 型超声引导下行细针穿刺细胞学检查，适用于经过各种检查仍不能确诊，但又高度怀疑或已不适合手术而需定性诊断以指导下一步治疗者。必要时还可行腹腔镜检查或剖腹探查。

五、介入治疗

肝细胞癌恶化程度高，发病隐匿，早期诊断率低，70%的病人就诊时已失去手术切除的时机。目前介入治疗是不能手术切除病例的首选疗法。介入放射治疗肝癌已有 20 多年历史，早在 20 世纪 70 年代中期国外就开始有临床应用报道。至 80 年代这一技术在发达国家得到了广泛应用。1979 年日本学者熊健一郎用碘化油栓塞治疗肝癌，开创了介入治疗的新纪元。80 年代后期，肝癌的介入放射治疗在我国得到了开展并迅速推广，我国学者对此疗法进行了大量的研究，并取得了举世瞩目的成就。目前介入治疗主要包括放射介入（在 X 线电视监视下经皮穿刺插管肝动脉栓塞或化疗栓塞，以及肝胆管减压引流术或内支架置入术）；和超声介入（在超声引导下经皮穿刺瘤内局部治疗，包括瘤内注射与间质毁损治疗，以及经门静脉穿刺治疗）。研究证明，只重视经肝动脉途径治疗不能杀伤所有癌细胞，只有不失时机地运用多种方法的综合治疗才能获得肝癌病人长期生存的疗效。因此肝癌介入治疗基本模式已经从反复的 TACE 转变为 TACE 序贯联合消融治疗或其他治疗的综合介入治疗。

肝动脉化疗栓塞术

（一）概述

肝动脉化疗栓塞术（transcatheter hepatic arterial infusion chemcerbolization）是目前介入治疗肝癌最常用的方法之一。正常肝脏组织具有门静脉及肝动脉双重血供，其中门静脉供血占 70%～75%，肝动脉供血仅占 25%～30%；而肝肿瘤病灶的血供 90%来自肝动脉，只有 10%来自门静脉。

因为对肝癌进行肝动脉栓塞化疗，肿瘤内药物浓度高于周围静脉给药，而肝的代谢作用使周围血管药物浓度不高，且栓塞阻断了肿瘤的营养供给血管而对正常肝组织供血影响不大。所以癌结节大部分坏死，而肝脏功能不受损或受损不严重。

（二）适应证及禁忌证

1. 适应证

（1）各期原发性肝癌。

（2）转移性肝癌。

（3）减轻肝癌引起的疼痛和控制肿瘤破裂出血。

2. 禁忌证

（1）严重心、肝、肾功能不全。

（2）肿瘤病变已超过整个肝脏的 4/5。

（3）全身广泛转移（若用介入治疗以缓解症状，则属例外）。

（4）终末期病人。

（5）碘过敏者。

（三）手术方法

1. 病人准备　同常规血管性介入术前准备。

2. 器械和药品准备　常用血管造影器械；5~6.5F 肝动脉造影管或 Cobra 导管，备微导管。备化疗药物、栓塞剂、造影剂及常规药品。

3. 手术步骤　病人仰卧于手术台上，采用 Seldinger 技术经皮穿刺股动脉成功后，引入 5F Yashiro 导管至腹腔动脉、肝左右动脉、肠系膜上动脉注入造影剂行动脉造影，造影确定肿瘤类型、大小、病变供血情况及门静脉有无瘤栓情况（图 12-11），尽可能进行超选择性插管，使导管插入至肿瘤的供血动脉（图 12-12），先注入 1~2 种化疗药物如奥沙利铂、雷替曲塞、表阿霉素、羟基喜树碱注射液等行灌注化疗；再置管于肝动脉肿瘤供血分支内，缓慢注入碘油与 1 种化疗药物混合，组成碘化油抗癌乳剂，经导管注入栓塞肿瘤末梢的微小血管。根据情况再用明胶海绵栓塞较大的肿瘤供血血管；造影观察栓塞效果（图 12-13），直至癌肿供血动脉完全阻塞，拔除导管，加压包扎穿刺点。如果病人存在肝动脉-门静脉瘘，应首先封堵瘘口再行肝动脉化疗栓塞术，否则容易造成栓塞剂误入门静脉系统。

（四）护理

1. 术前护理

（1）按血管性介入手术术前护理常规。

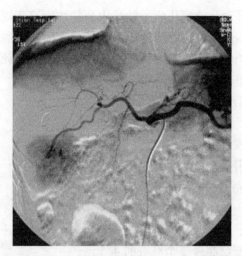

图 12-11　肝右下叶肝癌，DSA 示肝右动脉增
粗，肝右下叶丰富的肿瘤血管及肿瘤染色

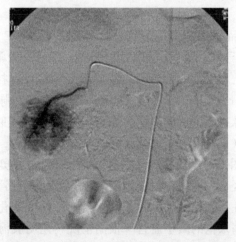

图 12-12　导管超选择性插至肝右后下段动脉

（2）心理护理：①护士应理解的病人情绪反应，主动关心、体贴病
人，与其建立良好的护患关系。反复介绍手术方法和手术过程，介绍成功
的病例和同病室疗效好的病例，使病人树立战胜疾病的信心；②多安慰家
属，及时介绍病情和治疗情况，并提醒家属不要在病人面前表露出悲伤情

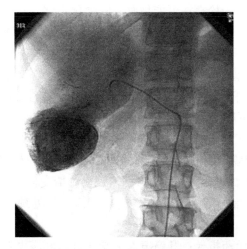

图 12-13　碘油肝动脉栓塞术后肿瘤区碘油聚集良好

绪，取得家属的信任和合作，共同做好病人的心理支持。

（3）做好基础护理，在生活上给予必要帮助。

（4）供给适当的营养和液体，维持病人水、电解质平衡：①肝功能接近正常者可进普通膳食，肝功能不正常者术后为预防肝性脑病应进食低蛋白饮食，腹腔积液和水肿病人给予低盐饮食；②食欲不振、恶心、呕吐者可给予甲羟孕酮口服，并给予静脉营养；③观察并记录水肿病人体重、出入量，有异常应立即通知医生及时处理。

（5）血小板过低的病人，术前应输新鲜血液或血小板；对高血压病人先行降压治疗。

2. 术中护理

（1）按血管性介入术中护理常规。

（2）建立静脉通道，遵医嘱给予静脉滴注钠钾镁钙葡萄糖注射液 500ml；行心电监护。

（3）观察术中不良反应，给予对症处理，如当推注阿霉素类制剂时，因瞬间血浆药物浓度增高，可抑制心肌活动，使病人出现心率减慢、血压下降，护士应尽可能减慢注入，并遵医嘱静脉推注硫酸阿托品0.5~1.0mg。

（4）对抗癌药物较敏感者，应加强监护，并备齐急救药品。

3. 术后护理

（1）按血管性介入术后护理常规。

（2）动脉内血栓栓塞：可能是血液肝素化不够，导管在血管内停留时间过长和导管壁不光滑或为脱落的粥样斑块。表现为下肢动脉搏动消失、血流停滞，严重时可发生肢体缺血坏死。出现此种情况应紧急处理，可遵医嘱先灌注 1% 普鲁卡因 20ml，然后以尿激酶 2 万 U 溶于 100ml 生理盐水中灌注 30 分钟。术后继续静滴尿激酶 1 万 U/d，持续 2~3 天；术后 24 小时鼓励病人适当下床活动，防止下肢深静脉血栓形成。

（3）胆囊病变：化疗药、栓塞剂进入胆囊动脉可引起胆囊炎、胆囊坏死。文献报道，胆囊动脉化疗、栓塞的概率达 53%，坏死率达 38.5%。一般认为胆囊坏死后很少发生穿孔，但应严密观察病情变化，术后遵医嘱给予禁食、胃肠减压、静滴抗生素、利胆、解痉、镇痛等处理，并指导病人卧床休息。

（4）抗病毒用药指导：肝癌病人中既往有乙肝病史者居多，对于乙肝病人护士应告知病人坚持服用抗病毒药物，常用的有恩替卡韦分散片（润众），每次 0.5mg，每天一次于睡前服用。同时注意复查乙肝 DNA，禁止没有在医生指导下擅自停用抗病毒药物导致急性肝衰竭。

（5）介入术后栓塞综合征观察和护理：①发热：由术后肿瘤组织坏死吸收或继发感染而引起。低热不需用药处理，宜多饮水；若体温在 38.5℃以上，可用药物降温；记录体温，及时更换汗湿衣物；一般不伴有寒战，如伴有寒战应警惕肝脓肿，应做血常规及血培养检查；②胃肠道反应：主要是抗癌药物的毒副作用，部分为栓塞剂反流进入胃和十二指肠的供血动脉。立即反应是恶心、呕吐、腹痛，迟发反应是弥漫性胃炎、应激性溃疡和消化道出血。为防止呕吐，在手术中及手术后可遵医嘱使用盐酸甲氧氯普胺、盐酸托烷司琼注射液（赛格恩）5mg 或枸橼酸托烷司琼注射液（停停）5mg 静脉注射等镇吐药，有助于减轻症状。手术前后使用质子泵抑制剂，可预防应激性溃疡；③腹胀、腹痛：肿瘤组织栓塞坏死，肝脏体积增大，牵拉包膜而引起。疼痛较重者可遵医嘱使用曲马多、吗啡等药物镇痛；④肝功能损害：栓塞术后对正常的肝脏细胞的破坏作用，肝功能酶系可出现一过性升高，一般于 1~5 天内达到高峰，1~3 周可恢复到治疗水平或正常。术后遵医嘱护肝治疗，给予注射用还原型谷胱甘肽、注射用复方甘草酸单铵、补充白蛋白等；⑤呃逆：术后少见的并发症，可持续数天至数周。遵医嘱给予肌内注射氯丙嗪或封闭、针刺足三里、合谷等穴位可缓解；⑥骨髓抑制：表现为全血细胞下降，白细胞下降明显，视其程度不同，遵医嘱皮下注射重组人粒细胞集落刺激因子等，同时注意限制探视、病房消毒 2 次/天。

（6）胆汁瘤：术后持续 1 周以上高热不退，应高度怀疑发生胆汁瘤，如 CT 检查提示"肝内低密度灶，无明显强化"可诊断为胆汁瘤。抗生素治疗 1 周后如果无效可以行"经皮肝穿刺引流术"，待病灶消失后可以拔管。处理同"肝血管瘤"一节。

（7）肝脓肿：有报道认为有胃肠道或胆道疾病手术史的继发性肝癌是 TACE 术后肝脓肿的高发人群。由于肝内胆管黏膜完整性受损，抗菌能力下降，从而使肠道内细菌经胆道进入肝脏，最终导致肝脓肿形成；巨块性肝癌，碘油用量在 30ml 以上，碘油在肝脏内沉积引起肝梗死；机体抵抗力低下；手术过程违反无菌操作原则等均会导致肝脓肿。术后如果出现高热不退（需要与栓塞综合征的发热区分开，以免延误病情）、寒战、肝功能恶化时需要查血培养、行 CT 检查，如确实为肝脓肿可在 DSA 下行"肝脓肿置管引流术"。具体处理同"肝脓肿"一节。

（8）碘油肺栓塞：大多数为胸廓动脉参与肿瘤供血或存在肝动脉-静脉瘘，术中部分碘油乳剂可随血流从动脉系统不经过肿瘤的毛细血管直接进入短路的肝静脉支内，回流至肝静脉主干，后经下腔静脉进入肺动脉，从而导致肺栓塞。表现为胸闷、心率快、血氧饱和度低于 90%、D-二聚体阳性，但不排除肢体制动卧床引起下肢深静脉血栓导致的血栓性肺栓塞（下肢肿胀）。可立即给予吸氧、抗凝、溶栓。由于碘油 7~21 天后可以被吸收，所以病人的反应在 21 天后会逐渐缓解。

（9）脊髓损伤：原因是肿瘤的供血动脉如肋间动脉等与脊髓动脉共干，表现为感觉障碍、下肢末梢循环差、大小便失禁。可给予扩管、脱水、改善微循环、营养神经等处理。同"肺癌"一节。

（10）碘油脑栓塞：表现为神志不清楚、恶心和呕吐、肌力和视力进行性下降。遵医嘱给予降低颅内压、营养神经、改善微循环等对症处理。

4. 出院宣教

（1）注意休息，保证充足睡眠，避免腹部碰撞和剧烈运动。避免重体力活动，劳逸结合，适当锻炼，如打太极拳，练气功等，以增强体质。

（2）饮食指导：进高蛋白、高热量、低脂饮食，少吃多餐；多食水果、蔬菜保持大便通畅；不吃霉变食物，忌烟酒、辛辣刺激性食物。过量饮酒的危害：①酒精在体内越多，代谢生成的具有致癌作用的乙醛就越多；②喝酒越多，随酒进入体内的具有致癌作用的污染物，如残留农药、砷、亚硝胺类化合物、真菌、毒素等也越多；③大量酒精易引起内分泌紊乱，使细胞增殖加快，从而增加其癌变的机会；④酗酒者易出现营养不良，而有些营养素缺乏有助于癌细胞产生。

（3）一般前三次介入治疗每次介入治疗后 1 个月复查肝脏 CT、甲胎蛋白、肝功能一次，若影像学检查显示瘤体内碘油沉积较好、瘤体未见增大或无新病灶，可考虑暂不做介入治疗，适当延长复查时间，但间隔时间不能超过 3 个月；如有变化，为避免瘤体进展，应行介入治疗。三次治疗后如肿瘤无进展可遵医嘱延长复查时间。

（4）遵医嘱按时服药，以改善肝脏功能，促进肝细胞再生，增强肝脏的解毒能力。在医务人员的指导下，继续服抗癌药物，不擅自增加或减少药物剂量，避免引起不良反应，并注意定期复查白细胞计数。

（5）保持良好的心态，以乐观的态度面对疾病，树立战胜疾病的信心。

肝癌经皮穿刺消融治疗术

（一）概述

肝动脉化疗栓塞术已被公认为非手术治疗肝癌的首选方法，但肝癌的侧支血供丰富，仅栓塞肝动脉有时不能使瘤体达到完全坏死的程度，1983年 Sugiura 等对实验性小鼠肝癌灶注射无水酒精获得成功，1986 年 Livraghi 等报道临床应用无水酒精治疗小肝癌，这一方法逐步推广，并取得较明显的疗效。肝癌的消融治疗术（percutaneous pucture ablation for treating hepatic neoplasm）是采用经皮穿刺，使其尖端达肝内病灶后注射乙醇或 50% 乙酸溶液，使病变组织发生凝固性坏死，达到缩小瘤体、控制或延缓肿瘤生长速度的目的。也可以联合 TACE 治疗肝癌。祁波等曾报道，行 TACE 联合无水酒精消融术治疗较大肝癌患者，其 1~2 年生存率明显高于单纯行 TACE。

（二）适应证及禁忌证

1. 适应证

（1）小于 3cm 小肝癌。

（2）肝硬化或有严重心、肾功能不全而无法进行外科手术或动脉内灌注及栓塞治疗者。

（3）大于 3cm，经动脉灌注或栓塞后肿瘤坏死不完全，或肿瘤血液供应复杂而无法实施肝动脉灌注和栓塞者。

2. 禁忌证

（1）有大量腹腔积液，特别是有肝包膜下较多积液、黄疸和肝、肾功能衰竭的病人。

（2）肿瘤占肝脏面积超过 60%，呈浸润性或弥漫性生长的病人。

（3）全身情况差，有凝血功能障碍、出血倾向或全身多处转移者。

（三）手术方法

1. 病人准备 同前。

2. 器械和药品准备 超声诊断仪或 CT、穿刺探头、20~22G 穿刺针；浓度为 95% 以上的无水医用酒精或 50% 乙酸溶液、2% 利多卡因、生理盐水。

3. 手术步骤 病人平卧或侧卧位，常规消毒，铺巾，确定穿刺点，局部用 1% 利多卡因浸润麻醉；在影像指引下穿刺针穿入瘤体，注射无水酒精或 50% 乙酸溶液，至肿瘤内分布满意；穿刺针留置 1~2 分钟后，退针。每次注射溶液量视瘤体大小而定，一般每次 2~30ml，不超过 50ml，每周 1~2 次，4~6 次为一疗程（图 12-14~图 12-16）。拔针前经过穿刺针注入生理盐水以冲洗无水酒精，避免穿刺针针道内残余的酒精在拔针过程中遗留在肝组织内导致病人疼痛。

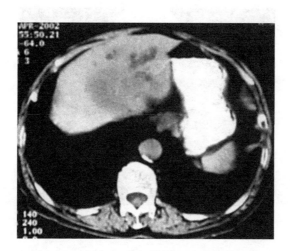

图 12-14 肝右叶近膈顶肝癌，瘤周胆管扩张

（四）护理

1. 术前护理

（1）按非血管性介入术前护理。

（2）心理护理：向病人解释手术方法、注意事项和术中可能出现的不适。

（3）对特别紧张的病人遵医嘱给予地西泮 10mg 肌内注射。

（4）术前禁食 4 小时。

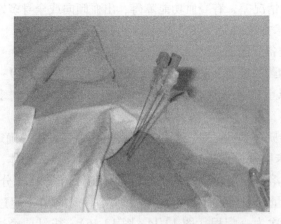

图 12-15 经皮剑突下穿刺注入酒精（PEI）

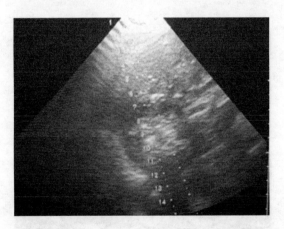

图 12-16 B 超见注入酒精后瘤灶呈强回声

（5）评估病人有无酒精过敏史，有酒精过敏者用乙酸溶液；术前如病人正在使用头孢或甲硝唑类抗生素，应避免使用酒精而出现双硫仑样反应。

2. 术中护理

（1）按非血管性介入术中护理。

（2）协助病人取平卧或左侧卧位。

（3）指导病人进针时应屏气，针到位后可作浅呼吸。

（4）监测生命体征及疼痛反应，如病人剧烈疼痛应暂停注射。

3．术后护理

（1）按非血管性介入术后护理。病人术后卧床休息 12 小时，24 小时内禁止剧烈活动。

（2）观察穿刺伤口有无渗血。如大量渗血，应查明原因后对症处理。

（3）并发症观察和处理：①腹痛：酒精或乙酸漏出刺激肝包膜所致。向病人解释原因，必要时遵医嘱注射镇痛药物；②发热：肿瘤坏死吸收所致。体温多在 38℃左右，持续 3~7 天，一般不做处理；若超过 38.5℃可用非甾体类解热镇痛药物处理；③醉酒现象：病人面红或全身皮肤潮红，不需做特殊处理，可指导病人多饮水，促进排泄；④肝转氨酶一过性升高：可遵医嘱用护肝药物；⑤严重并发症：大出血、黄疸、肝萎缩、肿瘤种植、肝脓肿，但罕见。

4．出院宣教　同肝动脉灌注栓塞术。

肝动脉导管药盒植入术

（一）概述

肝动脉导管药盒植入术（percutaneous transhepatic arterial port-catheter system implantation）是通过介入方法经外周动脉穿刺、插管，导管前端至肝动脉内，导管尾端经皮下通道与埋植于皮下组织中的药盒相连，术后定期经皮穿刺向药盒内注入化疗药物，达到对肿瘤长期、规律、可控性的治疗的目的。

（二）适应证及禁忌证

1．适应证

不能反复行经皮穿刺肝动脉内插管的病人。

2．禁忌证

（1）严重的出、凝血功能障碍。

（2）肝、肾功能衰竭。

（3）大量腹腔积液的病人。

（4）严重高血压和动脉粥样硬化。

（三）手术方法

1．病人准备　同血管性介入常规准备。

2．器械和药品准备　除血管性介入常规准备外，另备全植入式导管药盒系统、药物注射泵。

3. 手术步骤　经皮股动脉或锁骨下动脉穿刺，送入导丝、导管行腹腔动脉造影，更换留置导管做超选择性插入肝左、肝右或肝固有动脉内，进行固定；于穿刺点下切开皮肤埋植药盒，再通过皮下隧道与留置导管连接，小心拧紧接头，注入肝素盐水于药盒内封管，证实无渗漏后，缝合切口放置引流条，24 小时取出引流条，1 周后拆线。动脉穿刺部位压迫止血、加压包扎（图 12-17~图 12-19）。

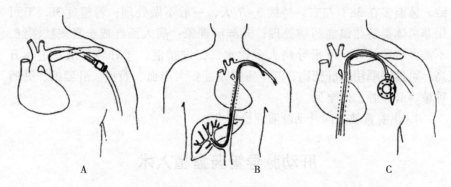

图 12-17　经皮锁骨下动脉导管药盒系统植入术示意图

注：A. 经皮穿刺左锁骨下动脉；B. 将留置导管插至靶动脉；C. 锁骨下动脉穿刺点下方 2cm 处做一皮下囊袋，囊袋与锁骨下动脉穿刺点之间做一皮下隧道，导管尾端穿过皮下隧道，与药盒连接，药盒放入囊袋内，缝合皮肤。

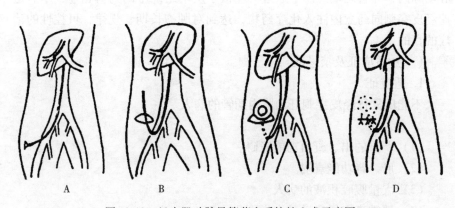

图 12-18　经皮股动脉导管药盒系统植入术示意图

注：A. 经皮穿刺右股动脉，将留置导管插至靶动脉；B. 右下腹部做一皮下囊袋，囊袋与股动脉穿刺点之间做一皮下隧道，留置导管尾端穿过皮下隧道；C. 与药盒连接；D. 药盒放入囊袋内，缝合皮肤。

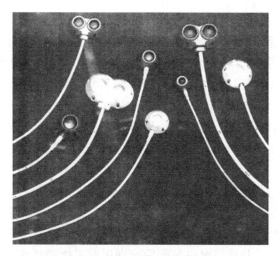

图 12-19 各种形状的药盒系统

（四）护理

1. 术前护理

（1）按血管性介入术前护理。

（2）向病人说明植入药盒的目的、方法和携带药盒的注意事项。防止受凉而导致上呼吸道感染。

（3）术前 4 小时禁食。

2. 术中护理 同肝动脉灌注栓塞术。

3. 术后护理

（1）按血管性介入术后护理。

（2）监测生命体征和切口有无出血情况，如有血肿，应报告医生及时处理。切口每日换药，保持缝合处敷料干燥，一般 7 天拆线。遵医嘱静脉滴注 3 天抗生素。

（3）药盒使用和护理：①穿刺时先用活力碘、酒精消毒皮肤及左手大拇指和示指，然后用左手拇指和示指固定药盒，找准中心将针头垂直刺下，当感觉到有突破感而且是硬板时，先注入肝素生理盐水 5ml，观察推注是否顺利药盒周边部皮肤有无肿胀，确定进入药盒后，再行化疗药物输注；②化疗药物应安装在微量注射泵中，注射前必须排净空气，保持与注药管道连接紧密，防止扭曲、脱落；③根据输药量确定输注时间，一般 3~4 小时；④输液结束后，再抽取肝素生理盐水 5ml 边灌注边拔出针头。

拔针过程中应顶紧针栓，以防回血造成导管阻塞。

（4）饮食指导：化疗药物刺激胃肠道可引起恶心、呕吐，应鼓励病人进食，可少量多餐，以易消化的软食为主，必要时可按医嘱用镇吐药物。

（5）术后不良反应的护理：①局部皮下组织无菌性坏死：穿刺不准确和固定不牢，针头脱出所致。术前护士应指导病人练习床上排便；术后患肢制动，护士加强巡视，密切观察及询问病人局部有无胀痛感，若一旦发现药液误注入皮下组织，应立即停止注射，局部用地塞米松 2~4mg 或氢化可的松 25~50mg 加上 0.5%~1% 普鲁卡因封闭，并抬高患肢 24~48 小时，或给予冰敷（勿热敷），或外涂喜疗妥。皮下组织无菌性坏死经外科清创处理后，用抗生素软膏外敷加红外线灯照射，保持创面清洁、干燥；②导管堵塞：药物结晶和血液凝固使导管堵塞。每次化疗前均在常规造影下观察导管有无移位，并且每次注射前后分别用肝素生理盐水溶液 5~20ml 冲管，滴注过程中应加强巡视，保持药液匀速滴入，防止针头脱落、脱出。化疗间歇期每 2 周肝素生理盐水冲洗 1 次，防止血液回流凝固堵塞导管；③异物感：部分病人有异物感。护士应安慰病人，多与其交谈，分散其注意力；还可指导病人做深呼吸等放松运动，消除病人紧张情绪。

（6）观察化疗反应：恶心、呕吐、口腔黏膜炎、胃炎及骨髓抑制等，及时给予对症处理和生活上的关心帮助。

（7）鼓励病人多饮水：以促进造影剂及化疗药物的排泄，减轻对肾脏的损害，并遵医嘱监测肝肾功能。

4. 出院宣教

（1）注意休息，避免大运动量活动。

（2）为保持导管药盒系统通畅，嘱病人化疗间歇期每 2 周到医院用肝素生理盐水冲洗导管一次。

经皮微波凝固治疗术

（一）概述

经皮微波凝固治疗术（percutaneous microwave coagulation therapy, PM-CT）我国董宝纬等经过近十年潜心研究，探索出超声引导下微波疗法治疗肝癌，首先利用超声仪器判断肝癌肿瘤的位置，精确地引导探针穿刺到病变部位，再植入微波幅射器，利用微波产生的高达 65~100℃ 的局部高温，使肿瘤组织凝固变性坏死，达到原位灭活或局部根治的目的。这种疗法操作简单，不受病人自身因素的限制。以其疗效显著、适用性广、创伤小以及安全可靠等特点，令国内外医学界瞩目。

（二）适应证及禁忌证

1. 适应证

（1）肝癌，肿瘤直径≤6cm 的单发结节，或是小于 3 个多发结节。

（2）心、肾功能不全，不能耐受手术者。

2. 禁忌证

（1）严重的出、凝血功能障碍。

（2）大量腹腔积液、一般情况差，全身多处转移者。

（3）弥漫性肝癌。

（4）合并上消化道出血或肝性脑病。

（三）手术方法

1. 病人准备　清洁右侧季肋区皮肤，其他同前。

2. 器械和药品准备　除常规非血管介入准备外，另微波治疗仪（图 12-20）。

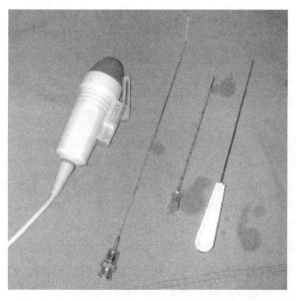

图 12-20　经皮穿刺微波治疗用的穿刺针及微波天线

3. 手术步骤　在 B 超或 CT 导向下，确定穿刺点及路线。常规消毒铺巾，用1%的利多卡因沿预定的穿刺线局麻至腹膜，小手术刀尖破皮，在 B 超（或）CT 引导下将 14G 引导针插入病灶边缘，退出针芯，送入微波天线，退引导针，暴露芯线，连接微波电缆，接通电源辐射病变处。退针时边辐射边退，以防针道出血、肿瘤种植及胆汁漏等。输出功率 40~80W，60~300 秒/次，直径<3cm 的肿瘤穿 1 个位点治疗 1 次即可；>3cm 者需多点多次治疗，要求两者之间的强回声区相互重叠。微波凝固形成的强回声区要求覆盖肿瘤周围 0.5~1.0cm 的正常肝组织，以根除边缘微小病灶及有时实际肿瘤边缘不能准确定位的情况。治疗结束后，局部碘酒消毒无菌纱布覆盖，送病人回病房。

（四）护理

1. 术前护理

（1）按非血管性介入术前护理。病人对微波治疗方法不了解，担心疗效的可靠性、术后不良反应及费用等问题。护士应耐心向病人介绍治疗方法、术后可能出现的反应及并发症，并建议其与术后的病友交谈，解除病人的思想顾虑。

（2）对特别紧张的病人遵医嘱给予地西泮 10mg 肌内注射。

（3）准备 500~1000ml 冰生理盐水。

（4）术前 4 小时禁食。

2. 术中护理

（1）按非血管性介入术中护理。协助病人取左侧或平卧位，身体两侧加垫床单，以吸收滴淋的冰水。

（2）心理护理，询问病人的感受，可找一些轻松的话题，分散其注意力。

（3）治疗过程中，配合医生不断地向穿刺部位滴淋冰生理盐水，以免局部皮肤烫伤。

（4）严密监测病人生命体征，注意病人面色变化，发现有异常，立即停止手术，并进行相应处理。

3. 术后护理

（1）按非血管性介入术后护理常规，病人回病房立即更换湿衣服。

（2）监测生命体征变化，每 2 小时测血压和脉搏 1 次，检查上腹部有无进行性增大的肿块及腹膜刺激征，持续 24 小时。

（3）肝功能监测：术后病人可出现谷草转氨酶、谷丙转氨酶、血清胆红素升高。术后 7、21 天复查上述项目，动态观察其变化，遵医嘱给予止血、抗感染、护肝药物静脉滴注。

（4）术后不良反应观察与护理：①发热：由于肿瘤坏死吸收而发热。一般体温在 37.5~38.5℃，不需做特殊处理；如体温超过 38.5℃应进药物降温并遵医嘱用抗生素；②出血：术中误伤血管和伤口处理不当可致出血，应根据情况报告医生及时处理；③胆汁漏：术中误伤胆管所致，表现为腹痛、黄疸或黄疸加重。协助医生作好胆汁引流；④局部皮肤烫伤：密切观察局部皮肤的颜色，有无红肿、疼痛、水疱等皮肤烫伤的表现，发现异常及时对症处理。

（5）术后第 3 天：行 B 超检查，了解微波治疗的具体效果，根据癌灶的血流灌注情况而决定是否再次进行微波治疗。

4. 出院宣教　同肝动脉灌注栓塞术。

射频消融治疗术

（一）概述

射频消融（图 12-21）治疗肝脏肿瘤于 1995 年由意大利的 Rossi 率先应用于临床。该方法的机制，即有超声、CT 或内腔镜引导下，将针状或多针状电极（图 12-22）直接刺入病人肿瘤部位，产生热能破坏肿瘤细胞，当肿瘤细胞加热超过 50℃时，细胞内蛋白质变性，细胞膜双脂质膜溶解导致细胞结构改变。射频消融术具有创伤小、疗效确切、适应证广等优点，受到临床医生的普遍认可，减少了肿瘤病人的治疗痛苦。根据病人瘤体的

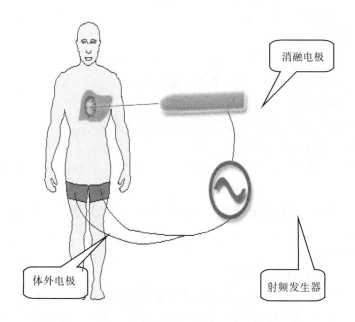

图 12-21　射频消融示意图

情况可单独行射频消融术，也可以在肝动脉化疗栓塞术后 2 周左右再行射频消融术，比单纯肝动脉化疗栓塞术治疗肝癌效果更好。

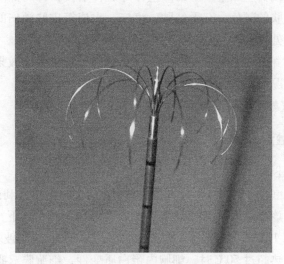

图 12-22　多极射频电极

（二）适应证及禁忌证

1. 适应证

（1）单个病灶小于 5cm，最好小于 3cm。

（2）肝内病灶少于 3 个，每个不超过 3cm。

（3）无肝外病灶或肝外原发灶已切除。

（4）无外科手术指征，拒绝手术或延迟手术者。

（5）无凝血机制异常。

（6）对化疗无反应或不适宜化疗；乏血供的肝癌，不适合行血管栓塞者。

（7）合并肝硬化，肝功能为 Child PughA 级或 B 级，且无大量腹腔积液的病人。

2. 禁忌证

（1）有严重的出血倾向。

（2）肝功能 Child-Pugh C 级中有大量腹腔积液和深度黄疸者。

（3）多发（病灶超过 5 个）和弥漫的病灶，肝外有转移。

（4）严重心肺疾患急性期。

（三）手术方法

1. 病人准备　非血管性介入常规准备。

2. 器械和药品准备　除常规非血管性介入准备外，另备肝穿刺包（孔巾、棉球、药碗、血管钳 2 把、刀片、无菌巾）、检查射频发生器（图 12-23）的射频功能及电脑软件性能；0.9% 生理盐水 500~1000ml 术前 2h 放入 4℃ 的冰箱冷藏，用于术中冷循环射频电极的降温；1% 利多卡因 10~20ml；心血管急救药物如阿托品、硝酸甘油等；镇静剂如地西泮；镇痛剂：如氟比洛芬酯注射液、曲马多、吗啡等。

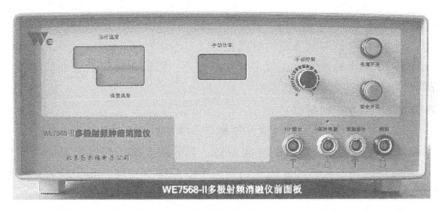

图 12-23　射频治疗仪

3. 手术步骤　根据肿瘤部位、大小、病人的具体情况给予局部麻醉或持续硬膜外麻醉。如果病人情绪容易激动、对疼痛较敏感或很难配合呼吸者可以在硬膜外麻醉下手术。通常在常规消毒铺巾后，局部浸润麻醉，在超声定位下或在 CT 引导下以 Rita 射频消融穿刺针经皮进入肝脏病灶内，射频针展针 2~5cm，原则上应超过肿瘤直径的 1cm。操作时应尽量杀死癌灶内的全部组织和周围的部分正常肝组织。一般周围 0.5~1.0cm 厚的正常肝组织被消融，肿块直径小于 3cm 时，消融区域约为肿块的 2 倍。肿块过大时，消融次数应由影像学检查确定，多次重叠消融以尽可能杀死全部癌细胞。通过射频输出使靶区温度达到 50~90℃，以使肝癌组织坏死，并最终形成液化灶。消融时间与瘤体大小和部位有关，一般在 10 分钟内。治疗完毕，如果是 B 超下手术可在手术后 1~3 个月复查 B 超；如果是在 CT 下手术，手术结束后即可 CT 复查。局部用纱布包扎，送病人回病房。

（四）护理

1. 术前护理

（1）按非血管性介入术前护理。

（2）心理护理：病人对治疗效果及治疗过程多有怀疑与恐惧心理，治疗前应向病人及家属详细解释该技术的治疗原理、操作过程及优点、治疗前、中、后可能出现的不良反应及应对措施。告知病人术中可能出现的不适，如术中病人可能感到体内局部发热、出汗较多等不适属正常现象，不要紧张，要保持平静及正确体位，以利于治疗的顺利进行等。

（3）饮食和营养护理：给予高糖、高热量、高维生素、易于消化的饮食以提高机体耐受力。进食少者可静脉补充高渗葡萄糖、支链氨基酸、血浆、脂肪乳、白蛋白等，凝血功能差者遵医嘱可输入血小板等。

（4）术前2日对病人进行屏气训练。

（5）术前1日洗澡，毛发多者给予剪毛，以防止治疗后感染和电极与皮肤接触不严。

（6）术前6小时禁食。

（7）治疗前30分钟静脉滴注氟比洛芬酯注射液5~10ml加入生理盐水100ml中，减轻治疗时引起的疼痛不适；部分病人由于瘤体需要进行射频消融治疗的时间较长，因此应告知病人手术前排空膀胱，年纪较大且排尿困难者术前留置导尿。

（8）操作间准备：CT扫描室为开放的检查场所，术前30 min要封闭、清洁和消毒，避免交叉感染；检查电源是否有电，抢救药品和设备是否齐全，穿刺器械及物品是否备齐，若有遗漏立即补齐。

2. 术中护理

（1）按非血管性介入术中护理。

（2）病人进入操作室后，由于治疗环境的陌生，对操作程序的不了解，易产生紧张和恐惧的心理。操作过程中要主动与病人交谈，分散其注意力，向病人讲解操作步骤和注意事项，让病人积极配合。

（3）建立静脉通道，给氧2L/min，手术全程行心电监护，监测生命体征。协助病人取平卧位，上臂外展屈肘，手置于枕后；取左侧卧位时病人右上臂屈肘过头；取俯卧位，病人双手置于头下，腹部垫一枕头。

（4）粘贴负极板：病人平卧CT扫描床后，护士将一次性负极板2~4个妥善贴附于病人肌肉丰富处。常用部位有臀部和大腿，用干净的大治疗巾将病人两腿隔开，粘贴时负极板间距最大保持11.5cm，根据术中观察的病灶的大小和形状选择电极的数量及排列方式。负极板插头连接至负极板连接线的插孔中备用。

（5）做好治疗中记录，如穿刺点部位、射频点数目、弹头深浅位置等。

（6）射频设备的观察：射频仪在工作时，护士要随时观察技术参数如阻抗值、电极温度和输出功率值的变化，正常工作时数值变化不大，若数值变化太大则提示工作异常。同时要观察输水管道是否畅通，有无漏水现象，以及冷水槽的水量和水温是否合适。

（7）不良反应观察和护理：①呕吐：肿瘤靠近胃部，治疗时射频点刺激胃部出现呕吐，立即将病人头偏向一侧，及时清除口腔呕吐物，防止误吸，并观察呕吐物性质、量及颜色，保持手术台清洁，安慰病人，解释呕吐原因，以消除其紧张情绪；②出汗：给病人擦拭头部汗液，以免汗液刺激皮肤引起病人不适，及时询问背部感觉，背部电极片是否因汗液浸湿而脱落，预防皮肤烫伤。如觉背部发热发烫时，及时查看。大汗时可加快输液速度，以补充身体丢失的水分及电解质；③疼痛：肿瘤靠近胆囊区域、射频点位置较浅时，射频治疗刺激胆囊引起疼痛，疼痛放射至肩部时予按摩，以减轻不适，轻声安慰病人，转移病人注意力，耐受性较差的病人遵医嘱给予吗啡 10mg 肌内注射，或停止治疗，休息片刻后再次治疗；④心率减慢：射频刺激肝内胆管神经所致，当心率低于 60 次/分时应遵医嘱应用阿托品，并观察用药效果。

（8）仪器的清洁与保养：冷循环射频发生仪和冷却泵不能消毒，可用柔和的清洁剂进行清洁，均应放于干燥、清洁和无腐蚀的环境中，接头部不可弄湿。

3. 术后护理

（1）按非血管性介入术后护理：监测血压、脉搏变化，1 次/小时，6 小时平稳后改为每 1 次/4 小时。治疗后绝对卧床 6 小时，无异常 6 小时后取半卧位、自动体位，24 小时可下床活动，但应避免剧烈活动，以防腹压骤增致肝穿刺点出血。

（2）穿刺部位护理：观察有无渗血，红肿、疼痛、水疱等皮肤烫伤的表现，发现异常及时对症处理。因术中可能损伤血管导致大出血，损伤胆管及周围组织如胆囊、结肠等，引起胆瘘、肠瘘，所以术后除密切观察腹部穿刺点渗液情况，并保持局部清洁干燥外，尚需观察有无右腹疼痛、腹部是否隆起和急腹症症状。

（3）饮食护理：术后禁食 4~6 小时，然后根据病人情况进食高维生素、高蛋白、易消化流质或半流质饮食，24~48 小时后可进食营养丰富的普食。静脉补液，维持水、电解质平衡，增强体质保护肝功能。

（4）尿量的观察：射频消融术使肿瘤细胞大量坏死，短时间内大量蛋白分解，其产物血红蛋白被吸收入血可产生血红蛋白尿，为防止血红蛋白堵塞肾血管，术后要观察尿量、颜色及性质，尿量应不少于 1ml/（kg·min）。当尿少时在保证补液量的情况下应使用利尿剂，使 24 小时尿量>2000ml；当出现血红蛋白尿时，为防止肾小管堵塞可应用碱性药物如碳酸氢钠，以碱化尿液，同时增加液体量或应用利尿剂增加尿量，减少对肾小管的损伤。

（5）并发症观察和护理：①发热：肿瘤细胞发生凝固性坏死，坏死组织吸收后可使病人发热，体温在 37.6~39.5℃之间，持续 1~2 周渐降，给予物理降温和药物对症处理；加强生活护理，及时更换汗湿衣被，注意保暖，防止感冒；②疼痛：治疗后 3~5 天大多数病人出现肝区疼痛，疼痛性质为胀痛或刺痛，时间持续 1 周左右，观察疼痛部位、性质、程度，在排除肝破裂等急腹症的前提下，可取半坐卧位或右侧卧位，分散其注意力以减轻疼痛；必要时遵医嘱用镇痛剂；③出血：主要是腹腔出血，术后常规遵医嘱用维生素 K_1 30mg 静脉滴注，每天 1 次，持续 3 天，注意观察生命体征、有无腹膜刺激症状，如发现异常应及时处理；④胃肠道反应：观察有无恶心、呕吐，呕吐物的量、性状，及时清理污染的衣被，必要时遵医嘱用止吐药；⑤肝功能异常：术后肝功能异常，甚至出现腹腔积液和黄疸，密切观察病人意识改变，及时发现肝昏迷前驱症状，定期复查肝功能、血氨和各生化指标。遵医嘱用护肝药物；⑥误穿其他脏器的护理：仔细观察尿液颜色，如出现血尿、腰痛，提示可能误穿肾脏；误穿肺脏则有气胸症状，护士应仔细观察病人情况，通常在吸氧的情况下可以逐渐缓解。

4. 出院宣教　术后 1 个月复查。其他同肝动脉灌注栓塞术。

六、¹³¹I-美妥昔单抗注射液联合肝动脉插管栓塞治疗肝癌

（一）概述

放射免疫治疗（radioimmunotherapy，RAIT）是将放射性核素标记肿瘤抗体注射入体内，抗体与相应的肿瘤抗原结合，把放射性核素携带到肿瘤部位，放射性核素衰变过程中，发出的射线对周围肿瘤细胞 DNA 造成损伤，最终造成肿瘤细胞生长的抑制和坏死。肝癌的放射免疫治疗是一种较新的治疗方法。¹³¹I-美妥昔单抗注射液（利卡汀）是一种单抗导向同位素药物，具有我国自主知识产权的原创性肝癌放免治疗剂，专用于原发性肝癌的体内再诊断及靶向治疗。该药主要通过肝癌特异性单克隆抗体片段 HAb18 F（ab′）2 为导向载体，发挥其靶向介导作用，特异性地与肝癌组

织结合，使与抗体结合的放射性核素^{131}I进入并较长时间停留于肝癌组织内，通过^{131}I衰变时所发射的β射线达到治疗效果。该方法能使放射性核素较多积聚于肝癌组织内，在实现对肝癌组织集中大剂量照射的同时，减少全身的辐射量及其毒副反应。而运用介入导管技术行瘤体供血动脉的直接注射能减少生物制剂载体体内破坏，增加肿瘤区域局部聚集浓度，保证疗效。

（二）适应证及禁忌证

1. 适应证　不能手术切除或术后复发的原发性肝癌，不适宜做 TACE 或经 TACE 治疗后无效、复发的晚期肝癌病人。

2. 禁忌证

（1）对利卡汀以及成分过敏者。

（2）不能耐受甲状腺封闭药物的病人。

（3）全身情况差，肝功能明显受损（胆红素>3 倍正常值上限、血清白蛋白<30/L）或者 Child C 级者。

（4）门静脉主干完全阻塞，肿瘤占肝组织≥70%者。

（5）妊娠及哺乳期妇女。

（三）手术方法

1. 病人准备

（1）按照血管性介入术前常规准备。

（2）抽血检查血常规、肝肾功能、甲胎蛋白、甲免全套、心肌酶谱以便与术后对照。

（3）术前 3 天作利卡汀皮试。方法：取皮试制剂 1 瓶，加入生理盐水 1ml 溶解后，抽取溶解液 0.1ml，前臂皮内注射，15 分钟后观察结果，注射点皮丘红晕直径>0.5cm 或其周围出现伪足者为阳性。阴性者方可使用。

（4）封闭甲状腺：术前 3 天开始口服 Lugol 氏液（复方碘溶液），0.5ml/次，每日 3 次，连续 10 天。封闭甲状腺用药指导：甲状腺具有很强的摄碘功能，为减少放射性碘剂在甲状腺内吸收，减少对甲状腺组织的损害，治疗前后需要口服碘剂，使甲状腺摄碘达到饱和状态，这一过程称为封闭甲状腺。因 Lugol 氏液的口感差，多数部分人无法接受直接口服，可滴在饼干、蛋糕上吃，督促病人服药到口。

2. 器械和药品准备

（1）器械：同常规血管性介入准备。

（2）药品：①术前联系当地医药代表，医生在订单上签字确认。按照 27.75MBq（0.75mCi）/kg 体重计算碘利卡汀剂量（肿瘤直径>8cm 的病人，按 37MBq（1mCi）/kg 体重计算剂量）。②药品生产后 48 小时内送达核医学科医生接收、登记。③病人准备到位，同时取出铅罐自然解冻，或者采用 37℃ 水浴以加速解冻速度。④其他药品同肝动脉灌注栓塞术。

3. **手术步骤** 采用 Seldinger 技术，经股动脉穿刺、插管，行常规肝动脉等血管造影，明确肿瘤部位、大小、数目和血供后，超选择性插管至瘤体主要供血动脉，经导管缓慢注入利卡汀 75mCi/kg 后，用 0.9% 氯化钠注射液 10ml 冲洗导管，30 分钟后注入适量化疗药及栓塞剂。术毕拔管局部加压包扎平车送返病房。

（四）护理

1. **术前护理**

（1）同肝动脉灌注化疗栓塞术术前护理。

（2）心理护理：放射免疫治疗是一种较新的治疗方法，病人对此疗法不了解容易产生神秘感或恐惧心理。护士应对病人讲解治疗目的、方法、效果及注意事项，消除紧张、恐惧心理。

（3）饮食护理：指导病人多进食高蛋白、高热量的食物，以增强体质。

2. **术中护理**

（1）同肝动脉灌注化疗栓塞术术中护理。

（2）利卡汀使用要求：①护士穿戴好防护用品；②认真核对名称、生产日期、时间、放射性浓度、注意检查容器有无破损、渗漏；③利卡汀应置于铅制容器中，抽吸前可先向瓶中注射 5 ml 空气再行抽液，防止瓶中负压过大难以抽取；④抽好的利卡汀应在 5~10 分钟内完全注射，之后立即用生理盐水 10ml 冲洗插管，以确保治疗药物全部进入；⑤药品生产后 48 小时内必须使用；⑥术中用过的药瓶、导管及注射器等器材均应收集于专门容器内送核医学科，在安全地点放置 8~10 个半衰期后按一般医疗废物处理。

3. **术后护理**

（1）同肝动脉灌注化疗栓塞术术后护理。

（2）放射防护：[131]I 物理半衰期为 8.04 天，主要产生 β 射线，安全性高，对周围环境影响小。但在其衰变过程中仍会产生少量 γ 射线，γ 射线有较强的辐射性和穿透能力，术后病人成为一种特殊的"辐射源"，必须加强放射防护与管理。

①术后病人安置在特定的房间，内设专用卫生间，并在病房门上和床前设标志牌，注明放射性核素的种类、放射强度、使用日期及隔离时

间等。

②病人腹部放置含铅橡皮围裙以屏蔽射线。

③医护人员操作前穿戴含铅防护衣，各种治疗和护理工作相对集中进行，力求做到操作熟练，准确迅速，尽量缩短接触放射源的时间。

④^{131}I可通过尿液、汗液、粪便及呕吐物排出体外，病床旁配置专用的污物袋，并设存留放射性污染物的铅屏储物桶。病人用过的床单、被套、衣服收集于专门容器内送核医学科处理。

（3）并发症的护理：利卡汀治疗后的并发症缺乏临床特异性，与介入治疗后常见并发症较难区分，容易忽略。护士在工作中需要细心的观察，防止严重并发症发生。

1）发热：利卡汀所致的发热为一过性中低度发热，白细胞计数及中性粒细胞比例增高，而感染性发热及白细胞急性减少引起发热，则表现为持续高热、白细胞急性减少。应鼓励病人多饮水、卧床休息，并遵医嘱用抗生素和退热药物。

2）胃肠道反应：与化疗药物刺激以及异位放疗有关。异位放疗引起的胃肠道黏膜放射性坏死是一种较严重的并发症，可引起严重的即时及延迟性胃炎及溃疡，甚至可出现出血及穿孔。术中注意避开胃肠道供血血管，超选择性给药；如出现持续性腹痛，出现血性、暗红色呕吐物者，及时进行ECT扫描，排除异位放疗可能；对于术后1~2个月出现持续性腹痛、腹胀、呕吐的病人，进行钡餐或胃镜检查，排除持续性胃肠道损伤的可能。护理中注意观察呕吐、腹泻物的性状、量、色、气味及伴随症状。病人需绝对平卧24小时，呕吐时应头偏向一侧，防止呕吐物误吸，引起窒息。对频繁呕吐、腹泻的病人遵医嘱用药镇吐、止泻、补液，缓解后鼓励病人进食清淡易消化的饮食，维持水、电解质平衡。

3）肝功能损害：正常肝脏组织对放疗耐受性较低，较大剂量放疗药物治疗时，会导致较严重的肝功能受损。术中注意超选择性给药，减少正常肝脏组织受累，术后密切观察肝功能指标，监测黄疸及腹水情况。指导病人尽量卧床休息，避免劳累，以免加重肝脏负担。同时遵医嘱给予护肝、降酶治疗。

4）甲状腺功能低下：观察有无畏寒、少汗、表情呆滞、嗜睡、行动迟缓等甲状腺功能低下早期症状，一旦发现及时报告医生，给予相应处理。

（4）饮食护理：指导病人少食多餐，进食清淡、易消化食物。尽可能多食用海带、紫菜等含碘食物，以更好地保护甲状腺。多饮水，每天饮水500~1000ml，保证大、小便通畅，以减少^{131}I在直肠和膀胱的蓄积。

4. 出院宣教

（1）同肝动脉灌注栓塞术。

（2）防护知识：①给药后需在单独房间隔离 2 天；②病人用药后 2 天，体内的核素药品剂量衰减到 30mCi 以下，按照国家法规，可以作为门诊治疗，回家也是安全的。但尽量安排病人和家属分床居住；③用药后应多喝水，勤小便，保证大便通畅，减少药物在直肠和膀胱的蓄积；④用药后与他人接触的距离保持 1.5 米（无防护措施），接触时间应尽量缩短；⑤治疗期间尽量少去公共场所，病人接触过的物品或体液沾染的器具，应用肥皂洗涤剂擦洗或冲刷，家属接触病人衣物及相关物品后，需用肥皂认真洗手。

七、氩氦刀冷冻消融治疗肝癌

（一）概述

冷冻消融毁损肿瘤的机制主要有三方面：冷冻及随后的复温对肿瘤组织、细胞的物理性杀灭，冷冻造成肿瘤组织微血管栓塞以及冷冻后引发机体的肿瘤免疫。具有定位精确、治疗精准、创伤小、痛苦少、疗效确切、适应证广等优点。与传统手术相比，大大降低手术风险和并发症的发生率。

（二）适应证及禁忌证

1. 适应证　氩氦刀冷冻治疗肿瘤的范围较广，可应用于全身各种实体肿瘤。目前应用于肝癌和肺癌的病例较多。

2. 禁忌证

（1）全身状况差，明显恶病质。

（2）出凝血及严重的心肺等脏器功能障碍。

（3）肿瘤全身广泛转移伴大量腹水者。

（三）手术方法

1. 病人准备

（1）同非血管性介入术前准备。

（2）高血压病人术前血压控制在 140/90mmHg 左右，糖尿病病人餐后 2 小时血糖控制在 10mmol/L 以下。

（3）术前功能训练：训练平静呼吸时屏住气的时间及每次幅度相同，以减少由呼吸运动造成的穿刺误差。咳嗽严重的病人，进入手术间前半小时口服镇咳药物。

2. 器械和药品准备

（1）氩氦刀冷冻手术系统（图12-24）：工作系统、控制系统、冷冻探针、测温探针、治疗计划系统、显示器、电源、外部接口等部分组成。

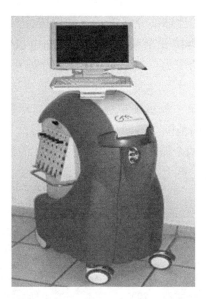

图12-24　以色列 Galil 公司生产的氩氦刀低温冷冻手术系统

（2）制冷系统：冷媒为纯氩装于钢瓶中，启动压力：3500psi（磅/平方英寸）。氩气从贮存钢瓶接压力调节装置，再接安全减压阀，经干燥后到配置面板，上面有25个插孔可供使用（图12-25）。冷冻探针的导线插

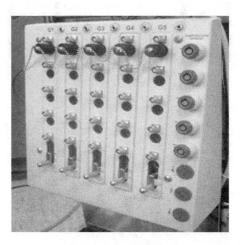

图12-25　插孔面板

入此孔内，氩气经此到达针尖，针尖温度在 60s 内降至 -140℃，冷冻功率从 10%~100%，功率按 10% 增减。

（3）制热系统：一般先制冷 15~20 分钟，再制热 3 分钟，为一个循环。制热过程让冷冻的冰球部分解冻，有利于拔针。制热时氦气从贮存钢瓶接压力调节装置，再接安全减压阀，与冷冻电极针的导线相连到达针尖。氦气贮存钢瓶启动压力：2200psi（磅/平方英寸），氦气到达针尖时，60s 升至 30℃。

（4）治疗计划系统：显示模拟穿刺位置，冰球覆盖范围和治疗效果，能自动控制冰球形成的范围。不同型号的单个探针，所形成的冷冻范围不同（图 12-26），经过两个循环的冷冻后多个探针的组合，冰球相互融合，可冷冻出不同形态的、更大范围的冰球。

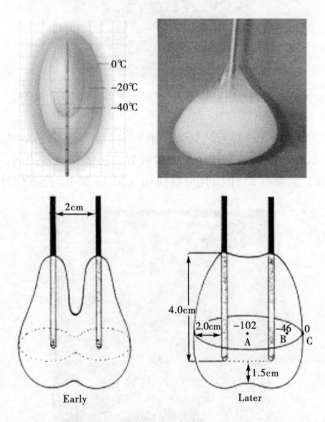

图 12-26　冰球

注：多针互相融合，可冷冻出不同形态的、更大范围的冰球。

3. **手术步骤**　根据病灶大小选用氩氦刀探针的数量，在影像引导下，确定肿瘤穿刺部位、进针方向、深度。探针穿刺肿瘤达到预定位置后，启动氩气系统，肿瘤在 30~60s 内迅速降温，刀尖温度降至 -140 ~ -170℃（图 12-27），持续 10~15 分钟。CT 扫描监测冰球大小，启动氦气系统复温 3 分钟，迅速复温至 30℃（图 12-28）。重复冷冻 1 次，冷冻完成后复温 3 分钟拔出冷冻电极针。

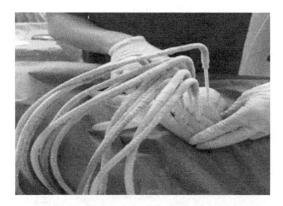

图 12-27　启动氩气系统，针尖温度 -140~-170℃

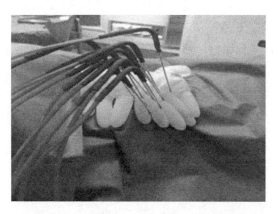

图 12-28　启动氦气系统，迅速复温至 30℃

（四）护理

1. 术前护理

（1）按非血管性介入术前护理。

（2）健康宣教：氩氦刀是一项新兴的技术，病人和家属对治疗方法不了解。护士术前通过视频、图片等健康宣教资料、介绍成功病例等方法消除病人的顾虑、恐惧心理、稳定情绪，取得病人的积极配合。

（3）恒温水循环温毯机平铺在病人躯体下面，保证温毯温度在38℃（图12-29）。按手术体位要求协助病人摆放舒适体位，以保证病人在一个固定的姿势下长时间坚持，配合手术的完成。

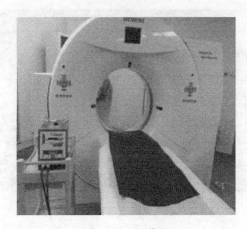

图12-29   温毯机

（4）使用恒温加温器加温静脉滴注的液体至38℃（图12-30）。

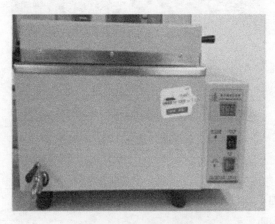

图12-30   恒温电加温器

（5）检测氩氦刀冷冻系统的性能，准备充足的氩氦气源（图 12 31），保证手术顺利进行。

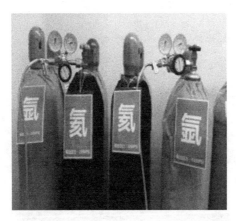

图 12-31　氩气、氦气气源

（6）术前用药：术前 30 分钟遵医嘱给予肌内注射地西泮 10mg、曲马多 100mg、静脉注射巴曲亭血凝酶等镇静、止痛、止血等药物以减少术中并发症的发生。

2. 术中护理

（1）调节手术室内的温度在 25℃左右。

（2）心电、血氧饱和度的监测，动态监测生命体征；持续低流量吸氧。

（3）防止术中出现低温反应，静脉滴注的液体使用恒温加温器加温至 38℃。

（4）完成氩氦刀冷冻系统的操作，配合医生完成探针的测试（图 12-32）。检查氩氦刀冷冻设备的运行情况及氩气、氦气瓶的压力，若氩气瓶内压力低于 3500psi、氦气瓶内低于 2500psi，应及时更换，保证手术顺利进行。

（5）预防低温反应，防止冷休克的发生：氩氦刀冷冻消融时，局部温度在-140℃左右，个别病人可能发生低温反应，如寒战、四肢发冷等。密切观察病人的神志及生命体征，如出现恶心、呕吐、面色苍白、血压升高时应报告医生暂停治疗，及时对症处理。

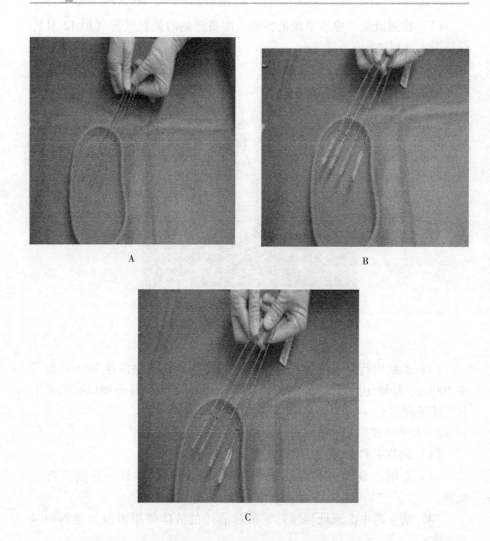

图 12-32 探针的氩气、氦气功能测试

注：A. 探针测试；B. 开通氩气，探针针杆冰球形成；C. 氦气复温，探针冰球溶解。

（6）预防皮肤冻伤：手术过程中氩氦刀进针深度<4cm 时皮肤可轻度冻伤，治疗过程中，巡回护士应：①将无菌生理盐水预热至 50℃，氩气冷冻消融启动前将医用无菌橡胶手套内装上 40～50℃的热无菌生理盐水，封口后围绕于电极针的周围，使每根电极针的周围都有手套的手指覆盖保护（图 12-33）；②使用电吹风筒，调至弱风挡，距离穿刺点 20cm 处进行吹风，化解普通电极针针杆上的冰霜，建议使用无霜电极针，减少皮肤冻伤

的发生概率；③使用 75% 的酒精纱块敷在穿刺点上；④加温至 50℃ 的温热无菌生理盐水纱块敷在穿刺点上，以免皮肤冻伤。

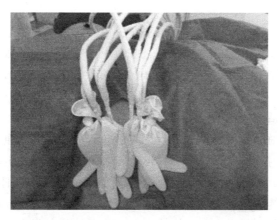

图 12-33　医用无菌橡胶手套，内装 40~50℃ 的热无菌生理盐水

3. 术后护理　按非血管性介入术后护理。

（1）转运病人：术后转运途中用棉毯覆盖病人进行保暖，回病房后 1~4 小时内遵医嘱给予静脉输注的液体使用恒温加温器加温至 38℃ 后输注。

（2）保持病室内温度在 22~24℃，湿度在 50%~60%。

（3）严密监测生命体征，常规床边心电监护 6~8 小时，给予低流量吸氧。

（4）饮食护理：饮用温热水，高蛋白、高碳水化合物、高维生素、低脂肪普通饮食或半流质饮食。

（5）常规药物治疗：术后使用巴曲酶血凝酶静脉注射 1~2 天，使用抗生素 3~5 天。检测尿常规、肝肾功能、电解质等检查，及时纠正水电解质、酸碱紊乱。

4. 不良反应的观察与处理

（1）寒战、发热：多于术后次日出现，体温一般在 37.5~39℃，持续 3~5 天。病人因手术中冷热刺激以及肿瘤组织的坏死，吸收肿瘤坏死因子所致。单用抗生素无效，需予退热药物治疗。病人出汗多时应及时更换被服以保持皮肤干燥、舒适，注意保暖。

（2）疼痛：与手术创伤局部水肿、止血物填塞、穿刺针道刺激肝包膜及肿瘤坏死有关。手术当日及术后第一天较明显，持续 1～3 天后逐渐减轻。此时应选择舒适的体位；指导病人学会放松，如缓慢地呼吸、全身肌肉放松、听音乐等；疼痛剧烈者可给予止痛剂，并观察止痛药效果及不良反应。

（3）恶心、呕吐：多为使用麻醉药、镇痛药物引起的不良反应和治疗过程中肿瘤组织水肿，肝包膜受刺激所致。一般发生在手术后 4～8 小时，24 小时后可缓解或消失。遵医嘱给予昂丹司琼等止吐药物治疗。协助病人保持口腔清洁，及时擦拭呕吐物，按压足三里、合谷等穴位有助于减轻恶心、呕吐等不适症状，给予心理疏导，减轻病人紧张情绪。

（4）肝出血：冷冻时肝癌病灶靠近肝包膜易造成肝出血。多发生在术后 12 小时内。护理：①术后绝对卧床 24 小时，协助病人生活护理。②术后 12 小时内如无明原因引起的血压下降、心率加快、脉搏细速，注意有无肝脏出血的可能。在肝脏出血的早期，血压常无明显变化，最早表现为心率加快、脉搏细速，对心率加快的病人应警惕，严密监测，早发现、早处理。③观察腹部有无明显膨隆及皮下淤斑等，床边超声检查了解腹腔积液情况。④复查 B 超发现肝肾间隙、胆囊窝等处有积液，予经皮肝穿刺处加压按压、加快输液速度、输冷沉淀、红细胞等对症处理。

（5）肌红蛋白尿：常与冷冻区域血管内细胞冷凝破坏，红细胞溶解释放血红蛋白所致。在冷冻后的 1～3 天出现酱油色尿，发生血红蛋白尿，严重者出现尿量减少，伴有肾功能不全。为防止肾小管被堵塞，应用碳酸氢钠以碱化尿液，利尿剂利尿，定期复查尿常规及肾功能、电解质等生化检查。护理：观察病人尿液的颜色、量、pH 值，尿量不少于 30ml/h。

（6）肝功能损害：冷冻消融治疗可引起肿瘤周围肝组织坏死，术后肝功能有不同程度损害，以转氨酶的升高及黄疸指数升高为主，引起肝细胞性黄疸或腹水。予保肝、降黄、利尿治疗。护理：①鼓励病人多食高蛋白、高热量、高维生素食品。②使用利尿剂病人，记录 24 小时尿量，密切观察腹水情况。③观察病人皮肤、巩膜有无黄染，定期进行肝功能及电解质的监测。

（7）皮肤冻伤：冷冻治疗时，若皮肤保温措施不到位可造成穿刺点局部皮肤冻伤（图 12-34）。冻伤可分为三度。Ⅰ度冻伤损伤在表皮层，皮肤苍白、麻木，进而皮肤充血、水肿、发痒和疼痛。应注意观察皮肤颜色、温度，有无渗出及水疱形成。以硫酸镁湿敷，有渗出时保持创面干燥，予活力碘消毒、无菌纱块包扎；Ⅱ度冻伤损伤达真皮层，皮肤红肿、出现大小不等的水疱，水疱破溃后流出黄水，皮肤发热，疼痛较重；Ⅲ度冻伤损伤达全皮层，深至皮下组织、肌肉、骨骼，局部皮肤及皮下组织坏死，出现血性水疱，皮肤呈紫褐色，局部感觉消失。除按Ⅰ度冻伤的常规措施护理之外，较大的水疱在无菌操作下，活力碘消毒后用注射器抽出水疱内的液体，创面予磺胺嘧啶银等冻伤膏外涂，应用抗生素预防感染，已经出现感染的创面按感染创面正规处理后愈合较好（图12-35）。

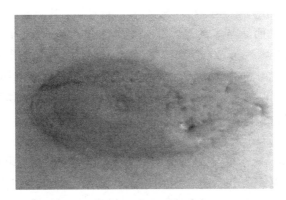

图 12-34　Ⅱ度皮肤冻伤

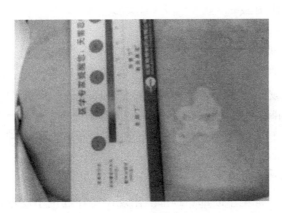

图 12-35　穿刺点皮肤冻伤后愈合

（8）冷休克：冷休克的发生率极低，约1%，系指冷冻治疗后组织有效血流量减少，组织缺血、缺氧引起的多器官功能衰竭，严重时出现弥漫性血管内凝血等一系列临床综合征。病人可在两次冷冻过程后至术后1小时内体温明显下降。为预防冷休克，术中应密切观察生命体征及心电图变化，注意保暖，给予低流量吸氧，必要时应用糖皮质激素。一旦发生冷休克，积极进行抗休克治疗，补充血容量，使用血管扩张药，增强心肌收缩功能。

八、口服抗肿瘤药物治疗肝癌

（一）概述

目前，癌症治疗已经进入"靶治疗"的时代。甲磺酸索拉非尼（sorafenib tosylate），商品名多吉美，是由拜耳与 Onyx 公司联合开发的用于晚期肾癌治疗的药物，于 2005 年 12 月被美国食品药品监督管理局（FDA）正式批准上市，2006 年 11 月正式在中国上市。多吉美是一种既可以抑制肿瘤增殖，又可以抑制肿瘤血管生成的多激酶抑制剂，在多国获准用于治疗晚期肾癌和肝细胞肝癌。

（二）用法与用量

本品 200mg/片，每天 2 次，每次 2 片，分别于早餐后和晚餐后 30 分钟服用，不可碾碎服用，也不可用茶水、果汁、牛奶及其他食物同时送服。随药饮水 200ml，使药物尽快进入肠腔，保证每日饮水量不少于2500ml。服药前后 1 个小时内不要进食、服用其他药物，以免发生不良反应或影响药物作用。

（三）护理

1. 心理护理 此药 2006 年底在我国上市，价格较高，不良反应较大，因此用药前医护人员应向病人讲解药物价格、服用的剂量、不良反应及应对措施、效果较好的案例，使病人能够有心理准备，并积极配合治疗。

2. 服药期间注意休息，避免劳累。适当补充维生素。

3. 避免手足部接受强烈的冷热刺激，尽量穿软底鞋、棉质袜子、垫软质的鞋垫，保护足部。

4. 不良反应的护理

（1）皮疹：常见于面部、颈部。出现斑疹和红色小皮疹伴小水疱，伴或不伴有瘙痒，皮疹常此起彼伏。出现皮疹时告知病人保持皮肤清洁，避免摩擦、碱性液体刺激、高温刺激，可给予炉甘石洗剂涂擦，或口服抗组胺药物。

（2）手足皮肤反应：通常发生在服药后的 1~2 周，6 周以后症状会逐渐减轻。表现为双手掌心和双足底部红肿并伴局部皮肤瘙痒，随后出现脱屑、起疱、疼痛、溃疡伴流脓。手足皮肤反应分级标准，Ⅰ级：麻痹、感觉迟钝、感觉异常、麻木感、无痛、肿胀、手足红斑或不适，但不影响日常生活；Ⅱ级：伴疼痛的手足红斑和肿胀，对日常生活有影响，但能耐受；Ⅲ级：润性脱屑、溃疡、手足起疱、疼痛或导致病人不能正常工作和生活。Ⅰ级和Ⅱ级可每日温水浸泡后去除坚硬的角质后用含有凡士林的护手霜涂抹，外穿棉袜或戴手套保护创面。平时穿软底鞋、垫软质鞋垫，防止足部受到摩擦和受压。同时口服维生素 B_6 20mg，每天 3 次，5 天为 1 个疗程；适当补充水果和蔬菜，从食物中摄取维生素 C。Ⅲ级应减量或暂停服用多吉美，并在无菌条件下抽取脓液后消毒，外涂百多邦，直至转为Ⅱ级再继续服用多吉美。

（3）骨髓抑制：处理见"抗肿瘤药物"一节。

（4）胃肠道反应：可发生在口服多吉美的任何阶段。表现为腹泻、恶心、呕吐、口腔黏膜炎。腹泻时注意监测电解质、补液、口服蒙脱石散粉剂。饮食以清淡为主，指导病人卧床休息，预防跌倒；恶心、呕吐的病人可给予止吐、改善食欲的药物；有口腔黏膜炎的病人少吃有刺激口感的食物，有溃疡的病人要喷洒双料喉风散等，有疼痛的病人给予 0.5%普鲁卡因含漱或用 1%的因喷喉以减轻疼痛而帮助进食。

（5）高血压：监测血压，积极控制高血压；告知病人血压较高时预防跌倒。

（6）脱发：告知病人留短发，勿用刺激性较强的碱性洗发水，待治疗结束后头发可慢慢长起来。

（7）疲劳：指导病人注意卧床休息，减少活动，预防跌倒。

（陈冬萍　肖书萍　郑雪芬）

第三节　肝血管瘤

一、概述

肝血管瘤（hemangiomas）是一种最常见的肝脏良性肿瘤，可发生在任何年龄段，多在 30~50 岁之间，男女之比为 1∶（5~10）。有些血管瘤可长期无变化或变化很小，体检时才发现。有些血管瘤随着病变范围的扩大，出现肝区隐痛和邻近器官组织压迫症状。当肿瘤巨大时可发生大出血致休克、甚至死亡。因此对有明显临床症状和（或）体积较大的肝血管瘤应进行积极治疗，控制其发展。其治疗方式有多种，其中主要包括开腹肝切除术、腹腔镜肝切除术、血管瘤剥除术、肝动脉硬化栓塞术、射频消融术、微波消融术、放射性治疗以及药物治疗等。但外科手术存在胸腔积液、腹腔积液、切口感染、失血过多等风险，射频和微波消融术常致瘤体损毁不彻底。其他治疗方案在费用和有效性方面各有弊端，而肝动脉硬化栓塞术治疗肝血管瘤具有微创、有效、安全、可重复等特点，已广泛应用于临床。

二、病因

肝血管瘤其病因尚未明确，多认为与血管先天发育异常、肝内毛细血管感染后变形、女性激素等有关。

三、临床表现及分类

肝血管瘤通常好发于右叶，90%为单发，肿瘤呈紫红色或紫蓝色，质多柔软，界清，切面呈网状，其临床表现与肿瘤的位置、大小、增长速度及肝实质受累程度有关，小者数毫米，常需显微镜下诊断，可无症状；大者十余厘米可至盆腔，会有肝区隐痛、腹胀、恶心、呕吐、长期低热等临床表现，少数直径超过 10cm 的巨大血管瘤可有黄疸、贫血及出血倾向。肝血管瘤通常被分为 4 类：

1. 肝海绵状血管瘤　最常见，切面呈蜂窝状，积压窦腔由纤维组织分隔，壁内由内皮细胞覆盖，腔内充满血细胞及机化血栓，纤维隔内有小血管及残余胆管，可有钙化或静脉石。

2. 硬化性血管瘤　血管腔塌陷或闭合，间隔纤维组织极丰富，血管瘤呈退行性改变。

3. 肝毛细血管瘤　少见，血管腔狭窄，间隔纤维组织丰富。

4. 血管内皮细胞瘤　少见，介于良性血管瘤与肝血管内皮细胞肉瘤两者之间。

四、临床检查

1. 一般临床检查　体检时偶有腹部包块；实验室检查多无异常发现；AFP 筛查。

2. 影像学检查　超声虽然具有较高诊断率，但是由于部分病人常规声像图缺乏特异性，因此定性诊断较为困难，特别对于合并有肝脏弥漫性病变。近年来增强 CT、MRI、血管造影等越来越被临床医生认可。值得注意的是如果病人短时间已行多个涉及造影剂的检查，手术时间应适当顺延，以免引起造影剂性肾病。

五、介入治疗的适应证及禁忌证

（一）适应证

瘤体直径大于 5cm 且有继续增大趋势的肝血管瘤，不论部位、范围、数量均可。

（二）禁忌证

1. 严重肝、肾功能不全者慎用。

2. 碘过敏者。

六、介入治疗

肝血管瘤的介入治疗方式主要是肝动脉硬化栓塞术。1977 年 Tegtmeyer 用明胶海绵颗粒经导管栓塞婴儿巨大肝血管瘤获得成功后，经皮穿刺肝动脉栓塞治疗肝血管瘤逐渐得到推广，并获得良好的效果。

1. 病人准备　血管性介入手术常规准备。

2. 器械和药品准备　常用血管介入器械；5～6.5F 肝动脉造影管或 Cobra 导管，备微导管、栓塞剂、平阳霉素或博来霉素、造影剂及常规药品。

3. 手术步骤　局麻下采用 Seldinger 技术穿刺右股动脉成功后，经导丝引入 Yashiro 导管或肝右导管置于腹腔干动脉造影（图 12-36），再选择性插入病灶供血动脉内，了解分析病变的血供后，经导管注入平阳霉素

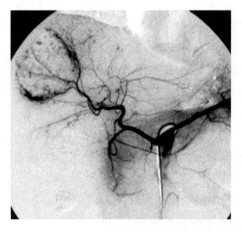

图 12-36　肝右叶血管瘤动脉造影动脉期见"挂果征"

8~16mg 或博来霉素 8~16mg，1%利多卡因 2~4ml，超液态碘化油 3~10ml 混合乳化栓塞治疗，必要时补充明胶海绵颗粒栓塞治疗。栓塞完毕后再行造影检查，如碘油聚集好（图 12-37），则可拔出导管，常规压迫止血 10 分钟。如病灶>10cm 则在第 1 次栓塞治疗结束两个月后，再行第 2 次栓塞治疗。

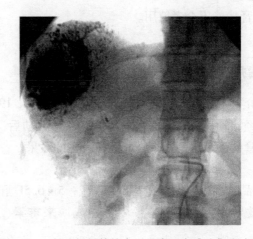

图 12-37　超选择插管栓塞后见瘤区内碘油集聚浓密

七、护理

（一）术前护理

1. 按血管性介入术前护理常规。

2. 避免腹压增高的动作，预防肝血管瘤破裂出血。

3. 关注巨大血管瘤伴血小板减少综合征：遵医嘱给予药物治疗或输注血小板、冰冻血浆、冷沉淀等。

4. 心理护理　针对巨大肝海绵状血管瘤（>10cm）需要分次栓塞的病人，应给予病人灌输希望；针对担心自己被误诊的病人，医护人员应向其讲解影像学确诊的依据。

（二）术中护理

1. 按血管性介入术中护理常规。

2. 术中在注入栓塞剂时可引起腹部剧痛，遵医嘱使用镇痛药。

（三）术后护理

1. 按血管性介入术后护理常规。

2. 栓塞综合征的观察与护理

（1）发热：低热可不处理；体温在 38.5℃ 及以上者应用布洛芬混悬液药物降温；高热伴寒战者遵医嘱抽取血常规及血培养，并预防使用抗生素。

（2）胃肠道反应：呕吐者遵医嘱使用止吐药，同时加用保护胃黏膜的药物。

（3）腹胀、腹痛：碘化油等液态栓塞剂注入肝血窦造成血窦内皮坏死和广泛血栓形成，导致多数病人术后有不同程度疼痛，遵医嘱给予曲马多 100mg 肌内注射。

3. 术后并发症的观察与护理

（1）急性胆囊炎：可能与术中部分栓塞剂进入胆囊动脉有关，可给予地塞米松 5~10mg 静脉注射 3~5 天。行解痉、镇痛和抗感染治疗后可逐步好转。

（2）胆汁瘤：是操作者在注入栓塞剂时未行超选择插管所致。病人可出现全腹剧痛、黄疸、发热、恶心、呕吐等表现，应立即报告医生，进行胆汁引流等对症处理。

（3）血管瘤破裂出血：术后肿瘤组织坏死，体积增大，同术前一样有破裂出血的风险。应指导病人术后避免腹压增高的动作。当病人出现腹痛加重、面色苍白、血压下降等及时通知医生。

（4）肝脓肿：巨大血管瘤术后应预防使用抗生素；肝脓肿处理同"肝脓肿"一节。

（四）出院宣教

1. 注意休息，保证充足睡眠，适量活动，避免腹部受到碰撞导致血管瘤破裂出血。

2. 饮食指导　宜少量多餐，进食高热量、低蛋白或优质蛋白、低脂、高维生素、易消化食物，多食蔬菜水果。不吃霉变食物，忌烟酒、辛辣刺激性及油炸食物。

3. 术后 1 个月复查 1 次 CT，之后视血管瘤生长情况不定期复查；有腹痛等不适应随时就诊。

（陈冬萍　肖书萍　周国锋）

第四节　胆　管　癌

一、概述

胆管癌（cholangiocarcinoma）是指发生于左右肝管汇合部至胆总管下端的肝外胆管恶性肿瘤。原发性胆管癌较少见，占普通尸检的 0.01%~0.46%，肿瘤病人尸检的 2%，胆道手术的 0.3%~1.8%。在欧美胆囊癌为胆管癌的 1.5~5 倍，日本的资料则是胆管癌多于胆囊癌，男女之比为（1.5~3.0）：1，发病年龄多为 50~70 岁，但也可见于年轻人。胆管癌预后极差。根治性手术切除是治疗的主要手段，但由于胆管癌在胆管未被肿瘤完全阻塞以前常无特别的临床表现，不易发现，多数病例确诊已达中晚期，手术切除率低，一般平均生存期为 13 个月，存活 5 年仅 25%~35%。近年来随着介入医学的发展，各种介入治疗手段应用于胆管癌的治疗，取得了较好的疗效。

二、病因

胆管癌病因尚未明确。胆管的良性肿瘤可发生恶变，在我国原发性胆管结石、胆道蛔虫病以及中华分支睾吸虫所致的胆道感染、胆道狭窄，可诱发胆管上皮不典型增生，进而发生癌变。

三、临床表现及分类

（一）临床表现

1. 进行性梗阻性黄疸，常伴有皮肤瘙痒。

2. 长期上腹胀痛和发热。

3. 少数病人可出现胆管炎的表现，约一半病人有食欲减退和体重减轻。

4. 有胆囊肿大但因胆管癌的部位而异。

5. 肝脏常有肿大，可在肋下或剑突下扪及，质地较坚硬，压痛不明显。

6. 后期可出现脾肿大和腹腔积液等门静脉高压表现。

（二）根据癌发生的部位肝外胆管癌分型

1. 左右肝管癌。

2. 肝总管癌。

3. 胆囊管癌。

4. 肝总管、胆囊管及胆总管汇合处癌。

5. 胆总管癌。

四、临床检查

1. 一般临床检查　肝、肾功能、出凝血时间等检查，当凝血酶原低于75%时应纠正后再手术。

2. 影像学检查　B 超检查可显示扩张的胆管、梗阻的部位，具有早期诊断的价值；CT 或 MR。

五、介入治疗的适应证及禁忌证

（一）适应证

1. 手术不能切除的原发性恶性肿瘤。

2. 转移性肿瘤致肝门附近的肝或淋巴结肿大压迫胆管致梗阻性黄疸。

3. 术前做介入治疗减轻症状，为外科手术创造条件。

4. 各种原因不能接受外科手术者。

（二）禁忌证

1. 凝血机制差者、脓毒血症者、大量腹腔积液者。

2. 全身广泛转移者应慎重。

3. 碘过敏者。

六、介入治疗

介入治疗胆管癌的方法是用外引流术（如经皮经肝胆道引流术）或内引流术（如经皮经肝胆道内支架引流术）降黄、解除胆道梗阻同时积极配合经导管动脉灌注化疗和栓塞术等方法积极控制原发肿瘤，以达到改善病人状况、延长生存时间、提高病人生活质量的目的。

（一）病人准备

常规血管性介入准备和非血管性介入准备。

（二）器械和药品准备

常规血管性介入准备和非血管性介入准备。

（三）手术步骤

1. 经皮经肝胆道引流术（percutaneous transhepatic cholangiography and drainage，PTCD）　①在 B 超或 X 线透视下进行操作，病人平卧位，常规消毒、铺巾，穿刺前先行透视避开胸膜腔，在 X 线透视下用 22G 千叶针在第 7~10 肋间腋中线处作右肝管穿刺，或剑突下作左肝管穿刺，2% 利多卡因局部麻醉，用 18~20G 塑料套管针水平向第 10 胸椎方向进针，一定深度后拔出针芯，将塑料套管慢慢向外拔出，直至有胆汁流出时停止；②行胆道造影，了解胆管扩张程度、长度及胆管走向；③沿套管送入超滑导丝，过狭窄段直至十二指肠，拔除塑料套管，沿导丝更换加强导丝，再沿导丝将塑料导管外鞘推入胆道分支主干内（狭窄以远），沿导丝跟进 6~8mm 直径球囊导管，对梗阻段胆管进行扩张；④将引流导管沿导丝置入胆管，再拔去导丝，引流导管端位于梗阻以上者为外引流，引流导管端通过梗阻段进入十二指肠者为内-外引流（图 12-38）；⑤注射造影剂核对引流管的位置；用缝线固定引流导管于腹部皮肤上，胶布加固，纱布覆盖。待黄疸消退或情况改善后再做内支架置入术。

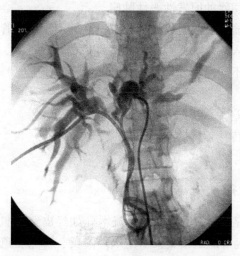

图 12-38　肝门区占位阻塞性黄疸，分别经皮穿刺左右叶胆管，各植入内外联合引流管

2. 经皮经肝胆道内支架引流术（expandable metallic biliary endoprosthesis，EMBE）　EMBE 是一种较持久的将胆汁引流到肠腔，使黄疸迅速消退或减轻的姑息性降黄方法。EMBE 较外引流更符合肠道生理，有利于维持病人正常的消化吸收功能，防止菌群失调和肠道感染，且不需特别护理，从而改善病人生活质量和延长生命。①②③同 PTCD；④撤出球囊导管后，选择长度和直径适宜的胆道支架，沿导丝和导管将其送至胆管狭窄段，通

过导管侧壁造影复查确定位置后，准确置入胆道狭窄段；⑤首次操作时导丝无法通过阻塞段，经数日外引流后再试行通过阻塞段，引入内外引流管或置入支架（图12-39、图12-40）。也有部分病例即使首次操作时能通过阻塞段，但由于器械准备不足，经数日外引流或内外引流后再行内引流。

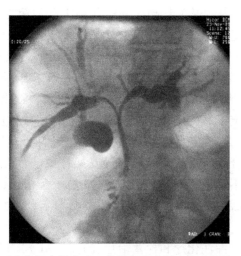

图12-39 肝门区占位阻塞性黄疸，分别经皮穿刺左右叶胆管，各植入内支架

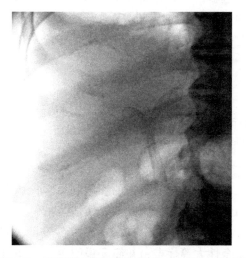

图12-40 肝门区占位阻塞性黄疸，胆道支架植入后

3. 粒子支架植入术 经 PTCD 引流术后 1~2 周，待病人黄疸好转、感染控制后，二期行胆道支架联合^{125}I 粒子条植入术。手术开始，病人平卧于数字减影血管造影（DSA）手术床，常规消毒铺巾，局部浸润麻醉后造影确认 PTCD 引流管位于胆管内，经引流管送入泥鳅导丝至十二指肠腔内。退出 PTCD 引流管，送入 6F 长鞘，经长鞘送入泥鳅导丝及加长硬导丝各 1 条至十二指肠腔内。退出长鞘，并经其中 1 条泥鳅导丝将长鞘重新送入胆道，末端固定于胆管狭窄段下方处，作为支架及粒子条释放参考点。经加长加硬导丝送入胆管支架，支架释放成功后，根据治疗计划将所需^{125}I 粒子连续封装入无菌塑料导管内，制成^{125}I 粒子条，再将粒子条经 6F 长鞘送入胆管狭窄段，用导丝固定粒子条后缓慢退出长鞘，粒子条由金属支架支撑固定于病变胆管壁。粒子释放成功后经胆道支架内重新置入 PTCD 引流管。对于需要双侧胆管支架治疗病人，则按相同步骤，主刀医生与助手配合同时进行左、右胆管支架释放（如先后释放则可能出现一侧支架释放不开现象）后，行双侧^{125}I 粒子条植入，再行双侧 PTCD 引流管置入。最后固定引流管，创口处敷贴覆盖，连接三通、引流袋，手术结束。

4. 经导管动脉灌注化疗和栓塞治疗（TAI/TAE） TAI 和 TAE 是积极治疗控制原发肿瘤的有效方法。

采用 Seldinger 技术行股动脉穿刺，经导丝引入 5F 导管，将导管置于相关动脉内行血管造影，了解肿瘤大小、形态、血供以及浸润范围，选择能包容肿瘤血供的动脉多以腹腔动脉干或肠系膜上动脉为主干插管灌注药物。根据病变情况行超选择插管作肿瘤供血动脉栓塞化疗，每次间隔 1 个月左右。

七、护理

（一）术前护理

1. 按非血管性介入术前护理。

2. 心理护理 胆管癌的症状和预后让绝大多数病人存在紧张、恐惧和忧虑，加之对介入手术操作可能带来的不适和风险，病人和家属承受着巨大的心理压力。因此，护士应向病人和家属适当的解释介入治疗技术具有减少感染机会、方便日常生活和工作、提高生存质量、缩短住院时间、痛苦少、创伤小、安全性大等优点，并简要说明手术操作过程及病人需要配合医生的事项，对病人及家属提出的各种问题进行有针对性的、耐心的回答，使病人以较好的心态接受治疗。

3. 饮食护理

（1）给予低脂、高维生素饮食，疑肝性脑病者应控制蛋白的摄入，腹腔积液和水肿病人给予低盐饮食。

（2）食欲不振、恶心、呕吐者可遵医嘱给予静脉营养。

（3）皮肤护理：由于胆汁淤积，刺激皮肤，病人出现皮肤瘙痒，可用手拍打，切忌用手抓，协助病人勤剪指甲，防止抓伤皮肤；每日用温水擦洗皮肤，忌用肥皂等刺激性物品擦洗，穿柔软棉质内衣；瘙痒难忍影响睡眠者，遵医嘱给予镇静药物。

（二）术中护理

1. 按非血管性介入术中护理。

2. 严密观察病情变化，监测血压、呼吸、脉搏、面色等变化及时询问病人感受。

3. 嘱病人在穿刺的瞬间要屏气，以免损伤肺组织，同时要避免移动身体及其他小动作。

4. 病人如出现寒战，立即遵医嘱静脉注射地塞米松 5~10mg 或肌内注射异丙嗪 25mg。

5. 行梗阻胆道狭窄段球囊扩张时，病人会出现扩张部位剧烈疼痛，扩张前 20~30 分钟应肌内注射吗啡 10mg，以减轻病人的不适。

6. 胆心反射　手术过程中行胆道穿刺，导丝、导管、支架及胆道引流导管对胆道的刺激易引起病人发生胆心反射，表现为心率突然降低，出冷汗，伴有或不伴有血压下降。遵医嘱给予加快输液速度、补充血容量，必要时应用升压药物，并予以硫酸阿托品 0.5mg 静脉注射。

（三）术后护理

1. 按非血管性介入术后护理　PTCD 术后嘱病人卧床休息 4~6 小时，每 2 小时测量脉搏、血压 1 次；持续 24 小时观察神志和穿刺部位有无敷料渗血、渗胆汁、病人有无腹膜刺激征表现。如有异常应立即报告医师采取措施，防止胆汁性腹膜炎的进一步发展。

2. 观察皮肤、黏膜黄疸消退情况　一般黄疸从身体下肢往上逐渐消退，即从脚开始，最后到面部、巩膜。如术后黄疸不退或消退缓慢应查找原因，如在 B 超下调整引流管的位置等。

3. 引流管的护理

（1）妥善固定引流管，告知病人翻身或活动时勿牵拉引流管，以免脱出，勿扭曲、打折；观察引流管与皮肤连接处固定是否紧密，可以使用腹带保护，避免引流管脱出；病人下床活动时协助其将引流袋固定在低于穿刺口的位置，防止胆汁引流液反流，造成逆行感染；每日更换引流袋 1 次。

（2）引流管冲洗：术后 5~7 日内，每日用 50~100ml 生理盐水加入庆大霉素 16 万 U 或抗厌氧菌药物，如甲硝唑或替硝唑行引流管冲洗 1~2 次，当胆汁从混浊墨绿色变清黄后，可隔日冲洗 1 次，冲洗压力要适当，不宜用力推注，以防脓毒血症发生。

（3）观察和记录胆汁的颜色、性质和量：正常胆汁为澄清、透明、色黄，开始由于胆道梗阻时间较长胆汁浓缩一般呈混浊墨绿色或深褐色，1~2 天后胆汁会逐渐转为淡黄色或金黄色。如果胆汁呈红色血性且量多，并有血凝块出现或者堵塞管道，要考虑导管在肝内血管内或穿刺孔道有出血，应及时通知医生，遵医嘱给予止血药物治疗。单纯外引流胆汁引流量一般每日 500~1000ml，若胆汁引流量突然减少，提示引流管阻塞或者脱落；如若外引流引流量每日超过 1000ml，注意是否为肠腔压力增高导致肠液反流入胆道，则可每日于饭前夹闭引流管，饭后 2 小时打开引流管，并注意复查电解质，防止电解质紊乱，输液补钾或口服补钾。内外引流时由于部分胆汁从十二指肠流入肠道，故胆汁量不会很大。

（4）教会病人及家属导管护理方法。

（5）定期更换伤口敷料，防止局部感染。

（6）术后并发症观察与护理

1）引流导管脱落：妥善固定引流管，注意活动和休息时意外拉出、移位，如发现病人导管脱出或出现剧烈腹痛应立即报告医生重新置管。

2）堵塞：胆汁引流量少，色深、呈混浊的墨绿色，病人有腹胀、黄疸不消退等表现，应按上述方法进行冲管。

3）胆道感染：病人出现腹痛、寒战、高热，提示有胆道感染，应遵医嘱给予抽取血常规及血培养、胆汁细菌培养、加强抗感染处理，并给予引流管冲洗。

4）胆管炎：较多脓性胆汁及组织碎片导致内支架堵塞，病人表现为发热。支架置入后应结合临床症状，指导病人合理用药，避免劳累。

5）胆道出血：引流管位置放置不正确，侧孔位于正常穿刺道的肝实质内或肝血管内。若经引流管造影证实侧孔位于肝实质或血管内，调整引流管位置，使侧孔完全位于胆道内。若已形成动脉胆管瘘，应行肝动脉栓塞止血；肝癌病人肝功能较差，凝血功能障碍，介入操作易损伤门静脉或肝静脉，如出血量少呈暗红色，一般无需特殊处理。如出血量继续增多，2 小时内达 100ml 以上时，考虑为胆道出血应关闭引流管，遵医嘱使用止血药物、调整引流管的位置，待出血停止后开放引流，同时向病人解释出血原因，安抚病人。

6）胰腺炎：病人表现为腹痛、腹膜刺激征，抽血查血淀粉酶，告知病人暂时禁食，给予胃肠减压，遵医嘱持续输注奥曲肽。

7）消化不良、电解质紊乱：注意监测电解质；根据结果合理补充电解质，预防电解质紊乱。能够内引流的病人早期闭管内引流；外引流病人应指导家属将病人引流出来的新鲜胆汁液，过滤后装入空心胶囊口服，既可以改善病人的食欲，又可补充电解质。

8）支架与粒子条移位：术后勿剧烈活动，防止支架与粒子条进入肠腔。

9）胆汁性腹膜炎：常见于引流管脱落，胆汁漏至腹腔所致。

（四）出院宣教

1. 注意休息，保证充足睡眠，避免腹部碰撞和剧烈运动。

2. 饮食指导 进高蛋白、高热量、低脂饮食，少吃多餐；多食水果、蔬菜保持大便通畅；忌烟、酒、油煎、辛辣刺激性食物；少吃产气食物，如红薯、芋头、南瓜、板栗、豆制品、洋葱等，避免引起腹压增高，影响引流效果。

3. 术后 1 个月复诊，有不适应随时就诊。嘱带引流管出院的病人，如有发热、腹痛、引流液颜色和量突然发生变化、导管脱落等异常情况时应及时就诊，引流管应每 3 个月更换 1 次，以防止老化或堵塞。

（陈冬萍　肖书萍）

第五节　肝、肾囊肿

一、概述

肝、肾囊肿（liver and renal cysts）通常是一种良性病变，其发病与年龄密切相关，40 岁以上者所占比例较大，并且男性的发病率高于女性，人群的检出率是 4.02%。

多发性肝囊肿又称多囊肝，有半数以上的病人合并有多囊肾，多囊肝常侵犯整个肝脏，也有少数多囊肝病人的病变局限于肝脏的一叶或半肝范围。

肝、肾囊肿一般形态比较规则，呈圆形或椭圆形，也可以是其他形状，如哑铃形、葡萄形等。单纯性肾囊肿可能是一种先天性异常，是单侧或双侧肾及有一个或数个大小不等的圆形与外界不相通的囊腔，多数是单侧，故称单纯性肾囊肿。获得性肾囊肿，主要是因尿毒症或透析治疗后才发生的，与年龄无关，而同血液透析的时间有关。

二、病因

先天性肝肾囊肿居多，系胚胎发育畸形所致，少数为创伤性。常肝肾囊肿同时并存。

三、临床表现及分类

1. 肝囊肿　许多病人终身无症状，但当囊肿长大到一定程度压迫邻近器官时，可出现上腹部腹胀或隐痛，囊肿在肝表面或体积大的可扪及肿块，囊内合并细菌感染时可出现发热、寒战、胀痛，压迫胆管时可引起黄疸。先天性肝囊肿生长缓慢，小于或等于 4cm 无症状者，可不需特殊处理。大的并出现症状者，根据其大小、数量、部位、邻近脏器压迫情况，或出现感染、破裂、出血、恶变等可采取手术治疗。肝囊肿分为寄生虫性和非寄生虫性。后者又可分为先天性、创伤性、炎症性和肿瘤性囊肿。临床最多见的是先天性肝囊肿。它又分为单发性和多发性两种，多发性的又称多囊肝。多囊肝者可伴有肾、肺、胰、脾及其他脏器的囊肿，其中约有50%病人伴有肾囊肿。

2. 肾囊肿　发展慢，在无症状时不损害肾脏，对于无症状的病人，即使囊肿较大也可不处理，而采取定期复查肾脏 B 超；如肾囊肿引起病人腰部胀感、疼痛、血尿，且肾囊肿直径在 5cm 以上，可采取介入治疗。

四、临床检查

1. 一般临床检查　同肝血管瘤一节；肿瘤标志物（避免将肝癌误诊为肝囊肿）。

2. 影像学检查　CT 或 B 超检查。

五、介入治疗的适应证及禁忌证

（一）适应证

1. ≥4cm 的肝囊肿。

2. 肝囊肿合并感染或出血。

3. 多囊肝，以大囊肿为主，需缓解症状者。

4. 有症状的大于 5cm 的肾囊肿

5. 病人迫切要求治疗者。

（二）禁忌证

1. 有严重出血倾向者。

2. 肝囊肿与胆道交通者可以抽吸但不可以注入酒精。

3. 全身情况差，不能耐受治疗者。

4. 肝包虫病应慎重。

六、介入治疗

肝肾囊肿外科手术治疗病人创伤大且容易复发；在超声引导下的硬化治疗，创伤小、痛苦少、可反复做、费用低、恢复快，有效率近100%，治愈率50%～100%，是目前治疗肝肾囊肿的最佳治疗方法。

1. **病人准备**　常规非血管性介入准备。

2. **器械和药品准备**　常规非血管性介入准备，无水酒精、聚桂醇、乙酸。

3. **手术步骤**　根据疾病诊断结果选择适合穿刺部位，病人平卧或侧卧位，在超声引导下用探头检查肝脏、肾脏，常规消毒铺巾，用1%利多卡因5ml做局部麻醉；选用18G穿刺针，当针尖进入囊内时有突破感，拔除针芯后见囊液外溢后，将橡皮管接在穿刺针上，注射器抽满囊液，最先抽出的20ml囊液做常规生化、细胞学和细菌学等检查，然后充分抽尽囊液。血管钳夹紧皮管，囊液抽尽后注射硬化剂如：如99.7%无水酒精、聚桂醇等。由于聚桂醇易产生微气泡导致病人咳嗽、胸闷等症状，因此没有无水酒精应用广泛。无水酒精用量一般为抽出液量的1/4，一次用量不超过200ml；聚桂醇用量为30ml，20ml注入囊腔后反复冲洗后抽出，再注入10ml留在囊腔内。无水酒精在囊内留置5～10分钟后抽出，使囊肿的内皮细胞功能被破坏，不再分泌液体，进而使囊腔变小、粘连闭合，最后再注入少量生理盐水冲洗针道，避免针道内残留的酒精溢入腹腔引起腹痛。囊液颜色一般为无色透明或淡黄色半透明液体，如为浑浊或褐色考虑为感染，立即采用庆大霉素2ml反复冲洗囊腔，直至液体清亮，再行硬化。术毕，穿刺伤口用无菌纱布覆盖，将病人送回病房。

七、护理

（一）术前护理

1. 按非血管性介入术前护理。

2. 心理护理，解释手术方法、注意事项和术中可能出现的不适。特别紧张者术前30分钟遵医嘱肌内注射地西泮10mg。

3. 询问酒精过敏史及酒精耐受情况，如过敏者改用乙酸。

4. 高血压病人用药物控制血压至正常；冠心病病人应在医生指导下合理用药，病情稳定再考虑手术。

5. 呼吸训练，指导病人在穿刺时屏气不动，避免剧烈咳嗽和深呼吸，以免穿刺针划破囊肿黏膜壁造成出血。

（二）术中护理

1. 按非血管性介入术中护理，监测生命体征变化。

2. 给予心理安慰，必要时遵医嘱注射镇痛剂。

3. 记录抽出液的颜色、量，并留取标本送检。

4. 警惕酒精过敏或肺出血　密切观察病人有无面色苍白、潮红、出汗较多、发绀、心率快等表现，及时提醒医生注药速度不可过快，防止药物进入肝内小静脉后迅速进入肺循环导致肺出血；为了减少或避免注入乙醇时疼痛的发生，操作时最好一次穿入囊腔，避免反复穿刺。发现问题及时处理，必要时终止治疗。

（三）术后护理

1. 按非血管性介入术后护理。

2. 病人卧床休息，轻轻变换体位，使药液充分与囊壁接触，发挥作用；监测生命体征6小时，24小时禁止剧烈活动。

3. 观察有无出血　术后可以预防性使用酚磺乙胺（止血敏）、氨甲苯酸（止血芳酸）等止血药物；观察伤口敷料有无出血；肾囊肿病人注意有无皮下出血，关注病人尿量，如有血尿进行性加重情况应立即通知医生，警惕穿刺引起的肾血管出血，如为肾动脉出血应立即行肾动脉栓塞术。

4. 并发症观察护理

（1）腹痛：酒精溢出刺激肝包膜所致。向病人解释原因，必要时遵医嘱注射止痛药物；如为突发剧痛应警惕脏器损伤出血，必要时行超声检查。

（2）发热：体温一般不超过38℃，持续3~7天，不需做特殊处理；并发感染者可遵医嘱静脉滴注抗生素。

（3）醉酒现象：与病人个体反应和注射量有关，病人出现面红或全身皮肤潮红、恶心等症状，不需做特殊处理，可以指导病人多饮水缓解醉酒症状。

（四）出院宣教

1. 注意休息，1个月内避免剧烈运动。

2. 出院 7 天内避免注射头孢菌素，以免引起双硫仑样反应。

3. 饮食指导　饮食宜清淡，忌食辛辣、油腻、刺激性食品；肾囊肿注意适量饮水，少吃蛋白质丰富的食物，以免增加肾脏负担，定期复查肾功能。

4. 术后 3~6 个月复查 B 超，病人如有剧烈腹痛或囊肿变大等不适，应及时复诊。

（陈冬萍　肖书萍）

第六节　肝　脓　肿

一、概述

肝脏受到创伤后引起感染，形成的脓肿，称为肝脓肿（hepatic abscess），属于继发感染性疾病。

二、病因及分类

肝脓肿根据其发生的原因可将其分为阿米巴性肝脓肿和细菌性肝脓肿两种。阿米巴性肝脓肿是溶组织阿米巴原虫侵入肝脏所引起的疾病，脓肿大多数为单发的大脓肿，好发于右叶，尤以右肝顶部多见；细菌性肝脓肿是指化脓性细菌引起的肝实质化脓性感染，如肝癌病人行 TACE 术后、手术过程中细菌感染、病人抵抗力低下时等。病原菌可由下列途径侵入肝脏：胆道占 41.4%；肝动脉占 23.9%；门静脉占 7.8%；淋巴系统、邻近器官或组织感染直接播散到肝、外伤、不明原因的肝脓肿占 25.9%。常见的细菌有金黄色葡萄球菌、大肠杆菌、链球菌等。脓肿可为单发，也可为多发。

三、临床表现

1. 不规则的脓毒性发热，尤以细菌性肝脓肿更显著。
2. 全身症状：恶心、呕吐、食欲不振等。
3. 肝区持续性疼痛，随深呼吸及体位移动而加重。
4. 肝肿大。

四、临床检查

1. 一般临床检查　做血、尿、大便三大常规，肝、肾功能，出凝血时间等实验室检查；心电图；阿米巴性肝脓肿血清阿米巴抗体检测阳性，粪便中可找到阿米巴滋养体。

2. 影像学检查　X 线；B 超；CT；MRI 检查。

五、介入治疗的适应证及禁忌证

（一）适应证

1. 细菌性单发或多发性脓肿。

2. 阿米巴性肝脓肿在药物治疗无效后。

（二）禁忌证

1. 凝血机制障碍，有出血倾向未能纠正者。

2. 未液化的脓肿。

3. 无适当穿刺入路者。

4. 疑为恶性肿瘤、血管瘤、肝包虫病合并感染者。

六、介入治疗

当明确诊断后采取合理的抗感染、支持疗法等保守治疗无效后可行经皮肝脓肿引流术。

其与外科经胸切开引流相比具有创伤小、恢复快、病人痛苦少、费用低等优点，病人容易接受。一般脓腔直径<5cm 时采取保守治疗，如果脓腔直径≥5cm 采取置管引流术。

1. 病人准备　非血管性介入常规准备。

2. 器械和药品准备　除非血管性介入常规准备外，另备抗生素和抢救药品。

3. 手术步骤　超声或 CT 可明确脓肿部位（图 12-41、图 12-42），选定皮肤穿刺进针点。常规消毒、铺巾，局麻后使用 Chiba 针穿刺做诊断性造影。确定正确的引流通道，针头进入脓肿时可有突破感，经超声或 CT 扫描确定针尖位于脓肿内后，即可拔除针芯抽吸脓液，抽出脓性分泌物后，立即收集部分脓液做常规检查、细菌学检查、药敏实验。如脓液黏稠抽出困难，可改用较粗的 18G 穿刺针。可反复多次注入甲硝唑、奥硝唑、庆大霉素，直至脓液清亮，穿刺结束后给予无菌敷料覆盖伤口。术中尽量将脓液抽取干净。脓液较多者可采用 Seldinger 技术，置入脓肿引流管（图 12-43）。如脓液较黏稠可用生理盐水（可含有效抗生素）冲洗，连接引流袋。妥善固定，使之引流通畅。

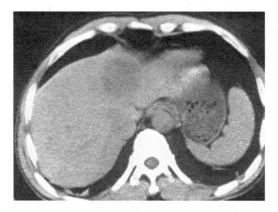

图 12-41　肝左叶脓肿 CT 平扫

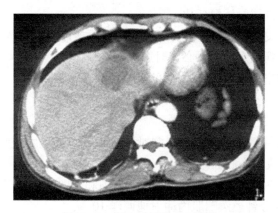

图 12-42　肝左叶脓肿 CT 增强

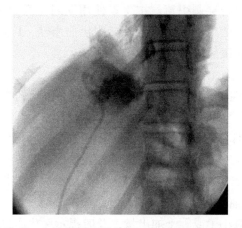

图 12-43　上述病例 B 超导向下穿刺引流出脓性液体

七、护理

（一）术前护理

1. 按非血管性介入术前护理　指导病人卧床休息，以减少体力消耗和增加肝脏血流量，有利于肝细胞修复。

2. 预防脓肿破裂　避免剧烈咳嗽、打喷嚏、用力排便等腹压增高的动作。

3. 饮食护理　促进食欲，供给营养。病人发热导致食欲不振，应鼓励病人进食，给予高热量、高维生素、高蛋白饮食。选择病人喜欢的食物，少吃多餐，必要时遵医嘱给予静脉营养。

4. 发热的护理

（1）观察并记录体温变化。

（2）做好皮肤和口腔护理，及时为病人更换汗湿衣物。

（3）指导病人多饮水，必要时遵医嘱静脉补液。

（4）室内空气清新，定时通风。

（5）必要时给予解热镇痛药。

（6）遵医嘱合理应用抗生素。

5. 呼吸训练　指导病人在穿刺时屏气不动，避免剧烈咳嗽和深呼吸，导致穿刺失败或损伤肝脏。

6. 心理护理　解释手术方法、注意事项和术中可能出现的不适。必要时给予术前 30 分钟遵医嘱肌内注射地西泮 10mg。

7. 化脓急性期应先输注抗生素必要时加用激素治疗，控制感染，待肝脓肿形成液化后再行穿刺引流。抗生素使用期间注意观察有无真菌感染，加强口腔护理。真菌感染的病人给予口服伊曲康唑，1 次/天，200mg/次；真菌感染给予大扶康静脉滴注。

（二）术中护理

1. 按非血管性介入术中护理　穿刺过程中嘱病人屏气不动，定位准确后再进针，避免误穿肝脏大血管导致内出血。

2. 观察生命体征变化、记录引流液颜色、量，并留取标本送检。

3. 给予心理安慰，必要时遵医嘱注射镇痛剂。

4. 备好抗生素、生理盐水等冲洗药物，协助医生进行脓腔冲洗。

5. 协助医生抽吸药液冲洗脓腔时，必须准确记录出入量，注意压力不宜过大，注入量应小于或等于抽出量，及时提示医生，以防止脓腔内压力过大出现脓液外溢，甚至脓肿破裂而造成炎症扩散和出血，操作时要严格无菌技术操作。

（三）术后护理

1. 按非血管性介入术后护理　术后卧床休息至少 6 小时，监测血压、脉搏、体温、血常规。观察腹部疼痛情况，根据病情每 2～4 小时记录 1 次，警惕内出血的发生。

2. 发热处理　若体温在短期内迅速上升，通过骨骼肌产热而出现寒战，在机体寒战时要卧床休息，做好保暖工作，可在足部放置热水袋、给予氧气吸入以减轻因脑部缺氧缺血导致的头痛。同时注意补液及口腔护理。根据药敏试验选择敏感的抗生素。

3. 观察伤口　没有放置引流管的病人，穿刺结束后按压 5～10 分钟，外用敷料包扎。如有出血嘱病人卧床 24 小时，给予止血处理，出血停止后可以下床活动。

4. 引流管护理

（1）妥善固定引流管，防止打折、扭曲，保持引流管通畅，可给予甲硝唑、奥硝唑、庆大霉素每天冲洗脓腔 2～4 次，脓液稀释后逐渐减少冲管次数。冲洗前应先回抽再冲洗，以免脓液进入体腔。

（2）每天记录引流量：如引流通畅，病人 24～48 小时内体温可下降，数天内白细胞计数恢复正常，超声或 CT 检查可见脓腔缩小。如果体温不降，提示可能有多发性脓肿，应报告医师，进一步处理。

（3）拔管指征：当病人引流量<5ml、白细胞计数和中性粒细胞计数均正常、体温正常时可考虑拔管；否则观察 1 个月，1 个月后复查决定是否可以拔管。

5. 术后根据药敏结果遵医嘱静脉滴注抗生素，观察用药反应。

6. 局部疼痛：由于肝包膜被穿刺引起，疼痛评分<3 分可暂观察，不处理；疼痛评分≥3 分遵医嘱给予镇痛药。

7. 术后并发症观察护理

（1）败血症、局限性腹膜炎：前者是感染全身播散所致；后者是由于穿刺道播散所致。观察病人生命体征和有无急腹症情况，遵医嘱对症处理。

（2）气胸、脓胸、膈下脓肿：观察病人有无气促、胸痛等呼吸道症状，有异常应及时通知医生对症处理。

（3）继发二重感染。

8. 饮食指导　肝脓肿病人长期发热，机体处于高代谢状态，因此应指导病人进食高热量、高维生素、优质蛋白、低脂肪饮食。

（四）出院宣教

1. 注意休息，避免过度劳累。

2. 继续加强营养。

3. 加强粪便管理，养成讲卫生的好习惯，预防阿米巴性肝脓肿。

（陈冬萍　肖书萍）

第七节　胃　　癌

一、概述

胃癌（gastric carcinoma）源自黏膜上皮细胞，是最常见的消化道肿瘤，是人体常见的恶性肿瘤之一。其发病率占所有恶性肿瘤的第一位，约占全部肿瘤的 1/3，占消化道肿瘤的 1/2。男性高于女性，男女之比约为 3：1。发病年龄高峰为 40~60 岁。在我国胃癌死亡率占恶性肿瘤的第一位。在我国以山东、浙江、上海、福建等沿海地区为高发区。目前外科手术切除是治疗胃癌的主要手段，但中、晚期胃癌在诊断时有 1/3 已不能切除，另外一部分病人在手术切除后复发和转移，使病人 5 年生存率近几十年来保持在 20%~40% 之间。随着介入放射学的发展，用动脉内化疗栓塞治疗、免疫治疗、经皮胃穿刺固定术等介入放射学方法治疗胃癌，为提高病人生存期和生存质量提供了一条新的治疗途径。

二、病因

胃癌病因尚未明确。其发生与下列因素有关：

1. 饮食因素　尤其是高盐饮食，多吃油煎、熏制食品等。

2. 遗传因素　例如 A 血型较 O 血型为多见，胃癌病人亲属中本病发病率高出正常人群的 4 倍。

3. 免疫因素。

4. 癌前期病变，如慢性萎缩性胃炎、残胃溃疡等。

5. 胃幽门螺杆菌等的存在。

6. 烟、酒刺激　据调查，吸烟者胃癌发病率是不吸者的 1.4 倍，经常大量饮酒者胃癌发病率比不饮酒者高。

7. 精神因素，生活无规律，长期精神抑郁。

三、临床表现及分类

1. 胃癌早期多无症状，或仅有上腹部饱胀不适；中晚期胃癌多数上腹压痛明显、吞咽困难、进食哽噎感、食欲不振、恶心呕吐、体重减轻、呕血和黑便、腹泻、腹部肿块，当发生并发症或转移时可出现一系列相应症状，转移灶如直肠前触及肿块、脐部肿块、锁骨上淋巴结肿大和腹水的出现，则是晚期胃癌的证据。

2. 胃癌按大体分型可为两类

（1）早期胃癌　主要经胃镜发现。指癌细胞局限于黏膜下层，不管肿瘤大小和有无淋巴结转移。

（2）进展期胃癌　癌细胞已侵入超过黏膜下层。

四、临床检查

1. 一般临床检查　胃液分析、血常规、纤维胃镜检查、胃脱落细胞学检查、活体组织检查。其中纤维胃镜对胃癌的诊断有重要价值，既可以发现早期胃癌、又可以确定胃癌的类型和病灶浸润的范围，鉴别良性溃疡。

2. 影像学检查　CT、食管和胃的钡餐检查、血管造影（DSA）检查等。

五、介入治疗的适应证及禁忌证

（一）适应证

1. 胃癌切除术前化疗。

2. 不能外科手术切除的胃癌病人。

3. 高龄或拒绝外科手术的病人。

4. 胃癌术后复发者。

5. 胃癌伴远处转移者。

6. 胃癌根治术后预防性动脉内化疗。

（二）禁忌证

1. 心、肝、肺、肾功能严重不全者，全身衰竭者。

2. 出、凝血功能障碍者。

3. 已有全身广泛转移者。

4. 碘过敏者。

六、介入治疗

介入治疗胃癌的方法包括原发灶、转移灶肿瘤血管丰富的病人行动脉内化疗栓塞治疗；肿瘤血管不丰富的病人埋置动脉化学治疗泵系统长期的动脉内灌注化疗。经过治疗使瘤体缩小，减少术后血液转移概率，预防其他脏器转移，提高生存质量，延长生存期；经导管胃动脉内注入栓塞剂不会使栓塞区域胃壁缺血、坏死、溃疡及穿孔等并发症，仅致黏膜下层苍白水肿、糜烂等，栓塞后 30~45 天恢复正常。

1. 病人准备　同血管性介入术前准备，术前 1 日晚服泻药或手术当日行清洁灌肠。

2. 器械和药品准备　同血管性介入术前准备。

3. 手术步骤

（1）动脉内化疗栓塞治疗：经股动脉采用 Seldinger 插管法，将导管引入腹腔动脉后造影。先明确肿瘤供血动脉及肝转移灶的供血血管（图 12-44），再将化疗药物 5-氟尿嘧啶（5-FU）加奥沙利铂注入胃供血动脉（图 12-45）；肝转移者将药物注入肝固有动脉；腹腔淋巴结转移和（或）肝转移者，将药物注入腹腔动脉内。最后用超液化碘油与化疗药混合和（或）明胶海绵颗粒栓塞肿瘤供血动脉。

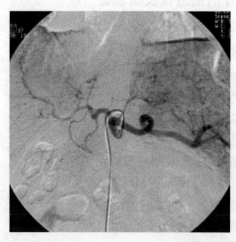

图 12-44　胃癌，腹腔动脉造影见胃左动脉增粗，胃小弯侧见肿瘤血管及肿瘤染色

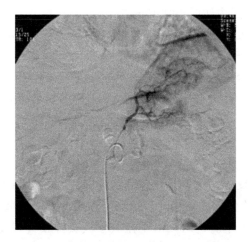

图 12-45　将导管选择性插至胃左动脉内，灌注化疗药

（2）经皮血管药盒系统植入术：详见第二节"肝癌"。

七、护理

（一）术前护理

1. 按血管性介入术前护理常规。

2. 心理护理　护士注意发现病人的情绪变化，做好家属的思想工作。注意根据病人的需要程度和接受能力提供疾病信息；要尽可能采用非专业性语言帮助病人分析介入治疗的优势、方法使病人看到希望，消除病人的顾虑和消极心理，增强治疗的信心，能够积极配合治疗和护理。

3. 饮食护理

（1）胃癌病人因长期消化不良，常呈负氮平衡，能进食者给予高热量、高蛋白、高维生素饮食。

（2）食物应新鲜易消化，少食多餐，尽量选择合乎病人口味的食物。

（3）对于不能进食或禁食的病人，应从静脉补给足够能量、氨基酸类、电解质和维生素，必要时可实施全胃肠外营养。

（二）术中护理

1. 按血管性介入术中护理常规。建立静脉通道。

2. 观察术中不良反应　由于药物作用于胃肠道并激活了肠腔 5-HT 受

体，延髓中枢受刺激引起恶心、呕吐反应，此时可以静脉注射昂丹司琼8mg；疼痛难忍时肌内注射吗啡10mg。

3. 给予心理安慰，分散病人注意力。

（三）术后护理

1. 按血管性介入术后护理常规。

2. 禁食6小时，密切监测血压、脉搏、呼吸等生命体征变化。

3. 饮食护理：少量多餐，循序渐进，先进清淡易消化的流食，逐渐过渡到普食。

4. 不良反应观察护理

（1）胃肠道反应：主要是化疗药物的毒副作用，表现为恶心、呕吐、腹痛、消化道出血。为防止呕吐，在治疗前后，可遵医嘱使用盐酸昂丹司琼8mg等镇吐药，术后遵医嘱给予盐酸甲氧氯普胺（胃复安）20mg肌内注射和地塞米松5mg静脉注射等有助于减轻症状。

（2）化学性胃炎：化疗药物、碘化油对胃黏膜和胃酸屏障的损伤所致，对其治疗是否正确、及时可直接影响到动脉化疗栓塞的疗效。应尽可能超选择插管，依据血液流速注射化疗药物减少人为反流；并根据胃癌细胞对化疗药物的敏感性选择特异性化疗药物，间接减少对正常胃组织的损伤。发生化学性胃炎遵医嘱治疗：①保护胃黏膜，首先让病人术后禁食或全流质，其次运用药物提高胃黏膜在术中及术后抗损伤的能力，如前列腺素E族或硫糖铝制剂；②抑制胃酸分泌或形成无酸状态，抗酸治疗应在术前3天开始，可口服或静脉用奥美拉唑（洛赛克）等；③运用促进胃黏膜细胞的修复药物，如枸橼酸铋钾等；④加强胃动力，改善黏膜的微循环，如多潘立酮片等。

（3）出血、穿孔：胃属于空腔消化器官，壁薄血液循环丰富，黏膜下有广泛毛细血管网相连。如果胃黏膜毛细血管网广泛缺血时间较长，易造成胃壁出血、坏死、甚至穿孔。术后应观察病人有无腹痛、呕血、便血、血压等变化，如有异常应立即报告医生进行处理。

（4）疼痛：栓塞后局部水肿所致。

5. 准确记录尿量　嘱病人多饮水，保证每日尿量在2500ml左右，以利于造影剂的排出；埋置动脉化学治疗泵期间注意水化，如病人饮水量少，可遵医嘱静脉补液。

6. 预防感染　化疗药物对骨髓的抑制作用，病人常有白细胞下降，血小板减少，机体抵抗力降低，术后遵医嘱使用抗生素预防感染，注意控制探视，病室空气消毒1次/日。

（四）出院宣教

1. 饮食指导

（1）按时就餐、避免暴饮暴食。进食不宜过快、过烫、过硬。

（2）少食或不食腌制食品、油炸食物，不吃霉烂变质的食物。饮食宜清淡、避免过咸食物。

（3）戒烟，不酗酒，适当喝茶。

（4）多食鲜鱼肉、蛋、牛奶、豆制品、新鲜蔬菜及水果。

2. 注意休息，保证充足睡眠，精神开朗、情绪乐观、不生闷气。适当运动，避免腹部碰撞和剧烈运动。

3. 术后 1 个月复诊，有不适应随时就诊。

（肖书萍　陈冬萍）

第八节　胰　腺　癌

一、概述

胰腺癌（pancreatic carcinoma）主要指胰外分泌腺腺癌，是一种最常见胰腺肿瘤，约占消化道恶性肿瘤的 10%，发病率近几年来明显上升，在我国，胰腺癌已成为我国人口死亡的十大恶性肿瘤之一。其恶性程度高、发展快、预后差。发病年龄多在 40~70 岁，男女之比为（1.5~2）:1，男性病人远较绝经前的妇女多见，绝经后妇女的发病率与男性相仿。因为早期不易发现，所以手术切除率低且难以彻底，切除术后 5 年生存率仅为 5%。目前，介入治疗是晚期胰腺癌的重要治疗手段之一。

二、病因

目前，胰腺癌的发病原因尚不清楚，已发现一些环境因素与胰腺癌的发生有关。其中已定的首要危险因素为吸烟。吸烟者发生胰腺癌相对危险度是非吸烟者的 1.5 倍，而且随着吸烟数量增加而增加。其他高危因素还有糖尿病、胆石病、饮酒（包括啤酒）以及慢性胰腺炎等。进食高脂肪、高蛋白饮食和精制的面粉食品，胃切除术后 20 年者，也是发生胰腺癌的危险因素。胰腺癌可发生在胰腺任何部位，但约 70%~80% 发生在胰头部，可呈多中心播散，晚期时可侵犯全胰腺，因胰腺周围无坚实的包膜，常有早期的蔓延及转移，癌肿可直接蔓延至胃、胆囊、结肠、左肾、脾及邻近大血管，也常沿神经鞘浸润或压迫腹腔神经，而引起顽固剧烈的腹痛和腰背疼痛。

三、临床表现及分类

胰腺腺早期症状常不明显，随着病变进展，可出现上腹痛、黄疸等消化道症状和消瘦乏力、持续或间歇性低热等全身症状；另有多数胰腺癌病人有精神忧郁、焦虑症状。

胰腺癌的组织学分类一般分为导管细胞癌、腺泡细胞癌、胰岛细胞癌、其他未分化癌、胰母细胞癌、癌肉瘤等。其中以导管细胞癌最多，约占 90%。

四、临床检查

1. 一般临床检查　同血管性介入常规术前检查；CA19-9。

2. 影像学检查　胰腺癌的诊断主要依赖于影像学和组织学检查，B 超检查主要作为可疑高危病人的初步筛查；CT 增强扫描能显示胰腺肿物的大小、部位、形态和内部结构，不受体型、肠道气体等影响，是目前诊断胰腺癌的最重要的检查方法。

五、介入治疗的适应证及禁忌证

（一）适应证

1. 不能外科手术切除的胰腺癌。

2. 伴有梗阻性黄疸的胰腺癌。

3. 胰腺癌外科手术切除后复发者。

4. 胰腺癌伴有远处转移或术后发生转移者。

5. 胰腺癌术后预防复发的动脉灌注化疗。

（二）禁忌证

1. 全身衰竭呈恶病质者。

2. 严重的肝肾功能异常、凝血功能障碍及大量腹腔积液者。

3. 碘过敏者。

六、介入治疗

对不能手术切除的胰腺癌病人，介入治疗采取动脉灌注化疗、导管引流等多种方法综合治疗，能显著提高病人生存率和生活质量，降低复发率。

1. 病人准备　同血管性、非血管性介入准备。

2. 器械和药品准备　同血管性、非血管性介入准备。

3. 手术步骤

（1）胰腺供血动脉灌注化疗：采用 Seldinger 技术选择性经腹腔干及肠系膜上动脉给药能够覆盖整个胰腺，以增加肿瘤区化疗药物的浓度分布，提高抗癌效果，减轻全身毒副作用。常用的化疗药物有吉西他滨、5-氟尿嘧啶（5-FU）、丝裂霉素 C、顺铂、表柔比星、卡铂和甲氨蝶呤等；也可将化疗药物溶于 60℃生理盐水中经导管灌注。热灌注化疗可增加肿瘤细胞对化疗药物的敏感性，有选择地杀伤肿瘤细胞而不伤及正常胰腺组织，延长病人生存期。研究表明介入热化疗治疗中晚期胰腺癌疗效优于常规介入化疗，是治疗中晚期胰腺癌的一种安全有效的方法。

（2）瘤内注射治疗：瘤内注射治疗是指用不同方法将各种抗癌剂直接注射到实体瘤内，通过化学或物理效应杀灭癌细胞，增强机体免疫能力，减少全身的毒副反应，提高治疗效果。临床常用无水酒精、5-氟尿嘧啶（5-FU）、生物制剂、基因重组人 5 型腺病毒（H101）等进行瘤内注射。胰腺癌的非血管治疗的同时使用化疗药物如吉西他滨等静脉化疗效果更佳。

（3）射频消融：同"肝癌射频消融"一节。

（4）氩氦刀治疗：同"肝癌氩氦刀"一节。

（5）^{125}I 粒子植入：同"^{125}I 粒子植入治疗恶性肿瘤"一节。

（6）胆道引流术：经皮肝胆管引流术和（或）置入胆道支架解除晚期胰腺癌所致阻塞性黄疸，是提高胰腺癌病人生存质量的措施之一。

（7）腹腔神经丛阻滞术：晚期胰腺癌所致剧烈腰背痛在药物镇痛效果不佳时，可在 CT 或 B 超导向下，用 Chiba 针经皮穿腹腔神经丛，注射 10~15ml 无水酒精，镇痛效果显著。

（8）药盒导管置入术：经皮穿左锁骨下动脉，插入细导管至腹腔动脉或肝总动脉，导管尾端外接药盒，埋植于皮下，使药物经药盒连续对肿瘤组织进行灌注，效果较一次性大剂量灌注更佳。

七、护理

（一）术前护理

1. 心理护理　很多胰腺癌晚期的病人常合并肝、肺、结肠、腰椎转移，此时病人易产生焦虑、恐惧。护士应鼓励病人说出不安的想法和感受，向其说明手术目的、方法、术中配合、出现转移灶的处理等，同时加强与家属及其社会支持系统的沟通和联系，尽量帮助解决病人的后顾之忧。

2. 饮食护理，给予病人适当营养

（1）了解病人饮食习惯，与营养师制定病人食谱。

（2）记录进食量，并观察进食后消化情况，遵医嘱给予助消化药物。

（3）对于有摄入障碍的病人，遵医嘱合理安排补液，补充营养物质，纠正水、电解质、酸碱失衡等。

（4）按医嘱输注白蛋白、氨基酸、新鲜血、血小板等，纠正低蛋白血症、贫血、凝血机制障碍等。

（5）预防出血，由于营养障碍和胆汁淤积性肝炎等，肝脏合成凝血因子不足，易产生出血倾向，故液体中加入维生素 K_1。

3. 皮肤护理　病人每日用温水擦浴 1~2 次，擦浴后涂止痒剂；勤剪指甲，可用手拍打瘙痒部位；遵医嘱给予止痒药物和镇静催眠药物。

4. 控制糖尿病　胰腺癌直接破坏胰岛的 β 细胞，造成胰岛素分泌减少，同时病人体内也易产生胰岛素抗体，最终引起血糖升高。胰腺癌病人糖尿病发生率比普通人群高得多，一旦检查证实，应调整血糖，但病人胰岛功能差，对口服降糖药不敏感，应按医嘱注射胰岛素治疗，使血糖控制在 6.30~11.31mmol/L。并在出院前教会病人及家属注射方法和血糖检测的方法。

5. 术前 1~2 天遵医嘱使用广谱抗生素。

6. 疼痛护理　遵医嘱合理使用镇痛药物。

（二）术中护理

1. 监测病人生命体征变化。

2. 保持静脉补液通畅。

（三）术后护理

1. 动脉导管化疗栓塞术、瘤内注射、药盒导管植入术护理同肝癌术后护理。

2. 胆道引流同胆管癌术后护理。

3. 腹腔神经丛阻滞术护理

（1）平卧 24 小时，每 2 小时测量血压 1 次，注意有无心率增快、低血压等表现，如有上述表现，遵医嘱加快输液或用升压药物。

（2）腹泻：多为腹腔神经节毁损后，肠壁神经元抑制作用减弱，兴奋性升高，进而导致肠蠕动及分泌亢进。按程度轻重给予苯丁哌胺（易蒙停）口服，一次 2mg，一天 3 次，2~3 天内缓解，一般在 3 周内均可自行消失。同时协助病人排便，及时更换污染衣物，做好皮肤护理。

4. 并发症观察和护理

（1）急性胆管炎：由于各种原因导致胆管阻塞，胆汁内细菌逆流进入血液常可引起胆管炎及全身感染，严重者可引起感染性休克。病人出现寒战、高热、右上腹痛，白细胞计数较平时显著增高，考虑存在胆系感染。立即通知病人禁食，遵医嘱进行抗感染、补液、对症支持治疗和做好引流管及高热护理。

（2）急性胰腺炎：因介入手术中胰管反复显影或胰管造影时注入造影剂过多可致急性胰腺炎。

1）术后 3 小时及次日晨查血、尿淀粉酶，正常方可进低温、低糖流质饮食，避免高脂刺激性食物。

2）监测血淀粉酶：血、尿淀粉酶有异常升高，并伴有上腹部剧烈疼痛，应考虑有急性胰腺炎的可能。遵医嘱给予醋酸奥曲肽注射液 0.1 ~ 0.3mg 皮下注射或静脉滴注，抑制胰腺分泌。

3）对经口进食不能满足身体需要者应补充静脉营养，以改善全身的营养状况。

（四）出院宣教

1. 注意休息，保证充足睡眠，注意自我防护，避免外伤和剧烈运动。

2. 注意保暖和皮肤卫生，防止感冒。

3. 提供合理营养指导

（1）饮食要有规律性，一日 3 ~ 5 餐，忌不停地吃零食，这样会引起胰腺不停地分泌胰液，加重胰腺功能的负担。

（2）饮食以碳水化合物为主，脂肪和蛋白质的量要适宜，可食用宜消化的蛋白质，如瘦肉、鸡蛋和鱼等。

（3）采用合理的烹调方法，如煮、炖、熬等，不要用油煎、炸、爆炒等方法，防止胰腺过度分泌胰液。

（4）血糖过高病人进糖尿病饮食。定期监测血糖，发生糖尿病时给予药物治疗。

4. 鼓励病人坚持治疗，定期随访，发现异常征象及时就诊。

（肖书萍　陈冬萍）

第九节　腹主动脉瘤

一、概述

腹主动脉瘤（abdominal aortic aneurysm，AAA）是腹主动脉中层结构破坏，动脉壁不能承受血流冲击的压力而形成的局部或者广泛的永久性扩张或膨出，通常直径增加 50% 以上定义为动脉瘤。本病好发于 50 岁以上有家族史、吸烟嗜好的男性。随着人口老龄化和饮食结构的改变，AAA 的发病率逐年增多，其中 80~85 岁的男性患病率为 5.9%，90 岁以上的女性患病率为 4.5%。该病具有随着年龄增长，瘤体直径扩大加快的特点，一旦发生破裂，病死率高达 50%~90%。95% 的腹主动脉瘤发生在肾动脉水平以下。外科治疗主要目的是预防破裂出血。动脉瘤内植入人造血管是腹主动脉瘤手术治疗方法之一，对有手术适应证的病人行外科手术是比较安全有效的，手术死亡率低于 5%。但由于多数病人年龄大，合并较严重的心、肺、肝、肾等多个脏器功能不全，加之外科手术治疗存在手术创伤大、失血多，术中钳夹主动脉时，外周阻力增加致使心脏负担加重等弊端。大多数病人不能耐受手术，且围手术期死亡率高达 20%~65%。为了进一步提高疗效、降低死亡率，许多学者在寻求一种安全、损伤性小的手术方法。近年来随着介入放射学的飞速发展，一种新的介入治疗方法——经股动脉植入血管内支架术（transfemoral placement of endovascular stent graft，TPEG）应运而生，并逐渐得到应用和推广，为动脉瘤的治疗提供了一种安全可行、有效而痛苦较小的治疗方法。

二、病因

腹主动脉瘤是一种由腹主动脉管壁局部损伤开始，继而累及整个管壁的慢性退行性病变。这种病变是一个包括受累主动脉节段中结缔组织的破坏性重塑在内的复杂过程。导致 AAA 形成的直接原因是动脉壁弹力纤维和胶原纤维降解、损伤，使腹主动脉壁机械强度显著下降，致使动脉局限性膨出而形成瘤。其常见的病因有动脉粥样硬化、动脉中层囊性变性、梅毒性、先天性、创伤性及感染性。近年来对 AAA 的发病机制有了崭新的认识。多因素致病、复杂的退行性病变包括慢性炎症浸润、细胞外基质的重塑成为共识。老年、男性、高血压、吸烟、高脂血症、慢性阻塞性肺部病变、有 AAA 阳性家族史等是 AAA 发生的危险因素。其中，长期吸烟是促使 AAA 发生发展的一个重要危险因素。

三、临床表现及分类

1. 多数病人无症状，常因其他原因查体而偶然发现一个脐周或中上腹有搏动性肿块，有压痛及细震颤，还可听到收缩期杂音，病人仅感腹部有搏动感、轻度不适。

2. 疼痛 为破裂前的常见症状，多位于脐周及中上腹部。动脉瘤侵犯腰椎时，可有腰骶部疼痛，若近期出现腹部或腰部剧烈疼痛，预示瘤体濒临破裂。

3. 破裂　可为致命性并发症的初发症状，瘤体最常见的是破入腹膜后腔。腹膜后出血是非常危险的，因为腹膜后腔隙较大，无组织包绕，不易压迫出血点。如局限性出血，病人可有腹痛、发热、轻至中度失血，往往再次破裂。瘤体还可破入下腔静脉，产生主动脉静脉瘘，出现连续性杂音，高心排出量及心力衰竭。偶尔可入十二指肠引起胃肠道出血。

4. 其他严重并发症　瘤内偶可形成急性血栓。腹主动脉瘤血栓或动脉粥样硬化碎片可造成下肢栓塞。十二指肠受压可发生肠梗阻，下腔静脉阻塞可引起周围水肿。

临床上把位于肾动脉以上的腹主动脉瘤称为胸腹主动脉瘤，位于肾动脉水平以下的称为腹主动脉瘤。

四、临床检查

1. 一般临床检查　同血管性介入手术术前常规检查。

2. 影像学检查　计算机断层扫描及三维重建技术（CTA）是目前腹主动脉瘤最理想的影像学检测方法；MRA。

五、介入治疗的适应证及禁忌证

（一）适应证

肾动脉开口水平以下的腹主动脉瘤伴或不伴肠系膜下动脉闭塞和狭窄者。

（二）禁忌证

1. 急性腹主动脉瘤破裂者。

2. 肠系膜上动脉严重狭窄或小肠为肠系膜下动脉优势供血者。

3. 瘤内有附壁血栓。

4. 瘤体近端颈部严重迂曲（>60°）；髂总动脉严重迂曲，成角>90°；以上两种情况均为相对禁忌证。

5. 碘过敏者。

六、介入治疗

在 1714 年，Anelu 率先对动脉瘤施行结扎术；1913 年，Lexery 首创用大隐静脉移植术；1952 年，Dubust 将异体血管移植术治疗腹主动脉瘤。经过外科治疗，防止了瘤体破裂，挽救了病人的生命，但死亡率仍在 1.4%~6.5% 之间（平均为 4.0%）。通过探索新的治疗方法，认为介入治疗方法最有发展前途和临床应用价值。介入治疗 AAA 的原理是用内支架或内支架-移植物（图 12-46）将血管移植物固定在瘤体近、远端颈部，将两端移植物外层与动脉内膜之间完全封闭（图 12-47），将动脉瘤排除在血液循环外，使瘤腔内形成血栓以防止破裂。该方法疗效确实，并具有创伤小、恢复快、病人住院时间短等优点。

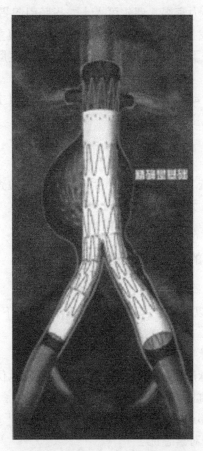

图 12-46　腹主动脉瘤隔绝支架示意图，支架被覆涤纶膜

1. 病人准备　血管性介入常规准备；术前通过 CT 及三维重建技术（CTA）获得动脉瘤的二维及三维图像，从而了解动脉瘤的大小、部位、范围、形态及成角状况，精确测量瘤体不同部位的直径及长度与毗邻血管的关系。股动脉内径≥5mm 时才有成功的把握，对<5mm 的股动脉，可先

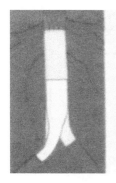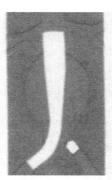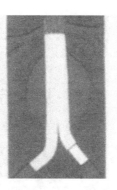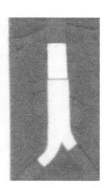

图 12-47　腹主动脉瘤腔内隔绝术示意图

试行局部扩张和（或）溶栓治疗后再进行 AAA 的内支架-移植物释放。

2. 器械和药品准备

（1）除血管性介入常规准备外，还应备 13～14F 血管鞘、260cm 导丝、特硬导丝、血管标记猪尾导管、血管缝合器、球囊导管（AB46）。

（2）根据上述资料，制定匹配的内支架-移植物，内支架的内径最好大于毗邻正常动脉内径的 10%～20%，其长度至少要超出病变 10mm；栓塞物（铂金弹簧圈）。

3. 手术步骤　常规消毒铺巾，局麻下采用 Seldinger 技术穿刺双侧股总动脉，预埋血管缝合器线结，双侧分别置入不同规格的血管鞘，通常右侧比左侧血管鞘规格大。猪尾导管造影，进一步核实 AAA 大小、部位、范围及与毗邻血管的关系，肾动脉及双侧髂内动脉位置（图 12-48）。应注意毗邻血管，尤其是肠系膜下动脉及腰动脉是否参与 AAA 瘤腔的血液循环，栓塞参与所有 AAA 血液循环的血管。全身肝素化后经右侧股动脉送入所需的带膜内支架（图 12-49）到达病变部位并确定后，行球囊扩张，使之与动脉壁充分密贴、防止内瘘。再在左侧行腹主动脉造影（图 12-50），观察支架位置，膨胀及效果，观察有无内漏，移植物位置形态及血流通畅度等也有在左侧行覆膜髂支。正确无误后，撤除导管和导丝，用缝合器缝合双侧股动脉处的手术切口。

七、护理

（一）术前护理

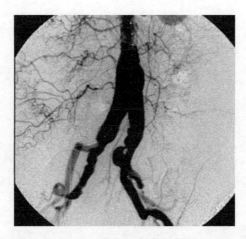

图 12-48　腹主动脉瘤，主动脉造影示腹主动脉下段瘤样扩张，累及双侧髂总动脉

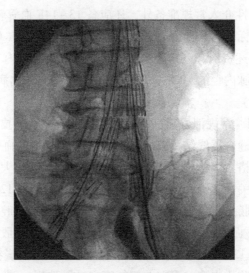

图 12-49　经股动脉植入隔绝支架

1. 按血管性介入术前护理。密切监测生命体征，监测血压，每 4 小时 1 次，血压控制不好的病人每 10 分钟一次。保持血压的稳定，避免因血压波动过大造成腹主动脉瘤破裂。

（1）指导病人遵医嘱按时服药，使术前舒张压尽可能控制在 110mmHg

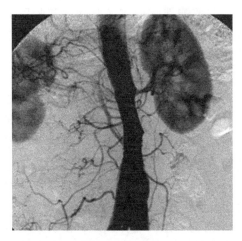

图 12-50　腹主动脉瘤腔内隔绝术后，造影复查

以下，同时应注意尿量，以免血压过低造成心脑肾等重要脏器的损伤。

（2）遵医嘱给予口服 β 受体阻滞剂，将心率控制在 60~70 次/分；如血压控制不理想可以静脉泵入血管扩张剂硝普钠 50mg 加入 5% 葡萄糖 50ml 静脉泵入，根据血压调节速度，使用硝普钠时注意避光，且连续使用不得超过 72 小时；当使用硝普钠降压效果不佳时可用联合使用乌拉地尔注射液 100~250mg，加入生理盐水至 50ml 静脉泵入，根据血压高低来调节速度。

（3）卧床休息，限制病人活动，尤其是剧烈活动。告知病人不要突然起身、坐下或转身等。平卧应取自动体位，避免任何碰撞、外伤，并协同病人前往检查。有研究表明直径在 6cm 以上的腹主动脉瘤其破裂的发生率明显增加，需要及时治疗。因此护士应该熟知病人瘤体大小，不可掉以轻心，随时做好抢救的准备。

（4）避免情绪激动：病房内限制陪护人员，保持病房安静。

（5）避免引起腹内压增高的因素：咳嗽、打喷嚏、用力排便、屏气。

（6）控制疼痛：疼痛原因明确的情况下可遵医嘱使用止疼药物，如盐酸丙帕他莫 2.0g 加入生理盐水静滴；若出现明显的剧烈腹痛则预示动脉瘤可能会趋于破裂，应详细观察病人腹痛情况、血压的改变及有无颜面苍白、大汗淋漓、皮肤湿冷等休克表现，应及时通知医生调整治疗方案，及时进行抢救。

2. 观察下肢循环　因 AAA 病人多伴有由下肢动脉硬化、闭塞及动脉瘤附壁血栓脱落所致的程度不同的下肢缺血，故应观察双下肢足背动脉、胫后动脉搏动情况，并监测踝肱指数（肱动脉和胫后动脉收缩压之比），以便与术后相比较；观察下肢皮温及颜色，如病人出现下肢苍白、疼痛、趾端发黑、足背动脉搏动微弱或消失，应高度警惕下肢动脉狭窄或闭塞，给予床尾抬高 30° 并患肢制动，禁忌按摩，注意此时患肢对冷热感觉不敏感，警惕烫伤和冻伤、压疮。必要时紧急行下肢动脉造影和溶栓。

3. 心理护理　由于 AAA 是一种严重威胁病人生命的疾病，病人及家属往往顾虑重重。应向病人及其家属耐心地介绍手术过程及术后注意事项，并强调此手术创伤小、痛苦少、恢复快的特点，解除病人的顾虑，减轻病人对疾病及手术的恐惧，避免因精神紧张致血压升高、或动脉瘤破裂。争取病人的合作，使病人以乐观的心态接受手术。

4. 预防压疮　术前为了预防瘤体破裂，医护人员应告知病人卧床休息，但可以缓慢在床上活动，否则病人会误认为在床上不能活动，导致压疮。

（二）术中护理

1. 按血管性介入术中护理　协助病人摆好体位，使其仰卧于导管床上。

2. 行心电监护，持续面罩给氧；建立静脉通道。

3. 密切观察生命体征的变化，根据血压及脉搏情况补充血容量及静脉给药。密切注意病人神志、瞳孔、肢体活动情况。

4. 观察下肢皮肤温度，足背动脉搏动情况，发现异常，及时报告医生进行处理。

5. 预防压疮　手术时间较长，巡回护士应在容易发生压疮的地方如枕部、骶尾部、足踝等部位贴上减压贴。

（三）术后护理

1. 按血管性介入术后护理常规　如为肱动脉穿刺入路者应观察穿刺一次桡动脉搏动、伤口情况、血液循环、肢体运动功能。术后第二天伤口无渗血时取下固定肢体的夹板，防止肢体缺血；减少在患肢一侧执行抽血等操作；如为测量血压注意手动测量，避免持续测量血压导致肢体血液循环差。

2. 指导病人卧位休息，双下肢平伸，制动 12 小时，平卧 24 小时。24 小时后拔除导尿管，术后 24 小时可适当下床活动。术后 3 周内避免剧烈活动，有利于血管内、外膜的生长。

3. 观察和记录尿量　带膜支架部分阻断肾动脉引起肾脏缺血，肾小管坏死及肾动脉血栓形成，可能造成严重的少尿或无尿。

4. 伤口的护理　腹主动脉瘤腔内修复术后虽无需行常规切口护理，但由于腹主动脉覆膜支架输送器口径在 18~22F，动脉穿刺鞘直径较一般介入手术穿刺鞘（13~14F）大 3 倍以上，且血管缝合器属非直视下关闭穿刺口，故术后穿刺区止血仍极为重要，至少按压 10 分钟后再使用动脉压迫止血器加压包扎，不可完全依赖缝合器。如果医生对缝合器使用不当、没有充分按压止血，此时又没有使用动脉压迫止血器等会导致伤口出血。

5. 饮食护理　若术后发热时间长可影响食欲，应给予清淡，营养丰富，易消化的食物，保证每日所需热量的供给。

6. 心电监护 24~48 小时严密监测生命体征，给予低流量吸氧，特别要注意血压的波动情况。

（1）若术后血压过高可增加心脑血管意外事件的危险性，可使用口服降压药联合使用硝普钠或乌拉地尔等降压药物。

（2）血压过低则使肾血流量减少而影响肾功能，要尽快找出血压过低的原因，观察是否有内出血、入量不足或降压药滴速过快等情况，并给予及时处理。

7. 基础护理　协助病人勤翻身，保持衣被清洁干燥，防止压疮和呼吸道并发症。

8. 为预防血栓形成，术中及术后均应使用抗凝药。

（1）术后观察病人有无出血倾向，如无则遵医嘱给予低分子肝素钠 5000U 皮下注射，每日 2 次。如发生血栓根据病情进行溶栓治疗。

（2）改善微循环：遵医嘱给予丹参酮 IIA 磺酸钠 80mg 加入注射用的糖水或生理盐水中静脉滴注，也可使用前列地尔乳剂 10~20μg 加入生理盐水中静脉滴注。

（3）应注意有无出血倾向，如针眼部位有无青紫或血肿，测量血压后袖带绑扎处有无出血点，有无鼻腔或齿龈出血，切口有无渗血，排尿、排便颜色是否异常及有无颅内出血症状等。

（4）定时复查出凝血时间，控制国际标准化比值（INR）在 1.8~2.5 之间，及时调整抗凝血药的用量。

9. 观察腹部体征　手术成功后，动脉瘤搏动应减弱乃至消失，腹部包块变小。每天做 1~2 次腹部检查，观察动脉瘤的体积变化及搏动情况。如发现仍有搏动，腹部包块无变化甚至增大，提示可能为修复不全或内瘘；若出现疼痛突然加剧、面色苍白、血压下降，则提示有动脉瘤破裂的可能。应立即报告医生，积极组织抢救。

10. 不良反应及并发症观察护理

（1）支架植入后综合征：①发热，体温在 38~39.7℃，持续 4~10 天，无感染证据；②白细胞升高（9.8~29.5）×10⁹/L；③C 反应蛋白升高 40~341mg/L。遵医嘱用广谱抗生素静脉滴注 3~6 天预防感染；体温<38.5℃者给予物理降温，经常更换衣裤，保持床单清洁舒适；体温>38.5℃，物理降温效果欠佳，遵医嘱给予药物降温，鼓励病人多饮水。

（2）渗漏：指植入内支架后仍有血液流入动脉瘤腔内，为最常见的并发症。发生原因是支架移位、移植物本身的缝隙、侧支血管开放、两肢型支架的髂动脉肢与髂动脉大小不匹配，管型支架太短，使支架与血管壁不完全贴合或不完全覆盖均可引起。术后 1 周以内出现的渗漏为早发渗漏，术后 1 周以后出现的渗漏为晚发渗漏。严密观察病人有无腹痛和瘤体大小变化情况。

（3）血栓形成、狭窄：可发生于内支架或髂动脉、远端肢体等部位。经使用抗凝药一般可以避免，如发生血栓根据病情进行溶栓治疗。

（4）支撑架移位：多由操作时定位不准确、主动脉严重迂曲所致。支撑架若向上移位，覆盖了肾动脉或肠系膜上动脉，可引起急性肾功能衰竭、高血压、低血压和急性肠坏死。术后应严密观察血压、尿量、尿色，记录出入量，如病人出现少尿、无尿、血尿、剧烈腹痛、血便等应立即通知医生处理。

（5）血栓脱落：腹主动脉瘤常合并动脉粥样硬化及附壁血栓，特别是动脉壁钙化严重者，术中很容易导致栓子脱落，最常见的是肢体栓塞，导致下肢急、慢性缺血。术后每 2 小时观察 1 次双侧足背动脉搏动，用手触摸，记录双下肢皮温、感觉、色泽的变化。若肢体温度降低，皮肤苍白，末梢循环不良，并与术前结果进行对比，及时处理下肢急性动脉栓塞，防止肢体坏死。发现异常报告医生，明确诊断后给予抗凝、祛聚、扩血管及手术取栓治疗。

（6）股动脉切开处血肿：观察伤口渗血情况。如大量渗血，常规加压包扎无效者应行外科手术治疗。

（7）血液成分改变：以血红蛋白和血小板明显降低为主，少数病人出现血胆红素升高现象。可能与手术出血、放射线照射、介入器材对血液成分的破坏有关。注意观察有无因血红蛋白、血小板下降而造成的供氧不足或出血等情况。

（8）肠梗阻：与腔内治疗后结肠血液供应障碍有关，又称血运性肠梗阻。肠系膜动脉栓塞或血栓形成和肠系膜静脉血栓形成是主要原因。术后禁食水，胃肠减压以减轻腹胀，24 小时后可取半卧位，以减轻对膈肌的压迫。

（9）切口淋巴漏：表现为伤口有少量黄色淋巴液流出，可自行缓解。

11. 预防感染　预防性使用抗生素。

（四）出院宣教

1. 保持良好心态，劳逸结合，避免剧烈活动，防止腹部受外力撞击。

2. 讲解吸烟与动脉硬化的相关性，劝病人戒烟以减少呼吸道分泌物

（1）吸烟可导致一氧化碳升高和低氧，引起血管渗透性增加，促使胆固醇沉着。

（2）吸烟使血小板存活时间缩短、血小板聚集和消耗增加，而血小板的聚集可促使动脉内膜损伤；吸烟亦可直接引起动脉内膜损伤而成为动脉粥样硬化的起始原因。

（3）吸烟可使高密度脂蛋白明显降低，而高密度脂蛋白结构改变可导致动脉丧失抗粥样硬化的能力。

3. 告知病人饮酒可加重高脂血症，劝病人忌酒。

4. 饮食指导

（1）可进食高蛋白、高维生素、中等热量、营养均衡的食品，注意食物搭配，可进食豆制品、鱼肉等低胆固醇、低动物脂肪性食物，多食蔬菜、水果、杂粮，保持大便通畅；少食动物脂肪及胆固醇含量较多的食物，如动物内脏、猪油、蛋黄、鱼子等。

（2）高血压病人应给予低盐饮食，盐量控制在 2g/d 左右；肾功能不全者应给予低蛋白饮食，蛋白质量限制在 40g/d 左右。

（3）伴有糖尿病或高脂血症的病人，宜给予低胆固醇、低脂肪及低糖饮食。

（4）宜少吃多餐，忌大量饮水、服刺激性饮料，以免增加心脏负荷。

5. 教会病人血压监测方法　病人可自备血压计，以便随时监测。指导病人正确服用降压药物。

6. 坚持按医嘱服药　如抗凝药阿司匹林 100mg/1 次，每日 1 次，口服 3~6 个月，服药期间复查凝血酶原时间，调整药物用量。定期门诊随访。

7. 复诊　指导病人学会自我检查腹部的方法，每 6 个月做一次彩色多普勒超声检查，每年做 1 次 CT 扫描，以了解动脉瘤情况和支架是否移位或脱落。

8. 嘱病人日常生活中采用健康的生活方式，适当限制体力活动，避免运动量过大诱发疾病的发生，尤其在伴有主动脉瓣左右室瓣化畸形和马方综合征的病人，更应限制剧烈活动。

（陈冬萍　肖书萍　宋松林　李　玲）

第十节　肾动脉狭窄

一、概述

肾动脉狭窄（reno-artery stenosis，RAS）是指单侧或双侧肾动脉入口、主干或其主要分支狭窄或完全闭塞，引起肾血流量减少和肾缺血，而导致高血压和（或）肾功能不全。

肾动脉狭窄病人多以血压升高而就诊，舒张压升高为本病特点，并可表现为加速性或恶性高血压，肾功能常进行性减退。经皮肾动脉成形术（percutaneous transluminal renal angioplasty，PTRA）及肾动脉内支架置入术（percutaneous transluminal renal angioplasty and stenting，PTRAS）由于创伤小、并发症及病死率低等优势，已成为治疗肾动脉狭窄的首选方法。

二、病因

肾动脉狭窄可分为动脉腔内病变引起的梗阻和动脉周围压迫所致。根据其病理变化，常见的病因有动脉粥样硬化、肾动脉肌纤维结构不良和多发性大动脉炎。动脉粥样硬化是最常见病因，约占肾动脉狭窄病例的80%，其次为大动脉炎约占15%，肌纤维结构不良约5%。

三、临床表现及分类

1. 肾性高血压　当肾动脉狭窄引起肾缺血时，刺激肾素分泌，激活肾素-血管紧张素-醛固酮系统（RAAS），外周血管收缩，水钠潴留而引起。

2. 缺血性肾脏病　肾脏病主要表现为肾功能缓慢进行性减退，由于肾小管对缺血敏感，故其功能减退常在先（出现夜尿多、尿比重及渗透压减低等远端肾小管浓缩功能障碍表现），而后肾小球功能才受损（病人肾小球滤过率下降，进而血清肌酐增高）。尿改变常轻微（轻度蛋白尿，常<1g/d，少量红细胞及管型）。后期肾脏体积缩小，且两肾大小常不对称（反映两侧肾动脉病变程度不等）。

3. 其他　部分病人腹部或腰间可闻及血管杂音。

四、临床检查

1. 一般临床检查　同血管性介入手术术前常规检查。

2. 影像学检查

（1）肾动脉造影：肾动脉造影对肾动脉狭窄诊断最有价值，是诊断肾血管疾病的"金指标"，可反映狭窄的部位、范围、程度、病变性质及侧支循环情况，并可观察肾脏形态和功能改变以及对血管扩张或手术指征的判断。

（2）多普勒超声技术：是目前诊断肾动脉狭窄最常用的筛查方法。多普勒超声技术可观察肾动脉主干及肾内血流变化，从而提供肾动脉狭窄间接信息，对纤维肌性发育不良所致肾动脉狭窄尤其敏感。但其受体型、肠胀气等因素影响较大。

（3）MRI 和 CT 扫描：MRI 对肾动脉主干狭窄的特异性和敏感性均较高，但由于存在运动伪影和低空间分辨率，对分支狭窄敏感性差，不适合纤维肌性发育不良的诊断。

（4）外周血浆肾素活性检查：表现为肾血管性高血压的病人，还应检测外周血浆肾素活性。

（5）放射性核素检查。

五、介入治疗的适应证及禁忌证

（一）适应证

1. 动脉粥样硬化性肾动脉狭窄。

2. 肾动脉肌纤维结构不良（中层纤维肌肉增生）。

3. 大动脉炎性肾动脉狭窄（活动期不做）。

（二）禁忌证

1. 严重肾动脉狭窄或完全阻塞，导丝、导管不能通过的病人。

2. 由主动脉斑块引起的肾动脉开口部狭窄。

3. 凝血机制异常。

4. 碘过敏者。

六、介入治疗

1. 病人准备　常规血管性介入准备。

2. 器械准备　除常规血管性介入器械外；诊断性造影导管、0.018in 微导丝、6~7F 导引导管（55cm）、Y 阀、三通、压力输液袋、球囊导管、肾动脉支架等。

3. **手术步骤** 在局麻下采用Seldinger技术穿刺股动脉成功后,先行主动脉造影以确定肾动脉的数目、位置、狭窄程度及侧支循环情况。行肾动脉造影,小心使导丝通过狭窄段,固定导丝,循导丝送入适当管径球囊,使球囊的中段位于狭窄段中心。加压膨胀球囊作血管成形术(图12-51),一般扩张1~2次,每次维持0.5~1分钟,完成后回抽球囊导管并撤出。复查肾血管造影,了解血管扩张情况。可根据病变的程度放置不同类型的支架。同法送入带有支架的球囊导管,使支架位于狭窄部位,膨胀球囊使支架完全撑开(图12-52)。支架放置后撤出球囊导管,再做肾血管造影,了解放置支架后的效果。

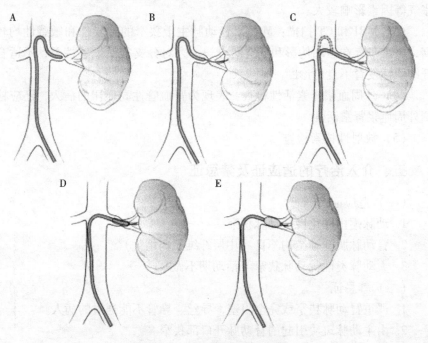

图 12-51　肾动脉扩张示意图

注: A. 导管送至肾动脉开口,造影了解狭窄部位及程度; B. 将导丝通过狭窄部; C. 先用导管预扩张; D. 换用球囊导管; E. 球囊扩张。

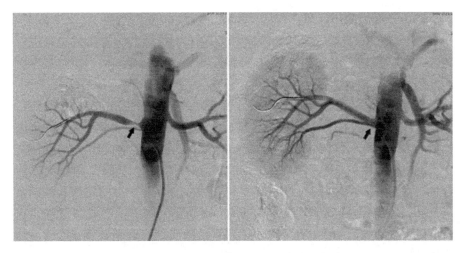

图 12-52　肾动脉狭窄支架植入术前及术后

七、护理

（一）术前护理

1. 按血管性介入术前护理常规进行护理。

2. 心理护理　与病人及家属进行沟通交流，了解心理状况，解除病人的思想顾虑，使病人情绪保持在良好状态。

3. 药物护理　术前遵医嘱正确使用抗凝药物；血压过高者遵医嘱使用降压药，手术当日降压药不停。

4. 血压的监测　每日测量血压 3 次，注意在情绪稳定，同一上肢、同一血压计测量并记录，便于术后对照观察。

（二）术中护理

1. 按血管性介入术中护理常规进行护理。

2. 病人进入手术室后，做好解释工作，告知与医护人员配合方法。

3. 手术过程中密切观察生命体征的变化，尤其是血压的变化，观察有无过敏反应。

4. 重视病人主诉，释放球囊和（或）支架时，要询问病人有无腹痛，因腹痛可能是肾动脉撕裂所致的严重并发症。

（三）术后护理

1. 按血管性介入术后护理常规进行护理。

2. 严密监测生命体征

（1）严密监测生命体征变化，并做好记录。

（2）血压的监测：血压是观察疗效的重要指标，病人回病房后进行 24 小时持续床旁心电监护，每 30 分钟监测血压、脉搏一次。动态观察血压下降程度。

1）高血压的护理：对于 PTRAS 术后血压无明显变化或血压升高者，安抚病人紧张情绪，如有头晕、头痛、视物模糊及时告知医务人员。遵医嘱增加降压药和利尿药的剂量和种类。

2）低血压的护理：肾动脉扩张成功后，血压明显下降，再加上术前禁食、术后排尿较多引起血容量不足，易发生低血压。必须对照其基础血压及脉压，结合尿量，综合分析，准确判断早期低血压；如血压下降至正常值以下或高血压病人血压下降了原水平的 20%，应调整补液速度或静脉滴注升压药。

3. 尿量及肾功能观察　因术中造影剂的使用会加重肾脏的负担，术后鼓励病人多饮水，充分水化，加快造影剂排出体外，观察 24 小时尿量及颜色，同时监测肾功能指标。对于肾功能不全的病人，避免造成造影剂肾病（constrast-induced nephropathy，CIN）。

4. 并发症的观察及护理

（1）出血：密切观察伤口有无渗血，穿刺部位有无血肿；观察小便颜色，有无血尿等。

（2）动脉血栓形成、再狭窄：为防止动脉血栓形成，遵医嘱合理使用抗凝剂，定时监测凝血功能，应密切观察有无牙龈出血，注射部位皮下淤血等出血倾向。观察有无腹痛，警惕是否因手术引起的夹层动脉瘤形成。

（3）感染：严格执行无菌操作技术，严密观察体温、脉搏等变化。

（四）出院宣教

1. 复查　告知病人术后 1 个月、3 个月、6 个月、1 年按时复查。

2. 坚持按时服用阿司匹林 6~12 个月，教会病人学会自我观察病情变化，注意观察皮肤黏膜有无出血倾向。服药期间需定期复查血常规。

3. 注意观察血压变化，定期复查，遵医嘱调整降压药剂量。

4. 出院后注意劳逸结合，预防感染，戒烟、戒酒。

5. 饮食指导　改变不良饮食习惯，进食低盐、低脂、低胆固醇及维生素丰富的饮食。

（李静萍　肖书萍　李　玲）

第十一节 肾　　癌

一、概述

肾癌（carcinoma of kidney）又称为肾细胞癌（renal cell carcinoma, RCC），过去亦称为 Grawits 瘤、肾上腺样瘤（hypornephnoma）、肾上腺样癌（hypornephroil carcinoma）、透明细胞癌（clear cell carcinoma）、乳头状囊腺癌（papillary cystadenoma）、小泡癌（alveolar carcinoma）等。目前，将起源于肾实质泌尿小管上皮系统的恶性肿瘤，统称为肾癌。

肾癌是世界上第 5 位最常见的癌症，约占肾脏肿瘤的 75% 以上，约占肾脏恶性肿瘤的 50%。其发病率发达国家高于发展中国家，城市地区是农村地区的 4.31 倍。

目前肾癌的有效治疗方法仍然是以手术为主，放射、化学、免疫治疗等效果均不理想。20 世纪 70 年代末，肾动脉栓塞治疗开始广泛应用于临床，尤其是中晚期肾癌的治疗。

近年来，关于肾癌相关的研究亮点主要集中在基因治疗、新的靶向治疗药物及预后模型的建立等多方面，尤其是有关较难处理的转移性肾癌（mrcc）研究占了很大比重。而保留肾单位手术在近年来已获得广泛开展，其治疗益处已得到了全面认识。在晚期肾癌治疗方面，近两年，依维莫司以及阿昔替尼先后在我国获得批准用于晚期肾癌的二线靶向治疗，为中国的晚期肾癌病人提供了更多治疗选择，并预示着晚期肾癌的免疫治疗时代即将来临，将会改变晚期肾癌的治疗模式，从而不再是靶向治疗一统天下的时代。

二、病因

肾癌的病因迄今尚不清晰。目前普遍认为与环境、职业、致癌物、减肥、激素、染色体异常和癌基因的影响有关。烟草中的二甲基亚硝基胺可能会导致肾癌；肥胖的人可能更容易发生肾癌；有报道接触金属镉的工人、报业印刷工人、焦炭工人、干洗业和石油化工产品工作者肾癌发病和死亡危险性增加；具有家族性肾癌的病人发病年龄要早于其他病人；高摄入乳制品、动物蛋白、脂肪，低摄入水果、蔬菜是肾癌的危险因素；滥用解热镇痛药可增加肾盂癌危险性；其他疾病如进行长期维持性血液透析的病人、糖尿病病人更容易发生肾癌。

三、临床表现及分类

（一）临床表现

1. 血尿　无痛性全程肉眼血尿常是病人就诊的首发症状，常无任何诱因，也不伴有其他排尿症状。数次血尿后，常自行停止，再次发作后，病情逐渐加重，表明肿瘤已侵犯肾盂，肾盏。

2. 腰痛　多数为钝痛，局限在腰部，疼痛常因肿块增长充胀肾包膜引起。血块通过输尿管亦可引起腰痛已如前述。肿瘤侵犯周围脏器和腰肌时疼痛较重且为持续性。

3. 肿块　肿瘤长大后，可在肋缘下触及包块，包块较硬，表面不平。

4. 疼痛　肾癌早期，常无任何疼痛不适，因肾癌本身引起的疼痛仅占病人40%左右。病变晚期则可由于肿瘤包块压迫肾包膜或牵拉肾蒂而引起腰部酸胀坠痛，出血严重时偶可因血块梗阻输尿管引起绞痛。

5. 其他　左肾肿瘤可伴继发性左侧精索静脉曲张，癌栓侵及下腔静脉时可出现下肢水肿，病灶远处转移病人，可出现转移病灶的症状，如肺转移可出现咳嗽、咯血，骨骼转移可出现病理性骨折等。约有43%的病人出现高血压（为瘤体动静脉瘘或瘤体压迫肾血管，肾素分泌过多所致），晚期病人常出现明显消瘦、贫血、低热（与白介素-6分泌有关）、高血钙（肿瘤分泌一种类似甲状腺激素相关蛋白多肽）、纳差、血沉加快、失重等恶病质表现。

（二）分类

常见的肾癌有肾透明细胞癌、乳头状肾细胞癌、嫌色细胞癌等，占85%～90%。肾透明细胞癌占RCC的60%～85%，因癌细胞含有脂质而呈黄色，肿瘤中常见坏死、出血。乳头状肾细胞癌，又被称为嗜色肾细胞癌（chromophilic RCC），其发病年龄、男女发病率比例以及症状和体征与肾透明细胞癌相似。常见于长期血液透析和获得性肾囊性疾病的病人，占RCC的7%～14%。肿瘤多呈灰粉色，出血、坏死、囊性变多见，质地软，颗粒状，部分区域呈沙粒样外观。嫌色细胞癌占RCC的4%～10%，肿瘤切面呈质地均一的褐色，可见有坏死，但出血灶少见。癌罕见，肿瘤最大直径可达10cm以上，甚至完全由囊腔构成。肾髓质癌常见于患有镰状细胞性血液病的年轻人，常发生于肾中央部分，切面实性，灰白色，边界不清，可见坏死。

除了常见的肾透明细胞癌、乳头状肾细胞癌、嫌色细胞癌外，其他类型肾癌占10%～15%，包括遗传性肾癌和各种罕见散发的肾癌。如Bellini

集合管癌、脊髓样癌、肉瘤样肾癌、多房性囊性肾细胞癌、易位性肾癌、黏液性管状及梭形细胞癌等。

四、临床检查

1. 一般检查　同血管性介入手术术前常规检查。

2. 影像学检查

（1）X 线平片：可见到肾外形增大，轮廓改变，偶有肿瘤钙化，在肿瘤内局限的或广泛的絮状影，亦可在肿瘤周围成为钙化线，壳状，尤其年轻人肾癌多见。

（2）静脉尿路造影：是常规检查方法，对了解双侧肾脏的功能以及肾盂肾盏输尿管和膀胱的情况有重要的参考价值，但不易区别肿瘤是否是肾癌，必须同时进行超声或 CT 检查进一步鉴别。

（3）肾动脉造影：肾动脉造影可发现泌尿系统造影未变形的肿瘤，肾癌表现有新生血管，动静脉瘘，造影剂池样聚集（pooling）包膜血管增多。

（4）B 型超声检查。

（5）CT 扫描：是目前肾肿瘤术前的常规检查，对肾癌的诊断有重要作用，可以发现未引起肾盂肾盏改变和无症状的肾癌。

（6）磁共振成像（MRI）：MRI 检查肾脏是比较理想的。肾门和肾周间隙脂肪产生高信号强度。肾外层皮质为高信号强度，其中部髓质为低信号强度，肾动脉和静脉无腔内信号。

（7）其他：膀胱镜检查在血尿发作时可窥清血尿从何处而来。

五、介入治疗的适应证及禁忌证

肾癌介入治疗是近十几年来发展起来的一门新的介入技术。主要用于中晚期肾癌的术前栓塞和失去手术机会或不愿手术者的姑息治疗，对减轻临床症状、提高病人生存质量、延长生命具有非常重要的临床意义。

（一）适应证

1. 肾癌的姑息性介入治疗。

2. 肾癌手术前治疗。

3. 肾肿瘤引起的出血。

（二）禁忌证

1. 对侧肾功能不良者。

2. 泌尿系有严重感染者。

3. 严重心、肝、肾功能不全者，如严重心力衰竭、冠心病者。

4. 具有全身严重出血倾向或出血性疾病者。

5. 碘过敏者。

六、介入治疗

1. 病人准备　同常规血管性介入准备。

2. 器械准备　同常规血管性介入器械。备栓塞剂（如明胶海绵或PVA）、化疗药物。

3. 手术步骤　在局麻下采用 Seldinger 技术穿刺股动脉成功后，在透视监视下经髂外动脉、髂总动脉将导管插至腹主动脉，于第 12 胸椎至第 2 腰椎水平将导管插入肾动脉内，插管成功后，以 5~7ml/s 的速度注入造影剂20~30ml 行肾动脉造影，明确肾动脉有无变异、肿瘤供血情况及有无动静脉瘘及侧支供血等，以确定栓塞方案（图 12-53）。

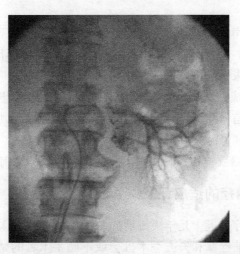

图 12-53　左肾癌，肾动脉造影示左肾见大片肿瘤血管

造影时，若肿瘤染色不完全，说明可能有变异动脉或寄生血管参与供血，应寻找相应血管进行造影并予以栓塞；若肿瘤为乏血管，染色不佳，可用 0.1mg 肾上腺素溶于 10ml 生理盐水中注入动脉内，20 秒左右再重复进行血管造影，常可使肿瘤良好显示。若有动静脉瘘时，可先用明胶海绵条或颗粒栓塞瘘口后再开始化疗药灌注和栓塞治疗。

超选择进入患侧肾动脉肿瘤供血支，姑息性介入治疗选择碘油 10~20ml 与 5-氟尿嘧啶（5-FU）、顺铂（DDP）、丝裂霉素（MMC）或阿霉素（ADM）充分乳化后注入，然后用明胶海绵颗粒做完全栓塞（图 12-54），如为术前治疗则不用化疗药，单用明胶海绵碎片做完全栓塞，48 小时后行手术切除。

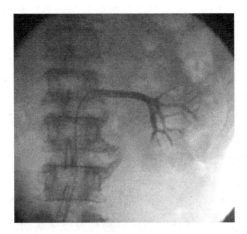

图 12-54　左肾动脉分支明胶海绵栓塞术后

七、护理

（一）术前护理

1. 按血管性介入术前护理常规。

2. 心理护理　肾动脉栓塞术是一种有创性治疗，病人及家属对此术可能持怀疑态度，应配合医师做好病人及家属的思想工作，以真诚、热情的态度关心他们，鼓励病人说出自己的顾虑，并加以疏导，以消除因紧张、恐惧导致的交感神经兴奋，如心率加快、血管痉挛等。同时，在术前应向病人及其家属介绍手术的优越性、目的、意义、简单操作过程、配合要点、术中会有哪些不适症状，如何克服等，使病人对手术过程有个大概的了解，并做好心理准备，使之能更好地配合手术的进行。

3. 减轻疼痛

（1）经常巡视病人，密切观察疼痛的部位、性质、程度、伴随症状。

（2）做好心理疏导，消除忧虑。

（3）必要时遵医嘱使用镇痛药物。

（二）术中护理

1. 按血管性介入术中护理常规　病人进入介入手术室后，面对陌生的环境和庞大的放射仪器可能会产生恐惧心理，此时护士应热情接待病人，态度和蔼地做好思想工作，解除病人紧张情绪及恐惧心理，取得病人信任。在为病人调整体位、进行准备工作的同时要尽可能详细介绍仪器的用途、手术时间及过程，术中医生的指导语和应答方法。要讲明手术中可能出现的感觉及简单的手术操作步骤，如注射造影剂时有温热感，栓塞时可能出现的疼痛、恶心等反应，使病人有心理准备并感到放心，有安全感，能够与医生配合。对不能消除紧张情绪者，遵医嘱给予肌内注射地西泮10mg。

2. 协助病人摆放正确体位，协助医师暴露手术野。再次观察手术侧足背动脉搏动情况并做好记录。

3. 术中应经常询问病人有无不适感，并监测病人生命体征的变化。术中保持静脉通道通畅，以确保意外时的用药抢救。

（三）术后护理

1. 按血管性介入术后护理常规。

2. 24小时持续床边心电监护，吸氧，根据血氧饱和度的高低调节氧流量；密切观察病人生命体征、意识、瞳孔及肢体活动情况。

3. 肾功能监测

（1）观察尿量、颜色、性状并做好记录，以了解健侧肾的代偿功能，谨防肾损伤。

（2）嘱病人多饮水（保持尿量每小时大于50ml以上），以促进毒素和造影剂排出，减少不良反应。

4. 心理护理　病人及其家属在术后主要关心的问题是治疗效果，应及时做好解释工作，让病人放心。介绍术后可能出现的症状及原因，如向病人说明在介入治疗3~4日后由于肿瘤细胞的坏死、水肿等原因，症状可较治疗前有所加重，以消除其疑虑。

5. 术后不良反应护理

（1）腰部疼痛：肾肿瘤栓塞后缺血或痉挛而引起，栓塞开始时即出现，一般持续6~12小时，疼痛与栓塞程度成正比。①观察记录疼痛性质、程度、时间、发作规律、伴随症状及诱发因素；②遵医嘱给予止痛剂，观察并记录用药效果；③调整舒适的体位；④指导病人和家属保护疼痛部位，掌握减轻疼痛的方法；⑤指导病人应用松弛疗法。

（2）发热：系肾肿瘤坏死组织被吸收所引起。①向病人说明体温升高是超选择性栓塞后常伴有的症状，解除病人顾虑；②低热无需处理，若体温超过 38.5℃，应给予药物降温。如此时病人出汗多，应及时更换内衣、裤及床单，保持床铺干燥卫生，防止感冒发生；③及时为病人抽血检查，并进行细菌培养及药敏试验，以区分发热是否为继发感染所致；④遵医嘱使用抗生素。

（3）恶心、呕吐：栓塞剂和化疗药物刺激所引起。①遵医嘱用镇吐药物，防止水、电解质紊乱；②保持口腔清洁及病床及周围环境清洁卫生；③注意观察呕吐物性质、颜色，防止消化道出血；④指导病人合理调整饮食，多进食高蛋白、高热量、高维生素、易消化的食物。术后 1~2 日进半流质食物。晚上给予镇静剂，保证病人充分休息，使病人早日康复。

6. 并发症的观察及护理

（1）异位栓塞：栓塞剂误入其他血管，可造成下肢坏疽、肠坏死、对侧肾和肺栓塞等（肺栓塞是因为栓塞剂通过较大的动静脉交通支所致），应严格遵守操作规程：①先行肾动脉造影，准确无误后再注入栓塞剂；②栓塞剂应在透视下缓慢注入，避免反流回腹主动脉；③必要时使用带气囊导管，用气囊阻塞肾动脉后再行栓塞，以防止栓塞剂反流。

（2）肾功能衰竭：大量使用造影剂可导致急性肾功能衰竭，术前应了解健侧肾功能情况，尽可能减少造影剂用量。

（3）感染：肿瘤坏死继发感染，有的可发生肾脓肿甚至腹膜后脓肿，术中注意无菌操作，术后使用抗生素以预防感染。

（4）一过性高血压，栓塞后偶尔出现，通常在术后数小时内可恢复正常。

（四）出院宣教

1. 保持平静的心态，避免情绪激动及过度紧张，焦虑。增强战胜疾病的信心。

2. 饮食指导　加强营养，给予营养丰富、高蛋白、高维生素、低脂肪、易消化的食物，少量多餐。戒烟酒及刺激性食物。

3. 定期复查，出现异常情况及时就诊。

（李静萍　肖书萍）

第十二节　肾血管平滑肌脂肪瘤

一、概述

肾血管平滑肌脂肪瘤（renal angioleiomyolipoma，RAML）又称肾错构

瘤，是一种少见的肾脏良性间叶性肿瘤，呈黄色或灰色，常伴有出血、坏死、囊性变、钙化。可单发或双侧，也可与肾癌伴发。此病具有遗传性和家族性，表现为智力减退、癫痫发作和皮脂腺瘤。其他器官如脑、眼、心、肺、骨也可发生此病。近几年来，我国血管平滑肌脂肪瘤有逐渐增多的趋势，年龄30~60岁，女性多于男性，绝大多数并不伴有结节性硬化，主要临床表现为腰、腹痛，偶见血尿，有的淋巴结累及或转移，易误诊为恶性肿瘤。

二、病因

肾血管平滑肌脂肪瘤的病因尚不清楚。有人认为平滑肌细胞可能来源于血管肌壁外层细胞，Bonetti将其称之为血管外周上皮样细胞（perivascular epithelioid cell，PEC）。有研究总结出各种类型肾错构瘤形成的根本原因是一种脂肪瘤因子。致瘤因子与机体的正常细胞中某些基因片段结合，形成基因异常突变，使正常的脂肪细胞与细胞发生一种异常增生现象，导致脂肪组织沉积于肾毛细血管的平滑肌组织之间，形成肾脏突出的肿块，称之肾错构瘤。

此外，有中医发现过度饮酒，经常进食肥肉、动物内脏、无鳞鱼或蛋黄等人群，易使体内过多的脂肪细胞异聚、变性。工作压力过大、心情烦躁、经常生气的人，可造成正常的脂肪组织和淤血交织在一起，长时间可形成结缔组织包裹脂肪细胞，形成脂肪瘤。

三、临床表现及分类

肾血管平滑肌脂肪瘤缺乏特异性的临床表现。当肿瘤较小时，多数无明显症状。肿瘤较大或破裂出血时，会出现腰腹不适或疼痛、发热和血尿等非特异性症状。严重的大出血病人可以在腹部触及包块，甚至有休克症状。此外，病人面部有出现蝶形分布的皮脂腺瘤、癫痫，并有智力减退等症状。

肾血管平滑肌脂肪瘤在临床上分为两种类型。一种是伴结节硬化，常见于青少年，多为双侧、较小、多发，临床常无症状。另一种类型为不伴有结节硬化，多发生中年女性，肿瘤体积较大，多为单侧，也可多发，在我国此型较多见。

四、临床检查

1. 一般临床检查　同血管性介入手术术前常规检查。

2. 影像学检查　B 超表现为不匀均强回声团块，CT 表现为边界清楚的含脂肪肿物。对于 B 超及 CT 诊断不清的病人可行 MR 检查，肾癌则表现为 T_1 加权像低信号和 T_2 加权像高信号。

五、介入治疗的适应证及禁忌证

无论采取何种治疗方式，均应把保留肾功能放在首位。

（一）适应证

1. 有明显症状的 RAML。

2. 肿瘤破裂出血（可急诊进行）。

3. 肿块直径>4cm 时。

（二）禁忌证

1. 同常规造影禁忌证。

2. 泌尿系有严重感染者。

3. 对侧肾功能不良者。

4. 疑有 RAML 恶变者。

六、介入治疗

1. 病人准备　同常规血管性介入准备。

2. 器械和药品准备　同常规血管性介入器械；备栓塞剂（如明胶海绵或 PVA）。

3. 手术步骤　在局麻下采用 Seldinger 技术穿刺股动脉成功后，在透视监视下将导管插入肾动脉内行肾动脉造影，明确肾动脉走行及肿瘤供血情况，RAML 的 DSA 表现有特征性，动脉期可见肿瘤供血动脉迂曲，可见受推移、挤压表现，并可见多发小囊状改变（图 12-55），血流较缓慢。实质期瘤内密度不均匀，脂肪成分呈边界清楚的充盈缺损。静脉期因造影剂排空延迟引起典型的"葱皮或螺纹状"改变，无动静脉瘘及静脉早显。

进一步行超选择性插管，将导管插入肿瘤供血动脉内（图 12-56），行栓塞治疗。常用血管栓塞剂有明胶海绵颗粒、无水乙醇及白芨微球等，为了防止栓塞后血管再通致肿瘤坏死不彻底或日后复发，宜选用永久性血管栓塞剂。为尽量保留正常的肾组织，操作时需行超选择性插管，将导管插至肿瘤供血动脉内，避开正常的肾动脉大分支。栓塞于透视监视下进行，直至肿瘤血供完全阻断。栓塞后复查造影，了解栓塞情况。

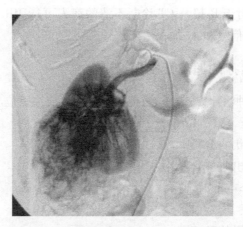

图 12-55 右肾动脉造影见凸向肾外的富血供肿块

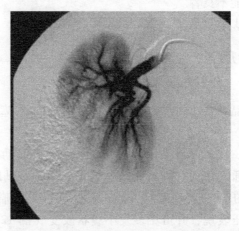

图 12-56 栓塞后肿块未显影，正常肾组织血供保留

七、护理

（一）术前护理

1. 按血管性介入术前护理常规。

2. 心理护理 鼓励病人说出自己的想法和顾虑，并有针对性地加以疏导，以消除因紧张、恐惧导致的交感神经兴奋，如心率加快、血管痉挛等。同时，向病人介绍此病为良性肿瘤，不必过于紧张，还应向病人及其

家属介绍手术的目的、简单操作过程、配合要点，使病人对手术有个大概的了解，使其做好心理准备，能更好地配合手术的进行。

3. 卧床休息，禁止翻身拍背，防止碰撞引起肿瘤破裂出血。协助病人按摩四肢及身体的受压部位，缓解身体疲劳，预防压疮。

4. 观察瘤体有无破裂

（1）突然出现一侧腰腹剧烈疼痛，有压痛、肌紧张，同时出现渐进性包块增大。

（2）出现失血性休克体征。

（3）试穿刺可抽出少量肾血管平滑肌脂肪瘤血液。

5. 密切注意腹部体征变化，持续心电监护，注意血压、脉搏、血红蛋白、血尿等变化情况，发现异常及时报告和处理。

6. 留置导尿管，密切观察尿的颜色、量及性状，注意有无凝血块阻塞尿管，保持尿管通畅，如血块堵塞引流不畅时，用注射器进行冲洗。

7. 破裂出血者建立两条静脉通路，补充血容量，静脉输注红细胞混悬液，快速纠正贫血及低血容量状态。同时做好急诊介入手术术前准备。

（二）术中护理

1. 按血管性介入术中护理常规。给病人摆放正确体位，协助医生暴露手术野。

2. 当向动脉内注射栓塞剂时，病人的栓塞侧面部有麻胀灼热感，此时应告诫病人切勿乱动，应与医生良好配合。

3. 经常询问病人有无不适感，并监测生命体征的情况。对病情较重者应建立静脉通道并保持通畅，以确保意外时的用药抢救。

（三）术后护理

1. 按血管性介入术后护理常规。

2. 24 小时持续床边心电监护，监测生命体征变化；吸氧，根据血氧饱和度的高低调节氧流量。

3. 监测肾功能的变化　观察尿量、颜色、性状，做好记录，嘱病人多饮水（保持尿量每小时大于 50ml），以促进造影剂排出，减少不良反应。

4. 防止腹压增高　保持大便通畅；避免剧烈咳嗽、打喷嚏。

5. 栓塞后综合征的观察及护理

（1）肾区钝痛：为肿瘤供血动脉被栓塞所引起的缺血性疼痛，有时向腹股沟区放射。观察疼痛的程度及持续时间，必要时遵医嘱给予镇痛剂。

（2）恶心、呕吐、腹胀：多在术后 30～60 分钟出现，可持续 24～48 小时。观察呕吐物的颜色及量，保持病室清洁和良好的通风，必要时遵医嘱给予镇吐剂。

（3）发热：常在栓塞后 2～3 日出现，指导病人多饮水，给予物理降温，必要时遵医嘱给予药物降温。

6. 并发症的观察及护理

（1）肾脓肿和败血症：常因消毒不严，细菌污染栓塞材料或肾脏原存在感染源所致，术前要注意栓塞物的无菌处理。

（2）非靶血管栓塞：为术中栓子逆流所造成的严重并发症，应以预防为主，栓塞过程中应根据血流速度选择适宜的栓塞剂注射速度。

（四）出院宣教

1. 保持良好的心态，避免情绪激动。

2. 卧床休息，栓塞部位避免碰撞，以防破裂出血。

3. 饮食指导　鼓励病人进食营养丰富，高蛋白、高维生素易消化的食物，以提高机体免疫力。戒烟、酒及刺激性食物。

4. 定期复查，出现异常情况及时就诊。

（李　玲　李静萍　周国锋）

第十三节　肾　积　水

一、概述

肾积水（hydronephrosis）是由于泌尿系统梗阻导致尿液无法正常从肾脏排出体外而引起的尿潴留现象，进一步发展时肾脏的内压增高，肾脏实体萎缩，进而丧失肾脏的原有功能，严重者可引发尿毒症。如潴留的尿液发生感染，则称为感染性肾积水；当肾组织因感染坏死而失去功能，肾盂充满脓液，称为肾积脓或脓肾。

经皮肾造瘘导管引流术（percutaneous nephrostomy）是一种非手术性的尿路改道技术，此种技术在 X 线电视屏幕和（或）B 超监视下定位操作，在硬膜外麻醉或其他局部麻醉方式下，经皮肾穿刺并放置导管，以作为多种尿路梗阻的暂时性和永久性的转流，达到防止和改善肾功能受损等情况。尤其在因梗阻而造成肾功能受损时，经皮肾造瘘导管引流术应为首选治疗方法，并为各种经皮肾治疗提供手术入路，降低了手术风险。

二、病因

分先天性与获得性两种；下尿路梗阻原因和泌尿系外原因。

（一）先天性的梗阻

1. 管腔内狭窄　包括肌组织发育不良、横隔瓣膜、高位输尿管开口、肾盂及输尿管上端结石等。

2. 管腔外压迫　常见者有纤维带粘连、异常肾血管压迫、腔静脉后输尿管等。

3. 结构异常　先天性输尿管异位、囊肿等。

（二）后天获得性梗阻

1. 炎症或缺血性的瘢痕导致局部固定。

2. 膀胱输尿管回流造成输尿管扭曲，输尿管周围组织纤维化，最终导致肾盂输尿管交界处或输尿管的梗阻。

3. 肾盂与输尿管的原发或转移性肿瘤、息肉等新生物的阻塞及压迫。

4. 结石和外伤及外伤后的瘢痕狭窄。

（三）下尿路的各种疾病造成的梗阻

如前列腺增生、膀胱颈部挛缩、尿道狭窄、肿瘤、结石或包茎等，也都会造成上尿路排空困难而形成肾积水。

（四）外来病因造成的梗阻

主要包括动脉、静脉的病灶；女性生殖系统病变；盆腔的肿瘤、炎症；胃肠道病变；腹膜后病变（包括腹膜后纤维化、脓肿、出血、肿瘤等）。

三、临床表现及分类

1. 腹部肿块　多以婴幼儿为主。

2. 腰腹部间歇性疼痛、胀痛、血尿、尿路感染　多以儿童为主。

3. 血尿、少尿、进行性排尿困难　多以成人为主。

四、临床检查

1. 一般临床检查　同血管性介入手术术前常规检查。

2. 影像学检查

（1）静脉尿路造影（IVU）：可显示肾盂肾盏形态，梗阻部位及原因。

（2）逆行性造影（RGU）：可显示梗阻部位、形态。

（3）磁共振成像（MRI）：可显示泌尿系统全程形态、梗阻部位及原因。

（4）B超：为首选而无创的检查方法。

（5）CT扫描：对于细小结石、腔外压迫、泌尿系统肿瘤具有确诊价值。

五、介入治疗的适应证及禁忌证

（一）适应证

1. 结石、肿瘤、炎症等所致的上尿路梗阻，引起一侧或双侧积水、氮质血症或尿毒症者。

2. 肾盂积脓引流。

3. 膀胱以上部位的尿瘘者。

（二）禁忌证

1. 严重的凝血机制障碍。

2. 高血压及严重心功能不全者。

六、介入治疗

1. 病人准备　同常规非血管性介入准备。

2. 器械准备　同常规非血管性介入器械；经皮穿刺套件、引流管、引流袋。

3. 手术步骤　根据病变部位选择合适体位，通常采用俯卧位或侧卧位，以及将患侧相应部位垫高，使肾处于最接近皮肤的位置。用 B 超定位，选取适当的穿刺途径并以此来确定穿刺角度及穿刺深度。

常规消毒铺巾后，局麻下用尖头刀刺开皮肤，用穿刺针在 B 超引导下进行，穿刺时应嘱咐病人屏住呼吸，穿刺肾盏或扩大之肾盏肾盂，通过超声观察强回声的针尖是否刺入无回声的集合系统内，必要时可从穿刺针内注入造影剂证实穿刺部位。拔出针芯吸取适量尿液做化验、培养和细菌学检查。

从针腔内插入细的导引钢丝，拔去穿刺针，再沿细导引钢丝插入扩张管并导入粗支撑导丝。沿引导钢丝分别取 5 ~ 9F 扩张管建立皮肤-肾盂通道，最后插入 7F 导管鞘形成稳定通道。沿导引钢丝插入引流导管，插入后拔去导引钢丝，再次注入造影剂了解置管位置是否合适。完毕后需用生理盐水将肾盂内积血尽量冲洗干净，以避免血凝块形成。用皮肤固定器或丝线固定造瘘管以免脱出。造瘘管与贮尿袋相连。

七、护理

（一）术前护理

1. 按非血管性介入术前护理常规。

2. 心理护理　病人多因对手术不了解及术后携带引流管而产生焦虑、

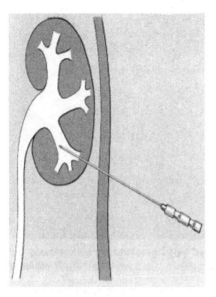

图 12-57　经皮肾穿示意图

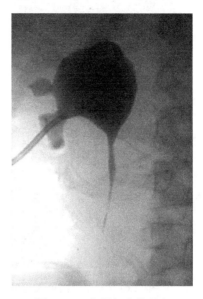

图 12-58　右肾积水外引流

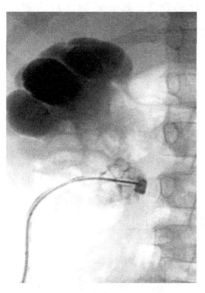

图 12-59　右肾盂积水，肾盂
输尿管交界处狭

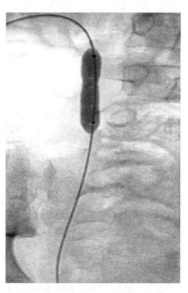

图 12-60　导丝通过狭窄进
入膀胱后，狭窄处行球囊扩张

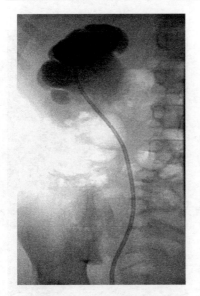

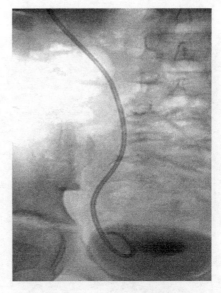

图 12-61　输尿管内植入内引流管，双"J"管一头位于肾盂内　　图 12-62　经皮肾盂输尿管内引流管，双"J"管一头位于肾盂内

回避治疗的心理。向病人说明治疗的方法及必要性，解释置管的目的和注意事项，以解除病人疑虑，减轻思想负担。

3. 体位护理　告知病人术中要采取的体位，获得病人的理解和支持。术前进行体位的训练，以免术中不能耐受体位而影响手术。

（二）术中护理

1. 按非血管性介入术中护理常规。

2. 病人进入导管室后，先做好解释工作，告诉病人应如何与医护人员密切配合。

3. 协助病人取俯卧位或侧卧位，体位摆好后，可在腹部或对侧腰部安置垫子，使肾处于最接近皮肤的位置。

4. 做好协助工作，准备好局部麻醉药及造影剂。

（三）术后护理

1. 按非血管性介入术后护理常规。

2. 密切观察病情变化，定时测量血压、脉搏、呼吸，及时发现各种异常现象，并及时报告医生。

3. 穿刺伤口护理　严密观察导管周围敷料的情况，如发现导管周围漏尿及敷料潮湿，应及时通知医师并更换。

4. 引流管护理

（1）保持引流管通畅，密切观察有无脓块、血块、结石及坏死组织堵塞导管等现象发生。

（2）妥善固定导管，防止扭曲、受压、折叠：①当给病人翻身时，一定要注意保护引流管，避免导管脱出；②发现固定导管的缝线断裂或导管脱出等情况，及时与医生联系并尽快给予解决；③每日更换引流袋时，操作应轻柔、细致，不可用力牵拉。同时告诉病人应将引流管、引流袋置于膀胱以下位置，以防逆行感染。

5. 观察引流液的颜色，以判断肾损伤所致的出血情况

（1）术后出现的暂时性血尿，一般出血量不多，并可逐渐减少，无需特殊处理。

（2）如引流液呈鲜红色，血量有增无减，多为肾实质损伤性出血，应及时报告医师并做好记录。

（3）如引流尿液出现混浊，则有感染的可能（肾积脓病人除外），应及时送检尿液标本。

6. 严密观察并记录尿量和尿的性质

（1）鼓励病人多饮水，使尿量每天不少于2000ml，发挥自体冲洗排毒作用。

（2）术前有肾功能损害者，术后1~2日抽血复查。如病人出现多尿，应及时补充液体及电解质。

7. 遵医嘱合理使用抗生素，以预防感染。

8. 并发症的预防及护理

（1）尿瘘：根据具体情况对症处理。①导管梗阻，应换管；②导管侧孔位置不良，应重新对位或换管；③通道比导管大，应换粗管。

（2）疼痛：根据具体情况对症处理。①导管太靠近肋骨，刺激了骨膜；②肋间神经刺激；③导管头对向肾盂壁。应调整位置，前两项应做肋间神经阻滞。

（3）感染与毒血症：可能与操作技术不良引起肾盂过度扩张有关，应注意注入肾盂内的造影剂或液体量不能超过抽出的液体量，以免肾盂内压力急剧增加导致感染液流入血液，引起毒血症。

（四）出院宣教

1. 保持稳定的情绪，乐观积极面对术后携带引流管生活。

2. 饮食指导　多饮水以冲洗尿路，防止尿路感染；预防便秘，注意多吃红薯叶、红薯、蜂蜜、香蕉等通便；对结石病人，嘱其少吃豆腐、土

豆、菠菜、红茶、坚果、牛奶等富含草酸及高钙的食物。

3. 遵医嘱按时服用抗生素。

4. 注意休息，尽量采取半卧位，切勿采取头低脚高位，平卧切勿在骶尾部垫以厚物，勿将臀部高于头部。不做剧烈活动及重体力劳动，不做四肢及腰部同时伸展动作，不做突然下蹲动作，防止引流管上下移动及滑脱。定时排空膀胱，避免憋尿，加重尿液反流。

5. 引流管的护理　尿袋每日更换 1 次，更换时避免污染接头；保持瘘口周围皮肤清洁、干燥。

6. 定期复查，指导病人观察尿色、尿量的变化。若出现血尿，发热，及尿频、尿急、尿痛等膀胱刺激症状时应及时就诊。

（李　玲　李静萍　肖书萍）

第十四节　布-加综合征

一、概述

布-加综合征（Budd-Chiari syndrome，BCS）是由于肝静脉和（或）肝段下腔静脉阻塞导致肝静脉和（或）下腔静脉血液回流障碍而产生的门静脉和（或）下腔静脉高压的一系列症候群。

1845 年，英国内科医生 George Budd 第一次描述了肝静脉血栓形成导致的布-加综合征。1899 年，澳大利亚病理学家 Hans Chiari 第一次描述了布-加综合征的病理学表现。后人以这两人的名字来命名 Budd-Chiari syndrome（布-加综合征，BCS）。

自 1974 年 Eguchis 首次应用球囊扩张成形术（pereutanrous transluminal angioplasty，PTA）治疗至今，介入治疗 BCS 具有创伤小、恢复快、并发症少、操作安全等特点，成为该病的首选治疗方法。

二、病因

病因复杂，尚且不明。主要包括：

1. 肝静脉和下腔静脉先天性发育异常（狭窄、隔膜形成、闭锁）。

2. 血液的高凝状态（口服避孕药、红细胞增多症引起）所致的肝静脉血栓形成。

3. 静脉受肿瘤侵犯和（或）压迫。

三、临床表现及分类

（一）临床表现

1. 急性型　多为肝静脉完全阻塞而引起，阻塞病变多为血栓形成。起病急骤，突发上腹部胀痛，伴恶心、呕吐、腹胀、腹泻，肝脏进行性肿大，压痛、黄疸进行性加重、脾大、腹水迅速增长，同时可有胸腔积液。多数在数日或数周内可以因循环衰竭（休克）、肝功能衰竭或消化道出血而迅速死亡。腹水、肝肿大和迅速出现的多器官功能衰竭，是本病的突出表现（图 12-63）。

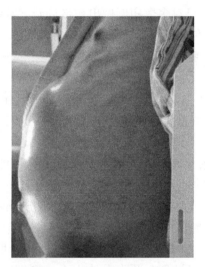

图 12-63　布-加综合征（BCS）病人

2. 亚急性型　多为肝静脉和下腔静脉同时或相继受累、顽固性腹水、肝脏肿大和下肢水肿多同时存在，继而出现腹壁、腰背部及胸部浅表静脉曲张，其血流方向向上，黄疸和肝脾肿大仅见于 1/3 的病人，且多为轻或中度。

3. 慢性型　病程可长达数年以上，多见于隔膜型阻塞的病人，病情多较轻，如胸腹壁粗大的蜿蜒的怒张静脉，有的出现慢性溃疡。可有不同程度的腹水。尚可有颈静脉怒张、精索静脉曲张、食管胃底静脉曲张。

（二）分类

将下腔静脉和肝静脉阻塞分为 3 种类型，并派生出 8 种亚型：

1. 下腔静脉型（IVC） 下腔静脉膜性阻塞；下腔静脉阶段性阻塞；下腔静脉阻塞伴血栓形成。

2. 肝静脉型（HV） 肝静脉局限性阻塞；肝静脉广泛性阻塞；肝静脉和副肝静脉阻塞。

3. 混合型（MIX） 下腔静脉和肝静脉阻塞；下腔静脉和肝静脉阻塞伴副肝静脉代偿。

四、临床检查

1. 一般临床检查 同血管性介入手术术前常规检查。

2. 影像学检查

（1）腹部B超：可对多数病例做出初步诊断，常作为布-加综合征首选的、有价值的、非创伤性检查。

（2）肝静脉、下腔静脉、门静脉及动脉造影：是确立BCS诊断最有价值的方法。

（3）CT平扫：可见肝脏呈弥漫性低密度肿大且伴有大量腹水。CT扫描的特异性表现是下腔静脉肝后段及主肝静脉内出现高度衰退的充盈缺损（60~70Hu）。

（4）磁共振成像（MRI）：可显示肝实质的低强度信号，提示肝脏淤血，组织内自由水增加，MRI可清晰显示肝静脉和下腔静脉的开放状态，甚至可将血管内的新鲜血栓与机化血栓或瘤栓区分开来；MRI还可显示肝内侧支循环呈现的蜘蛛网样变化，同时对肝外侧支循环亦可显示。

（5）肝穿刺活检 单纯肝静脉血栓形成急性期，肝小叶中央静脉、肝窦和淋巴管扩张，肝窦淤血，肝弥漫性出血。血细胞从肝窦漏入窦周间隙，与肝板的细胞混在一起。中央静脉周围有肝细胞坏死。晚期形成肝硬化。

五、介入治疗的适应证和禁忌证

（一）适应证

1. 下腔静脉膜性或节段性不完全梗阻。

2. 完全性膜性梗阻。

3. 上述两型合并肝静脉开口部膜性或节段性狭窄者。

（二）禁忌证

无绝对禁忌证，相对禁忌证有：

1. 下腔静脉内有游离血栓者。

2. 肝肾功能严重障碍，有严重出血倾向、心衰者。

3. 原发性肝癌侵及或压迫相应肝实质不利于建立分流通道者。

4. 碘过敏者。

六、介入治疗

1. 病人准备　按血管性介入术前准备。

2. 器械和药品准备　静脉穿刺针、血管鞘、导管；5F 或 6F 猪尾巴造影管一根；260cm 交换导丝；球囊导管数根按不同规格备用；70cm 长穿刺针、长导管鞘数根或 COOK 经颈静脉肝内穿刺套（Rups-100）；腔静脉支架备用。备常规药品外另备肝素 1 支；备止痛剂。

3. 手术步骤　根据病情可采取下列 3 种手术方式：

（1）球囊扩张术：适用于下腔静脉、肝静脉膜性狭窄或阻塞病变。是经周围静脉送入球囊导管至下腔静脉和（或）肝静脉的狭窄或闭塞部位，使其保持良好开放状态，无弹性回缩狭窄，下腔静脉压力能下降理想水平（1.18~1.57kPa）（图 12-64、图 12-65）。

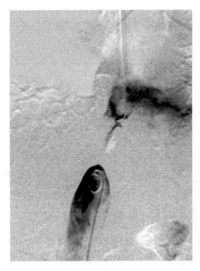 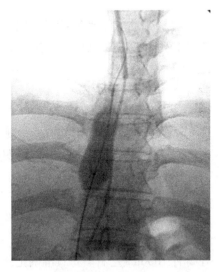

图 12-64　布-加综合征（BCS），
下腔静脉造影示下腔静脉节段性闭塞

图 12-65　经颈静脉穿通闭塞段
下腔静脉，并用球囊扩张

（2）内支架植入术：球囊扩张术后，不能保持良好开放状态，有弹性回缩狭窄，下腔静脉压力下降不理想者（1.69kPa 以上），均放置内支架达到改善血流阻碍状况之目的（图 12-66）。包括下腔静脉及肝静脉的膜型，节段型，纤维性，外压性狭窄或阻塞病变。

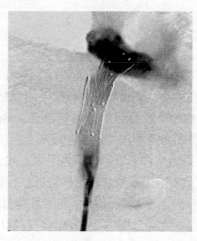

图 12-66　下腔静脉植入 Z 形支架后，造影示下腔静脉完全通畅

（3）颈静脉肝内门–体分流术（TIPSS）　同"门静脉高压"节。适用于 BCS 继发门静脉高压，尤其是出现消化道出血或难治性腹水者。

七、护理

（一）术前护理

1. 按血管性介入术前护理常规。

2. 心理护理　BCS 病因多不明确，病人常表现出焦虑、恐惧和担忧。责任护士应讲解治疗 BCS 的手术方法、配合及术后注意事项，减轻病人焦虑、担忧，稳定病人情绪，积极配合治疗与护理。

3. 腹腔积液的护理　进食高热量、高维生素、低脂易消化的软食。大量腹腔积液者，应限制水盐摄入，一般食盐不超过 2g/d 为宜。进水量限制在每日 1000ml 左右。每日准确记录 24 小时出入量、测腹围和体重，以观察腹腔积液消长情况。遵医嘱给予白蛋白滴注，必要时适当使用利尿剂，以减轻腹胀。

4. 下肢水肿的护理　可将下肢抬高 20°，以利于静脉回流，减轻水肿症状，下肢皮肤色素沉着甚至溃疡者，保持皮肤清洁干燥，按时换药，勿抓挠。

5. 药物护理　遵医嘱使用抗凝药物，以减少血液黏滞度。观察用药后疗效及副反应。

6. 饮食与休息　卧床休息，减少能量消耗，减轻肝脏代谢负担。

（二）术中护理

1. 按血管性介入术中护理常规。

2. 心电监护　因操作经过右心房、右心室，导管可刺激心壁诱发心律紊乱。或在行下腔静脉穿刺时如误穿心包致心包填塞。故应严密监测血压、脉搏、呼吸、血氧饱和度。

3. 病人可出现胸闷、胸痛、呼吸困难、血压下降、烦躁不安，应立即给予吸氧、抗休克等对症治疗，必要时行心包穿刺引流，同时做好外科开胸手术准备。

4. 观察过敏反应　手术过程中，因大量使用碘造影剂，应注意有无皮肤发红、瘙痒、恶心、呕吐等过敏反应。

5. 防血栓形成　将肝素 12500U 溶于生理盐水 500ml 定时冲洗导管，并保持全身肝素化。

（三）术后护理

1. 按血管性介入术后护理常规。

2. 病情观察

（1）术后严密监测病人生命体征的变化，包括病人疼痛情况，及时做好记录。主动倾听病人的主诉。

（2）遵医嘱正确使用抗凝剂，以免血栓形成。在抗凝过程中，密切观察有无皮肤、黏膜、牙龈、内脏及颅内出血，观察尿便颜色。定期复查凝血功能，根据情况调整抗凝药物。防止皮肤、黏膜出血，嘱病人使用软毛牙刷，勿抓破皮肤、黏膜。观察造影剂的副反应，观察小便的颜色，遵医嘱多饮水，利于造影剂的排出。

3. 并发症的预防及处理

（1）发热：术后 3 日每日测体温 4 次，遵医嘱正确使用抗生素，预防穿刺部位的感染。体温高于 38.5℃，警惕发生继发性感染，遵医嘱给予抗感染治疗。

（2）出血：术中导丝穿刺造成下腔静脉穿孔、出血，并发腹腔出血和穿刺部位出血，严密记录病人症状、生命体征，如出现异常及时报告处理。

（3）急性心功能衰竭：肝静脉或下腔静脉开通后，大量瘀滞的静脉血液回流心脏，使心脏负荷增加，导致心功能不全。观察病人小便量，遵医嘱使用利尿剂。如出现心悸、气短等呼吸道症状，让病人抬高下肢，如有异常立即通知医生给予强心、利尿、给氧治疗。

（4）肺栓塞：由于开通后附壁血栓脱落随血流上行，可导致肺栓塞。术后严密观察病人症状、呼吸频率、血氧饱和度、有无胸痛等症状。

（5）肝性脑病：与术后肠道内蛋白质吸收过多有关。观察病人行为改变，如有异常立即通知医生，并限制蛋白质的摄入，保持大便通畅，用乳果糖或稀醋酸溶液灌肠导泻，清除肠内积血和含氨物质；遵医嘱用支链氨基酸每日 250~500ml 静脉滴注，以补充能量、降血氨；禁用镇静、镇痛、麻醉类药物；做好基础护理，预防压疮。

（6）术后再狭窄：目前普遍认为再狭窄的发生是由于血管膜性增生、回缩、血栓形成或扩张不够等引起。可再行球囊扩张或支架植入治疗。

（7）支架异位及脱落：支架向上或向下移行造成。术后 24 小时后可下床轻微活动，7~10 天避免剧烈运动，3 个月内避免重体力劳动。

（四）出院宣教

1. 注意休息，合理饮食

（1）鼓励病人进食高热量、高蛋白、高维生素、低脂肪、少渣、容易消化的饮食，避免进食粗糙、刺激性的食物。

（2）肝功能异常者术后为预防肝性脑病应进食低蛋白饮食，并保持大便通畅。

（3）腹腔积液和水肿的病人给予低盐饮食。

2. 遵医嘱按时按量服用抗凝药物

（1）不能随意漏服或停服，定期监测凝血功能。

（2）教会病人及家属服药期间，注意观察皮肤、黏膜有无出血倾向。

（3）口服抗凝药对胃肠道有刺激性，应嘱病人饭后服用。

3. 定期复查肝、肾功能及症状、体征改善情况。复查了解支架的位置，腔静脉血流通畅情况，观察介入治疗效果。如有不适，随时复诊。

（李静萍　李　玲）

第十五节　放射性粒子植入治疗恶性肿瘤的护理

一、概述

恶性肿瘤是当今致死的主要疾病之一，单一的治疗手段疗效不满意，多种治疗手段的综合应用才能取得较好的疗效，提高生活质量，延长病人的生存时间。肿瘤组织间放射性粒子植入术是近距离局部放射疗法，植入的低能量射线持续照射杀伤或抑制肿瘤细胞的增殖，使肿瘤细胞失去增殖能力，在不损伤或仅微小损伤正常组织的同时高效杀伤肿瘤细胞，从而达到治疗的目的。

放射性粒子植入治疗包括短暂性插植和永久性植入。前者常用的放射性核素是^{192}Ir和^{137}Cs，通过后装治疗机将放射源运输到癌组织部位进行照射治疗。后者常用的放射性核素包括^{198}Au、^{103}Pd和^{125}I，可以通过B超引导、CT定位及术中直视等方式植入肿瘤组织。短暂治疗放射性核素穿透力强，不易防护。永久性放射粒子种植治疗核素穿透力弱，临床应用易于防护。对病人和医护人员损伤小，现在正逐渐被广大医师和病人接受应用于临床治疗恶性肿瘤，并取得了一定进展。

放射性粒子特征：^{198}Au半衰期为2.7天，γ射线能量为410keV，组织穿透距离4.5cm，穿透力强，不易防护，临床应用效果不佳；^{103}Pd半衰期为16.79天，γ射线能量为20~23keV，组织穿透距离1.6cm，治疗效果好，但价格昂贵，临床应用受限；^{125}I半衰期为60.1天，γ射线能量为27~35keV，组织穿透距离1.7cm，治疗效果好，价格适中，现已广泛应用于临床。

二、介入治疗的适应证与禁忌证

（一）适应证

1. 未经治疗的原发肿瘤，如前列腺癌。

2. 需要保留重要功能的组织或手术将累及重要脏器的肿瘤，如脑深部肿瘤。

3. 病人拒绝进行根治手术的病例，如甲状腺癌、子宫颈癌等。

4. 预防肿瘤局部扩散，增强根治性效果的预防性植入。

5. 转移性肿瘤病灶或术后孤立性肿瘤转移灶，如肺的多发转移肿瘤。

6. 无法手术的原发病例，如巨块型肝癌。

7. 外照射效果不佳或失败的病例。

8. 外照射不足，作为局部剂量补充。

9. 术中残存肿瘤或切缘距肿瘤太近。

10. 中晚期肿瘤的姑息治疗。

（二）禁忌证

肿瘤处于溃疡恶化时不宜使用放射性粒子植入。

三、介入治疗

1. 病人准备   行常规胸片、心电图、B 超、血常规、肝肾功能等检查；CT 检查。

2. 器械和药品准备   除常规非血管性介入器械外、另备防护物品准备、粒子植入系统（植入枪、植入针、γ 射线探测仪）、^{125}I 粒子。

3. 手术步骤   病人影像学资料经三维粒子治疗计划系统（TPS）、三维重建并计算出粒子数量及空间分布，然后在模板定位、B 超引导、X 线、CT、MRI 定位或直视术中将粒子植入肿瘤组织中，术后通过三维粒子治疗计划系统验证。

四、护理

（一）术前护理

1. 按非血管性介入术前护理常规。

2. 心理护理   粒子植入内放射治疗是一项新技术，多数病人对治疗不了解，担心辐射和疾病的预后，出现焦虑、恐惧等不良心理反应。护士应主动向病人讲解^{125}I 粒子植入的全过程及注意事项，耐心讲解内放射治疗对正常组织损伤少，对肿瘤细胞的杀伤力强，具有安全、有效、并发症少的特点，帮助病人树立战胜疾病的信心，以良好的心态和稳定的情绪配合手术。

3. 饮食护理   指导病人多进食高蛋白、高热量的食物，以增强体质。

（二）术中护理

1. 按非血管性介入术中护理常规   协助参与手术操作的工作人员将防护服、防护眼镜、防护手套穿戴整齐。

2. 根据病情摆放好病人体位，需要俯卧位的病人，胸腹垫一小枕，脚背垫一软枕，头侧向一边；侧卧位的病人，身体两侧用软枕固定。病人非手术部位使用铅衣覆盖，避免受到辐射损伤。嘱病人不要移动身体，以免植入针移位。

3. 根据电脑模拟粒子植入的深度，将插植针标记点标记好备用。

4. 心电监护，严密监测生命体征。病人在操作过程中若有疼痛、皮肤发麻、寒战、体位不舒服等，及时告知医师，做好术中的沟通工作。

5. 粒子植入前、中、后均应清点粒子的颗数，并记录医生打出的粒子数。

6. 术毕再次清点所有的器械、纱布。在病人身上盖好铅衣。

（三）术后护理

1. 按非血管性介入术后护理常规。生命体征监测：心电监护，监测呼吸、体温、脉搏、血压及疼痛情况；观察穿刺点局部敷料有无渗血和血肿形成；观察病人有无胸闷、气促、咳嗽、咯血，并记录。

2. 饮食护理　术后病人可出现恶心、呕吐、食欲减退等胃肠道不适，嘱病人术后 3~5 天内进食清淡、易消化饮食，少食多餐。

3. 观察穿刺部位有无红肿、出血、破溃等。

4. 病人及家属的放射防护

（1）病人住在专用病房，病床之间相隔 1m 以上，避免病人间相互辐射，造成二次辐射损伤。

（2）告知家属不要站在粒子植入的一侧。经临床检测，当距离放射性粒子>10cm 时对人体无明显影响，>30cm 时完全无影响，无需特别防护。

（3）放射性粒子植入术后，家属与病人的距离应大于 1m，孕妇、儿童与病人应保持 2m 以上的距离。

（4）每位病人只允许 1~2 名陪护人员，每人陪护持续时间不超过 12 小时。

（5）发现有粒子排出体外，应立即告知医护人员，用镊子或其他工具将粒子放入带盖含铅容器内，不可随意丢弃，并交医院核医学科处理。

5. 人体表浅肿瘤，超声或 CT 引导植入由于创伤小，疼痛轻，术后无需特殊处理。应告知病人植入后避免剧烈活动，预防粒子移位。

6. 肝门部胆管癌粒子植入术后，病人会有不同程度的穿刺部位疼痛，可根据医嘱给予止痛、镇静药物，疼痛多术后 3~5 天缓解，粒子植入术后5~7 天可引起肿瘤周围组织水肿，病人多表现为腹胀、腹泻、腹痛等，通知医生及时处理。

7. 肺癌粒子植入术后，生命体征平稳后取半卧位，避免剧烈咳嗽，必要时给予超声雾化吸入，预防感染，遵医嘱使用抗生素。注意观察有无局部疼痛、咯血、发热、气胸、发绀等，应排除肺栓塞发生，及时通知医生尽早处理。

8. 肝癌粒子植入术后，减少活动，防止粒子移位。注意观察体温的变化及穿刺部位的出血情况。发热是由粒子源在照射肿瘤后引起肿瘤组织的坏死吸收引起，常规给予抗生素预防感染，同时加强基础护理。术后还可能引起放射性胃肠炎，出现恶心、呕吐、食欲不振、腹胀等不良反应，及时对症处理。

9. 胰腺癌植入术后，应 24 小时监测生命体征，注意腹部体征、注意引流液的量、色、质的变化，以防穿孔、出血或胰漏的发生，有异常及时报告医师，遵医嘱静脉泵注射醋酸奥曲肽以抑制胰液的分泌和防止出血。有胃痉挛者，应暂禁食，并遵医嘱给予肌内注射盐酸甲氧氯普胺 20mg，待缓解后指导病人进清谈及易消化的饮食，少食多餐。

（四）出院宣教

1. 饮食护理　给予高蛋白、高维生素、易消化的清淡饮食，鼓励病人尽量进食，少量多餐。

2. 复查　术后 1 个月、2 个月、6 个月行 X 线检查和 CT 扫描，了解粒子数目及分布情况，有无移位、丢失。

3. 术后因电离辐射会使病人白细胞减少，应定期复查血常规，注意保暖和个人卫生，预防感染。

4. 介绍防护知识　嘱病人家属在粒子植入后 6 个月内继续注意辐射防护；病人两个月后可以性生活，但应使用安全套，避免给对方造成不必要的损害；避免到人员密集的公共场所。

（肖书萍　李静萍　王　勇）

参 考 文 献

[1] 张审恭. 内科护理学 ［M］. 第 3 版. 石家庄：河北教育出版社，1997.

[2] 刘吉勇，杨崇美. 消化系统疾病介入治疗学 ［M］. 济南：山东科学技术出版社，2002.

[3] 王艳萍. 介入成形术治疗布-加综合征的护理 20 例 ［J］. 中国实用护理杂志，2002，18（2），12-13.

[4] 张孟增. 介入放射学基础与临床 ［M］. 北京：中国科学技术出版社，2001.

[5] 李麟荪，贺能树. 介入放射学-非血管性 ［M］. 北京：人民卫生出版社，2001.

[6] 袁敏，杨继金，沈辉，等. 肝动脉栓塞联合瘤体内博来霉素注射治疗少血供性肝血管瘤 ［J］. 介入放射学杂志，2007，16（6）：387.

[7] 欧仕洪，颜学贤. 肾血管平滑肌脂肪瘤介入治疗 ［J］. 介入放射学杂志，2002，11（5）：374-376.

[8] 郑传胜，冯敢生，杨建勇，等. 肾血管平滑肌脂肪瘤的 DSA 特征性表现及介入栓塞治疗 ［J］. 临床放射学杂志，1997，16（3）：164-166.

[9] 陈星荣，林贵，夏宝枢，等. 介入放射学 ［M］. 上海：上海医科大学出版社，1989.

[10] 池肇春，马素真. 胃肠及肝胆胰疾病鉴别诊断学 ［M］. 北京：军事医学科学出版社，2003.

[11] 于志红. 老年腹主动脉瘤围手术期的护理 ［J］. 中华护理杂志，2000，35

（8）：472-474.

[12] 邓伟. 胰腺癌介入治疗进展［J］. 中国医学影像技术，2002，18（10）：1079-1080.

[13] 高霜红，王小燕，杨宗香. 经内镜胆道自膨式金属支架治疗胰腺癌的护理［J］. 护理学杂志，2002，17（2）：158-159.

[14] 黄忠荣. 我国胃癌的治疗现状［J］. 现代诊断与治疗，1999，10（4）：196-197.

[15] 李茂全. 胃癌介入治疗的现状和研究进展［J］. 介入放射学杂志，1999，8（1）：51-52.

[16] 王桂琦，翟瑜，张君. 胃癌血管内介入治疗［J］. 实用癌症杂志，2002，17（6）：670-671.

[17] 陈晓明，罗鹏飞，邵培坚，等. 肝胆系统非血管性介入放射学中的并发症分析［J］. 临床放射学杂志，2000，19（4）：205.

[18] 钱晓军，翟仁友，戴定可，等. 老年人恶性梗阻性黄疸介入治疗回顾性分析［J］. 中华放射学杂志，2000，34（5）：342.

[19] 叶胜龙. 原发性肝癌介入治疗的现状及评价［J］. 中华肝脏病杂志，2002，10（3）：165.

[20] 倪光权. 肝动脉化疗栓塞结合瘤内注药治疗中晚期肝癌 34 例临床分析［J］. 中国肿瘤临床与康复，1995，2（3）：41-43.

[21] 王建华. 腹部介入放射学［M］. 上海：上海医科大学出版社，1998.

[22] 谭开彬. 超声引导下微波凝固在肝癌治疗中的应用及进展［M］. 中国超声医学杂志，2000，16（5），390.

[23] 董宝玮，梁萍. 超声引导微波凝固治疗原发性肝癌：附 120 例临床疗效分析［J］. 中华超声影像学杂志，1999，8（4）：217-221.

[24] 梁扩寰，李绍白. 门静脉高压症［M］. 北京：人民军医出版社，1999.

[25] 单鸿，罗鹏飞，李彦豪. 临床介入诊疗学［M］. 广州：广东科技出版社，1997.

[26] 宋彩云，卢平. 多弹头射频治疗肝癌的护理［J］. 现代护理，2001，9（7）：220-222.

[27] 徐辉雄，张青萍. 超声引导下肝肿瘤的射频消融治疗［J］. 中华超声影像学杂志，2000，9（4）：255-256.

[28] 李云春，谭天秩，莫廷树，等. [131]I-美妥昔单抗注射液的人体药代动力学研究［J］. 生物医学工程学杂志，2007，24（4）：857.

[29] 李玲，肖书萍，郑传胜. 介入联合[131]I 美妥昔单抗治疗原发性肝癌的护理［J］. 护理学杂志，2009，24（7）：80-81.

[30] Steinmetz EF, Buckley C, Thomp sonRW. Prospects for the medical management of abdominal aortic aneurysms［J］. Vasc Endovascular Surg, 2003, 37（3）：151-163.

[31] 符洋，黄建华，汤恢涣. 腹主动脉瘤发病机制及药物治疗的研究进展［J］. 中国普通外科杂志，2009，18（6）：616-618.

［32］魏璇. 腔内隔绝术治疗腹主动脉瘤病人的护理［J］. 护理研究，2005，19（23）：2122-2123.

［33］王靖，胡德英，周耘，等. 带膜支架腔内隔绝术治疗腹主动脉瘤患者的护理［J］. 护理学杂志，2009，24（14）：36-38.

［34］王精兵，王悍，安潇，等. 超选择性节段性肾动脉栓塞治疗肾血管平滑肌脂肪瘤破裂出血［J］. 介入放射学杂志，2008，17（9）：637-640.

［35］王莲萍. 肾错构瘤自发性破裂出血十例护理分析［J］. 中国全科医学，2009，12（7）：593.

［36］孙俊凯. 布-加综合征（BCS）影像诊断与介入治疗的现状与进展［J］. 放射学实践，2009，24（6）：676.

［37］李洪均. 放射性粒子植入治疗恶性肿瘤［J］. 医学综述，2007，13（5）：361-363.

［38］张雪哲，吴沛宏，张福君. 开展放射性粒子组织间植入治疗恶性肿瘤［J］. 中华放射学杂志，2004，38（9）：901-902.

［39］赵晖，韩悦. CT导引下^{125}I粒子组织间植入治疗恶性肿瘤中的应用和进展［J］. 医学综述，2006，12（4）：248-250.

［40］张新颖，齐少春，刘洪珍. CT超声引导下^{125}I放射性粒子植入治疗恶性肿瘤的护理［J］. 护理实践与研究，2009，6（6）：46.

［41］杜美芳. ^{125}I粒子植入治疗恶性肿瘤的护理［J］. 基层医学论坛，2006，10（24）：1117.

［42］李麟荪，徐阳，林汉英. 介入护理学［M］. 北京：人民卫生出版社，2015.

［43］Wang L, Lv K, Chang X, et al. Contrast-enhanced ultrasound study of primary hepatic angiosarcoma：a pitfall of non-enhancement［J］. Eur J Radiol, 2012, 81（9）：2054-2059.

［44］黄学芳. PTCD及胆道支架植入术后常见并发症的护理对策［J］. 南通大学学报（医学版），2014. 34（6）：556-557.

［45］陈烨，姚红响，曾群. 胆道支架联合^{125}I粒子条治疗恶性梗阻性黄疸的手术配合［J］. 护理学杂志，2015，30（6）：36.

［46］刘金朝，王东林，陈广礼，等. 经皮肝穿刺胆道引流术161例围手术期常见并发症分析［J］. 中国误诊学杂志，2010，10（16）：3934.

［47］梁松年，苏洪英，冯博，等. 恶性梗阻性黄疸介入治疗后近期并发症的分析和处理［J］. 介入放射学杂志，2012，21（11）：927-930.

［48］李玉梅. 肝癌合并食管胃底静脉曲张患者留置胃管的护理体会［J］. 当代医学，2012，18（10）：120-121.

［49］陈佩，毛鑫群. 经导管动脉化疗栓塞术后并发胆汁瘤的观察及护理［J］. 护士进修杂志，2012，27（21）：1961.

［50］王素，胡继红，赵卫. 部分脾栓塞术治疗肝硬化脾功能亢进的进展［J］. 介入放

射学杂志，2014，23（6）：548.

[51] 邓建宏，孟春鸣，梁顺华. 脾切除术后血小板升高诊疗体会［J］. 中外医学研究，2011，9（12）：9-10.

[52] 祁波，徐后莹，王艳芹，等. 肝动脉无水乙醇栓塞联合无水乙醇瘤内注射治疗大肝癌疗效分析［J］. 医学影像学杂志，2015，25（8）：1397.

[53] 翁艳敏，王丽，蔡颖，等. 19 例全穿刺腹主动脉瘤腔内修复术患者的护理［J］. 护理学报，2014，21（23）：42-44.

[54] Martignoni G, Pea M, Reghellin D, et al. PEComas：The past, the present and the future［J］. Virchows Arch, 2008, 452（2）：119-132.

[55] Eisen T, Ahmad T, Flaherty KT, et al. Sorafenib in advanced melanoma：a phase Ⅱ randonnised discontinuation trial analysis［J］. Br J Cancer, 2006, 95（5）：581-586.

[56] 范锦兰，彭静君，梁佩. 腹主动脉瘤腔内隔绝术围术期的护理［J］. 广东医学，2012，33（1）：146-148.

[57] 刘婷婷，曹俊. 腹主动脉瘤行双肾动脉开窗型腔内隔绝术患者一例的护理［J］. 解放军护理杂志，2009，26（22）：56-57.

[58] 孟晓静. 1 例应用多吉美治疗高龄肺癌患者的观察及护理［J］. 现代护理，2008，14（1）：139-140.

[59] 周瑞芳，王树松. 超声引导下穿刺治疗肝脓肿 32 例［J］. 中华医学写作杂志，2005，18（14）：1203.

[60] 杨淑萍，李敏，陈波. 肝癌介入栓塞术后并发肝脓肿的临床观察与护理［J］. 中国医科大学学报，2007，36（4）：491.

[61] 程南生，彭其芳. 肝内胆管结石合并胆管炎和肝脓肿的治疗［J］. 临床外科杂志，2005，13（7）：408.

[62] 陆素芳，丁玉珍. 评判性思维在细菌性肝脓肿病人发热护理中的应用［J］. 护理研究，2015，29（24）：3025.

[63] 杜童. 整体护理在进展期胃癌介入治疗前后的应用价值分析［J］. 现代消化及介入诊疗，2015，20（3）：236.

[64] 邢庆蓉. 超声介入腹腔神经节毁损治疗胰腺癌疼痛的护理［J］. 护士进修杂志，2008，（23）13：1184.

[65] 刘琳，李任飞，申宝忠. 动脉置管热灌注化疗治疗胰腺癌的疗效观察［J］. 肿瘤防治研究，2009，36（7）：611-614.

[66] 肖越勇，田锦林. 氩氦刀肿瘤消融治疗技术［M］. 北京：人民军医出版社，2010.

[67] 郑加生. CT 引导肝肿瘤消融治疗学［M］. 北京：人民卫生出版社，2011.

[68] 周晓波. 肾积水的病因及临床分析［J］. 医学信息，2011，24（9）：4309-4310.

[69] 王玲，雷丽红，杨芳青，等. 肿瘤患者冷冻刀治疗早期的体温观察和护理［J］.

中华护理杂志，2010，45（8）：712-713.

[70] 段绍斌，刘娜，刘改灵，等. 碘造影剂肾病的发病机制及防治进展［J］. 医药导报，2014，33（4）：415-418.

[71] 豆亚静，陈晖，严松彪. 对比剂肾病的研究进展［J］. 中华临床医师杂志，2012，6（7）：95-97.

[72] 鲍镇美. 肾癌的生物治疗［J］. 实用肿瘤杂志，2000，15（1）：7-8.

[73] 那彦群，叶章群. 中国泌尿外科疾病诊断治疗指南［M］. 北京：人民卫生出版社，2013.

[74] 徐敏，林卫红，杨琼. 紧急主动脉夹层动脉瘤手术护理体会［J］. 中华全科医学，2015，13（3）：484-486.

[75] 马存凯. 术前介入治疗在中晚期肾癌中的应用［J］. 中国保健营养，2012，22（4）：2644.

[76] 李艳花，李宏，杨美荣，等. 肾癌介入栓塞治疗的护理体会［J］. 牡丹江医学院学报，2011，32（1）：75.

[77] 刑增术，肖亚军，杨军，等. 开放手术与后腹腔镜离断式肾盂成形术治疗肾盂输尿管连接部梗阻的临床效比较［J］. 临床泌尿外科杂志，2010，25（7）：503-506.

[78] 李军，李秋静. 血管平滑肌脂肪瘤的临床病理特点分析［J］. 临床医药文献杂志，2015，2（12）：2266-2267.

[79] 邵建国，丁克家，高德轩. 肾血管平滑肌脂肪瘤 103 例诊治分析［J］. 中国现代医学杂志，2011，21（24）：3034-3036.

[80] Mete O, van der Kwast TH. Epithelioid angiomyolipoma：a morphologically distinct variant that mimics a variety of intraabdominal neoplasms［J］. Arch Pathol Lab Med，2011，135（5）：665-670.

[81] Wang ZG. Recognition and management of Budd-Chiari syndrome：Report of one hundred cases，J Vasc Surg；1989，10（2）：149-156.

[82] 王俊杰，黄毅，冉维强，等. 放射性粒子组织间种植治疗肿瘤近期疗效［J］. 中国微创外科杂志，2003，3（2）：148-149.

[83] 孟庆贺，杨万菊，张柏秋. CT引导下^{125}I粒子植入治疗晚期非小细胞肺癌围手术期的护理［J］. 当代医学，2009，3（3）：354-355.

[84] 刘霞，李学达，等. 放射性粒子联合胆道支架治疗肝门部胆管癌并发症的防治与针对性护理［J］. 当代医学，2012，18（27）：124-126.

[85] 刘莉，杨景魁. ^{125}I粒子植入治疗非小细胞肺癌的护理及辐射防护［J］. 国际放射医学核医学杂志，2012，36（3）：172-175.

[86] 腾沁伶，罗晓辉，余元清. 主动脉夹层瘤的护理体会［J］. 西南军医，2010，12（15）：1016-1017.

第十三章　肌肉骨组织疾病介入治疗护理

第一节　股骨头缺血性坏死

一、概述

股骨头缺血性坏死（avascular necrosis of femoral head，ANFH）亦称股骨头坏死，它是某些致病因素导致股骨头血供减少，导致骨组织营养中断、骨细胞死亡，骨小梁破坏，即发生骨坏死。股骨头坏死目前常见的治疗方法为两种。一是保守治疗，为对症处理，如牵引、理疗、中西药疗及介入治疗等；二是手术治疗，经保守治疗无效者，或是晚期股骨头缺血性坏死病人，可行髋关节置换术。大多数轻度坏死的病人经过保守治疗可以治愈。随着影像学的进步和发展，介入治疗已在早期股骨头缺血性坏死治疗中逐渐推广。介入治疗股骨头缺血性坏死因具有创伤小、恢复快等优点。

二、病因

引起股骨头坏死的因素大体可分为创伤性和非创伤性两大类。创伤性的股骨头坏死包括股骨头或颈骨折、髋关节脱位、髋臼骨折或发育不全，髋关节长期慢性累积性损伤等。非创伤性股骨头坏死包括药源性引起的坏死如大量使用皮质类激素、长期大量酗酒引起的酒精中毒；其他如血液系统疾病、高血压、糖尿病、长期放射性治疗、减压病、先天性髋关节发育不良等。

三、临床表现及分类

股骨头缺血性坏死主要症状有：

1. 疼痛。
2. 关节僵硬或活动受限。
3. 跛行。
4. 体征　4字试验阳性即患肢盘腿下压呈阳性，Allis 征试验阳性。

5. X线示骨纹理细小或中断，股骨头局限性囊性变、硬化、扁平或塌陷等。

股骨头坏死的分期方法较多，根据 Ficat 的方法将股骨头缺血坏死分为六期。0 期：X线平片正常；I 期：X线平片正常或轻度弥漫性骨质疏松，病人有疼痛、髋关节受限症状；II 期：股骨头外形正常，可见囊性变和骨硬化表现；过渡期：介于 II 期与 III 期间，表现为软骨下骨折及股骨头局灶性变扁；III 期：X线示股骨头内硬化、囊性变，呈"新月征"，临床症状加重；IV 期：髋关节变形，关节间隙变窄及髋臼继发退行性变。

四、临床检查

1. 一般临床检查　血、尿、大便三大常规，肝、肾功能，出凝血时间等实验室检查；心电图；局部深压痛、内收肌止点压痛、4 字试验阳性、Allis 征试验阳性等。

2. 影像学检查　X线、CT、MRI（可发现 I 期和 II 期股骨头坏死）。

五、介入治疗的适应证及禁忌证

（一）适应证
股骨头缺血性坏死的 I、II 期病人。
（二）禁忌证
1. 造影剂过敏者。
2. 化脓性髋关节炎、类风湿性关节炎且股骨头坏死者。
3. 活动性出血者，出、凝血功能异常者。
4. 重症高血压者，血压高于 180/100mmHg 者。

六、介入治疗

股骨头坏死的介入治疗方式主要是置管溶栓法。

1. 病人准备　血管性介入手术常规准备。

2. 器械和药品准备　导丝、导管、穿刺针、高压注射器、动脉注射泵等。生理盐水、利多卡因、肝素纳、溶栓药物（如尿激酶）、扩管药物（如前列地尔、丹参、盐酸川芎嗪氯化钠等）。

3. 手术步骤　常规消毒、铺巾、局麻后，采用 Seldinger 穿刺技术，经对侧股动脉将 5F Cobra 导管送入患侧股深动脉中。在 DSA 系统的监视引导下，经股动脉插管超选择送入旋股内、外动脉、闭孔动脉，注入非离子型造影剂行血管造影。证实导管进入靶血管后，经导管将定量的溶栓药物或扩管药物，如：罂粟碱、尿激酶、复方丹参液等扩管，溶栓药物用盐水稀释，溶解后缓慢注入。这类药物或扩管药物具有溶栓或扩张血管改善微循环等作用。超选择插管，可以使药物集中于病变部位，改善局部血液循环，促进坏死骨的吸收和新骨的产生。术毕后包扎伤口，回病房后连续24~48小时用动脉微量注射泵向导管内交叉灌注扩管、溶栓药物。完毕后，再次造影观察血运情况，比较注药前、后股骨头的血供情况（图13-1、图13-2）。拔出介入导管，穿刺点加压包扎后，送回病房平卧24小时。

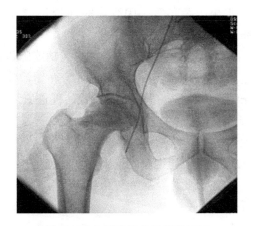

图 13-1 右侧股骨头无菌性坏死

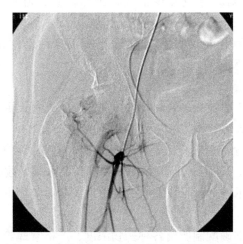

图 13-2 将导管插至旋髂动脉内，灌注活血药

七、护理

（一）术前护理

1. 按血管性介入术前护理常规，术前当日留置导尿。

2. 卧床休息，减少负重，出行可借助拐杖、轮椅、平车。减少下肢负重。

3. 生活护理 病人因活动受限，术前应锻炼其床上大小便，增强生活自理能力。

4. 饮食护理 给予清淡、高钙饮食，戒烟酒，忌辛辣刺激性饮食。多食蛋类、豆制品、水果，蔬菜等。因卧床时间较长应预防便秘，少食多餐，保持大便通畅。

5. 心理护理 病人因多方治疗无效、疼痛及功能障碍逐渐加重，出现焦虑、担心等情绪反应。护士应主动关心病人，介绍治疗方法，也可现身说法，消除其紧张情绪，使病人积极配合治疗，促进康复。

（二）术中护理

1. 按血管性介入术中护理常规。

2. 建立静脉通道，保证药物及时使用。

3. 严密观察生命体征变化及病人对药物的反应情况，询问病人有无不适。配合医生进行抢救。

（三）术后护理

1. 按血管性介入术后护理常规。

2. 24 小时穿刺肢体应减少活动，卧床休息，避免患肢负重。术后 24 小时指导病人在床上进行适当的功能锻炼。

3. 防止泌尿系感染 病人术后因不能下床活动一般需留置导尿管 2~3 天，要防止继发感染。

（1）观察尿量、颜色、性质，并给予记录。

（2）妥善固定引流袋，及时排放，防止逆流，每天更换一次。

（3）鼓励病人多饮水。

4. 遵医嘱溶栓治疗 介入手术后，患肢动脉推注尿激酶加复方丹参液用药 24~48 小时。应用导管动脉内给药的主要目的是改善患骨的血液供应，增加侧支循环，使坏死骨质加快吸收形成新骨。因此，溶栓治疗中给药至关重要。

（1）护士应准确配制所给各种药物浓度，严格掌握给药顺序、速度。

（2）观察病人有无出血倾向，监测凝血功能。

（3）在进行动脉推药的过程中应注意保持动脉泵的通畅。

5. 并发症的观察及护理

（1）穿刺部位的出血和血肿：原因多为穿刺点加压时间不够、溶栓药物使用剂量过大及提早活动等。①可延长加压包扎的时间，患肢制动24~48 小时；②严格控制溶栓药物的剂量，如出现出血情况立即压迫止血。血肿一般可自行吸收或 48 小时后局部热敷，加快其吸收。

（2）压疮的预防：病人长时间卧床，易发生压疮，应 2 小时协助病人翻身一次并检查皮肤受压情况必要时使用减压贴。

（四）出院宣教

1. 饮食指导　加强营养，宜少量多餐，进食清淡、高钙易消化食物，多食蔬菜水果。不吃霉变食物，忌烟酒、辛辣刺激性及油炸食物。

2. 防止剧烈运动，防止扭伤、跌伤，以避免股骨头新的损伤。

3. 要经常用手杖以减少负重（拄拐半年到一年），减少步行活动，到骨修复正常。

4. 坚持遵医嘱用药　口服阿司匹林、维生素 AD 丸、维生素 C、钙剂、丹参等药物 1 年左右，以加强疗效。

5. 加强低负荷的功能锻炼，防止关节僵直、肌肉萎缩、改善患肢关节的功能状态，重塑坏死的股骨头。

（1）锻炼要在接受治疗并使病情稳定后，在专业医护人员指导下进行，否则会加重股骨头的破坏。

（2）功能锻炼需循序渐进，不能操之过急，不能半途而废，也不能时断时续。

（3）功能锻炼中出现磨擦音或骨片交锁，轻微疼痛均属正常反应，稍事休息就会缓解；但如果疼痛剧烈，则应适当减少活动数量和活动幅度。

（4）功能锻炼方法

1）蹬空屈伸法：病人仰卧位，双手置于体侧，双下肢交替屈髋屈膝，使小腿悬于空中，像蹬自行车行驶一样的运动 5~10 分钟，以屈曲髋关节为主，幅度、次数逐渐增加（图 13-3）。

2）抱膝法：病人取仰卧位，患肢屈髋、屈膝，双手叉指合掌抱住胫骨近端前方，反复屈肘向上拉与主动屈髋运动相结合，加大屈髋力量及幅度，持续活动 3~5 分钟，次数、幅度逐渐增加（图 13-4）。

3）屈髋分合法：病人仰卧位，足不离床面，尽量屈膝屈髋，双手置于胸前。用双足跟交替为轴，旋转外移至最大限度立稳，然后以双足为轴心，双膝做内收、外展、内旋、外旋活动 5~10 分钟以外展为主，幅度逐渐增加（图 13-5）。

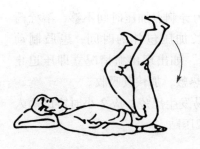

图 13-3　蹬空屈伸法

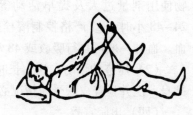

图 13-4　抱膝法

4）患肢摆动法：取仰卧位，双下肢伸直，双手置于体侧，患肢直腿抬高或抬高到一定限度，做内收、外展活动 5~10 分钟（图 13-6）。

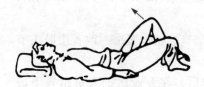

图 13-5　屈髋分合法

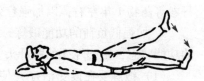

图 13-6　患肢摆动法

5）内外旋转法：病人取仰卧位，双下肢伸直，双足与肩等宽，双手置于体侧，以双足跟为轴心、双足尖及下肢作内旋、外旋 5~10 分钟，以功能受限严重一侧为主（图 13-7、图 13-8）。

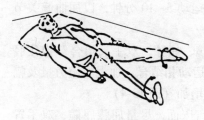

图 13-7　内外旋转法

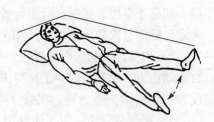

图 13-8　内外旋转法

6）屈髋开合法：病人仰卧位，屈髋、屈膝，双足并拢踩在床上，以双足下部为轴心，做双膝内收、外展活动 5～10 分钟，以髋关节功能受限严重为主，幅度、次数逐渐增加（图 13-9）。

7）开合法：病人取俯卧位，双膝与肩等宽，下肢伸直，双手置于胸前上方，然后屈膝 90°，以双膝前部做轴心，做小腿内收、外展活动 5～10 分钟，以髋关节功能严重一侧为主，幅度、次数逐渐增加（图 13-20）。

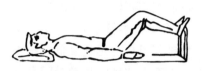

图 13-9　屈髋开合法

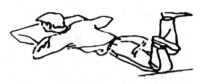

图 13-20　开合法

8）后伸法：病人俯卧位，双下肢伸直，双手置体侧，患肢后伸活动 5～10 分钟，幅度、次数逐渐增加（图 13-21）。

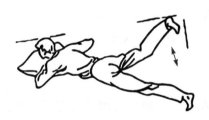

图 13-21　后伸法

6. 3～6 个月拍片复查一次，不适随诊。

（刘　婷　肖书萍　张华珍）

第二节　腰椎间盘突出症

一、概述

腰椎间盘突出症（lumbar intervertebral disc herniation，LDH）是因椎间盘变性，纤维环破裂，髓核突出刺激或压迫神经根、马尾神经所表现的一种综合征。它多发于腰 4~5 椎间盘之间和腰 5 至骶 1 椎间盘之间，多见于 20~40 岁的青壮年，男性多于女性。

目前治疗主要有药物疗法、牵引治疗、物理治疗、针灸治疗、封闭治疗、介入及外科切除治疗等。其中药物疗法、牵引治疗、物理治疗、针灸治疗、封闭治疗等治疗的疗程一般较长，且只能短时间改善症状，达不到根本治疗的目的。外科手术创伤大、对于年龄大的病人多不能接受，而微创介入技术具有创伤小、病人痛苦少等优点逐渐被广大病人认可。微创介入治疗腰椎间盘突出症的方法包括经皮腰椎间盘摘除术（切割抽吸法）、经皮腰椎间盘髓核溶解术或射频热凝术（或结合臭氧溶核术），其主要机制是通过切吸出或是消融突出的髓核组织，使椎间盘压力迅速降低，解除对椎间盘突出部位的挤压，使其症状消失，从根本上达到治疗腰椎间盘突出症的目的。

二、病因

发病主要原因是椎间盘自身的退变、遗传因素（先天畸形）、损伤和妊娠等。

三、临床表现

腰痛、坐骨神经痛、马尾神经受压等。

四、临床检查

1. 一般临床检查　血、尿、大便三大常规，肝、肾功能，出凝血时间、肿瘤标志物等实验室检查；心电图；体检脊柱出现侧弯、病变的腰椎间盘棘突旁有放射性压痛、腰部活动受限、肢体肌肉萎缩、患侧膝反射及跟腱反射减弱或消失、直腿抬高试验呈阳性等。

2. 影像学检查　CT 和 MRI 可见腰椎间盘后缘变形、硬膜囊受压移位、硬膜外间隙中的软组织密度影、突出的髓核钙化、相邻椎体边缘骨质增生硬化；此外，MRI 可显示明显的脊髓或神经根受压、神经水肿。

五、介入治疗的适应证及禁忌证

（一）适应证

1. CT 及 MRI 明确存在腰椎间盘突出、神经受压表现，并有相应的临床症状。

2. 偏侧突出的腰椎间盘压迫神经根，引起坐骨神经痛，肢体痛比腰痛更严重者。

3. 影像学检查腰椎间盘突出或膨出为主的压迫因素，且突出部位与临床症状相符合者。

4. 临床症状很明确，如持续性坐骨神经痛和腰痛；直腿抬高试验阳性，经保守治疗 8 周以上，效果不明显或症状缓解后又复发者；表现在神经系统的损伤为皮肤感觉异常、肌肉萎缩、肌力下降、肢体温度低等。同时具备上述条件 1 与 2。

5. 病史虽短，但疼痛剧烈，下肢感觉运动障碍，严重影响日常工作和生活，且病人迫切要求缓解病痛。同时具备上述条件 1 与 2。

（二）禁忌证

1. 既往有腰椎外科手术史。

2. 椎管内有腰椎间盘游离块或游离的骨片，腰椎间盘钙化，或髓核突入椎管内。

3. 各种类型的骨性椎管狭窄，严重的骨质关节增生退变，病变区域椎间隙变窄及黄韧带肥厚。

4. 腰椎间盘突出合并有椎体、椎管肿瘤或结核等病变。

5. 穿刺部位有软组织感染。

6. 腰椎间盘突出症出现足下垂及膀胱直肠功能障碍等神经症状者。

7. 临床表现与影像学资料明显不符者。

8. 孕妇或 14 岁以下的儿童。

9. 已行过腰椎间盘髓核化学溶解术，或对木瓜凝乳蛋白酶过敏者。

10. 碘过敏者。

六、介入治疗

1. 病人准备　非血管性介入常规准备。

2. 手术器械准备　腰椎间盘介入手术均在数字平板血管机上进行操作。

（1）经皮穿刺腰椎间盘摘除术（切割抽吸法）：电动式经皮穿刺腰椎间盘切割装置或手动切割装置，包括 18G 定位针、外套管、扩张器、环锯、环钻、切割器、负压吸引器。

（2）经皮腰椎间盘髓核溶解术：18G 或 20G 长 20cm 套管穿刺针一套，穿刺定位装置。

（3）射频热凝术（或结合臭氧溶核术）：18G 或 20G 长 10cm 套管穿刺针；22G 长 15cm 射频针；射频治疗仪；臭氧发生器。

3. **药品准备** 2%利多卡因注射液、生理盐水、地塞米松、复方倍他米松注射液（得宝松）、胶原酶注射液、庆大霉素、常用急救药品等。

4. **手术步骤** 病人采取俯卧位或健侧卧位，使病人感觉舒适的体位以便配合手术。在X线下透视定位，选择最佳的腰椎间盘突出层面，用龙胆紫在体表做标记，穿刺时应避开血管和神经。以穿刺部位为中心，由内向外缓慢旋转进行皮肤消毒，消毒皮肤面积应>15cm×15cm。腰部消毒上达肩胛骨下缘、下至臀裂水平线、两侧越过腋中线。铺无菌巾，C臂透视机影像增强器亦应用无菌单包裹好，局部麻醉。

（1）经皮腰椎间盘摘除术（切割抽吸法）：在侧位透视监测下将针尖指向腰椎间盘的前2/3与后1/3交界处，经确认针尖的合适位置后，抽出定位针针芯。将穿刺套管沿穿刺针管缓慢谨慎地推进到纤维环处，将最外层套管用左手固定紧贴纤维环不动，退出穿刺针，右手将切割环锯插入，在套管内向内施加压力旋切纤维环。用切割器在腰椎间盘内移动和往复旋转运动，用负压抽吸切割碎裂的髓核，直到吸出的髓核达到一定数量或基本无髓核碎片吸出为止（图13-22、图13-23）。现在该技术已发展为孔镜下DSA配合直视下手术，大大减低了手术的风险，提高了手术的疗效。

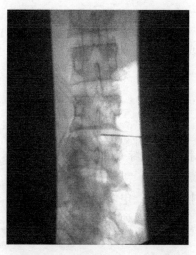

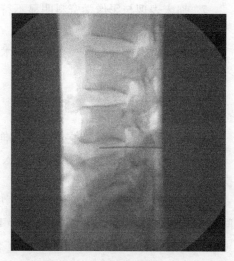

图13-22 椎间盘突出切割术，探针插入椎间盘，正位

图13-23 探针插入椎间盘，侧位

（2）经皮腰椎间盘髓核溶解术：将穿刺针插入病变的腰椎间盘髓核内，把胶原酶分次缓慢地注射入盘内，使胶原酶由中央向四周扩散溶解，保留穿刺针 5 分钟以防药物反流，观察有无不良反应。也可将穿刺针稍退后，将部分药物注入突出腰椎间盘附近的硬膜外腔，利用体位调整使药液尽可能聚集于腰椎间盘附近，通过化学溶解作用，来解除神经根的压迫。也可注入 5mg 地塞米松及 1%利多卡因 5ml 缓解胶原酶消融术时的疼痛症状。

（3）射频热凝术（或结合臭氧溶核术）：先将射频针沿套管插入髓核，启动射频治疗仪，使髓核气化、分解。接着将少量高浓度的臭氧缓慢注入腰椎间盘内，使气体分布于髓核区域，透视可见少许气体溢出纤维环。再将穿刺针退至椎间孔注射较低浓度的臭氧。操作结束后拔除穿刺针，局部加压后用无菌纱布覆盖。病人无不良反应，送回病房。

七、护理

（一）术前护理

1. 按非血管性介入术前护理常规。

2. 术前 30 分钟静脉滴注抗生素，预防感染。

3. 对于术中需注射胶原酶者，为防止过敏可术前静脉推注 50%葡萄糖注射液 20ml 稀释地塞米松磷酸钠注射液 5mg。

4. 术前 3 天训练病人床上大小便。

5. 基础护理　病人疼痛和行动不便，护士应给予帮助，协助翻身，预防压疮。病人应睡硬板床，减少腰肌紧张、腰腿疼痛等症状。

6. 根据病人体形选择合适的腰围，以备术后使用。

7. 心理护理　病人因多方治疗无效或治疗后反复发作，心理压力大，护士应了解病人的基本情况，积极主动与病人沟通，多关心、安慰病人，赢得其信任，耐心地向病人讲解手术的方法、原理、基本过程、注意事项等，帮助其消除紧张、焦虑情绪，使其以最佳的心理状态积极配合手术。对情绪紧张者，遵医嘱于术前 30 分钟肌内注射硫酸阿托品 0.5mg。

（二）术中护理

1. 按非血管性介入术中护理常规。

2. 协助医生调整好病人体位，暴露穿刺部位的皮肤。

3. 安慰和鼓励病人，使其有安全感，减少紧张情绪，必要时可使用镇静剂，以便手术能顺利进行。

4. 密切监测生命体征变化，建立静脉通道；询问病人有无不适。

5. 严格无菌操作，手术器械必须严格消毒灭菌，防止感染。

6. 在切吸过程中，要衔接好各管道的接口，保持管道通畅。记录切吸出组织的颜色、性状及数量。

7. 注射胶原酶后，密切观察病人有无过敏反应及肢体活动等情况。

8. 妥善保存髓核标本，注意其颜色和纤维化程度，防止水分蒸发及丢失，手术完毕将髓核组织送病理科检查。

（三）术后护理

1. 按非血管性介入术后护理常规。

2. 密切监测生命体征变化，询问病人有无不适。

3. 穿刺部位护理 观察伤口有无渗血，皮肤颜色是否正常，保持敷料干燥，必要时进行更换。

4. 遵医嘱使用止血药、脱水剂及抗生素，预防腰椎间盘感染，减轻神经根水肿。

5. 合理休息和功能锻炼，促进腰部功能恢复，改善局部血液循环，促进早日康复。

（1）术后应卧床休息，避免腰肌负重运动和活动，协助病人在床上轴线翻身，肩、胸、腰、臀一致。三天后起床活动时病人先侧位，半屈膝屈髋，一手撑扶床边，由护士或家属扶肩、髂部协助病人坐起，戴上合适腰围后，再下床活动，禁止腰部大幅度扭动。每天间断戴腰围，连续佩戴时间不得超过 8 个小时，避免引起腰背肌萎缩。

（2）术后 3 天如无不适，可指导病人进行腰背部肌功能锻炼，如直腿抬高、交替屈伸腿、蹬空增力等训练。每天应做 2~3 次，每次 10~15 分钟。

6. 饮食护理 多食蛋类、鱼类、海产品、富含钙质的食物，促进骨质修复。因长时间卧床，易导致便秘，鼓励病人多饮水，进食高维生素、高纤维易消化饮食，如蔬菜、水果等。戒烟酒，忌辛辣刺激性食物，宜少食多餐，保持大小便通畅。

7. 并发症的护理

（1）腰椎间盘感染：表现为术后 4~20 天后出现腰部剧烈的痉挛性疼痛、发热、血沉明显增快、白细胞升高等。主要原因是穿刺器械消毒不严及无菌操作不严格、穿刺路径不当。护士应安慰病人，指导病人绝对卧床休息，遵医嘱进行抗炎、减压治疗。做好基础护理，减少不适。

（2）神经损伤：主要是穿刺过程中误伤脊髓或神经外膜，胶原酶溶液致神经根脱水变性。因此，手术易采用局部麻醉，一旦出现神经根刺激症状应立刻停止操作，密切观察，调整穿刺角度。操作中始终固定好套管。出现损伤时，给予营养神经药物，同时针灸、理疗等保守治疗多可痊愈。

（3）血管损伤：一般是毛细血管或微小动脉血管损伤，表现为局部血肿。一般经休息、热敷、止血和预防感染，多能自行吸收痊愈。护士应给予病人正确引导，消除其紧张情绪。

（4）腰背痛：可能与腰椎间盘内压力增高，压迫神经根有关。应观察疼痛的性质，向病人讲解疼痛的原因、解除疼痛的方法，一般不需特殊处理可缓解。疼痛剧烈时可使用镇痛剂或骶管封闭治疗。

（5）过敏反应：经皮腰椎间盘化学溶解术可引起药物过敏反应，应立即抗过敏治疗对症处理。

（6）继发性椎管狭窄：溶解的纤维环使椎间隙变窄，导致椎间孔缩小，压迫神经根。应有序地进行腰背肌功能锻炼，逐步适应日常工作和生活。

（四）出院宣教

1. 出院后需继续卧床休息2~4周，尽量减少腰部负重和活动。

2. 饮食指导　加强营养，鼓励其多摄入高热量、高蛋白、高维生素、高钙类食物，多饮水、适当增加果汁和粗纤维食物，戒烟酒、忌辛辣刺激性食物，预防便秘和泌尿系结石的发生。

3. 纠正错误的坐、立、行姿势，避免长时间的坐立或行走，避免病情复发。

4. 加强功能锻炼　术后3~4周可指导病人进行轻微的腰部伸展运动，采取循序渐进的腰背肌锻炼，严禁提举重物。术后1~3个月，可轻体力活动，继续腰背肌锻炼，注意腰背部活动的自我保护，可进行步行或游泳锻炼。术后4~6个月，禁止参加剧烈运动，避免弯腰搬重物，更禁止搬东西时旋转腰部，避免腰部过伸和过屈。每日可练习倒步走，每次15分钟，每日2次，以不觉疲劳为益。空中蹬车动作可加强下肢力量。腰椎前凸减小且肌肉无力者可练习飞燕点水式、桥式动作，但要严格控制强度，防止腰背肌的收缩使腰椎相互挤压，加重腰痛。功能锻炼应持之以恒，也可辅以牵引、推拿、针灸、理疗等保守治疗。

5. 术后2~4周到医院复查，给予伤口拆线及了解腰肌康复情况。

（刘　婷　肖书萍　张华珍）

第三节　经皮椎体成形术

一、概述

经皮椎体成形术（percutaneous vertebroplasty，PVP）是利用微创技术

将一些填充物（如骨水泥）注入压缩的椎体内，以达到镇痛和恢复椎体强度的目的。

传统的手段包括原发疾病的治疗、卧床休息、应用镇痛药等，但长期卧床会带来骨质丢失、肌肉萎缩、局部疼痛等一系列并发症。而应用经皮椎体成形术治疗骨折及椎体肿瘤具有短期镇痛、强化和稳定椎体作用，使病人能早期下床活动，从而减少上述并发症的发生。该手术创伤小、并发症少，因而成为治疗椎体压缩有关疼痛的标准手段。

二、病因

造成椎体压缩性骨折的最常见原因有：

1. 老龄化或长期应用皮质类固醇激素造成的骨质疏松。

2. 脊椎的转移性肿瘤、骨髓瘤或淋巴瘤、侵袭性血管瘤、骨巨细胞瘤。

三、临床表现

剧痛、脊髓麻痹、神经功能障碍、肺功能受损、生活质量下降。

四、临床检查

1. 一般临床检查　血、尿、大便三大常规，肝、肾功能，出凝血时间等实验室检查；心电图。

2. 影像学检查　X线平片可见骨质密度减低或破坏，压缩的椎体呈梭楔形变；CT扫描可了解椎管骨碎片的分离、移位情况，显示椎体内骨质破坏的程度，并可明确穿刺途径；MRI可准确鉴别新鲜骨折和陈旧性骨折的压缩程度、转移性骨肿瘤的病变部位及受压程度。

五、介入治疗的适应证及禁忌证

（一）适应证

1. 椎体血管瘤。

2. 中度骨质疏松性压缩性骨折。

3. 骨髓瘤和体转移肿瘤。

（二）禁忌证

1. 有严重出、凝血异常，严重心、肺疾患，极度虚弱不能平卧，临终期病人。

2. 病变已侵犯脊髓形成瘫痪，无疼痛症状。

3. 椎体后缘骨皮质破坏范围过大，易导致骨水泥椎管渗漏的病人应慎重。

4. 严重压缩性骨折，上胸椎压缩比大于50%，腰椎压缩比大于75%。

5. 碘过敏者。

六、介入治疗

椎体压缩性骨折的介入治疗方式主要是经皮椎体成形术。这项技术于1984年由法国医师Galibert首次应用于椎体血管瘤的治疗后，经皮椎体成形术得到大力推广，并获得良好效果。手术过程：

1. 病人准备 非血管性介入常规准备。

2. 器械和药品准备 美国Cook公司椎体穿刺套管针11~13G，针头端有菱形和斜面两种；1ml专用注射器1套；10ml注射器若干；定位金属棒；带刻度的不锈钢搅拌容器及调和棒；骨科不锈钢钢锤1把；丙烯酸树脂骨水泥、非离子型造影剂、2%利多卡因注射液、生理盐水、常用急救药品等。

3. 手术步骤 在血管造影机透视监视下，颈椎病变病人取仰卧位，从前侧方进针，胸椎和腰椎病变病人取俯卧位，从侧后方进针。首先在X线或CT下定位，确定穿刺点及穿刺角度，局部消毒铺巾，皮肤及穿刺道麻醉，边进针边透视直至针尖到达椎体前1/3处（图13-24、图13-25）。如为椎体转移性肿瘤原发病灶时可同时行活检。经穿刺针注入非离子型对比剂，明确有无明显引流静脉的情况，以防骨水泥进入引流静脉。根据使用骨水泥的种类不同进行合适的骨水泥粉和单体调配，使之凝固时间延长，适于推注。经专用的旋钮加压式注射器，在透视下均匀推注，使其弥散到50%以上的椎体，如对侧充填不满意可经对侧穿刺注射。如观察到骨水泥向椎体后缘弥散或渗出椎管立即停止注射。骨水泥在调配后20分钟内注射，注射后1小时内达到其强度的90%。注射完毕后在骨水泥硬化前拔出穿刺针，局部加压5分钟。观察20分钟后待骨水泥硬化后，用平车送病人回病房。

七、护理

（一）术前护理

1. 按非血管性介入术前护理常规。

2. 皮肤护理 术前须检查手术区域皮肤的完整性，并清洁皮肤。

3. 术前2天训练病人手术卧位，以便更好地耐受手术体位，减少风险。

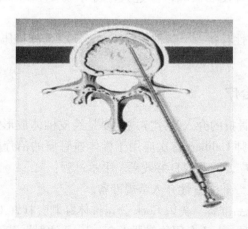

图 13-24　经皮椎体成形术示意图，经椎弓根途径将针穿至椎体内

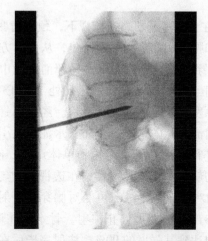

图 13-25　经椎弓根途径将针穿至椎体内

4. 心理护理　经皮椎体成形术是新兴的微创手术，病人及家属不了解，对手术及预后持怀疑态度。术前应详细讲解手术的原理、方法及疗效，介绍此项手术的安全性和优越性，消除病人的紧张、恐惧心理，使其以良好的心态积极配合手术，保证手术的顺利进行。

（二）术中护理

1. 按非血管性介入术中护理常规。

2. 根据病人病情选择合适体位，配合手术治疗。

3. 协助医生按比例调配骨水泥备用。

4. 行心电监护，建立静脉通道、给氧。严密监测病人的血压、脉搏变化、注意有无突发胸闷、发绀、呼吸急促、呼吸困难等症状出现，预防肺栓塞等并发症的发生。

5. 注射完毕确认病人无异常，穿刺点加压包扎，保持体位 10～20 分钟，等病人体内的骨水泥完全凝固硬化，再用平车护送回病房。

（三）术后护理

1. 按非血管性介入术后护理常规。

2. 术后 24 小时严密监测病人的生命体征，观察下肢感觉、运动、血液循环及排尿、排便情况。

3. 卧床休息　卧硬板床休息 12 小时，体位为仰卧位或侧卧位，利于注入椎体内的骨水泥进一步聚合反应以完全硬化，达到最大强度，减少并发症及穿刺部位出血。

4. 病人因长期卧床可导致腹胀、便秘，应适当的运动促进胃肠蠕动。多吃易消化、粗纤维食物，多饮水，少食多餐，保持大便通畅，必要时用缓泻剂。

5. 年老、体弱、恶病质的病人要注意勤翻身，防止压疮。

6. 并发症观察与护理

（1）骨水泥渗漏：是常见的并发症之一，是由于穿刺针不到位，注入的骨水泥过稀、注射量过大，骨水泥向椎旁静脉丛、椎旁软组织、椎间孔、椎间隙、椎管内硬膜囊外及穿刺道泄漏。大多渗漏无明显的临床症状，少数会引起脊髓、神经根压迫症状。术后护士应密切观察病人下肢运动感觉状况，若出现下肢麻木、肌力下降、放射性疼痛、穿刺部位疼痛加剧，应立即通知医生急诊手术减压。

（2）疼痛：因骨水泥本身有镇痛作用，所以术后一般不需止疼。对于疼痛敏感者可及时给予心理安慰，必要时遵医嘱使用镇痛剂。

（3）发热：术后发热可能为骨水泥反应或肿瘤变性、坏死吸收热所致，遵医嘱常规使用抗生素治疗 3 天。

（4）肺栓塞：是大量骨水泥渗漏入静脉所致。若有呼吸困难、刺激性咳嗽、咯血或血氧饱和度下降，应立即报告医生并及时抢救。

（5）肋骨骨折或气胸：可在胸椎穿刺时发生。术中穿刺者动作轻柔、准确，取得病人的配合可减少或避免发生。

7. 功能锻炼　术后 12 小时可逐步下床活动，逐渐增大活动量。

（1）术后 12 小时可在床上练习直腿抬高及抗阻力伸膝，以锻炼股四头肌力量；然后在护士协助下进行翻身、坐立、床边站立。

（2）下床时动作缓慢，以防体位性低血压。需有专人看护，防止跌倒。

（3）避免负重、转体的动作。

（四）出院宣教

1. 饮食指导　多食高钙食物，如牛奶、豆制品、鱼、虾等，也可适当口服钙剂，戒烟酒。

2. 注意休息，纠正不良生活姿势，适当运动，病情允许时散步、练习太极拳、踢腿等运动，避免负重、转体、大运动量的活动。

3. 术后 3 个月复查。若有腰背部疼痛、肢体运动感觉异常，应立即就诊。

（张华珍）

第四节　下肢动脉硬化闭塞症

一、概述

下肢动脉硬化闭塞症（arteriosclerosis obliterans of lower extremity, ASO）是一种全身性慢性血管病变，主要是纤维基质、脂质、组织碎片在细胞内的异常沉积，引起动脉内膜、中层发生异常增生的复杂病理变化，最终引起动脉壁硬化、内膜增厚进而导致动脉发生狭窄甚至闭塞的缺血性疾病。多见于中老年人，最易受累的部位包括小腿胫腓动脉、股腘动脉、主髂动脉。该病发病率逐年升高，加之极高的致残率，严重影响了病人的生活质量。

二、病因

下肢动脉硬化闭塞症发病的原因是多源性的，最主要的原因是糖尿病、高血压、高脂血症，其他还包括年龄、抽烟、肥胖、缺乏锻炼及遗传因素等。

三、临床表现及分类

下肢动脉硬化闭塞症病人的临床症状主要取决于肢体缺血的发展速度和程度。根据病人症状的严重程度，按 Fontaine 分期，一般将临床表现分为如下四期：轻微主诉期、间歇性跛行期、静息痛期、组织坏死期。

1. 第一期：轻微主诉期　早期多数病人无症状或有轻微症状，如患肢皮温降低、怕冷、或轻度麻木，活动后易疲劳，肢端易发生足癣感染等。

2. 第二期：间歇性跛行期　当病人在行走时，由于缺血和缺氧，较常见的部位是小腿的肌肉产生痉挛、疼痛及疲乏无力，必须停止行走，休息片刻后，症状有所缓解，才能继续活动。如再行走一段距离后，症状又重复出现。小腿间歇性跛行是下肢动脉闭塞症最典型的症状。

3. 第三期：静息痛期　当病变进一步发展，而侧支循环建立严重不足，使患肢处于相当严重的缺血状态，即使在休息时也感到疼痛、麻木和感觉异常。疼痛常发生在夜间或平卧时，部位多在患肢前半足或趾端。

4. 第四期：组织坏死期　主要指病变继续发展至闭塞期，侧支循环十分有限，出现营养障碍症状。在发生溃疡或坏疽以前，皮肤温度降低，色泽为暗紫色。早期坏疽和溃疡往往发生在足趾部，随着病变的进展，感染、坏疽可逐渐向上发展至足部、踝部或者小腿，严重者可出现全身中毒症状。

四、临床检查

1. 一般临床检查　血、尿、大便三大常规，肝、肾功能，出凝血时间；心电图。

2. 影像学检查　彩色多普勒超声检查；CTA；MRA；DSA。

五、介入治疗的适应证及禁忌证

（一）适应证

1. 狭窄程度>50%。

2. 跨狭窄段压差>10mmHg，临床较少使用。

3. 病人有下肢缺血症状，如间歇性跛行、静息痛，甚至下肢溃疡、坏疽等。

4. 血管搭桥术后吻合口或搭桥血管的狭窄，合并临床缺血症状。

（二）禁忌证

1. 凝血功能严重异常，经内科治疗未能纠正者。

2. 全身重要脏器功能严重不全。

3. 重症糖尿病病人血糖控制不佳。

4. 长段、弥漫性髂动脉狭窄，尤其当病变长度>20cm 者，植入支架的再狭窄率较高。

5. 髂股动脉闭塞，经溶栓治疗等各种手段后导丝仍无法通过闭塞段血管者。

6. 动脉狭窄处在关节处，扩张后禁放内支架（除 life 支架外）。

六、介入治疗

随着微创介入技术的不断发展，下肢动脉血管成形术（percutaneous transluminal angioplasty，PTA）能迅速恢复动脉血流，减少下肢缺血坏死，较外科手术治疗具有创伤小、成功率高、恢复快、并发症发生率低等优点。

1. 病人准备　血管性介入手术常规准备。

2. 器械和药品准备

（1）除常规介入器械包、常规器材外，还需 5~6F 血管鞘、70cm 长的 5~6F 长鞘、6F 翻山鞘、150cm 泥鳅导丝、0.035in 加硬导丝 260cm、猪尾巴导管、5F 多用途导管、压力泵、各种型号的球囊导管备用、0.014in 导丝备用，各种型号的自膨式裸支架备用，动脉压迫止血带或血管缝合器。

（2）药品准备：除常规药品外，尿激酶 20 万 ~40 万 U、曲马多、吗啡等。

3. 手术步骤　常规消毒铺巾，局麻下采用 Seldinger 技术穿刺病变对侧股动脉成功后，引入猪尾巴导管，注入适量造影剂，行 DSA 摄影。根据造影结果来确定治疗方案，引入 0.035 超滑泥鳅导丝或 0.014 导丝及 5F 多用途导管，使导丝从真腔或内膜下越过狭窄或闭塞部进入远端真腔内，并跟进导管，经导管鞘造影再次确认导管位于真腔后，交换超硬导丝，经鞘管给予肝素 3000~5000U 全身肝素化。选择合适直径（1.5~4.0mm）的微球囊扩张狭窄或闭塞段，逐步扩张病变段血管，扩张持续 1~1.5 分钟，重复 2~3 次；股浅动脉一般用 5~7mm 直径长球囊行 PTA。视复查造影时血管回缩的程度、是否有夹层、夹层程度及病变的性质、部位及长度，决定是否植入支架，腘动脉段及以下动脉一般不放置支架。支架的长度和直径要与病变相适应，病变血管段过长时采用两个长支架叠放。双下肢同时累及者，先选择症状及病变较重的一侧进行治疗。最后复查造影支架贴壁良好，膨胀可，位置满意，管腔通畅（图 13-26）。术毕拔管，用动脉压迫止血带压迫股动脉或血管缝合器缝合股动脉，病人安返病房。

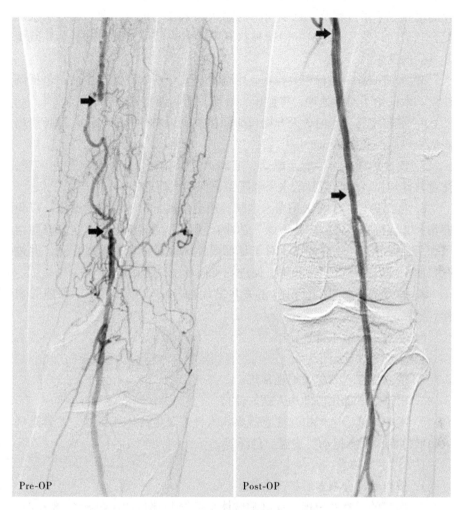

Pre-OP

Post-OP

图 13-26　下肢动脉硬化闭塞症术前及术后

七、护理

（一）术前护理

1. 按血管性介入术前护理常规。

2. 心理护理　病人术前保持良好的心理状态，是保证手术成功的关键。病人对手术过程缺乏了解，表现出不同程度的紧张和焦虑及对预后的担心。护理人员应针对病人的心理状况进行耐心讲解，并充分解释介入治疗的优点、手术过程及注意事项，消除病人紧张、焦虑心理，取得病人的配合和信赖，使病人在良好的精神状态下手术，使手术顺利进行，并减少并发症的发生。

3. 术前准备　完善相关检查，术前对病人全身状况进行评估，包括既往史。术前给予对症处理，将血压、血糖、血脂调整到适当水平。

4. 术前用药　术前3天开始口服肠溶阿司匹林300mg/d，有胃肠溃疡病病人口服波利维75mg/d。

5. 饮食护理　指导病人戒烟、戒酒；进低盐、低脂饮食，少吃多餐，注意营养均衡，多吃新鲜的水果和蔬菜，保持大便通畅。

6. 足部护理　①每天用温水泡脚，用毛巾擦干，不可用力摩擦，以免擦伤；②穿棉袜，保持皮肤干燥、洁净；③保护足部免受损，注意修剪指甲和足部保暖，勿用热敷；④对于足部湿性坏疽者可考虑臭氧疗法，并遵医嘱使用抗生素；⑤坚持锻炼，促进侧支循环，改善血运。

7. 病人卧床期间注意预防相关并发症如压疮、肺部感染、深静脉血栓、尿路感染等。

8. 手术当日给予留置导尿。

（二）术中护理

1. 按血管性介入术中护理常规。

2. 根据手术部位协助病人摆好体位。

3. 术中持续心电监护，注意观察病人神志及生命体征变化，尤其是病人患肢疼痛、动脉搏动、皮温、色泽等。

（三）术后护理

1. 按血管性介入术后护理常规。

2. 伤口的观察及护理　穿刺侧肢体术后穿刺部位加压包扎6~8小时，嘱病人绝对卧床24小时，注意观察穿刺部位有无血肿、出血。

3. 患肢的观察及护理　观察患肢远端的血运情况，包括皮肤有无发绀，皮温有无下降及疼痛是否明显加重，若疼痛明显加重时应考虑继发血栓的形成，足背动脉是否触及等，并与术前肢体情况进行对比。鼓励病人多饮水，以利于造影剂的排出。

4. 生命体征的观察　术后密切观察病人的血压、疼痛变化，予以心电监护，防止再灌注损伤引起肢体坏死，防止血栓形成等。若出现感觉异常、皮温高、肢体肿胀等症状及时通知医生处理。

5. 药物护理　为了预防支架内血栓形成，遵医嘱术后3天皮下注射低分子肝素钠注射液（齐征）5000U 或低分子肝素钙注射液（速碧林）4100U，每天 2 次。3 天后改为口服肠溶阿司匹林 200～300mg/d 及波利维 75mg/d，3～6 个月后停用波利维，肠溶阿司匹林改为 100～200mg/d。向病人及家属说明术后服抗血小板药的重要性，不能漏服。同时术后要常规检查凝血功能，严密观察病人有无出血征象如皮肤、黏膜有无出血点或紫癜，有无黑便、牙龈出血、咳痰带血丝等。

6. 长期卧床的护理　病人因肢体受限，卧床时间相对延长，应注意预防压疮、便秘、肺部感染、深静脉血栓、尿路感染等。

7. 并发症的观察与护理

（1）动脉远端栓塞：常由于病变远端血管继发血栓形成和近端栓子脱落而导致。病人突发肢体疼痛、肢体远端动脉搏动减弱或消失、皮温降低、皮色苍白等。护士应安慰病人，必要时使用止疼药物，及时发现病情变化，必要时造影，急诊行动脉取栓术或溶栓治疗等。

（2）穿刺部位血肿及假性动脉瘤：穿刺部位出现搏动性包块，一般在术后 2～3 天出现，护士应加强巡视，局部按压，限制病人活动，观察肿块消散情况。

（3）出血：在应用抗凝药和抗血小板药物治疗中，应监测病人凝血功能，密切观察病人有无出血倾向，如皮肤淤斑、牙龈出血、血尿等。

（4）下肢过度灌注综合征：闭塞的下肢动脉再通后，血量急剧增加，肢体远端会出现再灌注损伤，表现为下肢疼痛、肿胀、皮色紫暗、皮温降低、远端动脉搏动减弱或消失。严重者可发生骨筋膜室综合征。护士应严密观察开通动脉的肢体血运情况，鼓励病人多活动患肢，出现再灌注损伤时通知医生。肿胀不严重时抬高患肢促进血液回流，肿胀部位给予硫酸镁每日三次湿敷，疼痛严重者遵医嘱给予止疼药物，观察小腿或足部有无坏死。若出现骨筋膜室综合征应积极手术，预防多器官功能衰竭。

（5）急性血管闭塞：因支架内血栓形成致急性血管闭塞。治疗中病人突然出现患肢疼痛，已恢复的动脉搏动再次触不到，皮肤温度降低，皮肤呈苍白色或青紫斑块和条纹。一旦出现此症状应立即血管造影，继续抗凝治疗，维持血液的低凝状态。

（四）出院宣教

1. 注意休息，保持心情舒畅，避免劳累和不良的情绪。

2. 有高血压、高血糖或高血脂病史的病人积极控制血压、血糖和血脂。

3. 戒烟、戒酒，低盐、低脂饮食，禁食辛辣刺激性食物。

4. 遵医嘱服用抗凝药物，避免外伤。

5. 植入支架者3个月内禁止下肢剧烈运动，终身注意活动方式。

6. 首次复查时间为3个月，以后复查时间为间隔6个月。

（肖书萍 张华珍）

参 考 文 献

［1］张孟增. 介入放射学基础与临床［M］. 北京：中国科学技术出版社，2001.

［2］王克杰. C形臂透视引导下脊椎注射术［M］. 北京：人民军医出版社，2008.

［3］徐霖，陈平有. 现代介入放射学基础与临床［M］. 武汉：湖北科学技术出版社，2005.

［4］毛燕君，许秀芳，杨继金. 介入护理学［M］. 北京：人民军医出版社，2007.

［5］Pitton MB，Herber S，Koch U，et al. CT-guided vertebroplasty：analysis of technical results，extraosseous cement leakages，and complications in 500 procedures［J］. Eur Radiol，2008，18（11）：2568-2578.

［6］李小力，张海波，徐霖，等. 经皮椎体成型术病人围手术期护理［J］. 护理学杂志，2004，19（16）：13.

［7］Winking M，Stahl JP，Oertel M，et al. Treatment of pain from osteopomtic vertebral collapse by percutaneous PMMA vertebmplasty［J］. Acta Neurochir（Wien），2004，146（5）：469-476.

［8］关凯，孙天胜，李放，等. 经皮穿刺椎体成型术治疗骨质疏松性椎体压缩骨折的近期疗效观察［J］. 中国脊柱脊髓杂志，2004，14（2）：116-118.

［9］丁蕊，王新芝，刘继英，等. 经皮椎体成型术及并发症的护理体会［J］. 护士进修杂志，2007，22（5）：455-456.

［10］胡有谷. 腰椎间盘突出症［M］. 北京：人民卫生出版社，1995.

［11］俞志坚，李彦豪. 医用臭氧经皮椎间盘内注射治疗腰椎间盘突出症［J］. 介入放射学杂志，2004，13（6）：563.

［12］陈熙，刘建华，等. 医用臭氧治疗腰椎间盘突出症的探讨［J］. 中华中西医杂志，2005，10（6）：19.

［13］何晓红，肖增明，余宁先，等. 自制视听教材指导腰椎间盘突出症患者术后康复锻炼的效果［J］. 中华护理杂志，2006，41（10）：881.

［14］邱秀玲，曲蕾，等. MR导向下臭氧治疗腰椎间盘突出的护理方法［J］. 医学影像学杂志，2008，18（9）：1084.

［15］凡国华. 介入下臭氧治疗腰椎间盘突出症的护理体会［J］. 护士进修杂志，2009，24（17）：1618.

［16］朱和玉，朱兵. 早期股骨头缺血性坏死的治疗［J］. 中国骨伤，2012，25

(7)：616-619.

[17] 王琨，蔡维波，李松，等. 成人股骨头缺血性坏死合并骨髓水肿的介入治疗 [J]. 实用医学影像杂志，2013，14（6）：440-441.

[18] 李顺东，许超. 股骨头缺血性坏死常用分期体系的回顾与评价 [J]. 中医正骨，2014，26（4）：276-277.

[19] 赵伟，李长青，周跃，等. 经皮椎间孔镜下 TESSYS 技术治疗腰椎间盘突出症 [J]. 中国矫形外科杂志，2012，20（13）：1191-1195.

[20] 李永胜，姜烈宝. 微创治疗腰椎间盘突出症的研究进展 [J]. 中国医药导报，2013，10（7）：32-33.

[21] 许斌，刘刚，赵建宁，等. 椎间盘镜下髓核摘除术学习曲线的探讨 [J]. 医学研究生学报，2013，26（8）：816-818.

[22] 赵大鹏. 腰椎间盘突出症的手术治疗进展 [J]. 中国医药指南，2015，13（2）：53-54.

[23] 孔德明，银晓永，刘晓宁，等. 经皮椎体成形术治疗骨质疏松性椎体骨折 [J]. 实用骨科杂志. 2012，18（8）：722-724.

[24] 江红卫，崔学文，黄永辉，等. 经皮椎体成形术治疗骨质疏松性椎体骨折的临床疗效分析 [J]. 现代预防医学，2012，41（23）：6369-6370.

[25] 姚杰，秦利，杨勇. 经皮椎体成形术治疗骨质疏松性椎体骨折的临床探讨 [J]. 中国伤残医学，2013，7（11）：83-84.

[26] LIAO Z, CHEN W, WANG C. Transforaminal percutaneous endoscopic surgery for far lateral lumbar intervertebral disk herniation [J]. Orthopedics, 2014, 37（8）：717-727.

[27] 张丽芳. 下肢动脉闭塞症介入治疗的护理 [J]. 中国医药指南，2012，10（17）：628-629.

[28] 廖伟光，谢治惟，陈仕章. ACEI（ARB）、辛伐他汀、阿司匹林联用早期干预下肢动脉粥样硬化血管闭塞症的临床研究 [J]. 中西医结合心脑血管病杂志，2012，10（2）：229-230.

[29] 熊启芬，李贞田，赵欣. 下肢动脉闭塞性疾病的支架置入术的护理 [J]. 世界最新医学信息文摘，2013，13（5）：363-364.

[30] 江广斌，熊斌，梁惠民，等. 微球囊与长支架在下肢动脉硬化闭塞症介入治疗中的应用 [J]. 临床放射学杂志，2013，32（2）：263-264.

[31] 袁婷婷，温大翠. 下肢动脉闭塞球囊扩张加支架植入术围术期护理 [J]. 现代医药卫生，2012，28（18）：2840-2841.

第十四章　盆腔疾病介入治疗护理

第一节　盆腔大出血

一、概述

盆腔出血常来势凶猛，危及生命，可由多种原因导致，一般出血量达600ml/24h 以上可称为盆腔大出血。传统保守治疗常难以奏效。外科治疗创伤大、难度高、且制约条件较多。介入治疗主要通过骨盆血管造影，不仅可以发现出血点，而且同时对出血血管进行栓塞治疗，可以达到立即止血的效果。相较而言，介入治疗简单易于操作、安全性高、创伤小、恢复快，更容易为病人及家属所接受，现在临床中已得到广泛应用。

二、病因

盆腔出血主要原因包括骨盆外伤、骨折、肿瘤、异位妊娠、产后出血、外科手术及放化疗后等。

三、临床表现

盆腔大出血可表现为腹腔内出血以及阴道和尿道出血。出血量 400ml以内可无症状，继续大量出血可发生休克，表现为烦躁不安、神志不清、面色苍白、四肢湿冷、口唇发绀、呼吸困难、血压下降至测不到、脉压差缩小及脉搏快而弱等；若处理不当，可导致死亡。

四、临床检查

1. 一般临床检查　血、尿、大便三大常规检查；血常规检查，在出血早期可无明显变化。一般在 3~4 小时后血红蛋白、红细胞及红细胞压积可见明显降低；心、肝、肾功能，出、凝血时间检查。

2. 影像学检查　B 超和急诊 CT 可提示原发病情况；介入术中盆腔动脉造影可明确出血原因。

五、介入治疗适应证与禁忌证

1. 适应证 各种原因导致的盆腔大出血，危及病人生命。

2. 禁忌证 严重心、肝、肾功能不全，严重凝血功能障碍及碘过敏者不宜采取；呼吸衰竭不能平卧配合手术者。

六、介入治疗

1. 病人准备 按血管性介入治疗准备。

2. 器械准备 常规血管性介入治疗准备，栓塞剂：明胶海绵、PVA、弹簧圈。

3. 手术步骤 常规消毒、局麻下采用 Seldinger 技术，经皮穿刺股动脉，在 DSA 数字减影引导下，经一侧股动脉穿刺插管将导管送至双侧髂内动脉行盆腔动脉造影（图 14-1），可以准确了解出血部位、范围、程度及出血动脉。明确出血部位和出血原因后即可超选择性插管，将出血动脉的远侧分支和其近侧供血大分支同时进行阻塞，阻断出血动脉的供血（图 14-2），从而达到立即和永久止血效果。若为大动脉破裂，可引入覆膜支架进行隔离，实现止血的目的。

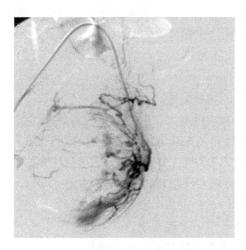

图 14-1 刮宫术后子宫大出血，左侧子宫动脉造影见造影剂外溢

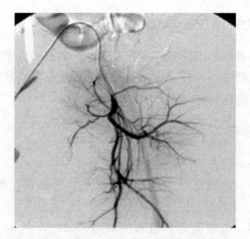

图 14-2　左侧子宫动脉栓塞后未见造影剂溢出

七、护理

（一）术前护理

1. 按血管性介入术前护理常规。

2. 纠正低血容量

（1）建立静脉双通道，遵医嘱快速补液、输血、输注止血药物。

（2）严密监测病人生命体征、意识情况；留置导尿，记录病人尿量及出血量；观察病人皮肤黏膜、皮温情况，准确判断有无休克出现，休克者取中凹卧位。

（3）给予吸氧，注意保暖。

3. 心理护理　面对迅速大量的出血，病人及家属会产生恐惧情绪。护理人员应用温柔和缓而又充满力量的言语缓解其紧张情绪。向其介绍介入治疗的目的、步骤及其优点，并运用成功案例鼓励病人接受治疗，并恰当地运用肢体语言增加病人及家属对手术成功的信心。

（二）术中护理

1. 按血管性介入术中护理常规。

2. 安抚病人情绪，缓解紧张、焦虑情绪。

（三）术后护理

1. 按血管性介入术后护理常规。

2. 栓塞后综合征的护理

（1）疼痛：表现为臀部缺血性疼痛。经常巡视病人，运用疼痛评分量表，密切观察疼痛的部位、发作规律、持续时间，做好心理疏导，消除忧虑、减轻疼痛，指导病人舒适卧位，可行局部热敷，必要时遵医嘱给予镇痛剂，并观察用药后效果。如果疼痛超过 1 周并较剧烈，应警惕发生严重误栓、感染的可能。

（2）发热：术后会出现低热，常持续 3~7 天不等，主要由于出血后吸收热。监测病人体温及血常规，正确执行抗感染治疗。向病人及家属讲解发热原因，缓解不安。体温不超过 38.5℃可指导多饮水，冷湿敷等方法缓解，若体温超过 38.5℃，可运用药物及物理降温。注意观察病人生命体征，监测有无水电解质紊乱，注意补充水分及营养；及时更换汗湿衣物，预防感冒。

3. 预防感染

（1）正确执行抗感染治疗，并监测病人体温及血常规，注意发热程度及有无伴随症状。

（2）保持床单位、内衣裤的清洁、干燥，及时更换。

4. 管道护理　若留置尿管，每日行 3 次会阴护理，指导病人多饮水，以冲洗尿管避免尿路感染。准确记录小便颜色、性状、量。根据病人病情，及时给以拔除尿管。

5. 饮食护理　清淡易消化饮食，可给予高热量、高维生素、优质蛋白饮食，由流质饮食逐渐过渡至正常饮食。适当多进食含铁丰富的食物如瘦肉、猪肝、海带等以促进血红蛋白生成。

6. 活动指导　循序渐进增加活动量，运用三步起床法，预防跌倒/坠床发生。

（四）出院宣教

1. 注意保持个人卫生，预防各种感染，避免盆浴，以淋浴为宜。

2. 建立良好生活习惯，保持愉快心情。

3. 1 个月内避免过度劳累，可有计划地进行锻炼，如散步、做体操等活动。

4. 定期复查，如有不适立即就诊。

（陈冬萍　李小芳　潘　峰）

第二节　子宫肌瘤

一、概述

子宫肌瘤（uterine myoma）是女性生殖系统最常见的良性肿瘤之一，

主要是由子宫平滑肌细胞增生形成，故也称子宫平滑肌瘤。为激素依赖性肿瘤，主要见于育龄妇女，集中于 30~50 岁妇女，20 岁以下少见。育龄妇女发病率高达 20%~25%，约占女性良性肿瘤的 51.87%。因病人多无或很少有症状，故肌瘤真实发病率远远高于临床报道值。在全面考虑病人年龄，生育要求，症状及肌瘤数目、大小、部位后可采取不同的治疗方法，包括随访观察、药物治疗、肌瘤剔除术、子宫切除术、子宫动脉栓塞术、宫腔镜子宫内膜切除术等。子宫动脉栓塞术（uterine artery embolization, UAE）的目标是将栓塞材料释放到肌瘤的供血动脉，阻断其血供，使肌瘤逐渐萎缩、被吸收或脱落，既避免剖腹手术的痛苦及风险，又可以保留子宫和卵巢的正常生理功能，提高病人的生活质量。目前，这种疗法在国内外已得到广泛的临床应用和研究，疗效可靠，已经成为国际公认的子宫肌瘤首选的治疗方法。

二、病因

确切病因及发病机制尚未明了。多认为与性激素及其受体、遗传因素、生长因子和细胞外基因有关。母体妊娠期使用雌激素、未生育、生育年龄后期、肥胖、他莫昔芬等因素可增加肌瘤风险，而减少其风险的因素有：锻炼、多产、绝经和口服避孕药等。

三、分类及临床表现

按肌瘤生长部位可分为子宫体部肌瘤和子宫颈部肌瘤，前者多见，可占 95%~98%。

按肌瘤与子宫肌壁的关系，可分为：

1. 浆膜下肌瘤　约占总数 20%。肌瘤突出于子宫表面，仅由浆膜覆盖。当基底部仅有一蒂与子宫相连时称为带蒂浆膜下肌瘤，若血供不足时肌瘤可变性坏死，若蒂扭转断裂时可形成游离性肌瘤。

2. 肌壁间肌瘤　最常见的类型，占总数 60%~70%。肌瘤位于肌壁间，由肌层包围。

3. 黏膜下肌瘤　占总数 10%~15%。肌瘤向宫腔生长，突出于宫腔，表面仅有黏膜覆盖。

各种类型的肌瘤可同时发生在同一个子宫上，称之为多发性子宫肌瘤。当子宫肌瘤生长迅速或有蒂形成时，常会发生变性。常见的变性有玻璃样变、囊样变、红色样变、肉瘤样变及钙化。

常见临床症状包括经量增加及经期延长、下腹部肿块、白带增多、压迫症状、下腹坠胀及腰酸背痛等症状。长期月经量过多会引起不同程度的贫血。较大肌瘤可在下腹部扪及实质性不规则肿块。妇检多可发现增大的子宫，且表面有单个或多个不规则结节状突起。

四、临床检查

1. 一般临床检查　血、尿、大便三大常规检查；心、肝、肾功能，出、凝血时间检查。

2. 影像学检查　B 型超声是常用的辅助检查，可区分子宫肌瘤与其他盆腔肿块；MRI 可准确判断肌瘤大小、数目和位置。

五、介入治疗的适应证及禁忌证

（一）适应证

1. 育龄期女性，绝经期之前。

2. 子宫肌瘤诊断明确且症状明显。

3. 保守治疗无效或复发者，有子宫切除适应证。

4. 拒绝手术切除，要求保留子宫及生育能力者。

5. 有特殊宗教信仰，不能输血及手术者。

6. 病人本人愿意选择介入治疗者。

7. 巨大子宫肌瘤手术前栓塞治疗，以便于手术切除。

8. 无症状性子宫肌瘤，肿瘤直径大于 4cm。

（二）禁忌证

1. 子宫肌瘤生长迅速及怀疑平滑肌肉瘤者。

2. 严重凝血功能障碍或严重心、肝、肾功能不全者。

3. 碘过敏者。

4. 感染未能控制。

5. 穿刺部位感染。

6. 带蒂的浆膜下子宫肌瘤、游离的阔韧带肌瘤。

7. 严重动脉硬化及高龄病人。

8. 妊娠。

六、介入治疗

1. 病人准备　按血管性介入治疗准备。

2. 器械准备　常规血管性介入治疗准备。栓塞剂：PVA。

3. 手术步骤　常规消毒、局麻下采用 Seldinger 技术，经皮穿刺股动脉，在数字减影（DSA）引导下，经一侧股动脉穿刺插管将导管送至双侧髂内动脉行盆腔动脉造影，观察子宫动脉走行及肌瘤染色情况后（图14-3~图14-5），先行一侧子宫动脉超选择性插管，造影明确为子宫动脉后注入300~500μm直径的栓塞颗剂（如PVA、微球，见图14-6、图14-7），栓塞完毕复查造影。然后，将导管插至另一侧子宫动脉进行造影和栓塞治疗术毕，行血管造影，观察栓塞效果满意后拔管，局部压迫止血15分钟后加压包扎，送回病房观察。

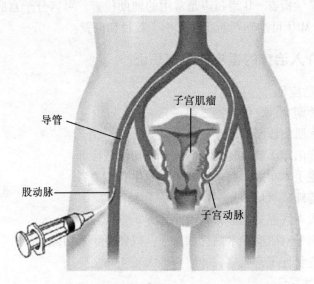

图14-3　子宫动脉栓塞治疗子宫肌瘤示意图

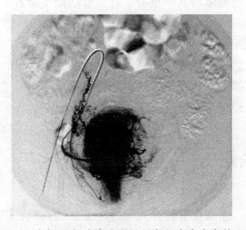

图14-4　右侧子宫动脉造影见子宫肌瘤内丰富的血管

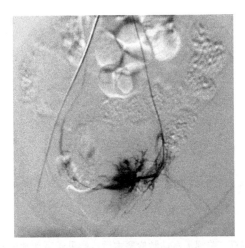

图 14-5 左侧子宫动脉造影见子宫肌瘤内丰富的血管

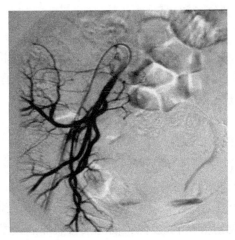

图 14-6 右侧子宫动脉栓塞术后造影见子宫动脉未显影

七、护理

（一）术前护理

1. 按血管性介入术前护理常规。

2. 评估病人的贫血程度，积极纠正。

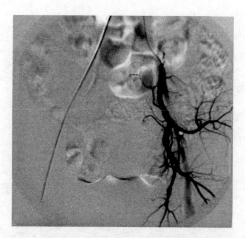

图 14-7   左侧子宫动脉栓塞术后造影见子宫动脉未显影

3. 术前 30 分钟给予留置导尿。

4. 心理护理   由于缺乏疾病相关知识及担心预后，病人及家属常会产生紧张与焦虑。医务人员应积极向病人及家属讲解疾病相关知识、介入治疗方法、注意事项、优点以及成功案例，帮助消除不良情绪。

（二）术中护理

按血管性介入术中护理常规。

（三）术后护理

1. 按血管性介入术后护理常规。

2. 栓塞综合征的护理

（1）发热：子宫动脉栓塞后肌瘤组织坏死以及周围组织破坏产生的代谢产物作为内源性致热源引起发热；同时子宫肌瘤病人常合并不同程度的盆腔感染，术后坏死组织成为微生物的良好培养基，从而加重感染。术后体温若不超过 38.5℃可不处理；体温在 38.5℃及以上者应用物理降温或者布洛芬混悬液药物降温；高热伴寒战者遵医嘱抽取血常规及血培养，并预防使用抗生素。采取处理措施后，注意反馈及加强生命体征观察，防止出现低血容量性休克。

（2）胃肠道反应：部分病人可出现恶心、呕吐等反应，给予对症处理：可遵医嘱使用盐酸甲氧氯普胺、盐酸昂丹司琼等药物缓解症状。指导病人清淡易消化饮食，忌辛辣刺激性食物。

（3）疼痛：病人疼痛程度　般为下腹部的轻、中度阵发性胀痛或绞痛，多可耐受，是因为栓塞了子宫动脉后，肌瘤缺血坏死导致。常于术后2~3天自然缓解。要向病人解释其原因缓解其紧张情绪。护理人员和病人配合，运用疼痛评分量表进行疼痛程度评估。若为1~3分轻度疼痛，可指导分散注意力如听音乐、聊天或热敷等物理方法缓解疼痛；若为4~6分中度疼痛，可运用非阿片类的镇痛药如布洛芬、双氯芬酸钠缓解疼痛；若为7~9重度疼痛可采用阿片类镇痛药如曲马多、氨酚羟考酮、吗啡等药物缓解疼痛。在用药过程中，护理人员应观察用药效果及其副作用。

3. 尿管护理　指导病人保持引流管通畅，勿扭曲打折，观察引流液的颜色、性状、量，告知病人多饮水，大量排尿促进造影剂排泄。术后8小时行膀胱功能锻炼后给予拔除尿管。

4. 活动指导　术后8小时解除股动脉压迫止血器后，可适当下床活动，预防下肢深静脉血栓形成。术后24小时内避免剧烈活动及下蹲动作，以免引起穿刺部位出血或皮下出血。术后48小时可淋浴，避免盆浴。

5. 术后并发症观察与护理

（1）阴道出血：子宫内膜缺血坏死脱落所致，多见于黏膜下肌瘤。向病人讲解原因缓解其紧张情绪，指导使用护垫或看护垫并经常更换，保持会阴部清洁干燥，避免盆浴。

（2）泌尿生殖系统感染：监测体温，询问病人有无阴道出血或异常分泌物，遵医嘱进行抗生素治疗。

（3）阴道嵌顿：多见于黏膜下肌瘤。较大的肌瘤缺血坏死后部分坏死组织脱落排出或部分嵌顿于宫颈口，可在B超下行阴道钳夹牵拉取出或直接切除瘤蒂。

（4）下肢深静脉血栓形成：多由于长时间卧床及下肢制动引起。术后护理人员注意观察伤口情况，重视病人主诉，指导病人术后适当活动术侧肢体，可进行按摩及足部自动屈伸运动，增加血液循环。该并发症为预防为主，一旦发生下肢肿胀及时联系医生。

（四）出院宣教

1. 建立良好生活习惯，忌烟酒，加强营养，进食高热量、高维生素、优质蛋白食物，可适量多进食含铁丰富补血食物，保持二便通畅。

2. 劳逸结合，注意休息。避免腹部碰撞及剧烈活动，循序渐进增加活动量。

3. 保持会阴部清洁干燥，术后3个月禁性生活及盆浴，术后避孕1年。

4. 定期复查。术后3、6、12个月复查B超，观察瘤体的变化。

5. 如有不适随时就诊。

（陈冬萍 李小芳 潘 峰）

第三节 膀 胱 癌

一、概述

膀胱癌（bladder carcinoma）是最常见的泌尿系统肿瘤之一，常见于50~70 岁老年人，男女发病率比约为 4∶1。绝大多数来自上皮细胞，90%以上为移行上皮肿瘤。以手术治疗为主。对于已经失去外科治疗机会和复发性膀胱癌的治疗可以选择介入栓塞治疗。介入治疗创伤小、可重复性、效果显著，现已为较多病人及家属所接受。

二、病因

1. 长期接触致癌物质，如染料、皮革、橡胶、油漆等人员。目前已经确定的主要致癌物质包括联苯胺、4-氨基双联苯等。个体对致癌物质的易感性差异较大。

2. 吸烟 约 1/3 的膀胱癌与吸烟有关。吸烟量越大、吸烟时间越长，发生膀胱癌的危险性越大。

3. 膀胱慢性感染和异物长期刺激可增加膀胱癌的发生率。

三、临床表现及分类

根据病理类型，膀胱癌可分为乳头状癌及浸润性膀胱癌两类。乳头状癌或乳头状瘤表现为向膀胱内生长，而浸润性膀胱癌是在上皮内浸润性生长，形成原位癌、内翻性乳头状瘤或乳头状癌。转移主要表现为向深部的浸润直至膀胱外组织及邻近器官。淋巴转移较为常见。血运转移多发生在晚期，可转移至肺、肝、肾等处。

无痛性血尿是膀胱癌最常见和最早出现的症状。常表现为间歇性肉眼血尿，可自行缓解。之后会出现尿频、尿急、尿痛、排尿困难等，多为晚期症状，尿液内会混有坏死组织排出。

四、临床检查

1. 一般临床检查 血、尿、大便三大常规检查；心、肝、肾功能；出、凝血时间检查。

2. 影像学检查　B 超简便易行，可发现直径 0.5cm 以上的肿瘤；对于浸润性膀胱癌，可采用 CT 和 MRI 发现浸润深度以及有无淋巴结转移；膀胱镜检查可以直接观察到肿瘤所在位置、大小、数目、形态以及初步估计基底部浸润情况等，为诊断膀胱癌最直接、最重要的方法。

五、介入治疗适应证与禁忌证

（一）适应证

1. 外科手术前后的辅助治疗。

2. 复发性膀胱癌。

3. 手术不可切除的膀胱癌。

4. 膀胱癌并发不可控制的出血。

（二）禁忌证

严重心、肝、肾功能不全及碘过敏者不宜采取。

六、介入治疗

1. 病人准备　按血管性介入治疗准备。

2. 器械准备　常规血管性介入治疗准备。栓塞剂：明胶海绵、PVA；化疗药。

3. 手术步骤　常规消毒、局麻下采用 Seldinger 技术，经皮穿刺股动脉，先行双侧髂内动脉造影，观察肿瘤供血动脉的分布、走行及侧支循环情况。明确供血动脉和病理征象后，应尽量避开正常组织分支，将导管超选择插入肿瘤血管。试注造影剂无反流后将化疗药及栓塞剂缓慢注入。用于膀胱癌的化疗药较多，常用的有阿霉素、羟基喜树碱、顺铂和丝裂霉素，双侧髂内动脉给药多少可根据动脉造影所表现的病变范围决定。栓塞剂常用明胶海绵和 PVA 颗粒，在电视监控下缓慢推注，直至血流缓慢，复查造影，证实肿瘤血供完全闭塞和肿瘤"染色"征消失后停止，观察栓塞效果满意后拔管，局部压迫止血 15 分钟后加压包扎，送回病房观察。

七、护理

（一）术前护理

1. 按血管性介入术前护理常规。

2. 血尿护理　准确评估出血量，向病人讲解出血原因，缓解紧张情绪。必要时给予留置导尿，膀胱冲洗，预防感染。指导病人多饮水，避免血液凝结成块堵塞尿路，导致尿潴留。积极纠正贫血，做好输血前准备，必要时遵医嘱给予输血治疗。

3. 饮食指导　指导高热量、高维生素、优质蛋白、清淡易消化饮食，少食多餐，血压高者控制盐类摄入，糖尿病者给以糖尿病饮食。

4. 皮肤护理　膀胱癌病人多为老年病人，皮肤松弛，且有尿液刺激，注意保持床单位及衣物清洁干燥，若有打湿及时更换。

5. 心理护理　简单明了地讲解手术方式及步骤，充分告知介入治疗优缺点，可运用成功病例安抚病人紧张、焦虑的心情，必要时遵医嘱给予地西泮 5~10mg 肌内注射。

（二）术中护理

1. 按血管性介入术中护理常规。

2. 栓塞时可能出现疼痛、恶心等反应，对于难以耐受者可遵医嘱给予镇痛、止吐药物治疗。

（三）术后护理

1. 按血管性介入术后护理常规。

2. 栓塞综合征的护理

（1）疼痛：由于肿瘤供血血管被栓塞，肿瘤组织缺血坏死，导致的下腹部疼痛，多为胀痛，术后 2~3 天多可缓解。由于年老病人的特殊性，护理人员要运用疼痛评分量表，多巡视，勤评估病人疼痛部位、性质、程度及持续时间。指导病人可运用音乐、深呼吸、适当活动等方式分散注意力，缓解疼痛。若疼痛严重时，可遵医嘱由弱到强阶梯式用药，观察疗效，避免耐药及成瘾。提供安静舒适的环境，缓解其焦虑心情，使其身心舒适。

（2）发热：多为肿瘤组织缺血坏死所致。监测病人体温及血常规的变化，若存在感染证据时及时予以抗感染治疗。向病人及家属讲解发热原因，缓解不安。体温不超过 38.5℃ 可指导多饮水，冷湿敷等方法缓解，若体温超过 38.5℃，可运用药物及物理降温。注意观察病人生命体征，监测有无水电解质紊乱。注意补充水分及营养。

（3）胃肠道反应：为术中所用化疗药物所致。术后积极给予水化治疗。若胃肠道反应严重者，遵医嘱给予补液、镇吐，防止水电解质紊乱。

3. 饮食护理　同术前护理。

4. 活动指导　循序渐进增加活动量，采用三步起床法，避免坠床/跌倒发生。注意保护腹部，避免腹部碰撞、用力咳嗽等举动。

5. 排泄护理　病人可出现血尿，指导其多饮水，观察和记录小便颜色、性状、量，必要时给予留置导尿，膀胱冲洗，避免尿路感染。术后

7~10 天尿液可逐渐恢复正常。指导病人保持大便通畅，定时排便，避免用力排便等行为。必要时可口服便乃通、乳果糖等缓泻剂或给予灌肠等方法。

6. 并发症护理

（1）臀部疼痛：多由于化疗药或栓塞剂反流入臀上动脉，造成局部血运障碍，也可能是插管时间过长，导管内或周围形成的血栓进入动脉分支内所致，预防方法是采用介入放射学的选择性和超选择性插管技术，将导管头端尽量进入肿瘤供血动脉，灌注化疗药时避开正常血管。此症状随着药物的排泄和肢体循环的建立，可得到改善并逐渐消失。

（2）异位栓塞：较少见，多表现为肺栓塞。重视病人主诉，积极汇报医生，采取对症处理措施。

（四）出院宣教

1. 建立良好生活习惯，避免过度劳累，早睡早起。

2. 饮食指导　给予营养丰富，高蛋白、高维生素、低脂肪、易消化的食物，少量多餐。戒烟酒及刺激性食物。

3. 定期复查，出现异常情况及时就诊。

（李　玲　李小芳）

第四节　输尿管狭窄

一、概述

输尿管狭窄（ureteral stenosis）是指各种原因导致的输尿管管腔部分或全段狭小，管腔的连续性没有中断，但会引起不同程度的上尿路梗阻和肾积水。临床上常见输尿管下段狭窄，中上段狭窄相对少见。目前主要采取的治疗方法是手术治疗。相对于出血量较多，时间较长且术后并发症较多的传统手术，损伤小、住院时间短、并发症较少的介入治疗得到了广泛应用。1980 年，Pingound 等将经皮穿刺导管扩张输尿管的狭窄首次应用于临床，成功地解除了狭窄，减轻肾盂积水。

二、病因

引起输尿管狭窄的原因有很多，除外先天性原因外，还包括以下 3 个方面：感染及炎症性狭窄，主要是由于炎症刺激使输尿管内膜增生、粘连所致；手术后狭窄，术后瘢痕收缩粘连所致；外压性狭窄，肿瘤及输尿管血管受压所致。

三、临床表现及分类

1. 腰部胀痛或可触及上腹部包块。

2. 上尿路梗阻和肾积水症状，随着程度加重，甚至会出现少尿、无尿等肾功能损坏甚至肾功能衰竭。

根据病因，输尿管狭窄可分为先天性狭窄、感染性狭窄、手术后狭窄、外压性狭窄。

四、临床检查

1. 一般临床检查 查体多为阴性体征，部分病人可能存在患侧肾区叩痛；也有部分病人体检可触及上腹部囊性包块，可有压痛；血、尿、大便三大常规检查；心、肝、肾功能，出、凝血时间检查。

2. 影像学检查 B超：可见狭窄上端输尿管扩张，不同程度肾积水；同位素肾图示病人肾功能明显下降并可见梗阻型肾图；CTV 及 MRV 检查也可明确肾积水的程度、梗阻部位，现已逐渐取代静脉肾盂造影（IVP）检查。

五、介入治疗适应证与禁忌证

（一）适应证
除内生肿瘤以外的各种因素导致的输尿管狭窄。
（二）禁忌证
无绝对禁忌证，但在以下情况需注意：
1. 子宫根治术后的输尿管狭窄（常并有输尿管缺血）。
2. 放射治疗引起的狭窄或盆腔段输尿管受到较大剂量射线照射者。
3. 有凝血机制障碍和严重尿路感染病人。
4. 手术后吻合口水肿引起的狭窄。
5. 碘过敏者。

六、介入治疗

1. 病人准备 同一般非血管性介入治疗。
2. 器械准备 同一般非血管介入治疗，另备球囊。
3. 手术步骤 根据病变部位选择合适体位，通常采用俯卧位或侧卧位，可在腹部或对侧腰部安置垫子，使肾处于最接近皮肤的位置。用 B

超定位，选择最佳穿刺点，在 B 超引导下进行穿刺，通过超声观察强回声的针尖是否刺入无回声的集合系统内，必要时经穿刺针注入造影剂证实穿刺部位。穿刺成功后沿引导钢丝分别取 5~9F 扩张管建立皮肤-肾盂通道，最后插入 7F 导管鞘形成稳定通道。交换入单弯导管，注入造影剂判断肾盂扩张程度及输尿管狭窄部位、形态、程度及长度。送入 J 型导丝，使其前端通过狭窄段。沿导丝送入合适的球囊导管至狭窄段，注入稀释的造影剂以扩张球囊，每次持续 30~60 秒，间隔 2~3 分钟后可重复扩张，直至球囊中心的凹陷消失。扩张后再次行造影以验证输尿管狭窄部扩张效果（图 14-8）。扩张成功以后，经导丝引入双 J 管（7F 左右）于狭窄处支撑，同时暂时性留置外引流管，以便于术后短期复查造影。

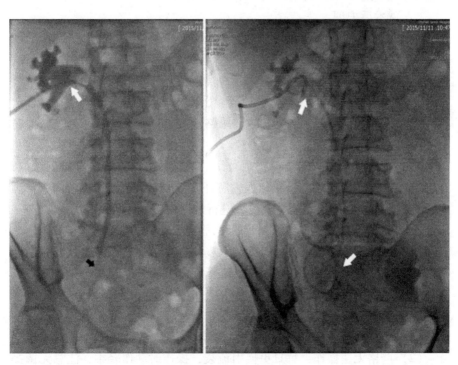

图 14-8 输尿管狭窄成形术前及术后

七、护理

（一）术前护理

1. 按非血管介入术前护理常规。

2. 心理护理 病人病程较长，且因排尿困难，心理负担较大，护理人员在接待病人及家属时，应运用简单易懂的语言告知病人及家属介入治疗的目的、优点、方法及术中和术后可能出现的情况，缓解病人及家属的心理负担，取得信任，以促进手术的顺利进行。

（二）术中护理

1. 按非血管介入治术中护理常规。

2. 在球囊扩张和释放支架时，病人会有不同程度的疼痛感，护理人员要给予心理安慰，必要时遵医嘱给予镇痛药物。

（三）术后护理

1. 按非血管介入术后护理常规。

2. 伤口护理 观察敷料有无渗血及漏尿，如有异常及时处理。指导病人保持伤口敷料清洁干燥，避免摩擦，以免引起伤口敷料脱落。

3. 注意观察小便的颜色、性质、量，术后 3 天内可有轻、中度血尿，指导病人多饮水，多产生小便，冲洗尿路，避免血凝块堵塞尿道。必要时通知医师，遵医嘱给予止血药物治疗。

4. 疼痛护理 由于支架释放刺激使上尿路平滑肌痉挛，可出现绞痛，常于术后 2~3 天自然缓解。要向病人解释其原因，缓解其紧张情绪。护理人员和病人配合，运用疼痛评分量表进行疼痛程度评估。

5. 若行肾造瘘病人，做好引流管护理

（1）妥善固定引流管：保持引流通畅，避免管道扭曲、受压、打折和滑脱，活动前或改变体位前先夹闭引流管并将其妥善固定，防止引流液反流入病人体内和管道滑脱。活动后或改变体位后及时打开引流袋，平时应指导病人将尿袋置于造瘘口以下的位置，以免尿液反流引起感染；当尿液达 300ml 时及时倾倒引流液，避免因重力因素导致引流管脱出。

（2）严格无菌操作：每日更换引流袋，操作时动作轻柔，注意无菌操作。若引流袋不慎脱落，立即重新消毒，更换无菌引流管，严禁将污染后的引流管重新插入。

（3）保持密闭引流：放取尿液后及时将尿袋封闭。

（4）观察并记录引流液颜色、性质和量，若有异常及时通知医师处理。

（5）指导病人多饮水，每日 2500～3000ml，避免感染产生。

6. 并发症护理

（1）出血：术后病人易发生肉眼血尿，不需特殊处理，通常可自行缓解。如色泽鲜红或伴有血块提示有较大量的出血，应密切观察病人的生命体征变化，若有异常，应及时报告医生进行处理。

（2）管道阻塞：多为瘢痕形成与血栓栓塞，故术中要尽量保持输尿管上皮和管壁完整，避免形成新的瘢痕组织。观察尿液颜色、性状、量，若有混浊物产生，指导病人多饮水，并遵医嘱给予抗感染治疗，并观察疗效。

（3）支架移位：由于支架管的直径过长引起。可选择直径和长度合适的内支架，注意病人有无腹痛和尿少，有异常及时通知医生。

（四）出院宣教

1. 建立良好生活习惯，规律作息，戒烟酒。

2. 注意劳逸结合，禁止剧烈活动，以防内支架移位引起出血或再狭窄。

3. 饮食指导　加强营养，给予营养丰富的高蛋白、高维生素、低脂肪、易消化的食物，少量多餐。避免含草酸量大及高盐食物摄入。

4. 定期复查，出现异常情况及时就诊。

（李　玲　陈冬萍　李小芳）

第五节　尿道狭窄

一、概述

尿道狭窄（urethral stenosis）指任何部位的尿道管腔狭小，尿道正常扩张功能受到影响，导致尿流不畅或受阻的疾病。常见于男性，主要由于增生的纤维组织形成瘢痕，导致尿道及周围组织挛缩，而引起尿道狭窄。目前主要治疗手段包括尿道扩张术、腔内手术治疗、开放性尿道成形术等，但术后易出现再狭窄、尿瘘、尿失禁等并发症。尿道内扩张或支架置入治疗得到了广泛运用，可以减轻病人痛苦，缩短住院时间，避免瘢痕再形成。

二、病因与分类

1. 先天性尿道狭窄　以尿道外口狭窄多见，也可见包茎、尿道瓣膜精阜肥大等。

2. 炎症性尿道狭窄 由特异性或非特异性尿道感染所致，常见淋病、结核、反复包皮龟头炎症等。

3. 外伤性尿道狭窄 为尿道外伤的后期并发症，最为常见。其中以球部尿道狭窄最多。主要包括枪伤、刺伤等穿透伤，骑跨伤、阴茎挫裂等钝性伤，骨盆骨折等挤压伤。各种腔内操作所致的医源性尿道狭窄也属于外伤性尿道狭窄。

三、临床表现

尿道狭窄的临床症状与病因、程度、范围、有无严重并发症等有关。主要症状是排尿困难。当逼尿肌的收缩不能克服尿道阻力时，会造成残余尿增多，甚至发生尿失禁或尿潴留，后者易致尿路反复感染、尿道周围脓肿、尿道瘘、前列腺炎和附睾炎。尿道梗阻也易致肾盂输尿管积水及反复发作的尿路感染，最终导致肾功能减退，甚至尿毒症。

四、临床检查

（一）一般临床检查

尿道触诊可触及狭窄部位，检查狭窄长度，有无压痛、尿道口有无分泌物及其性状；直肠指检，检查前列腺及后尿道情况；尿道毯子检查可确诊狭窄的部位、长度和程度；血、尿、大便三大常规检查，尿常规检查可见红细胞、白细胞及致病菌。合并尿路感染时血常规可见白细胞升高；心、肝、肾功能，出、凝血时间检查。

（二）影像学检查

1. B超 明确诊断狭窄的长度、程度及狭窄周围瘢痕厚度。

2. 尿道造影 显示狭窄部位、程度、长度和并发症。

3. 尿道镜检查 可以明确病变情况，必要时可进行腔内手术治疗。

五、介入治疗适应证与禁忌证

（一）适应证

1. 复杂性尿道狭窄。

2. 各种原因所致的尿潴留、尿道梗阻、不愿手术或不宜手术的病人。

（二）禁忌证

1. 尿道严重瘢痕狭窄、尿道完全闭塞，导丝不能通过者。

2. 各种原因引起的神经源性膀胱者。

3. 严重或复发的泌尿系感染病人。

4. 碘过敏者。

六、介入治疗

1. 病人准备　同非血管性介入治疗准备。

2. 器械准备　同非血管介入治疗器械，硅胶 Foley 尿管。

3. 手术步骤　病人平卧于检查床上，会阴区消毒铺巾，2% 利多卡因 5ml 经尿道逆行注入，行尿道黏膜表面麻醉，经尿道外口注入 40% 泛影葡胺造影剂，确定尿道狭窄部位后，在 X 线监视下用导丝通过狭窄段，进入膀胱并固定。在导丝引导下依次用 5~14F 扩张管行尿道扩张后，引入直径 10~12mm 球囊于狭窄段，球囊长度应大于尿道狭窄段长度 1cm 以上。定位准确后向球囊内加压注入稀释的造影剂，直到球囊压迹消失或基本消失为止，维持压力 3~5 分钟后抽出造影剂，必要时可重复扩张。扩张完成后抽尽球囊内造影剂，退出导管，置入并保留 22F Foley 尿管或置放支架于尿道狭窄段，以引流尿液，保持引流通畅。必要时可放入镍钛记忆合金支架，支架可为螺旋状、波浪状、网状，支架两端应超过尿道狭窄段 0.5cm，宜置于尿道膜部以上，低于尿道内口。支架可以长期置入。

七、护理

（一）术前护理

1. 按非血管性介入术前护理常规。

2. 心理护理　病程较长，且病情反复，加之排尿困难会给病人增加心理负担。护理人员应运用简单易懂的语言告知病人及家属介入治疗的目的、优点、方法及术中和术后可能出现的情况，缓解病人及家属的心理负担，取得信任，以促进手术的顺利进行。

（二）术中护理

1. 按非血管性介入术中护理常规。

2. 置入 Foley 尿管动作应轻柔，避免损伤尿道黏膜。

（三）术后护理

1. 按非血管性介入术后护理常规。指导病人每日饮水 2500~3000ml，以利于尿液产生，达到生理性膀胱冲洗作用。

2. 长时间留置尿管者需做好管道护理

（1）妥善固定尿管：保持引流通畅，避免管道扭曲、打折，活动前先妥善固定引流管防止管道滑脱。尿袋需低于膀胱，以免尿液反流。

（2）无菌操作：保持密闭引流，放取尿液后及时将尿袋封闭。若有血尿时，可用呋喃西林液或生理盐水进行膀胱冲洗，并注意冲洗液的变化。若尿管不慎污染应立即更换，不可将脱落的尿管重新插入。

（3）观察并记录引流液的颜色、性质、量，若无异常可行夹管治疗，4~6小时打开一次。

3. 并发症观察与护理

（1）尿道损伤：术中操作不当可致尿道损伤，易引起周围组织感染，护理人员密切观察病人的生命体征，重视病人主诉，积极配合医生处理。

（2）尿道刺激征：多数病人都有尿频、尿急、尿痛等症状，一般2~7日消失，部分持续4~6周或更长。指导病人多饮水。

（3）血尿：因支架置入过程中，损伤尿道黏膜或支架对尿道的扩张压迫形成创伤所致，一般1~3日即可好转。

（4）排尿困难：常为短暂性，为扩张或支架置入时损伤尿道黏膜导致黏膜水肿所致，一般1~2日即可缓解。如因支架置入不当而未能解除梗阻时，则应调整支架位置或换合适支架置入。

（5）尿失禁：可指导病人进行提肛训练，每天早、中、晚各一次，每次30~40下，不少于30秒；或定时憋尿，并协助其保持床铺清洁、干燥，每日用温水清洗臀、会阴部2~3次。

（6）支架移位：向上移位主要是骑车等骑跨运动所致，向下移位多为用力排便所致。支架一般在3个月方可被尿道黏膜完全覆盖，因此，指导病人在此期间内应避免骑车、剧烈活动，并保持大便通畅，并提示在置入支架两周内禁止性生活，预防支架移位。

（四）出院宣教

1. 为避免尿道狭窄段弹性回缩引起再狭窄，Foley尿管至少要保留1个月以上。病人常需带尿管出院，在出院前，应指导病人及其家属学会自我护理，告知病人要保持尿道口及其周围身体的清洁卫生，固定好尿袋，更换尿袋前后均要洗手。当夹闭尿管做排尿动作时，如尿管周围有尿液排出时，则提示扩张满意。

2. 术后3个月内禁止骑跨在硬物上，不要剧烈活动，并保持大便通畅。在置入支架两周内禁止性生活，防止发生移位。

3. 鼓励病人多饮水，注意观察排尿情况，不适随诊。

（李　玲　陈冬萍　李小芳）

第六节　精索静脉曲张

一、概述

精索静脉曲张（varicocele）是指由于精索静脉回流受阻而引起精索内蔓状静脉丛的异常伸长、扩张和迂曲。常见于 30～40 岁青壮年，发病率占男性人群的 10%～15%，多发生于左侧。是导致男性不育的病因之一。

二、病因

精索静脉曲张的发病原因主要是由于静脉回流障碍。导致此情况发生的因素主要有：精索内静脉的解剖特点使之易于受压，左侧精索静脉呈直角进入左肾静脉，且左精索静脉下段位于乙状结肠后面，左肾静脉位于主动脉和肠系膜上动脉之间。位于左精索静脉进入左肾静脉入口处的静脉瓣膜若发育异常，亦可导致精索静脉曲张。其他如肿瘤压迫精索静脉，癌栓栓塞肾静脉，也可导致继发性精索静脉曲张。

三、临床表现及分类

精索静脉曲张，若病变轻，多无临床症状，一般在体检时发现。病情加重时，常表现为患侧阴囊坠胀感、隐痛、久站或行走后症状加重，平卧休息后可自行缓解。精索静脉曲张可影响睾丸的生精功能，是导致男性不育的重要原因之一。

常分为原发性和继发性精索静脉曲张。若卧位时静脉曲张不缓解，多为继发性精索静脉曲张，应查明原因。

四、临床检查

1. 一般临床检查　诊断常依赖体检。严重者，立位检查可见患侧较健侧阴囊下垂，可触及似蚯蚓团块的曲张精索静脉。平卧位后曲张精索静脉可缩小或消失。症状轻者，可做 Valsalva 试验，嘱病人站立，用力屏气，腹压增加，阻断血液回流，可见明显静脉曲张；血、尿、大便三大常规检查；心、肝、肾功能，出、凝血时间检查。

2. 影像学检查　超声检查、放射性核素检查可以帮助明确诊断。若怀疑为继发性精索静脉曲张，需明确是否为腹膜后肿瘤或肾脏肿瘤压迫所致。

五、介入治疗适应证及禁忌证

（一）适应证

1. 诊断明确的精索静脉曲张，包括亚临床型精索静脉曲张。

2. 临床症状明显，久婚不育或伴有精液异常者。

（二）禁忌证

1. 精索静脉、腰静脉与下腔静脉有交通支。

2. 精索静脉分支与肾静脉及肾包膜静脉有交通支。

3. 解剖变异，导管无法插入精索静脉者。

4. 左侧髂总静脉梗阻所致精索静脉曲张，栓塞后将加重血液回流障碍，使睾丸损伤加重。

5. 碘过敏者。

六、介入治疗

1. 病人准备 按血管性介入治疗常规准备。

2. 器械准备 除按血管性介入治疗常规准备外备 5F Cobra 导管、无水乙醇、直径（4~6mm）的弹簧钢圈。

3. 手术过程 常规消毒铺巾，局部麻醉后，采用 Seldinger 法经股静脉将导管置入下腔静脉，在腰 1~2 椎体水平探查并进入左肾静脉，头端超过精索静脉后行造影。造影时造影床头端可抬高 15°~30°，病人同时做 Valsalva（憋气）动作。如发现精索静脉有造影剂逆流，将导管超选择进入精索静脉进行造影。右侧精索静脉在腰 2~3 椎体水平以锐角直接开口于下腔静脉，可在此水平探查右精索静脉。导管头钩住该静脉开口后可行静脉造影。造影可显示精索静脉的口径、走行及侧支血管的位置、血流方向等，有利于选择栓塞剂及释放位置（图 14-9、图 14-10）。根据精索静脉造影所见选择恰当的栓塞部位。近侧有交通支时，栓塞部位应在血管汇合点远侧。而远侧有静脉分支时，栓塞部位应选在汇合点之近侧。静脉造影时造影剂未返流入肾静脉，可选用无水乙醇为栓塞剂。栓塞时将检查床取头高脚低 45°倾斜，缓缓注入无水乙醇 5~8ml，同时嘱病人做 Valsalva 动作。栓塞完成后保持体位 15 分钟后，造影复查栓塞效果（图 14-11），直至精索静脉闭塞，曲张静脉丛不再显影时为止。必要时可进行再次栓塞。

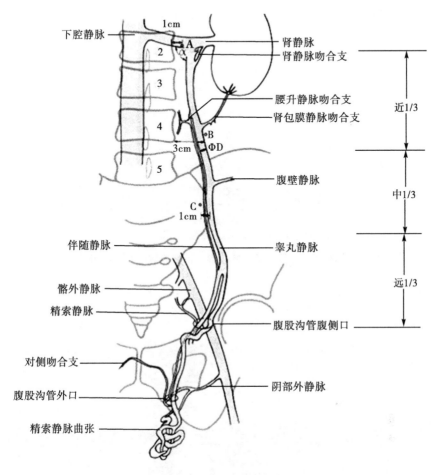

图 14-9　精索静脉曲张示意图

七、护理

（一）术前护理

1. 按血管性介入术前护理常规。

2. 心理护理　病人多为年轻男性，常有抵触心理或表现羞涩，拒绝和护理人员进行沟通。护理人员可为病人及家属讲解栓塞治疗的优点及方法，为其介绍成功病例，缓解其紧张焦虑心情。

3. 指导病人进行 Valsalva 动作，以配合手术。

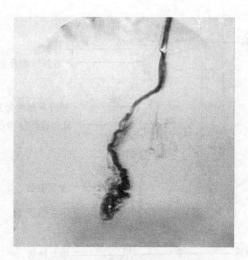

图 14-10　左侧精索静脉造影示精索静脉迂曲、增粗

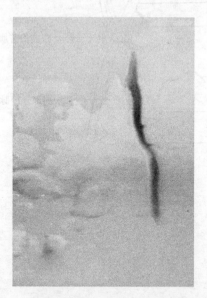

图 14-11　左侧精索静脉栓塞术后，迂曲的静脉团消失

（二）术中护理

1. 按血管性介入术中护理常规。

2. 体位护理　协助病人仰卧于手术床上，造影时将造影床头端抬高

15°~30°，使病人呈头高脚低位。

3.注入无水乙醇时病人会疼痛，遵医嘱提前10~20分钟肌内注射吗啡10mg，减轻疼痛。

（三）术后护理

1.按血管性介入术后护理常规。

2.栓塞综合征的护理

（1）发热：术后常会出现低热，向病人及家属讲解原因。若体温不超过38.5℃，采取物理降温，若超过38.5℃，可给予布洛芬混悬液3~5ml口服降温。告知其多饮水，及时更换汗湿衣物。

（2）疼痛：与硬化剂进入阴囊静脉引起静脉炎有关，消炎治疗2~3天可缓解。指导病人保持舒适卧位，不仅可缓解疼痛，而且可促进血液循环，必要时可遵医嘱给予镇痛剂。指导病人穿柔软宽松内衣裤，减少摩擦。

3.并发症的护理

（1）异位栓塞：较少见。重视病人主诉，并积极汇报医生，采取对症处理措施。

（2）精索静脉穿孔：静脉压低不会影响预后，可以不做特殊处理。

（四）出院宣教

1.建立良好生活规律，保持心情舒畅，避免疲劳，1月内避免长时间站立工作及重体力劳动。

2.饮食指导：多吃新鲜蔬菜、水果，忌烟、酒及辛辣刺激食物。

3.术后半年内避免剧烈活动，禁止性生活。

4.穿宽松内裤，以免影响阴囊散热；注意会阴部清洁卫生，防止逆行感染。

5.定期复查。

（李　玲　陈冬萍　李小芳）

第七节　盆腔静脉淤血综合征

一、概述

盆腔静脉淤血综合征（pelvic congestion syndrome，PCS），也称卵巢静脉综合征，是由于慢性盆腔静脉或静脉丛曲张迂回、血液流出不畅、盆腔静脉充盈、淤血所引起的一种疾病。PCS是引起育龄妇女慢性盆腔疼痛的重要原因之一，调查研究发现约有 30% 慢性盆腔疼痛者存在盆腔静脉淤血综合征。1949 年 Taylor 提出 PCS 的概念，并研究了疾病病因及诊断方法。临床发现，本症严重程度与疼痛性质呈正相关。目前针对盆腔静脉淤血综合征的治疗包括药物治疗、外科手术治疗和血管栓塞介入治疗。相较于疗效不确定及停药后易于复发的药物治疗，创伤较大且术后并发症较多的外科手术治疗，卵巢静脉栓塞术简便安全、损伤小、术后恢复快、疗效确切，且不会影响卵巢功能，是目前治疗盆腔静脉淤血综合征的首选方法。

二、病因

PCS 病因尚不明确，目前认为是多重因素共同作用的结果。盆腔静脉回流系统交通支丰富，静脉缺乏静脉瓣，血液流动性相对缓慢，左侧卵巢静脉行程较长，汇入左肾静脉处呈直角，不利于静脉回流，导致盆腔静脉血流瘀滞；腹膜后静脉变异；子宫后倾、后曲易导致静脉迂曲；长期站立工作和重体力活动，盆腔手术均会导致卵巢静脉回流不畅；内分泌因素；精神因素均对 PCS 发生有促进因素。

三、临床表现及分类

盆腔静脉淤血综合征主要表现为"三痛两多一少"，即下腹盆腔坠痛，腰背部疼痛，深部性交疼痛，月经量多，白带增多，妇科阳性检查少。腹痛和腰背痛多见于年轻的经产妇。盆腔静脉充血加重的情况下，如月经前或经期、疲劳、直立时，疼痛会加重，平卧或抬高大腿时会缓解。

四、临床检查

1. 一般临床检查　血、尿、大便三大常规检查；心、肝、肾功能，出、凝血时间检查。

2. 影像学检查

（1）经腹或阴道 B 超：可见迂曲扩张的静脉或静脉团、子宫增大、内膜增厚、卵巢多囊样改变。

（2）CT 或 MRI：可见迂曲的盆腔静脉。

（3）静脉造影：是诊断 PCS 的"金标准"。

（4）腹腔镜检查。

五、介入治疗适应证与禁忌证

（一）适应证

1. 有慢性盆腔疼痛病史，反复按盆腔炎、内膜异位症治疗症状无改善者。

2. 经系统检查已排除其他疾病所致疼痛、经腹腔镜或卵巢静脉造影证实盆腔静脉淤血者。

（二）禁忌证

一般无特殊禁忌证。严重心、肝、肾功能不全及碘过敏者不宜采取。

六、介入治疗

1. 病人准备　同血管性介入治疗。选择月经结束 7~10 天。

2. 器械准备　同血管性介入治疗，栓塞剂有医用胶类、明胶海绵颗粒和金属微弹簧圈。

3. 手术步骤　基本方法与男性精索静脉曲张栓塞方法相仿。腹股沟区局部消毒、铺巾以 seldinger 技术穿刺右股静脉成功后，将导管插入双肾静脉行造影检查，如显示造影剂逆流进入卵巢静脉，卵巢旁曲张静脉可确诊本病（图 14-12、图 14-13）。确诊后将导管超选择性插至卵巢静脉的远侧曲张静脉团处（图 14-14），用栓塞材料完全堵塞静脉丛主干及卵巢静脉。

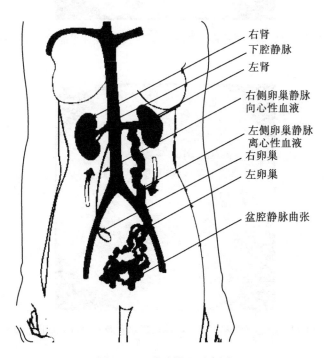

右肾
下腔静脉
左肾

右侧卵巢静脉
向心性血液

左侧卵巢静脉
离心性血液
右卵巢

左卵巢

盆腔静脉曲张

图 14-12　盆腔淤血示意图

常用栓塞剂为金属微弹簧圈，栓塞后复查造影观察栓塞效果，90%～95%的病人仅栓塞左侧卵巢静脉即可（图14-15），如术前确诊或术中造影发现双侧静脉曲张时，应以同样方法栓塞对侧。当存在解剖变异或其他原因导致经股静脉途径插管失败时，可采取经颈静脉途径。

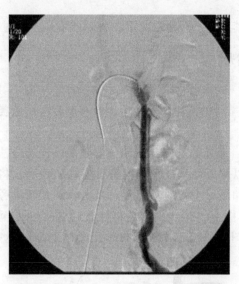

图 14-13　盆腔静脉淤滞症，左侧肾静脉造影示左卵巢静脉迂曲、增粗

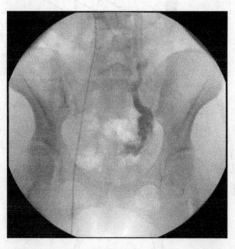

图 14-14　超选择性左侧卵巢静脉造影示盆腔左侧静脉迂曲、增粗

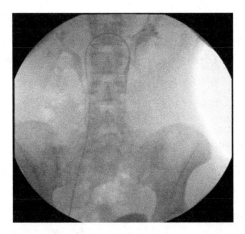

图 14-15　左侧卵巢静脉栓塞术后，迂曲的静脉团消失

七、护理

（一）术前护理

1. 按血管性介入术前护理常规。

2. 心理护理　绝大部分病人为年轻女性，病程较长，病情易反复，饱受疾病折磨，会产生抑郁等不良情绪；加之病人及家属对介入治疗缺乏了解，担心疾病预后，护理人员在护理过程中，应针对其顾虑，运用简单易懂的语言向其介绍介入治疗的特点、优越性、目的、意义、手术过程，缓解紧张情绪，使病人主动积极地配合治疗。

（二）术中护理

按血管性介入术中护理常规。

（三）术后护理

1. 按血管性介入术后护理常规。

2. 栓塞综合征的护理

（1）发热：术后常会出现低热，向病人及家属讲解原因。若体温不超过 38.5℃，采取物理降温，若超过 38.5℃，遵医嘱给予 3~5ml 布洛芬混悬液口服降温。告知病人多饮水，及时更换汗湿衣物。

（2）疼痛：与栓塞后局部组织缺血坏死有关，表现为下腹部阵发性隐痛，伴有骶尾部坠胀感，多于术后 2~7 天缓解。指导病人保持舒适卧位，不仅可缓解疼痛，而且可促进血液循环，必要时可遵医嘱给予镇痛剂。

3. 并发症观察

（1）出血：由于卵巢静脉壁极薄，术中导丝易穿破曲张的静脉壁而致出血。一旦发现造影剂外溢，应立即行栓塞治疗。术后应严密观察血压、脉搏的变化，重视病人主诉，如有异常，及时报告医生进行处理。

（2）异位栓塞：由于钢丝圈游走移位于肾静脉及肺内所致，术后应注意观察有无肾栓塞、肺栓塞的症状。

（四）出院宣教

1. 建立良好生活习惯，规律作息，睡眠时取侧卧位，预防便秘。

2. 从事长期站立或坐位工作者，应加强体育锻炼，有利于增强体质，改善盆腔肌张力，促进盆腔血液循环。

3. 定期复查，不适随诊。

（李　玲　陈冬萍　李小芳）

第八节　宫　颈　癌

一、概述

宫颈癌（cervical cancer）为最常见的妇科恶性肿瘤之一，严重威胁妇女的生命。原位癌的高发年龄为 40~50 岁，浸润癌的高发年龄为 50~70 岁。其发病分布趋势为农村高于城市，山区高于平原。近些年由于宫颈细胞学筛查的广泛推广，其发病率和死亡率有所控制。目前治疗方法，主要根据病人的临床分期、年龄和全身状况分析后决定。常用的治疗方法有手术、放化疗以及介入治疗。相较其他治疗方法，创伤小、恢复快、可重复治疗的介入治疗手段能有效杀灭肿瘤细胞，使肿瘤缩小，提高了宫颈癌病人的生存质量，延长生命。尤其是在对晚期或术后复发的宫颈癌病人的治疗上，介入治疗逐渐得到普及推广。

二、病因

宫颈癌的发病原因尚未完全明了，目前了解到可能与以下因素有关：

1. 性行为及分娩次数　早婚、早育、初次性生活<16 岁、多产、宫颈慢性炎症及高危男子有性接触史者，宫颈癌的发病率明显增高。高危男子是指患有阴茎癌、前列腺癌或其性伴侣曾患宫颈癌的男性。

2. 病毒感染　人乳头瘤病毒（human papilloma virus，HPV）、单纯疱疹病毒Ⅱ型（herpes simplex virus Ⅱ type）、人巨细胞病毒（human cytomegalovirus，HCMV）等也与宫颈癌的发病有关。

3. 其他　经济情况、种族和地理因素等也导致了宫颈癌的发病。

三、分类及临床表现

（一）分类

宫颈癌的病变部位主要发生在宫颈外口的原始鳞-柱交界处与生理性鳞-柱交接部间形成的移行带区。以直接蔓延和淋巴转移较为多见。

1. 大体检查

（1）外生型：也称菜花型，最为常见。癌组织向外生长呈菜花样或乳头状，质脆，触之易出血，继而累积阴道。

（2）内生型：也称浸润型。肿瘤组织向宫颈内部组织浸润生长，宫颈表面光滑或有浅表溃疡，呈桶状。晚期累及宫旁组织。

（3）溃疡型：外生型和内生型肿瘤组织继续发展，脱落坏死，形成溃疡或空洞。

（4）颈管型：病灶位于宫颈管内，可侵犯宫颈及子宫峡部血管，并转移至淋巴结。

2. 显微镜检查

（1）按组织发生学划分，宫颈癌主要有鳞状细胞癌和腺癌两大类。前者占 80%~85%，后者占 15%~20%。

（2）按癌组织发展程度可分宫颈不典型增生、原位癌和浸润癌 3 个阶段。早期病人无明显症状及体征，颈管型常因宫颈外观正常而发生漏诊。

（二）临床表现

1. 阴道出血　早期多为接触性出血，晚期表现为不规则的阴道流血。年轻病人可表现为经期延长、经量增加、周期缩短等；年老病人表现为绝经后不规则阴道流血。其出血量与病灶大小、部位及侵犯血管有关。

2. 阴道排液　多数病人在阴道流血后，有血性或白色，稀薄如水样或米泔样伴腥臭味液体自阴道排出。在疾病晚期，病人阴道会有大量米汤样或脓性的恶臭白带排出，是由于肿瘤组织坏死、感染所致。

3. 晚期症状　病灶累及范围不同，会出现不同的激发症状。

四、临床检查

1. 一般临床检查　血、尿、大便三大常规检查；心、肝、肾功能，出、凝血时间检查。

2. 病理学检查　常运用宫颈刮片细胞学检查进行筛查，宫颈和宫颈管活组织检查是确诊宫颈癌及癌前病变最可靠的依据。

五、介入治疗的适应证与禁忌证

（一）适应证

1. 宫颈癌术前术后、放疗前辅助治疗。

2. 手术或放疗后复发的宫颈癌。

3. 不能手术切除的中晚期宫颈癌病人的姑息治疗。

4. 宫颈癌病人肿瘤所致出血、动静脉瘘等栓塞治疗。

（二）禁忌证

一般无特殊禁忌证。妇科急慢性炎症未能控制者，严重心、肝、肾功能不全及碘过敏者不宜采取。

六、介入治疗

1. 病人准备　按血管性介入治疗准备。

2. 器械准备　按血管性介入治疗准备；栓塞剂：PVA 或明胶海绵；化疗药物：甲氨蝶呤等。

3. 手术步骤　常规消毒、局麻下采用 Seldinger 技术，经皮穿刺股动脉，在 DSA 引导下，经一侧股动脉穿刺插管将导管送至双侧髂内动脉行盆腔动脉造影，注入造影剂，充分显示髂内动脉分支的位置、形态、分布情况；再利用导丝将造影导管送入髂内动脉分支处，显示肿瘤染色动脉的来源、范围（图 14-16~图 14-18）。缓慢注入化疗药物，最后用 PVA 颗粒和

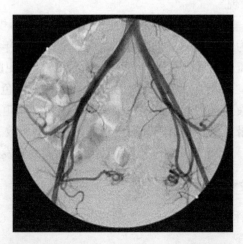

图 14-16　将猪尾巴导管置入腹主动脉下端，造影显示双侧髂内动脉分支情况及初步评判双侧供血动脉血供情况

（或）明胶海锦颗粒栓塞。若卵巢动脉或其他动脉是供血动脉需要栓塞（图 14-19）在栓塞前与病人或病人家属沟通，同法行另一侧化疗栓塞治疗最后行血管造影，观察栓塞效果满意后拔管。局部压迫止血 15 分钟后加压包扎，送回病房观察。

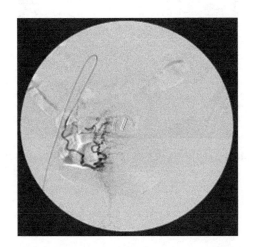

图 14-17　5F-Yashiro 导管超选置入同侧子宫动脉

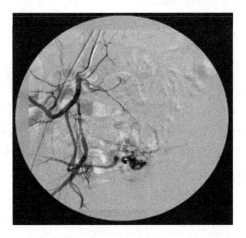

图 14-18　5F-Yashiro 导管进入同侧髂内动脉内，造影显示肿瘤供血动脉丰富

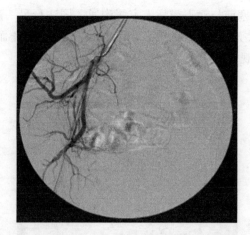

图 14-19 化疗栓塞术后造影，显示肿瘤血管栓塞良好

七、护理

（一）术前护理

1. 按血管性介入术前护理常规。

2. 会阴护理 协助病人擦身，更衣，保持床单位清洁干燥。指导病人勤换会阴垫，便后及时冲洗外阴并更换会阴垫。若阴道分泌物多者，可行会阴冲洗。

3. 心理护理 病人常因阴道分泌物多，体味重，表现为愤怒、拒绝、自卑等消极情绪。护理人员应积极评估病人的身心状况，利用挂图、宣传资料等向其介绍有关宫颈癌栓塞治疗的优缺点，用简单易懂的语言介绍介入治疗的过程、可能出现的不适以及应对方法，缓解其术前紧张情绪，促使病人积极面对并接受治疗。

4. 隐私护理 为病人提供安全、隐蔽的环境，必要时可提供单间。

5. 饮食护理 指导高热量、高维生素、富含优质蛋白、清淡易消化饮食，少食多餐。

（二）术中护理

1. 按血管性介入术中护理常规。

2. 在进行动脉栓塞时，病人若疼痛剧烈，护理人员可遵医嘱使用曲马多 100mg 或吗啡 10mg 肌内注射。

（三）术后护理

1. 按血管性介入术后护理常规。

2. 栓塞综合征的护理

（1）发热：主要由于组织缺血坏死所致吸收热。监测病人体温及血常规，正确执行抗感染治疗。向病人及家属讲解发热原因，缓解不安。体温不超过 38.5℃ 可指导多饮水，冷湿敷等方法缓解；若体温超过 38.5℃，可运用药物及物理降温。注意观察病人生命体征，监测有无水电解质紊乱。注意补充水分及营养。

（2）疼痛：与栓塞后组织缺血坏死有关。过度疼痛会引起病人全身不适，也会增加其心理负担。护理人员应充分运用疼痛评分量表让病人说出自己的疼痛评分，并根据评分结果遵医嘱使用止疼药。

（3）胃肠道反应：常表现为恶心、呕吐、食欲不振等。护理人员应注意病人呕吐物的颜色、性质、量，及时处理呕吐物，保持床单位清洁干燥，避免环境影响。根据病人情况给予镇吐药物，并配合补液治疗，避免水电解质紊乱。

3. 饮食护理　同术前护理。

4. 活动指导　循序渐进增加活动量，采用三步起床法，避免坠床/跌倒发生。注意保护腹部，避免腹部碰撞、用力咳嗽等举动。

5. 会阴护理　术后阴道会有少量出血或排液，与栓塞后子宫壁充血渗出有关。向病人解释原因，告知病人保持会阴部清洁干燥，及时更换会阴垫，注意观察分泌物颜色、性质、量，必要时可行会阴擦洗。观察病人阴道黏膜情况，及时发现有无化疗药物所致溃疡。

6. 并发症的护理

（1）误栓：通常是由于栓塞剂进入髂内动脉的分支或过量栓塞引起栓塞剂反流所致。出现下肢麻痹、臀部疼痛等并发症时，应重视病人主诉，及时汇报医生并配合处理。

（2）神经损伤：髂内动脉后支完全闭塞能危及坐骨神经，前后支完全闭塞引起坐骨神经的缺血性损害，双侧髂内动脉前后支全部栓塞可引起下肢麻痹，瘫痪以及 Brown-sequard 综合征的危险。护理人员应密切观察病人有无异常，及时汇报医生，并协助处理。

（3）生殖系统感染：主要是栓塞前盆腔严重感染未控制住，一旦出现该并发症应正规化使用抗生素，若治疗不及时会导致切除子宫的严重后果。

（四）出院宣教

1. 建立良好生活习惯，避免过度劳累，早睡早起。

2. 饮食指导：给予营养丰富，高蛋白、高维生素、低脂肪、易消化的食物，少量多餐。戒烟酒及刺激性食物。

3. 介入术后 3~6 个月避免重体力活动及性生活，循序渐渐增加活动量。

4. 保持愉悦心情，积极面对疾病，合理发泄负面情绪。

5. 定期复查，出现异常情况及时就诊。

（肖书萍　李小芳）

第九节　输卵管阻塞

一、概述

凡婚后有正常性生活，未避孕，而夫妻同居二年以上不能受孕者称不孕（infertility）。婚后从未受孕者称原发性不孕症；曾有过正常妊娠或其他异常妊娠，而以后有二年未能受孕者，称继发性不孕症。其病因涉及男女双方，女方因素约占 40%，主要以排卵障碍和输卵管因素居多。输卵管阻塞是导致女性不孕的重要因素，约占女性不孕症病因的 1/3，是不孕症的诊治难题。输卵管阻塞的传统治疗方法主要有通气、通液、中草药和手术等，但疗效均不显著；并且手术治疗并发症多、创伤大、费用高。输卵管再通术（fallopian tube recanalization）是在 X 线透视，超声及宫腔镜的监视下，通过同轴导管配合导丝技术再经宫颈将导管和导丝送至子宫角，并且借助导丝、导管的扩张以及药液的冲洗作用，使阻塞的输卵管再通的一项介入治疗技术。

二、病因

1. 炎症　大多数输卵管疾病继发于感染，尤其是盆腔炎症。流产（人工流产、自然流产、药物流产）、阑尾炎、产后感染、结核病、长期阴道出血、不洁性交、外科手术等造成的炎症状态，可引起输卵管管壁粘连、充血、水肿而堵塞。

2. 其他因素　如先天性输卵管堵塞等。

三、临床表现及分类

一般无典型症状，最主要及常见的表现是不孕，绝大多数是在婚后的不孕检查中被确诊的。部分病人是由于盆腔炎症造成的输卵管堵塞会伴有下腹隐痛，月经期、性交后或劳累时加重。

其分类主要分为：

1. 原发性输卵管堵塞　即先天性的，出生时就有，此种堵塞较为少见。

2. 继发性输卵管堵塞　即后天因素所造成的堵塞，较为常见。此种输卵管堵塞又可分为机械性堵塞和病理性堵塞两种。机械性堵塞是指一些脱落的栓子及器官的功能性收缩所致，常见的有月经期的内膜碎片、血凝块等。病理性堵塞是由输卵管炎症所引起的。

四、临床检查

1. 一般临床检查　血、尿、大便三大常规检查；心、肝、肾功能，出、凝血时间检查；宫颈分泌物检查、经直肠阴道检查、衣原体抗体的筛查等。

2. 辅助检查

（1）B超：可见输卵管增粗，附件包块，输卵管积液改变等。

（2）输卵管通液：是利用亚甲蓝液或生理盐水自宫颈注入宫腔，再从宫腔流入输卵管，根据推注药液时阻力的大小及液体反流的情况，判断输卵管是否通畅。在临床实际工作中却发现该方法误诊率高，所以不是理想的检查。

（3）子宫输卵管造影：可以明确输卵管堵塞部位、程度以及输卵管的形态是否正常。

（4）腹腔镜：直视输卵管梗阻部位及周围的粘连情况并可同时对粘连进行分离治疗，是诊断输卵管梗阻的金标准。

五、介入治疗适应证与禁忌证

（一）适应证

1. 经妇科和影像学等辅助检查，证实为输卵管阻塞所致不孕的病人，生殖系统发育异常除外。

2. 因宫颈松弛导致常规子宫输卵管造影未完成者。

3. 间质部至壶峡交界部阻塞可以试行选择性输卵管再通术。

（二）禁忌证

1. 发热，体温在37.5℃以上；月经期或子宫出血。

2. 严重的全身性疾病（如心衰、活动性肺结核）。

3. 碘过敏者。

4. 生殖器官急性炎症。

5. 子宫角严重闭塞者，原结扎输卵管再通术后再阻塞者及结核性输卵管阻塞者因输卵管管壁顺应性差极易发生穿孔，故不宜行此术。

6. 输卵管远段阻塞（壶腹远端、伞部）不宜行再通术，因其易致输卵管穿孔并有损伤卵巢致出血的危险，且成功率低。

六、介入治疗

1. 病人准备　时间选择在月经干净后 3~5 日内；术前 3 天禁止性生活。其他按非血管介入术前准备。

2. 器械准备　FTC-900 真空同轴导管导丝系统、普通导管法器械；0.018~0.025in 超滑亲水导丝；双腔子宫造影球囊管；子宫器械包：内有扩阴器、宫颈钳、长无齿镊、蚊式血管钳、敷料钳等。

3. 手术步骤　常规消毒铺巾，先做子宫造影，如输卵管不显影，则进行导管再通术。送入导管和超软导丝，运用导丝的扩张分离作用和造影剂的冲洗，使输卵管扩通到伞端。对于输卵管再通后重复造影和通液治疗即经导管注入盐酸庆大霉素 16 万 U+地塞米松 10mg+糜蛋白酶 4000U+2%利多卡因 5ml+生理盐水 10ml（图14-20），术毕，病人平卧观察 1~2 个小时。

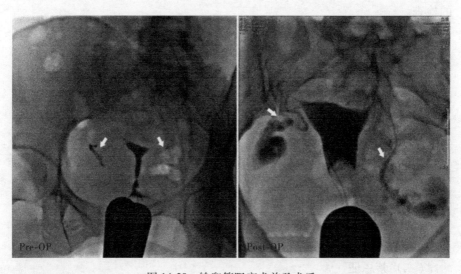

图 14-20　输卵管阻塞术前及术后

七、护理

（一）术前护理

1. 按非血管介入术前护理常规。

2. 心理护理　理解病人因不孕所导致的焦虑心理，与病人建立良好的医患关系。讲解成功病例，向病人介绍疾病相关知识，减轻焦虑。同时注意保护病人的隐私。

3. 手术时间选择　选择月经干净后 3~5 天进行输卵管再通术。若不足 3 天，则子宫内膜有可能未完全修复，此时手术造影剂易进入未完全闭合的血管内，影响诊断结果；若超过 5 天，子宫内膜增厚易堵塞输卵管开口，不利于导管导丝插入，进而影响手术效果或造成医源性内膜异位症，甚至导致手术失败。

（二）术中护理

1. 按非血管介入术中护理常规。

2. 由于导管导丝刺激，造影剂及疏通液的注入易引起输卵管痉挛，手术过程中可遵医嘱给予硫酸阿托品 0.5mg 肌内注射，以防止输卵管痉挛，必要时给予镇痛药物使用。

（三）术后护理

1. 按非血管介入术后护理常规。

2. 基础护理　术后病人卧床休息 1 小时。保持会阴清洁干燥，每日温水清洗会阴部 1~2 次，勤换内衣裤及会阴垫。

3. 饮食指导　禁食辛辣刺激、冰冷食物，此类食物易影响术后子宫及输卵管的恢复。

4. 预防感染　术后两周内禁止性生活、盆浴和游泳，可淋浴，遵医嘱口服抗生素 1~3 天。

5. 术后并发症观察及护理

（1）输卵管穿孔：输卵管穿孔的发生率在 10% 以下，主要与输卵管原有病变和操作损伤有关，一般不会引起生命危险。在操作术中动作应轻柔，术后密切监测病人生命体征变化，重视病人主诉，如有不适，立即通知医生。

（2）术后感染：表现为盆腔疼痛和发热，感染的发生是原有病变的基础上再活动，由于近端阻塞输卵管的再通，可能会使一个有潜在感染的输卵管段得到开放而引起感染。预防措施主要是指导病人保持个人卫生，保证充足睡眠和营养，密切观察体温变化以及遵医嘱预防性使用广谱抗生素。

（3）输卵管妊娠：再通术后输卵管异位妊娠率接近 10%，是由输卵管经导丝等机械疏通后管壁欠光整引起，其预防措施主要是早期明确诊断、早期治疗。

（4）阴道出血：病人术后会出现少量阴道出血，给予对症处理，2~5 天内可消失。如果出血量多且颜色鲜红，应监测病人生命体征变化，及时向医生汇报，协助医生积极止血治疗。

（5）盆腔积液：介入术后，有部分造影剂和防止粘连的药物进入盆腔，这些液体短期内对盆腔有一定的刺激，但一般情况下 3 天内就会消失。

（6）造影剂并发症：造影剂可刺激因子宫和输卵管引起炎症性黏膜水肿；碘过敏引起黏膜损伤。嘱病人多饮水，以利于造影剂的排出，对于碘过敏者给予对症处理。

（四）出院宣教

1. 注意个人卫生，勤换内裤，内裤经常进行消毒；2 周内禁性生活及盆浴，预防感染。

2. 保持良好的心态：告知病人受孕是一个复杂的生理过程。精神紧张，各种心理障碍均会引起下丘脑-垂体-卵巢轴功能紊乱，导致无法排卵；学会自测基础体温，掌握排卵期，合理安排性生活，以利于受孕。

3. 告知病人再通术后有发生宫外孕的可能，应通过中西医结合等方法积极治疗导致宫外孕的其他因素。

4. 饮食指导　采用营养均衡饮食，加强营养，促进身体健康。

5. 如有不适，立即就诊。

（陈冬萍　李小芳）

第十节　输卵管异位妊娠

一、概述

输卵管异位妊娠（fallopian tube ectopic pregnancy）是指受精卵在输卵管腔内着床发育，为最常见的异位妊娠之一，约占 95%，是妇科常见急腹症之一。输卵管异位妊娠不仅导致妊娠的必然终结，同时严重威胁妇女的生命，且以后再次妊娠成功的概率小于 50%。输卵管异位妊娠已经成为导致孕妇死亡的主要原因，占所有孕妇死亡率的 10%。主要治疗方法有剖腹手术治疗、腹腔镜手术治疗和药物治疗。放射介入治疗方法虽然是近年来开展的一种新的保守治疗方法，但是具有很大的优势，可以最大限度保持患侧输卵管完好通畅并保留病人生育能力，同时安全、有效、副作用小、创伤小，使病人易于接受，如果治疗无效还有机会进行手术治疗。

二、病因

输卵管异位妊娠主要是受精卵由于某些原因在输卵管被阻，其主要原因有慢性输卵管炎、输卵管发育不良或畸形、输卵管手术史、受精卵的外游、子宫内膜异位症、盆腔内肿瘤压迫或牵引等。宫内节育器避孕失败也可导致输卵管异位妊娠。

三、临床表现及分类

在输卵管妊娠流产或破裂后，临床表现较为明显。主要临床表现为正常妊娠症状（停经、恶心呕吐、乏力、乳房胀痛等），不同程度的下腹痛和异常子宫出血、发热、低血压所致晕厥休克等。

根据受精卵在输卵管着床部位不同可分为：壶腹部妊娠、峡部妊娠、伞部间质部妊娠，其中壶腹部妊娠作为常见，占 50%~70%。

四、临床检查

1. 一般临床检查　血、尿、大便三大常规检查；心、肝、肾功能，出、凝血时间检查；血 β-hCG 测定：异位妊娠者，血 β-hCG 较宫内妊娠者低。

2. 辅助检查　B 超；阴道后穹隆穿刺：一种简单可靠的诊断方法，适用于怀疑有腹腔出血的病人；腹腔镜检查：是异位妊娠检查的金标准，且可以在明确诊断的同时进行治疗。

五、介入治疗适应证与禁忌证

（一）适应证

1. 未破裂型输卵管妊娠，生命体征稳定。

2. 心、肝、肾功能正常，血常规正常，生殖器无畸形，血、尿 β-hCG<5000U/L。

3. B 超提示附件混合性包块直径≤5cm，盆腔液性暗区<3cm，并除外宫内妊娠。

（二）禁忌证

1. 破裂型输卵管妊娠，有大量的腹腔内出血。

2. 经超声检查，胎心搏动或附件包块直径>6cm 者。

3. 严重凝血机制异常或严重心、肝、肾疾病的病人。

4. 碘过敏者。

六、介入治疗

1. 病人准备　按血管性介入治疗。

2. 器械准备　除血管性介入治疗常规器械外，备栓塞剂明胶海绵；药品除常规外备氨甲蝶呤（MTX）。

3. 手术步骤　介入手术方法：常规介入术前准备，局麻后采用 Seldinger 技术穿刺一侧股动脉，经导丝引入 5F Yashiro 导管先后于双侧髂内动脉行动脉造影，再分别超选择插管至双侧子宫动脉，行双侧子宫动脉造影。双侧子宫动脉内缓慢灌注 MTX 50 mg 行灌注化疗，后注入明胶海绵栓塞双侧子宫动脉，造影复查，以双侧子宫供血明显减少或消失为栓塞目的。术毕拔管，穿刺点加压包扎。

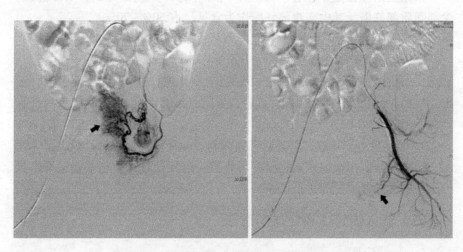

图 14-21　输卵管异位妊娠介入术前及术后

七、护理

（一）术前护理

1. 按血管性介入术前护理常规。

2. 心理护理　护理人员在病人面前，态度要沉着冷静，给病人安全感。关心、安慰病人，协助病人采取舒适体位，用浅显易懂的语言向病人及家属介绍介入治疗相关知识。

3. 疼痛护理 观察疼痛部位、程度、性质及伴随症状。安排舒适的环境和卧位，减轻疼痛。利用谈话、看书等方式转移病人对疼痛的注意力。必要时遵照医嘱给予止痛剂。

4. 病情观察 密切观察病人生命体征变化，重视病人主诉，观察面色、末梢循环及尿量变化，早期发现休克症状；记录出血性质、量。必要时给予补液、输血治疗。

5. 体位护理 指导病人绝对卧床休息，缓慢床上活动，休克者给予中凹卧位。

（二）术中护理

1. 按血管性介入术中护理常规。

2. 术中若病人感到疼痛，必要时遵医嘱给予止痛剂。

（三）术后护理

1. 按血管性介入术后护理常规。

2. 心理护理 给予适当的解释，减轻紧张与焦虑不安。保持病区环境安静，消除刺激及诱发出血的因素，促进病人休息，达到身心安静的目的。利用共性的护理方法缓解病人的抑郁紧张等不适情绪。

3. 栓塞后综合征的护理

（1）发热：栓塞后组织坏死以及周围组织受到破坏产生的代谢产物作为内源性致热源引起发热；同时病人因出血成为微生物的良好培养基，从而加重感染。术后体温若不超过38.5℃可不处理；体温在38.5℃及以上者应用物理降温或者布洛芬混悬液药物降温；高热伴寒战者遵医嘱抽取血常规及血培养，并预防使用抗生素。采取处理措施后，注意反馈及加强生命体征观察，防止出现虚脱或休克现象。

（2）胃肠道反应：部分病人可出现恶心、呕吐等反应，给予对症处理：可遵医嘱给予甲氧氯普胺、盐酸昂丹司琼等药物缓解症状。指导病人进清淡易消化饮食，忌辛辣刺激重口味食物。

（3）疼痛：病人的疼痛程度一般为下腹部的轻、中度阵发性胀痛或绞痛，多可耐受，是因为栓塞子宫动脉后，组织缺血坏死导致。常于术后2~3天自然缓解。要向病人解释其原因缓解其紧张情绪。护理人员和病人配合，运用疼痛评分量表进行疼痛程度评估。若为1~3分轻度疼痛，可指导分散注意力如听音乐、聊天等或热敷等物理方法缓解疼痛；若为4~6分中度疼痛，可运用非阿片类的镇痛药如布洛芬、双氯芬酸钠缓解疼痛；若为 7~9 分重度疼痛可采用阿片类镇痛药如氨酚羟考酮、吗啡等药物缓解疼痛。在用药过程中，护理人员应观察用药效果及其副作用。

4. 化疗反应护理

（1）应用氨甲蝶呤的病人术后 6~12 小时遵医嘱给予肌内注射亚叶酸钙 3mg，每 4 小时 1 次，共 4 次，利于逆转此药的毒性作用；术后 2 天内给予水化，保证尿量每天大于 3000ml，以促进氨甲蝶呤和造影剂的排泄。

（2）饮食护理：根据病人饮食习惯，制定适合病人的饮食计划；鼓励病人进食高热量、高蛋白、无刺激、易消化的食物，宜少量多餐；适当增加粗纤维食物，多饮水，保持大便通畅。

（3）做好皮肤和口腔护理，进食后漱口，保持口腔清洁，软毛刷刷牙，防止溃疡和感染；出现脱发者，护士应告知病人停药后可恢复。

（4）保持病房清洁，防止交叉感染：每天用三氧机消毒 1 小时；限制探视人数，对白细胞低的病人应进行保护性隔离。

（5）防止出血和继发出血：观察病人生命体征和全身皮肤是否有淤点、淤斑、鼻出血、阴道出血和阴道分泌物等情况，因异位妊娠病人多有阴道出血，护士应注意外阴的清洁，必要时每日会阴部 0.5% 活力碘擦洗 2~3 次；指导病人卧床休息，减少刺激病人出血的因素；必要时遵医嘱输血或输血小板。

5. 并发症观察与护理 月经过少或闭经：多由于使用永久栓塞剂栓塞，且影响到卵巢血供，采用明胶海绵栓塞时一般不会产生闭经。如出现上述情况可给予益母草胶囊或中草药等调经，必要时使用激素治疗。

（四）出院宣教

1. 注意个人卫生，保持外阴清洁和性生活卫生，预防生殖器感染发生，禁止性生活 1~2 个月，术后避孕半年。

2. 如有感染症状应及早诊治，对于可疑输卵管妊娠者应立即就医，定期随访。

3. 已生育者应采取避孕措施，防止宫外孕的再次发生。未生育者应保持情绪乐观，再次妊娠时及时检查。

4. 注意休息，加强营养，保证蛋白质的摄入，促进身体康复。

（陈冬萍　李小芳）

参 考 文 献

[1] 钱晟，颜志平，王建华，等. 顺行放置双猪尾巴输尿管支架治疗恶性输尿管狭窄

［J］. 实用放射学杂志, 2002, 18 (6)：495.

［2］Mc Lucas B, Adler L, Perrela R. Uterine fivroid embolization：Nonsurgical treatment for symptomatic fibroide［J］. J Am Coll Surg, 2001, 192 (1)：95–105.

［3］张巧权. 放射介入治疗早期输卵管异位妊娠的全程护理干预［J］. 当代护士（专科版）, 2011, 10 (8)：91–93.

［4］陈晓明, 杜娟, 左约雄, 等. 子宫肌瘤导管栓塞治疗的临床与病理研究［J］. 中华放射学杂志, 2001, 35 (8)：595–599.

［5］陈君辉, 胡大武, 段天红, 等. 子宫肌瘤介入治疗临床疗效观察（附21例报告）［J］. 中华放射学杂志, 2001, 35 (5)：334–335.

［6］苏带兰, 卢健英. 16 例子宫肌瘤栓塞术的临床护理［J］. 微创医学, 2008, 3 (6)：665.

［7］孙景玲. 子宫动脉栓塞的围手术期观察及护理［J］. 护理实践与研究, 2007, 4 (13)：42.

［8］高莉莎, 高海莲, 窦彩绘, 等. 子宫肌瘤动脉栓塞术后腹痛评估及原因分析［J］. 中华护理杂志, 2003, 38 (9)：703.

［9］楼望月. 子宫肌瘤栓塞术后并发症及护理［J］. 现代中西医综合杂志, 2007, 16 (35)：5359.

［10］肖洁泓, 陈楚吟. 子宫肌瘤栓塞术治疗子宫肌瘤的护理［J］. 实用医学杂志, 2002, 18 (4)：448.

［11］施海彬. 介入放射诊疗策略［M］. 北京：科学出版社, 2008.

［12］郭杰丽, 刘栋志, 熊晓苓, 等. 输卵管阻塞介入复通术的临床护理［J］. 护士进修杂志, 2001, 16 (4)：297.

［13］马水清, 任芸静. 盆腔淤血综合征的临床研究进展［J］. 国外医学妇产科学杂志, 2004, 31 (3)：168.

［14］苌静, 陈选英. 护理干预在静索静脉曲张患者中的实施［J］. 医学信息：手术学分册, 2008, 21 (7)：667.

［15］王滨, 曹贵文. 介入护理学［M］. 北京：人民卫生出版社, 2005.

［16］翟仁友. 肿瘤介入治疗手册［M］. 北京：人民卫生出版社, 2008.

［17］贺能树, 吴恩惠. 中华影像医学介入放射学卷［M］. 北京：人民卫生出版社, 2005.

［18］田月华, 殷建林. Ⅱb、Ⅲa 期宫颈癌术前介入治疗的观察与护理［J］. 现代医药卫生, 2007, 23 (4)：584.

［19］吴建, 杨玉. 宫颈癌介入治疗的护理体会［J］. 中国辐射卫生, 2005, 14 (2)：139.

［20］欧阳秀珍, 姚招琴, 钟惠红. 巨块型宫颈癌患者介入治疗的不良反应及护理［J］. 护理学报, 2006, 13 (4)：60.

［21］湛永毅, 马双莲. 实用专科护士丛书（肿瘤科分册）［M］. 长沙：湖南科学技术

出版社，2008.

[22] 钟惠红. 宫颈癌介入治疗的观察及护理 [J]. 实用医技杂志，2006，13（10）：1766.

[23] 李麟荪，徐阳，林汉英. 介入护理学 [M]. 北京：人民卫生出版社，2015.

[24] 黄水燕. 加强护理干预在输卵管堵塞介入再通术中的应用价值 [J]. 广州医科大学学报，2015，11（3）：126-128.

[25] 谢幸，苟文丽. 妇产科学 [M]. 北京：人民卫生出版社，2013.

[26] 叶小庆. 介入治疗输卵管堵塞再通中应用针对性护理对提高再通率、改善生存质量的作用 [J]. 中国现代药物应用，2015，11（5）：210-211.

[27] 王存强，苗建中. 介入输卵管再通术与疗效分析 [J]. 介入放射学杂志，2002，11（3）：215-216.

[28] 朱培欣，卢占兴，夏国强，等. 腹部和盆腔动脉大出血的急诊介入治疗 [J]. 介入放射学杂志，2011. 20（1）：22-24.

[29] 金泳海，刘一之，倪才方，等. 骨盆骨折合并盆腔大出血的急诊栓塞治疗 [J]. 临床放射学杂志，2006，25（9）：862-865.

[30] 王茂强，陈凯，段峰，等. 盆腔出血性疾病卵巢动脉栓塞治疗 [J]. 介入放射学杂志，2007. 16（9）：606-610.

[31] 王银华，陈方满，周勤. 盆腔内急性大出血介入治疗的临床应用价值 [J]. 医学影像学杂志，2009，19（8）：1045-1047.

[32] 朱彬，朱锦桃，曹然. 髂内动脉栓塞治疗产后大出血 [J]. 介入放射学杂志，2006，15（4）：218-220.

[33] 周怡婷，曹建民. 腹部及盆腔急性出血的介入治疗 [J]. 介入放射学杂志，2008，17（12）：884.

[34] 魏红云，吕园仙，徐恒，等. 骨盆骨折大出血紧急血管内栓塞的急救护理 [J]. 护士进修杂志，2004，19（3）：258-259.

[35] 郭启勇，申宝忠，滕皋军. 介入放射学 [M]. 北京：人民卫生出版社，2000.

[36] 陈庆云，张小燕. 子宫肌瘤发病机制的研究进展 [J]. 中国实用妇科与产科杂志，2012，28（12）：950-952.

[37] Flake GP, Andersen J, Dixon D. Etiology and pathogenesis of uterine leiomyomas: a review [J]. Environ Health Perspect, 2003, 111（8）：1037-1054.

[38] Greathouse KL, Bredfeldt T, Everitt JI, et al. Environmental estrogens differentially engage the histone methyltransferase EZH_2 to increase risk of uterine tumorigenesis [J]. Mol Cancer Res, 2012, 10（4）：546-557.

[39] Walker CL. Epigenomic reprogramming of the developing reproductive tract and disease susceptibility in adulthood [J]. Birth Defects Res A Clin Mol Teratol, 2011, 91（8）：666-671.

[40] 朱斌，刘萍，陈春林，等. 子宫动脉栓塞术治疗黏膜下子宫肌瘤 62 例临床分析

［J］．临床妇产科杂志，2005，21（4）217-219.

［41］张应群，王卫精，李丰．质量持续改进在子宫肌瘤临床护理中的应用［J］．护理实践与研究，2005，12（4）：75-76.

［42］马莲茹，周万里．球囊扩张介入治疗尿道狭窄与闭塞35例分析［J］．中国误诊学杂志，2010，10（15）：3717-3718.

［43］邵丽丽，任广杰，苏冬梅．不孕不育症患者的心理护理及健康教育［J］．中国实用医药，2008，3（9）：120-121.

［44］陈新国，王兴华，李立，等．中晚期膀胱癌的介入治疗［J］．基层医学论坛，2011，15（16）：540-541.

［45］王彩萍．超选择性动脉化疗栓塞术治疗顽固性膀胱出血53例围术期护理［J］．齐鲁护理杂志，2012，18（11）：43-44.

［46］武晓，秦雪莲，范欣荣．膀胱癌行髂内动脉栓塞灌注化疗的观察及护理［J］．中国实用护理杂志，2011，27（1）：77.

［47］高鹏，丁强，方祖军，等．新辅助介入化疗后经尿道切除治疗浸润性膀胱癌［J］．临床泌尿外科杂志，2007，22（9）：664-668.

［48］肖书萍，李小芳，耿志琦．健康教育路径在介入栓塞治疗精索静脉曲张患者中的应用［J］．护理学杂志，2012，27（14）：75-77.

［49］许卫国，李家平，彭秀斌，等．介入栓塞治疗精索静脉曲张的临床体会［J］．中国介入影像与治疗学，2008，5（3）：218-220.

［50］陈孝平，汪建平，等．外科学［M］．第8版．北京：人民卫生出版社，2013.

［51］杨志惠，周万里．输尿管狭窄与闭塞的逆行介入治疗11例分析［J］．山西医药杂志（下半月刊），2012，41（10）：1043-1044.

［52］张希全，刘恩靖，王胜强，等．经皮肾穿刺经尿道双途径球囊扩张并双"J"支架置入治疗输尿管狭窄和梗阻［J］．中华放射学杂志，2007，41（4）：405-408.

［53］张正龙，张继来，陈明，等．球囊扩张与开放手术治疗输尿管狭窄的疗效比较［J］．湖北医药学院学报，2012，31（4）：330-332.

［54］朱亮，张希全，孙业全，等．经导丝轨道置入双J管治疗输尿管狭窄和梗阻［J］．介入放射学杂志，2014，32（5）：445-448.

［55］倪江雯，李红芸，张凤霞．使用双J管肾移植患者术后观察及护理［J］．齐鲁护理杂志，2009，15（22）：104.

［56］赵士军，朱士国，高景春．尿道球囊扩张置管术治疗男性尿道狭窄［J］．中国美容医学，2011，20（z2）：104-105.

［57］刘沧君，张孟增．支架置入治疗前列腺增生所致尿道狭窄［J］．放射学实践，2003，18（4）：272-273.

［58］刘蒙，刘小平，郭伟，等．导管引导下泡沫硬化剂疗法治疗精索静脉曲张［J］．介入放射学杂志，2011，4：300-302.

［59］李刚，陈登明，陈常勇，等．盆腔淤血综合征的介入诊断与治疗［J］．临床放射

学杂志，2009，28（3）：400-402.

［60］金龙，苏天昊，肖国文，等. 卵巢静脉栓塞术治疗盆腔淤血综合征［J］. 中国介入影像与治疗学，2015，12（7）：403-406.

［61］苏浩波，顾建平，楼文胜，等. Glubran-2 胶栓塞卵巢静脉治疗盆腔淤血综合征［J］. 中华介入放射学电子杂志，2013，16（1）：31-35.

［62］van der Vleuten CJ, van Kempen JA, Schultze-Kool LJ. Embolization to treat pelvic congestion syndrome and vulval varicoseveins. Int J Gynaecol Obstet，2012，118（3）：227-230.

［63］肖喜荣，李斌. 盆腔淤血综合征与慢性盆腔痛［J］. 中国实用妇科与产科杂志，2013，29（3）：167-170.

［64］张国福，田晓梅，韩志刚，等. 介入化疗栓塞在宫颈癌术前的临床应用［J］. 介入放射学杂志，2009，18（2）：97-99.

［65］栾朝辉，赵淑萍，刘素梅，等. 宫颈癌介入化疗与全身静脉化疗的效果比较［J］. 齐鲁医学杂志，2009，24（5）：380-382.

［66］郑志坚，曾国斌，杨满，等. 晚期宫颈癌介入化疗结合放疗疗效观察［J］. 现代肿瘤医学，2010，18（8）：1616-1618.

［67］周慷，李晓光，金征宇，等. 经双侧子宫动脉介入化疗对进展期宫颈癌的疗效观察［J］. 介入放射学杂志，2010，19（6）：482-485.

［68］陆杰荣，陈英，彭伟萍，等. 临床护理路径在宫颈癌介入治疗护理中的应用［J］. 护理实践与研究，2010，7（16）：20-21.

［69］张学鸿，郝天然，王庆磊. 放射性介入输卵管内注射氨甲蝶呤（MTX）在异位妊娠非手术治疗中的价值［J］. 现代预防医学，2012，39（19）：4990-4991.

［70］朱艳，何福仙. 异位妊娠介入治疗研究进展［J］. 中国误诊学杂志，2011，11（19）：4568-4569.

［71］查越平，叶晓东，翁侨，等. 介入治疗应用于产科重度出血性疾病的护理［J］. 护士进修杂志，2013，28（13）：1166-1167.

第十五章 小儿常见疾病介入治疗护理

第一节 肝母细胞瘤

一、概述

肝母细胞瘤（hepatoblastoma）是小儿最常见肝脏胚胎性恶性肿瘤。多发生于 3 岁前，成人极为罕见，男女之比为 2.5∶1。常见于肝脏右叶，多为单个。肿瘤生长迅速，可经血液或淋巴液转移至肺、腹部淋巴结及脑等。

二、病因

发生儿童肝母细胞瘤的病因尚未完全明确，可能与基因突变、家族癌症综合征、早产、低出生体重、出生后氧疗等因素有关。

三、临床表现及分类

临床表现为肝肿大、上腹部肿块；恶心、呕吐、腹胀、腹痛、腹泻；伴有食欲减退、体重下降；消瘦、贫血、并常有脾脏肿大；晚期可出现黄疸、腹水；肿瘤破裂出血可致急腹症和出血性休克；罕见情况下肿瘤细胞分泌 hCG，导致性早熟，多见于男孩。

肝母细胞瘤按瘤细胞形态分为胎儿型、胚胎型、未分化型和混合型。

四、临床检查

1. 一般临床检查 血、尿、大便三大常规检查；心、肝、肾功能，出、凝血时间检查；AFP。
2. 影像学检查 X 线胸片检查；腹部超声；胸腹部 CT。

五、介入治疗的适应证及禁忌证

（一）适应证
1. 早期和体积较小的肿瘤手术切除前明确肿瘤的位置和血供。

2. 巨大肿瘤，先行介入治疗使肿瘤缩小，再行手术切除。

3. 瘤体粘连侵犯周围重要脏器，介入治疗利于手术切除和减少术中出血。

4. 对有远处转移者晚期肿瘤患儿进行姑息治疗。

（二）禁忌证

1. 严重凝血机制异常。

2. 严重心、肝、肾功能不全者。

3. 全身广泛转移者。

4. 碘过敏者。

六、介入治疗

多数患儿发现时已失去手术时机，而介入治疗是对中晚期肝母细胞瘤有效的治疗方法。

1. 病人准备 同血管性介入术前准备。

2. 器械和药品准备 4F 血管鞘、常用导管 4F 的 Cobra、Yashiro 等导管，备同轴微导管 1~2 根。备造影剂、抗凝剂、麻醉药物、化疗药物、栓塞剂。

3. 手术步骤 采用 Seldinger 技术，经股动脉穿刺插管，造影了解肿瘤供血动脉的情况，然后超选择性插入肿瘤供血动脉。从动脉内一次性灌注化疗药和栓塞剂。按肿瘤类型注入一疗程 2/3 至全量的化疗药物，通常选择细胞周期非特异性药物并联合用药。如 5-氟尿嘧啶（5-FU）30mg/kg+表阿霉素 30~40mg/m^2。栓塞剂选用碘油和明胶海绵颗粒。

七、护理

（一）术前护理

1. 按血管性介入术前护理常规。介入治疗前禁食 12 小时，禁水 4 小时，适当补充液体，预防患儿脱水及哭闹，遵医嘱于术前 30 分钟肌内注射苯巴比妥钠（鲁米那）0.1g 和硫酸阿托品 0.5mg。增加营养，改善肝功能：由于肿瘤生长迅速，消耗大量营养，同时患儿因腹痛、腹泻导致营养不良，应给予高热量、高蛋白、易消化的饮食。根据患儿口味制作食物，注意色、香、味，饮食应少食多餐，多饮水。对不能进食和进食少的患儿给予静脉营养，如输入血浆、白蛋白和保肝药物。

2. 协助医生作好患儿体检，精确测量体重、身高，计算体表面积和药物用量。

3. 预防瘤体破裂出血　避免对患儿进行过多的检查和挤压，进行护理操作时动作轻柔，切忌用力擦洗。对肿瘤较大的患儿指导家属让其多卧床休息，注意安全，避免摔倒和碰撞。如出现瘤体破裂出血可通过经皮栓塞或外科手术处理。

4. 年幼患儿应准备好尿布或尿不湿，年长儿则应在术前训练好床上大小便。

（二）术中护理

1. 按血管性介入术中护理常规　不配合的患儿，需用全麻，可由一名家长陪伴进入介入手术室直至麻醉诱导后，患儿进入睡眠状态再离开；床旁备抢救药品和器械，使患儿去枕平卧，头偏向一侧。

2. 密切监测患儿生命体征，心电监护，监测血压及血氧饱和度，给予面罩吸氧。

3. 建立静脉通道，根据医嘱控制输液速度。

4. 术后穿刺部位适当加压包扎，过松或过紧均易造成术后并发症。

（三）术后护理

1. 按血管性介入术后护理常规　全麻患儿回病房后平卧，头偏向一侧，及时清除呕吐物和呼吸道分泌物。禁食、禁水6小时，面罩持续吸氧，流量 1~2L/min，心电监护每2小时测量生命体征1次，并记录。麻醉清醒前应由专人看护，禁止给患儿喂食，防止呕吐物误吸而发生意外。如用氯胺酮麻醉，术后患儿易出现躁动，小儿认知能力和协调控制能力也差，必要时可使用约束带防止患儿肢体的躁动，并嘱家长陪护。监测生命体征至患儿清醒，发现异常及时报告医师处理。

2. 卧床休息24小时，穿刺一侧肢体制动8小时，因患儿不合作，需由专人护理，可给患儿玩具，以分散其注意力，必要时给予镇静药物。

3. 注意观察穿刺部位有无血肿、皮下淤血、下肢足背动脉搏动情况、温度变化、有无下肢肿胀。如穿刺部位出现渗血应及时加压包扎。发现末梢循环障碍，要检查是否包扎过紧或血栓形成，通知医生及时给予对症处理。

4. 注意观察尿量，监测肾功能。术后 6~8 小时，如未排尿，应诱导排尿，无效可行导尿。必要时遵医嘱用利尿剂。

5. 观察并发症和不良反应

（1）发热：由术后肿瘤组织坏死吸收或继发感染而引起。低热无需处理，宜多饮水；若体温在39℃以上，可使用药物降温；记录体温，并做好皮肤和口腔护理。

（2）胃肠道反应：由于化疗药物的毒性作用可使患儿出现恶心、呕吐、口腔溃疡等反应，患儿不愿进食。由于患儿表达能力差，护士应细心观察，及时安慰家属及患儿。可遵医嘱使用盐酸甲氧氯普胺或恩丹西酮等镇吐药，以减轻症状。手术前后预防性使用抑制胃酸分泌的药物如兰索拉唑注射液，可预防应激性溃疡，同时静脉补液维持足够的营养。

（3）腹胀、腹痛：肿瘤组织栓塞坏死，肝脏体积增大，牵拉包膜而引起。疼痛较重者可遵医嘱使用苯巴比妥、曲马多等镇静、镇痛剂。

（4）肝功能损害：栓塞术后对正常的肝脏细胞的破坏作用，肝功能酶系可出现升高，严重者可出现肝功能衰竭。护士应观察患儿神志变化，术后遵医嘱护肝治疗。

（5）白细胞减少：注意保护性隔离，减少探视；遵医嘱皮下注射重组人粒细胞集落刺激因子等。

（四）出院宣教

1. 注意休息和营养，保证充足睡眠，避免腹部碰撞和剧烈运动。

2. 注意保暖，防止感冒，少到公共场所活动，防止交叉感染。

3. 术后 1 个月复诊，有不适应随时就诊。

（肖书萍　潘　峰）

第二节　肾母细胞瘤

一、概述

肾母细胞瘤（nephroblastoma）又称 Wilms 瘤，是儿童期最常见的腹部恶性肿瘤，多见于婴幼儿，其发生率在小儿腹膜后肿瘤中居首位。肾母细胞瘤是原发于肾胚基的恶性肿瘤，又称肾胚胎瘤、肾胚细胞瘤。是小儿泌尿系统中最常见的恶性肿瘤，占小儿所有实体肿瘤的 80%。在 15 岁以下儿童中，占泌尿生殖系恶性肿瘤中的 8%。发病年龄 75% 发生于 1~5 岁，高峰年龄为 3~4 岁。Max Wilms 于 1899 年对该瘤的特性进行了详细的描述，故以其姓氏命名为 Wilms 瘤。

二、病因

肾母细胞瘤病因尚未完全阐明，可能与遗传因素有关，似有家族性。大部分病例由未分化母细胞、间叶组织和上皮组织 3 种主要成分组成。

三、临床表现

1. 腹部无痛性肿块或腹大，表面光滑、中等硬度、无压痛、可活动性，由于早期无特殊症状，因此常由患儿的父母偶然发现。

2. 如肿块较大，压迫邻近器官组织，可产生呕吐和腹部疼痛、低热等症状。

3. 约半数患儿有高血压症状，与肿瘤产生肾素有关。

4. 肿瘤侵犯肾盂时出现血尿。

5. 肿瘤转移或呈巨大肿瘤时可表现为贫血、消瘦等恶病质。

6. 肿瘤突破肾包膜后可广泛侵犯肾周围组织、淋巴结、肝、肺、纵隔、胸膜、腹肌、骨。

四、临床检查

1. 一般临床检查 体检发现小儿上腹部有较光滑肿块，即应想到肾母细胞瘤的可能；血、尿、大便三大常规检查；心、肝、肾功能，出、凝血时间检查。

2. 影像学检查 腹部 B 超；X 线；静脉肾盂造影；腹部 CT；MRI。

五、介入治疗的适应证及禁忌证

（一）适应证

1. 影像学诊断提示为Ⅲ或Ⅳ期肾母细胞瘤，有血性腹水、腹膜后淋巴结转移或肺转移，估计一期手术切除困难者。

2. 患儿全身状况较差，不能耐受较大手术者。

3. 瘤体粘连侵犯周围重要的血管和脏器者。

4. 肿瘤巨大，内侧边界达到或超过腹中线，下界达髂前上棘平面以下者。

（二）禁忌证

同肾癌介入治疗禁忌证。

六、介入治疗

肾母细胞瘤治疗以手术为主，结合放疗、化疗。但对Ⅲ~Ⅳ期肿瘤，手术可切除率低。由于该瘤对化疗药物［如长春新碱（vincristine，VCR）和更生霉素（又称放线菌素 D，actinomycin D）］高度敏感，目前倾向于手术前化疗 2~3 个疗程，待瘤体缩小，包膜增厚，再行手术摘除。但全身化疗存在着特异性差、全身不良反应大等缺点。

近年来，应用化疗栓塞术作为肾母细胞瘤术前准备得到了广泛应用。肾母细胞瘤术前经动脉化疗栓塞（transcatheter arterial chemoembolization，TACE）其操作方便、疗效显著、副作用少，增加手术切除肿瘤的机会，并能提高完整切除率和减少残留，提高生存率，降低术中肿瘤破溃所致腹腔播散的可能性。改善症状和预后，提高生存质量，特别是对中、晚期肾母细胞瘤的治疗有着重要意义。

1. 病人准备　常规血管性介入术前准备。

2. 器械和药品准备　同肾癌。

3. 手术方法　全麻后，心电监护下，采用 Seldinger 技术运用小儿穿刺套管针经皮穿刺股动脉，引入 4~5F Cobra 导管，先作患侧肾动脉造影，了解肿瘤供血动脉来源、数目、走行，并观察肾静脉及下腔静脉内有无癌栓形成。根据造影情况行超选择性插管，成功后经导管并缓慢推注化疗药物，常用药物包括阿霉素 $10mg/m^2$、顺铂 $10~20mg/m^2$、长春新碱 $75\mu g/kg$、更生霉素 200mg 等，最后进行栓塞治疗，常用超液化碘油、聚乙烯醇（PVA）、明胶海绵颗粒及微球等栓塞剂，在透视下缓慢注入载瘤动脉。

七、护理

（一）术前护理

1. 按血管性介入术前护理常规。

2. 心理护理　患儿年龄小，当得知患有恶性肿瘤时，家属往往难以接受，不敢面对现实而焦虑不安。家属的情绪会直接影响患儿的情绪。因此，首先应对家长的焦急心情给予同情、理解和安慰，耐心讲解疾病的有关知识及注意事项，树立共同战胜疾病的信心，积极与医务人员配合。其次，应多与患儿接触，主动关心、爱护患儿，消除患儿对医院和医护人员的恐惧心理。还应熟练掌握各项护理技术操作，做到动作轻柔，并尽量引开患儿的注意力，使其乐意接受各项检查和治疗，减少疼痛。

3. 加强营养　患儿大多存在营养不良，应给予高蛋白、高热量、高维生素易消化的饮食如牛奶、蒸鸡蛋、鱼汤，少量多餐，进食多样化，各种营养素要平衡，多吃新鲜蔬菜及水果。

4. 防止肿瘤破裂、转移

（1）体格检查时，操作要轻柔，不能粗暴地揉捏肿块。

（2）沐浴或抱患儿时应小心，避免压迫腹部。

（3）在病床上挂一个"不要触摸腹部"的警告标志。

（4）注意安全，防止摔倒和碰撞。

（5）禁忌随意做穿刺活检，以免肿瘤扩散和种植。

5. 观察血尿及血压的变化　注意尿液的颜色、性质和量，并记录，以便与术后相比，每6小时测量血压1次，如有异常及时报告医师。

6. 由于疾病本身及儿童生理特点，对导管操作技术要求较高，在行介入手术时，需进行全麻。因此术前6h应禁食、禁水，以避免麻醉中出现呕吐及呕吐物误入呼吸道。

7. 年幼患儿应准备好尿布或尿不湿，年长儿则应在术前训练好床上大小便。

（二）术中护理

1. 按血管性介入术中护理常规　儿童股动脉穿刺比成人困难，特别在患儿比较小而肾母细胞瘤较大，腹部比较膨隆，又有严重的血管压迫狭窄推移，操作时要特别耐心细致，动作轻柔。

2. 行心电监护　严密观察患儿血压、脉搏、呼吸的变化，给予持续吸氧1~2L/min。注意观察有无肢体运动障碍。

3. 由一名家长陪伴进入介入手术室直至麻醉诱导后，患儿进入睡眠状态再离开，建立静脉通道，以备发生意外时使用。

4. 完成麻醉后，首先对甲状腺、胸腺、外生殖器等重要非X线照射区进行放射防护。

（三）术后护理

1. 按血管性介入术后护理常规。

2. 全麻患儿按照全麻术后护理　神志未完全清醒前取去枕平卧位，头偏向一侧，以防呕吐物误入呼吸道引起窒息，保持呼吸道通畅，持续吸氧1~2L/min，适当的翻身、拍背，预防肺部感染。注意患儿神志、面色、鼻尖、肢端温度，清醒前异常兴奋躁动的患儿将其四肢及躯干固定。

3. 因患儿年龄小，术后24小时内需专人守护，持续心电监护，特别注意监测血压的变化，并记录。

4. 发热　由于患儿年龄小，四肢血量较少，易发绀，皮肤温度低，应注意保暖。但应注意不要烫伤皮肤，以免引起不必要的损伤。

5. 记录24小时尿量，鼓励患儿多饮水，预防造影剂性肾病；注意观察尿液的颜色、性质和量。

6. 恶心、呕吐　加强护胃治疗；给予盐酸昂丹司琼8mg静脉注射；胃肠功能恢复后应鼓励患儿进食高热量、高蛋白、富含维生素等易消化食物，以增强抵抗力。

7. 静脉管道的护理 防止患儿因躁动使针头脱出，同时注意输液的速度及液体总量，以防发生心衰和肺水肿。

8. 预防肿瘤破裂 术后肿瘤肿胀明显，仍要预防瘤体破裂。

9. 并发症的观察及护理

（1）发热：体温可升至 38~39℃，并持续 5~7 天，可能为肿瘤坏死所致。发热轻者无需处理，若体温超过 38.5℃，应给予口服布洛芬混悬液 0.5ml/kg；如此时患儿出汗多，应及时更换内衣、裤及床单，保持床铺干燥卫生，防止感冒；注意复查血常规及 C 反应蛋白，注意鉴别术后吸收热与继发感染性发热，合理使用抗生素。

（2）腰部胀痛：与肿瘤栓塞后缺血或痉挛有关，应帮助患儿取舒适的体位，必要时遵医嘱给予止痛剂，观察并记录用药效果，一般 3~5 天疼痛症状缓解。

（3）恶心、呕吐：栓塞剂和化疗药物刺激所引起。呕吐时将患儿扶起或将其头偏向一侧，防止呕吐物误入气管引起窒息；饮食上给予高热量、高蛋白、高维生素的清淡易消化食物，注意食物的色、香、味，增加品种和餐次，以增进患儿的食欲，保证热量供给，提高患儿机体抵抗力。食物不能过热，以免损伤口腔黏膜，注意加强口腔护理。

（4）一过性血压增高：1~2 天后可自行恢复正常。

（5）白细胞减少：与化疗药物剂量有关，常为一过性的，可暂不处理。必要时遵医嘱皮下注射重组人粒细胞集落刺激因子等。注意保护性隔离，应尽量将患儿安置在单人病房，室内定期空气消毒，进行护理操作应严格按无菌原则。床单应保持干燥、平整，防止皮肤破损。

（四）出院宣教

1. 加强营养，保证患儿足够营养，每天给予高热量、高蛋白、高维生素易消化的流质、半流质饮食。

2. 注意安全，避免剧烈活动，防止摔倒和碰撞腹部。

3. 根据病情，栓塞术后 1~2 周行肿瘤切除术。

（肖书萍　李　玲）

第三节　先天性小儿肾积水

一、概述

肾积水（uronephrosis）是儿童常见疾病，其原因有先天性肾盂输尿管连接处狭窄、高位输尿管开口、肾盂输尿管连接部瓣膜、肾盂输尿管连接部息肉、迷走血管压迫输尿管等，其中90%为肾盂输尿管连接部狭窄（ureteropelvic junction，UPJ），发病率0.13%~0.16%。本病多见于男性，病变多在左侧，在新生儿中约2/3病变在左侧，而双侧病变发生率为10%~40%。本症可见于胎儿至出生后各年龄组，约25%见于1岁以内。

小儿肾积水时积水量可达50ml至数百毫升甚至数千毫升。肾集合系统的扩张可造成肾髓质血管的伸长和肾实质受压缺血，肾组织逐渐萎缩与硬化以致肾功能的不可完全逆转。年龄越小，梗阻程度越重，肾积水就越重，危害越大，因此早期诊断、合理治疗十分必要。

二、病因

引起肾盂输尿管连接处狭窄的病因和病理机制尚未完全阐明。目前认为增生的胶原纤维以及增厚的平滑肌使输尿管管腔狭窄，肌间异常增生的纤维使肌细胞失去正常的排列，阻断肌细胞间电活动的传递，影响蠕动，引起肾盂扩张，进而导致肾积水。

三、临床表现

临床占半数以上新生儿及婴儿多以胃肠道不适及腹部囊性肿块前来就诊，较大的患儿表现为间歇性腰腹痛、血尿、发热、尿液混浊等，偶见肾破裂，重度肾积水的患儿可有高血压和尿毒症；较专业详细的产前检查也可以发现胎儿肾积水。

四、临床检查

1. 一般临床检查　血、尿、大便三大常规检查；心、肝、肾功能，出、凝血时间检查；心电图。

2. 影像学检查　腹部超声；增强CT；MRI；静脉肾盂造影（IVP）。

五、介入治疗的适应证及禁忌证

（一）适应证

1. 积水进行性加重。

2. 积水伴感染。

3. 无尿或少尿致急性肾功能障碍。

（二）禁忌证

无绝对禁忌证，相对禁忌证为明显的出血倾向和重度衰竭者及碘过敏者。

六、介入治疗

介入治疗方法是利用球囊对肾盂输尿管狭窄进行机械性的扩张，撕裂狭窄周围纤维组织，尿液依靠肾盂的收缩及重力作用，流入输尿管从而改善肾脏功能。同时介入治疗也可为外科手术创造机会，通常先行外引流术治疗，后择期行双J管植入术或外科手术治疗。

1. 患儿准备　常规非血管性介入术前检查。

2. 器械和药品准备　同常规非血管性介入准备；备碘必乐；备5~6F、囊径5~6mm、囊长4cm的球囊导管；8.5F引流管、引流袋。

3. 手术步骤　患儿患侧朝上，取侧卧位，全麻消毒铺巾后，在X线监视下自第12肋下方行经皮肾后壁中下组肾盏穿刺，穿刺成功后置入7F导管插入鞘，建立皮肤-肾盂通道。随后经鞘交换插入导管、导丝，当导丝通过狭窄输尿管进入膀胱，即可置入球囊导管行狭窄段扩张。每次治疗可扩张3~4次，每次持续时间1~2分钟。术后行肾盂造口外引流7~10天，并保留皮肤-肾盂通道，便于及时更换引流管或重复扩张治疗。

七、护理

（一）术前护理

1. 按非血管性介入术前护理常规。

2. 心理护理　患儿及家属易产生紧张、焦虑、恐惧心理，护士应耐心讲解介入治疗的方法、目的、意义、手术操作过程中可能出现的情况、需要家属配合的方面，对家属提出的疑问要有问必答，使其能够建立足够的心理准备，以良好的心态接受治疗。

3. 控制血压　肾积水患儿由于积水压迫肾实质引起肾缺血及肾素分泌增加，加上手术干扰引起肾血管痉挛，容易导致血压升高，因此应监测血压。

4. 做好抗生素皮试　术前3天常规应用抗生素。

5. 年长儿术前3天训练床上排尿，年幼儿备尿不湿。

6. 按全麻术前准备。

（二）术中护理

1. 按非血管性介入术中护理常规。行心电监护，严密观察患儿血压、脉搏、呼吸的变化，给予持续吸氧1~2L/min。注意观察有无肢体运动障碍。

2. 由一名家长陪伴进入介入手术室直至麻醉诱导后，患儿进入睡眠状态再离开，建立静脉通道。

（三）术后护理

1. 按非血管性介入术后护理常规。

2. 按全麻术后护理　患儿神志未完全清醒前应去枕平卧位，头偏向一侧，以防呕吐物误入呼吸道引起窒息；保持呼吸道通畅，给予持续吸氧1~2L/min。注意患儿神志、面色、鼻尖、肢端温度，清醒前异常兴奋躁动的患儿将其四肢及躯干固定。

3. 术后需专人陪护，持续心电监护6小时，特别注意监测血压的变化。发现血压过低、面色苍白、腹痛、四肢冰冷等异常情况，要及时报告医师，做出相应处理并记录。

4. 观察排尿情况　卧床休息，减少搬动，防止活动性出血及管道脱出，患儿可采用平卧位或健侧卧位；患儿尿液一部分通过引流管引流出体外，一部分通过尿道排出，护士应详细记录24小时出入量，鼓励患儿多饮水≥1500ml/d，促进凝血块、分泌物、脱落物的自然冲洗，预防泌尿系感染；观察尿液的颜色、性质，做好记录，必要时给予止血药物输注；注意引流尿量和尿道排出尿量之比，若引流量多，排尿少，说明扩张处肿胀未消退，狭窄处不通畅；若引流量逐渐变少，排尿增多，且尿线有力、射程远、尿流率高，说明扩张处肿胀消退，尿道通畅。

5. 管道护理

（1）妥善固定套管鞘和猪尾巴引流管，防止滑脱，保持引流通畅，防止受压、打折。

（2）在体外猪尾巴引流管进套管鞘接口处做上标记，以观察猪尾巴引流管有无滑脱；及时倾倒引流液，防止引流液重，将其带出。引流不畅时，可适当调整猪尾巴引流管的位置。

（3）更换引流袋1次/天，注意无菌操作，动作要轻柔，防止将猪尾巴引流管扯出。

6. 饮食指导　患儿卧床时间较长，消化功能减弱，指导给予营养丰富、易消化饮食，保持大便通畅。

7. 并发症的观察及护理

（1）出血：因穿刺损伤所致局部的出血，应加压包扎，避免血液外渗，造成局部血肿。如肾内轻度出血，可解洗肉水样血尿，遵医嘱用止血药物；如大出血则解鲜红色血尿，需急诊手术止血。术后24小时内严密观察患儿伤口敷料情况，嘱其不要多动、翻身，发现异常及时通知医师，注意保持伤口敷料清洁干燥，防止伤口感染。

（2）感染：术后3天，体温升高至38~39.5℃，应及时行抗炎治疗。

（3）漏尿：术后经皮穿刺点处漏尿，伤口敷料浸湿，局部加压包扎，需置管引流待其自愈，长期不愈者，需手术治疗。及时更换伤口敷料，保持局部清洁干燥，穿刺点伤口敷料，保持局部清洁干燥，穿刺点皮肤消毒，防止感染。

8. 拔管护理　经引流管注入造影剂，输尿管通畅可夹管，观察患儿有无发热、恶心呕吐、腹痛、腹胀、伤口周围有无漏尿等不适感；若无不适，则可拔管。拔管后密切观察伤口及排尿情况。

（四）出院宣教

1. 患儿出院后，3个月避免剧烈运动。

2. 3个月后到医院复查，做IVP、肾脏超声。有异常及时就诊。

（肖书萍　李　玲　周国锋）

参 考 文 献

[1] 杨建勇，陈伟. 介入放射学临床实践［M］. 北京：科学出版社，2002.

[2] 徐润华，徐桂荣. 现代儿科护理学［M］. 北京：人民军医出版社，2003.

[3] Kalapurakal JA，Dome JS，Perlman EJ. Management of Wilms'tumour：current practice and future goals［J］. Lancet Oncol，2004，5（1）：37-46.

[4] 李民驹，唐达星，周银宝，等. 中晚期肾母细胞瘤术前介入治疗的临床研究［J］. 中华小儿外科杂志，2001，22（1）：10-13.

[5] 李家平，郭文波，杨建勇，等. 术前介入治疗对肾母细胞瘤细胞增殖和凋亡的影响［J］. 中华小儿外科杂志，2002，23（3）：205-207.

[6] 张芹. 综合护理干预先天性肾积水患儿围手术期效果观察［J］. 吉林医学，2012，33（7）：1551-1552.

[7] 秦增辉，刘凡，项敏，等. 儿童先天性肾盂输尿管连接处梗阻的介入治疗［J］. 放射学实践，2002，17（1）：72.

[8] 程琳，郭汉萍，张禹. 小儿先天性肾盂输尿管连接部梗阻介入治疗的围手术期护理32例［J］. 中国实用护理杂志，2005，21（19）：31.

[9] Madabhavi l，Patel A，Choudhary M，et al. Paraneoplastic recurrent hypoglycaemic seizerus：an initial presentation of hepatoblastoms in an adolescent male-a rare entity［J］. Case Rep Pediatr，2014，20（14）：104.

[10] 张宜，黄东生. 儿童肝母细胞瘤的诊断及临床分型标准［J］. 中国小儿血液与肿瘤杂志，2015，20（4）：170.

[11] 陈孝平，汪建平. 外科学［M］. 第8版. 北京：人民卫生出版社，2013.

[12] 苟丽，吕阳. 小儿肾积水围手术期护理［J］. 护士进修杂志，2011，26（8）：728-729.